国家中医药管理局"十二五"中医药重点学科
中医药管理学系列丛书

中医药管理学

申俊龙　　王高玲　　主编

科学出版社

北　京

内 容 简 介

本书主要内容包括绪论、中医药管理环境分析、中医药管理计划与决策、中医药组织管理、中医药人力资源管理、中医药行政监管、中医药创新管理、中医药文化管理、中医药知识管理、中医药健康社区管理、中医药管理道德与社会责任、中医药复杂科学的管理、中医药信息化管理等。本书的撰写坚持为提高中医药行业科学管理水平和促进中医药事业发展服务，以"科学性、先进性、系统性、实用性"为基本原则，各章均通过案例分析和思考题的方式提高生动性和启发性。

本书由国家中医药管理局"十二五"中医药重点学科中医药管理学和"十二五"江苏省高等学校"公共管理"重点专业类建设项目支持和资助。

本书主要供卫生事业管理类本科和研究生使用，也可作为卫生管理相关人员与研究人员的参考书。

图书在版编目（CIP）数据

中医药管理学 / 申俊龙，王高玲主编 . —北京：科学出版社，2017.3
（中医药管理学系列丛书）

国家中医药管理局"十二五"中医药重点学科

ISBN 978-7-03-052133-0

Ⅰ.①中… Ⅱ.①申… ②王… Ⅲ.①中国医药学-医药卫管理-教材 Ⅳ.①R2

中国版本图书馆 CIP 数据核字（2017）第 052580 号

责任编辑：刘 亚 / 责任校对：钟 洋
责任印制：徐晓晨 / 封面设计：陈 敬

科 学 出 版 社 出版
北京东黄城根北街 16 号
邮政编码：100717
http://www.sciencep.com

北京建宏印刷有限公司 印刷
科学出版社发行 各地新华书店经销

*

2017 年 3 月第 一 版 开本：787×1092 1/16
2018 年 4 月第三次印刷 印张：22
字数：520 000

定价：98.00 元
（如有印装质量问题，我社负责调换）

前　言

中医药承载着中国古代人民同疾病作斗争的经验和理论知识，是祖先用聪明才智所创造的传统医学，为我国人民防病治病做出了巨大贡献。新中国建立后，我国的卫生工作方针始终"坚持中西医并重"。在我国中医和西医都是主流医学，两者相互补充、共同发展，这是中国特色医药卫生事业的重要特征和显著优势。当前医学模式已经由单纯的生物医学模式向生物-社会-心理模式转变，这种转变与中医学的整体观念、辨证论治，以及注重社会环境、心理因素的特征相吻合。在人口老龄化加快，疾病谱向慢性非传染性疾病转变的情况下，中医药在防治慢性病、老年病、亚健康状态调整及养生、保健等方面的优势也更加突出。

虽然中医药在医学体系中占有重要的地位，取得了显著的成绩，但其发展仍然面临着一些现实问题：人们对中医药的认识存在一些误区；中西医并重的方针没有得到很好的落实；在管理体制上，存在多头管理、分割管理的现象；管理理念上存在着用管理西医的方法管理中医，用西医机构的标准要求中医机构的现象；由于中医药的业务收入相对较低，目前医院为了增加收入倾向于大量使用西医诊疗技术和西药；中医药人才队伍和学术发展方面，存在着继承不够和创新不足两大问题等。中医药发展面临的主要问题与我国的医疗卫生体制和现代医学发展的大背景有直接联系。如今，保护和发展祖国传统医学刻不容缓。

为了进一步推动中医药事业的发展，最重要的是要建立健全中医药管理体系，强化中医药管理职能。南京中医药大学卫生经济管理学院在中医药管理领域做了一次有益的尝试，组织编写了中医药管理类创新教材《中医药管理学》，可供全国中医药院校相关专业本专科学生使用，同时也为行业的管理者提供了可借鉴的参考书。

本书系统剖析了中医药管理面临的内外环境，详细梳理了中医药计划与决策、组织管理、人力资源管理、行政监管的基本原理与内容，并根据中医药事业的特殊性，深入探讨了中医药创新管理、文化管理、知识管理、健康社区管理、管理道德与社会责任、复杂科学的管理及信息化管理等领域。同时，在教材中适当穿插介绍相关政策案例，通过丰富的案例帮助读者理解相关知识点。

本书采用教科书的编写体例，强调教材编写的系统性、科学性和实用性，语言通俗易懂，理论分析深入浅出，每章还附有思考题。同时充分考虑中医药管理的特殊性，紧密结合中医药特色和行业实际，做到内容真实严谨。综合而言，本书具有以下特色：①系统性：系统介绍中医药管理的教材。②知识性：阐述了中医药管理依赖的基本理论知识和管理技术。③创新性和特色性：阐述了中医药文化管理、知识管理与复杂科学管理理论，在中医药管理领域具有鲜明的特色和创新。④知识融合与交叉性：力图将中医药管理建立在中医药理论知识、技术特征的基础上，遵循中医药事业发展的特有规律进行管理，将中医药知识与管理知识进行交叉融通。⑤团队协作性：编写组成员的学缘不同、知识构成不同，成稿过程中相互配合、充分协作进行知识互补与交叉。

具体的撰写分工情况如下：

第一章绪论由王高玲、陈欢欢编写，第二章中医药管理环境分析由王安、张瑞利编写，第三章中医药管理计划与决策由朱小颖编写，第四章中医药组织管理由卫陈编写，第五章中医药人力资源管理由申瑜洁编写，第六章中医药行政监管由张惠东编写，第七章中医药创新管理由彭翔、申俊龙编写，第八章中医药文化管理由沈秋欢、申俊龙编写，第九章中医药知识管理由杨宇编写，第十章中医药健康社区管理由徐州编写，第十一章中医药管理道德与社会责任由王高玲、姚远编写，第十二章中医药复杂科学的管理由李湘君、申俊龙编写，第十三章中医药信息化管理由刘艳华编写。全书由申俊龙、王高玲总纂定稿。

本书的编写得到了南京中医药大学副校长王长青教授的大力支持和指导，在此表示感谢！本书在编写过程中，参考了许多专家学者的著作，借鉴了他们的成果，在此向他们致以谢意。

中医药管理学在我国还属年轻学科，许多研究还处于探索阶段，仍待在实践中不断完善，我们真挚地希望读者对本书的不妥之处提出批评与建议（电子邮箱：jlshen2005@126.com，w980518@163.com），以便修正和提高，我们在此表示衷心的感谢。

申俊龙　王高玲

2016 年 8 月于南京

目 录

第一章　绪　论

★☆ **内容提要** ☆★

本章主要介绍管理学与中医药管理学的基本概念和性质、职能与作用，中外管理思想的发展及演变，中医药管理的研究对象与研究内容、基本原则与研究方法等内容。

第一节　管理学与中医药管理学

一、管理的概念与性质

（一）管理的概念

管理是人类各种活动中最重要的活动之一。凡是由两个人以上组成的、有一定活动目的的集体或者组织都离不开管理，大到管理一个国家、一个民族，小到管理一个村庄、一个家庭。而管理学是研究管理的学问，是对管理的一般规律、基本思想和基本原则进行概括和总结，从而为组织管理活动提供建议的一门科学。由于人类从事的管理活动越来越复杂，要求也越来越精确，因此管理学的研究必然会涉及历史学、经济学、社会学、哲学、人类学、心理学、数学以及各种专门的计算机科学和工程技术学等学科，所以管理学又是一门综合性、交叉性学科。它是研究在现有的条件下，如何通过合理地组织和配置人、财、物等因素，提高生产力的水平，为人类管理活动提供一般的原理、理论、技术与方法。

管理（management），从字面上来说，有管辖、处理、理事等意思。尽管管理活动自古有之，但对于管理一词，不同的学者有不同的理解，近百年来许多学者试图对其定义，以下是具有代表性的几种观点。

1911年，古典管理学家、科学管理的奠基人费雷德里克·温斯洛·泰勒（Frederick Winslow·Taylor）认为："管理就是确切地了解你希望工人干什么，然后设法使他们用最好、最节约的方法完成它。"

1916年，现代管理理论创始人亨利·法约尔（Henri Fayol）认为："管理，是由计划、组织、指挥、协调及控制等职能为要素组成的活动过程。"他第一次提出了计划、组织、指挥、协调和控制等管理的五项职能。经过许多人多年的研究和实践，尽管由于时代的变迁，管理的内容、形式和方法已发生了巨大的变化，但其观点基本上是正确的，并成为后来管理定义的基础。

1955年，美国著名管理学家哈罗德·孔茨（Harold Koontz）与西里尔·奥唐纳（Cyril O'Donnell）认为："管理就是设计并保持一种良好的环境，使人在群体里高效率地完成既定目标的过程。"这个定义展开为：管理者要完成计划、组织、人事、领导、控制等管理职能；管理适用于任何一个组织；管理适用于各级组织管理人员，所有管理人员都有一个共同目标：创造盈余；管理关系到生产率，意指效益和效率。

"管理就是决策"是由诺贝尔经济学奖获得者哈伯特·西蒙（Herbert A. Simon）在1960年他的著作《管理就是决策的新科学》中提出。西蒙教授认为，管理者所做的一切工作归根究底是在面对现实与未来，面对环境与员工时不断地做出各种决策，使组织的一切都可以不断运行下去，直到获得满意的结果，实现令人满意的目标要求。

1996年，斯蒂芬·P·罗宾斯（Stephen P. Robbins）认为："管理是通过协调其他人的工作效率和有效果地实现组织目标的过程。"这一定义把管理视为过程，它既强调了人的因素，又强调了管理的双重目标：既要完成活动，又要讲究效率，以最低的投入换取既定的产出。

美国著名管理学家、哈佛大学管理学教授彼得·德鲁克（Peter F. Drucker）认为："管理是一种以绩效责任为基础的专业职能。"他还从更深层次上论述了管理的本质，他认为："管理从根本上来说，意味着用智慧代替鲁莽，用知识代替习惯与传统、用合作代替强制"，"管理是一种实践，其本质不在于'知'而在于'行'，其验证不在于逻辑而在于成果，其唯一权威就是成就"。

我国管理学者周三多教授等认为："管理是管理者为了有效地实现组织目标、个人发展和社会责任，运用管理职能进行协调的过程。"

以上这些关于管理定义的观点，从各个不同角度描绘了管理的面貌，综合上述学者的观点，管理的定义可作以下表述：管理就是管理者在特定的内外部环境下，对一个组织所拥有的资源进行计划、组织、领导和控制，以实现组织目标的过程或活动。

这一定义至少包括以下几方面内容：

1. 管理的主体是管理者

一般地，组织中的成员可分为两类：一类是管理者（managers），一类是操作者（operatives）。操作者直接从事某项工作或任务，不具有监督他人工作的职责，而管理者是指挥别人活动的人，他们处于操作者之上的组织层次中，一般可分为3个层次，即基层管理者、中层管理者和高层管理者。组织中的管理工作主要是由管理者承担并完成。

2. 管理的对象是组织中的人力、物力、财力和信息等各种各样的资源

任何一个组织为了其存在和发展至少需要人力资源、金融资源、物质资源、信息资源和关系资源等。

3. 管理的目的是使组织能高效率地达到组织目标

任何管理都是为了实现一定的目标或达到一定的目的，即不存在无目标的管理。

4. 管理的职能是决策、计划、组织、领导、控制和创新

管理概念的实质在于管理的职能，即管理的内容是干什么或做什么工作，这涉及管理得以实现的手段。同时，管理的职能也就是管理的过程。

5. 管理是一个过程

管理是为实现组织目标服务的，是一个有意识、有目的地进行的过程。管理是任何组织都不可或缺的，但绝不是独立存在的。管理不具有自己的目标，不能为管理而管理，而只能使管理服务于组织目标。

6. 管理工作是在一定的环境条件下开展的

管理必须将所服务的组织看作一个开放的系统，它不断地与外部环境产生相互影响和作用。管理者必须正视管理环境的存在。

（二）管理的性质

1. 管理的二重性

管理二重性是指管理的自然属性和社会属性。管理的二重性是马克思主义关于管理问题的基本观点。马克思在《资本论》中指出："一切规模较大的直接社会劳动或共同劳动，都或多或少地需要指挥，以协调个人的活动。"管理是社会化大生产的必然产物，一方面，它是由许多人进行协作劳动而产生的，是由生产的社会化引起的，是有效地组织共同劳动所必需的，因此它具有与生产力、社会化大生产相联系的自然属性。另一方面，管理又是在一定的生产关系条件下进行的，必然体现出生产资料占有者指挥劳动、监督劳动的意志，因此，它具有与生产关系、社会制度相联系的社会属性。管理的社会属性通过"监督劳动"体现出来，也就是说，无论何时何地，人们总是生活在一定的生产关系和社会文化之中，管理活动涉及人与人的关系，必然反映相关生产关系和文化要求。不同的生产关系和社会文化使管理思想、管理目标和管理方式呈现不同的特色，使管理带有特殊的个性。

2. 管理的科学性和艺术性

管理是一门科学，又是一门艺术，是科学与艺术的有机结合。管理的科学性，是指在管理活动中存在着一系列基本规律，有其固有的基本理论和科学方法。人们经过无数次的成功和失败，通过从实践中收集、归纳、检测数据，提出假设、验证假设，从中抽象总结出一系列反映管理活动过程中客观规律的管理理论和一般方法。人们利用这些理论和方法来指导自己的管理实践，又以管理活动的结果来衡量管理过程中所使用的理论和方法是否正确，是否行之有效，从而使管理的科学理论和方法在实践中得到不断的验证和丰富。因此，管理是指导人们从事管理工作的一门科学。

管理是一门艺术，管理的艺术性主要强调的是管理的实践性，也就是说，尽管管理有其自身的理论、原理、方法、原则、制度，但仅凭停留在书本上的管理理论，或背诵原理和公式来进行管理活动是不能保证其成功的。管理人员必须在管理实践中发挥积极性、主动性和创造性，因时和因地制宜地将管理知识与具体管理活动结合，针对不同的管理对象及对象的不同特点实施符合实际情况的管理，包括采用有效的管理方法、确定有效的管理内容等。

应该明确的是，管理的艺术性正是管理的魅力所在。管理同时具有科学性和艺术性这两种属性，管理的科学性与艺术性并不是矛盾的，而是有机的统一。管理的科学性是艺术性的基础，它能使管理者把握管理的本质，从而具有源源不断的创造力。而管理的艺术性则进一步体现了管理的科学性，它使管理科学完成由理论到实践、由抽象到具体的转变，在各种场合得到灵活运用，充满生机和活力。

3. 管理的技术性

所谓管理的技术性，是指管理本身具有一系列技术方法和技术工具，可以解决实践中的技术问题。现代意义上的管理，一开始是作为一种技术手段、技术现象出现的。当组织面临着处理人与资源的关系、人与工具的关系、配置劳动力、缩减工作时间或提高组织效率、降低成本等一系列复杂问题时，管理科学中的技术工具、技术方法（如决策中的决策树法、计划制订中的滚动计划法、环境分析中的 SWOT 分析法等）常常就可以解决这些问题。管理的技术性要求管理人员必须掌握管理的技术工具和技术方法，这样才能科学有效地发挥管理的作用。

二、管理的职能与作用

（一）管理的职能

管理作为一个过程，管理者在其中要发挥的作用就是管理者的职能，即管理职能。所谓的管理职能，概括地说就是管理的功能与职责，即管理者在进行管理时所应该从事的活动或内容。人类的管理活动具有哪些最基本的职能？这一问题经过了许多人近一百年来的研究，至今仍是众说纷纭。最早对管理职能进行概括的是法国工业家亨利·法约尔，在其1916 年出版的《工业管理与一般管理》一书中指出，管理具有计划、组织、指挥、协调和控制五大职能。在此之后，许多管理学者又从不同的角度对管理职能进行不同的界定，并形成了不同的流派。20 世纪 50 年代中期，美国著名管理学家哈罗德·孔茨和其同事西里尔·奥唐奈把管理的职能界定为计划、组织、人事、领导和控制，并把这种职能划分为他们编写的管理学教科书的框架。在此后 20 年里乃至今日，最普及的管理学教科书仍按管理职能来组织内容，并在对管理职能的认识上趋于统一，尽管在理论界仍有"五职能说"或其他不同说法（如我国学者周三多等认为，管理的职能有 5 个，即计划、组织、领导、控制和创新；孔茨和奥康奈等管理学家认为管理职能有 5 个，即计划、组织、人事、领导和控制等），目前人们都习惯于把管理职能划分为 4 个，即计划、组织、领导和控制，并且这种职能划分方法居于管理学的主流地位，是一种主流思想。

1. 计划职能

计划职能排在管理职能之首，是管理的首要职能。所谓计划（planning）是指在一定时间内，对组织预期目标和行动方案所做出的选择和具体安排。严格地说，计划职能是一种预测未来、设立目标、制订决策、选择方案的连续性，以期能够经济地使用现有资源，有效地把握组织未来的发展，使组织获得最大成效。计划职能主要与未来有关，目的是使组织在将来获得最大的成效，这就要求管理者必须正确地预测未来，运用智力并充分发挥创造力，高瞻远瞩地制订目标和战略。

一般来说，计划职能主要包括以下内容：

（1）分析和研究组织活动的环境和条件。对组织所面临的内外部环境和经营条件进行分析。

（2）制订决策。在内外部环境和经营条件分析与研究的基础上，根据组织资源及组织的优势和劣势，明确组织在未来某个时期内的总体目标和方案。

（3）编制行动计划。在目标和行动方案制订后，详尽制订实现这些目标的具体行动计划，以便将目标落到实处。行动计划通常包括 "5W1H"，即做什么（what to do）、为什么做（why to do）、何时做（when to do）、在哪做（where to do）、由谁来做（who to do）及如何做（how to do）。

2. 组织职能

为了保证组织目标及行动计划的实现，需要对组织机构及人员安排进行统筹规划，这就是组织（organizing）职能。组织职能实施的目的是发挥整体大于部分之和的优势，使有限的人力资源形成最佳的综合效果，因此，组织职能是管理活动的根本职能，是其他一切管理活动的保证和依托。组织职能通常包括设计组织结构、配备人员、组织变革与发展等。

（1）设计组织结构。组织结构设计通常是在任务目标分解的基础上将各部分需要分工开展的工作落实到具体的承担者，形成不同的部门，规定不同部门的分工协作关系。这项工作通常被称作部门化。

（2）进行人员配备。根据各岗位所从事活动的要求以及组织员工的技能和素质特征，将适当的人员安置在组织机构的适当位置上，使适当的工作由适当的人去从事。

（3）组织变革与发展。根据组织活动及组织内外部环境的变化，对组织机构及机构人员进行必要的调整。

3. 领导职能

领导（leading）职能是指管理者利用组织所赋予的职权和自身权力对组织成员施加影响，引导、指挥、激励组织成员为实现组织目标而努力工作。领导职能具体包括以下内容：

（1）引导或指导。管理者对下属进行指点和引导，使他们明确工作方向和任务。

（2）激励。管理者把实现组织目标与满足个人需要有机结合起来，通过各种激励手段来激发组织成员的工作积极性。

（3）沟通。管理者与同事或下属交流思想、互通信息、协调关系，在相互理解的基础上求同存异，以消除隔阂、化解冲突和矛盾，增强组织的凝聚力。

4. 控制职能

控制（controlling）职能是为了保证组织按照预定要求运作而进行的一系列工作，它是对组织内部的管理活动及其效果进行衡量和校正，以确保组织的目标以及为此而拟定的计划得以实现。

控制之所以成为管理的一项基本职能，主要缘于计划的制订与执行在时空上相对分离，组织的内外部环境变化非常迅速，只有依靠控制，才能发现和纠正偏差，把计划落到实处。因此，控制职能有时表现为新计划的制订过程。

关于管理职能，还需要明确一点，计划、组织、领导、控制职能之间存在某种逻辑上的先后顺序关系，即一般是先计划、继而组织、然后领导、最后控制。如果从某一时段来看，管理活动大体上是按照这样的先后顺序依次发生，但事实上，在具体的管理活动或管理工作过程中，这些职能通常是有机地融为一体的，形成各职能活动相互交叉、周而复始地不断反馈和循环的过程。

（二）管理的作用

关于管理的作用及重要性目前人们已经达成了广泛的共识。事实上，管理的起源及发展过程已经充分证明了管理对于组织有效地实现目标的重要作用，而且管理伴随着组织规模的扩大和作业活动的复杂化更加明显，也就是说组织规模越大，组织活动越复杂，管理的重要性就越突出。当今，先进的管理和先进的技术一起构成了推动现代经济社会发展的"两个轮子"。如果没有先进的科学技术，现代化的作业活动乃至管理活动就无法有效地展开，但如果没有高水平的管理活动相配合，任何先进的科学技术都难以充分地发挥作用。所以，有人将科学技术和管理称为推动社会经济发展的两大主要因素，有的国家（如美国）甚至提出"三分技术，七分管理"的理念，即管理的作用比技术更大。美国凯马特公司成立于1897年，2000年世界零售百强排行榜列第八，但于2002年1月12日宣布破产，输给竞争对手沃尔玛，一个重要的原因是管理费用过高。沃尔玛的管理费用占销售成本的16%，而凯马特占29%。管理水平影响到商品价格，从而导致失败。彼得·德鲁克在总结发展中国家与发达国家的差距时也曾指出："发展中国家并不是发展上落后，而是管理上落后。"这些论断都充分揭示了管理对于一个组织所具有的重要作用。

管理的作用可以主要概括为以下方面。

1. 管理也是生产力

生产力是财富创造的源泉，生产力水平的高低直接决定经济社会发展的速度和程度，因此，发展生产力并提高生产力水平是人类进步所努力追求的目标。从经济社会发展的进程来看，包括劳动者、劳动手段、劳动对象等在内的生产要素是生产力的重要内容，但如果离开了管理，这些生产要素只能是潜在的生产力。从这个意义上讲，管理不仅本身就是一种生产力，而且还会促进其他生产力的发展。英国著名经济学家阿尔弗雷德·马歇尔（Alfred Marshall）在高度概括管理的重要性时把管理（组织）作为与土地、劳动、资本并列的第四大生产要素，这其实就隐含了管理也是生产力的思想。美国管理学者斯蒂芬·罗宾斯和玛丽·库尔特在谈到管理的重要性时说："组织对管理需要到什么程度？我们可以说，对于所有的组织，管理都是绝对必要的。无论组织规模大小，无论组织的工作领域是什么，无论在组织的哪一个层次上，无论这个组织位于哪一个国家，这种性质成为管理的普遍性。"现在人们都把管理放在资源的战略地位上来强调，其实都旨在强调管理创造生产力的作用。

2. 管理是实现组织目标、提高组织效率的重要手段

所谓组织，是指完成特定使命的人们为了实现共同的目标而组合成的有机整体。组织不但是人的集合体，而且所有参加组织的人必须按照一定的方式相互合作、共同努力，形成一个有机的整体，才能实现他们的共同目标。如果组织中的成员没有配合与合作，那么该组织就只会是"一盘散沙"，而不能成为具有整体力量的组织。换言之，组织正是通过管理，不断地协调、整合组织内的人力、物力、信息等资源，才使组织成为一个有机的整体，从而高效率地实现组织的目标。因此，管理是保证组织有效实现目标的重要手段。

三、管理的基本原理

（一）系统原理

根据现代系统科学的观点，任何管理对象都是一个特定的系统，管理系统内的各个要素都不是孤立的，它既在自己的系统之内同时还处在一个更大的系统范畴之内，与其他系统发生各种形式的联系。

1. 系统的概念

系统，是指由若干相互联系、相互作用的部分组成，在一定环境中具有特定功能的有机整体。就其本质来说，系统是"过程的复合体"。

在自然界和人类社会中，一切事物都是以系统的形式存在的，任何事物都可以看作是一个系统，在自然界中，大到宇宙天体，小到生物细胞，都是一个系统，这是自然系统；在人类社会中，上至国家、下至家庭，都是具有特定组成因素、结构和功能的系统，这是社会系统。在实际生活中，自然系统和社会系统并不是截然分离的，许多系统既具有自然系统的性质和特征，又具有社会系统的性质和特征。

2. 管理系统的特征

管理系统是人制造出来的系统，或者虽是自然系统，却是经过了人们改造的系统（与人们无法制造也无法改造的系统相区别）。管理系统一般都是很大的，它由很多部分组成，而且是多层次的。大系统中有许多分系统，而每个分系统内包括的因素也很多。例如，一个大的国民经济系统里，有工业、农业、商业、交通运输、邮电、建筑业、军事、教育、科学、公共服务事业等各种各样的小系统。在工业里又有钢铁冶炼、电力供应、纺织、机械制造，化工等子系统。一个具体企业中也可以分成很多层次的小系统。管理系统具有以下重要特征：

（1）整体性。系统的整体性具有其组成部分在孤立状态中所没有的新的功能、新的特性、新的行为。整体效应是系统论最基本、最重要的观点。在小生产条件下整体的联系较少，对局部有利的事，大体上就是对整体有利。在现代化生产条件下，局部与整体有着复杂的关系和交叉效应，局部与整体的利益并不一定一致。

然而，应该指出的是，系统原理强调整体的性能，并不是否定单元的性能。从根本上看，整体的效益和单元的效益是一致的，否则单元就失去了存在于整体之中的基础。任何系统都有结构，结构就是系统内部各要素的排列组合方式，在一个管理系统中，每个单元只有通过系统的结构才能表现自己的性能。因此，必须用系统的思想和方法组织各个单元，建立合理的系统结构，提高整个系统的可靠性和效率。

（2）目的性。每个系统都必须有明确的目的，不同系统有不同的目的。一个系统通常只能有一个目的，如果有多个目的，必然在人、财、物、时间、信息等方面互相干扰，在管理中就需要组织协调，统筹兼顾，妥善处理。在同系统中同时掌握管理手段的人，如果各有不同目的或同一个人需要为几个目的工作，管理效率就会降低，甚至难以完成任务。现代企业系统中常常有多种目标系统，这种多目标性经常导致目标间的矛盾，需要通过协调达到系统整体目标最优。

（3）层次性。系统的结构是有层次的，构成一个系统的子系统和子子系统分别处于不同的地位。系统从总体上看，都有宏观和微观之分，而微观上，还有各种层次。由于系统层次的普遍性，因而系统概念本身也就具有层次性，有系统、子系统、子子系统等。

3. 系统分析的原则、内容和步骤

研究系统原理，运用系统管理方法，其目的在于把分属于不同部门和组织，具有不同性质和功能的人、财、物的活动有机地协调统一起来，以便最大限度地发挥其综合的整体

作用，实现系统活动的总体目标。管理的系统分析，就是根据对管理系统的目标、因素和关系的整体分析，通过综合比较择优，帮助决策者从事方案的制订和选择。

（1）系统分析的原则：①整体大于部分之和，就是系统的目标和利益高于其组成部分的目标和利益。系统以整体的目标为目的，系统中各部门（各子系统）虽有自己独立的功能和活动目标，但它们作为系统的组成部分时，则应服从、适应整个系统的功能和目的。因此，整体大于部分之和，既是系统分析的基本要求所在，也是系统处理的显著特点所在。在管理活动中，为了系统整体活动最优，在必要时，可以放弃部分活动的最优效益。反之，只着眼于局部利益，就可能造成局部利益所不能弥补的全局上的损失。②近忧与远虑相结合，就是要将系统近期目标、利益和长远目标、利益相结合统筹兼顾。管理系统既是一个多因素、多层次统一的矛盾系统，又是一个不断与外界进行各种交换的开放系统，因此，它是一个不断发展，从无序走向有序的动态系统。管理系统的动态性，决定了系统的目标不仅具有层次性，而且还有阶段性。低层次系统的目标服从整个系统的目标，系统的阶段性目标又必须与总过程的目标相结合。在管理活动中，只有既照顾当前利益，又照顾长远利益的方案措施，才称得上最优化的方案措施。因此，近忧和远虑相结合对系统的管理非常重要。

（2）系统分析的内容。运用系统原理分析具体管理工作，一般包括以下几个方面：①了解系统的要素，即分析系统是由什么组成的，它的要素是什么，它还可分为哪些子系统。②分析系统的结构，即分析系统的内部组织结构如何，系统与子系统、子系统与子系统间是如何联系的，组成系统的各要素相互作用的方式是什么。③研究系统的联系，即研究该系统同其他系统在纵、横各方面的联系怎样，该系统在更大系统中的地位、作用如何。④搞清系统的功能，即搞清系统及其要素具有什么功能，系统功能对各子系统功能有什么样的影响、制约关系。⑤把握系统的历史，即分析系统是如何产生的，它经过了哪些阶段，其发展的前景如何。⑥探索系统的改进，即摸清维持、完善与发展系统的源泉和因素是什么，研究改进系统的方案、措施和后果。

（3）系统分析的步骤：①提出问题，确定系统的目标；②搜集情况，分析材料；③在提出问题和掌握情况的基础上，建立系统模型，进行综合分析和评价，确定最优方案。

（二）人本原理

人本原理就是以人为主体的管理思想，这是管理理论发展到 20 世纪末的主要特点。人本原理主要包括下述主要观点：职工是企业的主体；职工参与是有效管理的关键；使人性得到最完美的发展是现代管理的核心；服务于人是管理的根本目的。

1. 职工是企业的主体

职工是企业的基本要素之一。人们对职工在企业生产经营中的作用是逐步认识的。这个认识过程大体上经历了要素研究、行为研究和主体研究三个阶段。在要素研究阶段，对劳动力在生产过程中的作用研究是随着以机器大生产为主要标志的现代企业的出现而开始的。但在早期，这种研究基本上只限于把劳动者视为生产过程中的一种不可缺少的要素这一观点。在行为研究阶段中，人们强调管理者要从多方面去激励劳动者热情，引导他们行为，使其符合企业的要求。这一阶段的认识有其科学合理的一方面，但其基本出发点仍然是把劳动者作为管理者客体。在第三阶段，即 20 世纪 70 年代以来，随着日本经济的崛起，人们通过对日本成功企业的经验剖析，进一步认识到职工在企业生产经营活动中的重要作用，逐渐形成了以人为主体的管理思想。中国经济学家蒋一苇在 20 世纪 80 年代末发表著名论文《职工主体论》，明确提出"职工是社会主义企业的主体"的观点，从而把对员工在企业中的地位和作用的认识提高到新高度。以人为主体的管理思想认为：人是管理的核心，是企业最重要的资源。人本管理就是要把调动职工的积极性、做好人的工作视为一切管理工作的根本。

2. 职工参与是有效管理的关键

实现有效管理有两条完全不同的途径。

（1）高度集权、从严治理。依靠严格的管理和铁的纪律，重奖重罚，使得企业目标统一，行动一致，从而实现较高的工作效率。

（2）适度分权、民主治理。依靠科学管理和职工参与，使个人利益与企业利益紧密结合，使企业全体职工为了共同目标而自觉努力奋斗，从而实现高度的工作效率。

这两种途径的根本不同之处在于，前者把企业职工视为管理上的客体，职工处在被动被管的地位，后者把企业职工视为管理的主体，使职工处于主动地参与管理的地位。当企业职工受到饥饿和失业的威胁时，或受到政治与社会的压力时，前一种管理方法可能是有效的，而当职工经济上已比较富裕，基本生活已得到保证，就业和流动比较容易，政治和社会环境比较宽松时，后一种方法就必然更为合理、更为有效。

3. 使人性得到最完美的发展是现代管理的核心内容

不同的时代，人性具有不同的标准，从来就没有离开具体历史的人性。在封建社会，超经济的人身依附成为人性中最普遍的现象。君臣之间、夫妻之间、父子之间、地主农民之间、师徒之间、主仆之间等几乎无不以人身依附作为建立正常关系的准则，并且以是否完全遵守这一准则作为评价人性是否完美的标准。一切管理都是建立在一方完全无条件服从另一方的基础之上。资本主义社会彻底摧毁了这种封建的人身依附关系，建立了以人的利己本性为基础的商品经济关系。资本家拥有资本，劳动者拥有自己的劳动力，人人都是"平等"的"商品"所有者，都是为了利己的目的通过市场进行"自由"的交换和买卖，相互讨价还价，然后成交签订合同。因而"利己"和"守信"就成为资本主义条件下人际关系的基本准则，并以能否遵循这一准则作为评价人性是否正常、完美的标准。一切管理活动都是建立在这一准则之上。

事实上，在管理过程中，任何管理者都在影响着下属人性的发展，同时管理者行为本身又是管理者人性的反映。只有管理者的人性达到比较完美的境界，才能使企业职工的人性得到最完美的发展。而职工队伍的状况又是企业成功的关键，社会主义精神文明建设实质上是社会主义人性的塑造，这绝对不是靠喋喋不休的说教能够完成的，而是要靠管理的实践。在实施每一项管理措施和制度办法时，不仅要看到实施取得的经济效果，同时要考虑对人精神状态的影响。要分析它们是促使职工的精神状态更加健康、人性更加完美，还是起相反的作用。

4. 管理是为职工和社会服务的

我们说管理是以人为主体的，是为人服务的，是为了实现人的发展，这个"人"当然不仅包括企业内部、参与企业生产经营活动的全体员工，而且还包括存在于企业外部的、企业通过提供产品为之服务的所有用户。

为社会生产和提供某种物质产品（或服务），是企业存在的主要理由。在我国，随着经济制度改革的开展和不断深入，市场需求特点及其发展趋势已经成为企业组织生产经营活动的主要依据，市场是否愿意接纳和吸收企业的产品成为企业能否继续生存、企业经营能否成功的主要决定性因素，"服务用户"、"服务市场"成为企业及企业管理必须遵循的基本宗旨。

在市场经济条件下，用户是企业存在的社会土壤，是企业利润的来源。作为商品生产者，企业生产的目的，不是为了企业自己或者企业职工对某种产品的直接使用或消费，而是为了通过这些产品的销售，获得销售收入旨在补偿生产过程中的各种消耗后实现利润。只有实现销售收入和利润，企业才能获得继续生存的权利或发展的条件。销售收入与销售利润的实现，是以市场用户愿意接受和购买企业产品为前提的，而用户是否愿意和购买企业产品，则取决于这些产品的消费和使用能否满足他们希望得到满足的需要。因此，为用户服务是企业实现其社会存在的基本条件。

综上所述，尊重人、依靠人、发展人、为了人是人本原理的基本内容和特点。

（三）责任原理

管理是追求效率和效益的过程。在这个过程中，要挖掘人的潜能，就必须在合理分工的基础上，明确规定这些部门和个人必须完成的工作任务和必须承担的与此相应的责任。

1. 明确每个人的职责

挖掘人的潜能的最好办法是明确每个人的职责。分工，是生产力发展的必然要求。在合理分工的基础上确定每个人的职位，明确规定各职位应负担的责任，这就是职责。所以，职责是整体赋予个体的责任，也是维护整体正常秩序的一种约束力。它是以行政性规定来体现的客观规律的要求，不是随心所欲的产物。职责不是抽象的概念，而是在数量、质量、时间、效益等方面有严格规定的行为规范。表达职责的方式主要有各种规程、条例、范围、目标、计划等。

（1）职责界限要清楚。在实际工作中，工作职位离实体成果越近，职责越容易明确；工作职位离实体成果越远，职责越容易模糊。应按照与实体成果联系的密切程度，划分出直接责任与间接责任，实时责任和事后责任。

（2）职责中要包括横向联系的内容。在规定某个岗位工作职责的同时，必须规定同其他单位、个人协同配合的要求，只有这样才能提高组织整体的功效。

（3）职责一定要落实到每个人，只有这样，才能做到事事有人负责。没有分工的共同负责，实际上是职责不清、无人负责，其结果必然导致管理上的混乱和效率的低下。

2. 合理的职位设计和权限委授是承担责任的关键

人们对自己所管的工作是否完全负责，主要取决于三个因素：

（1）权限。明确了职责，就要授予相应的权力。实行任何管理都要借助于一定的权力才能实现。管理总离不开人、财、物的使用。如果没有一定的人权、物权、财权，任何人都不可能对其工作实行真正的管理。职责和权限虽然很难从数量上划等号，但有责无权、责大权小，许多事情都得请示上级，由上级决策、上级批准，上级过多地对下级分内的工作发指示、作批示的时候，实际上等于宣告此事下级不必完全负责。所以，明智的上级必须克制自己的权力欲，要委授给下级完成其职责所必须的全部权限，由他独立决策，自己只在必要的时候给予适当的帮助和支持。只有这样，才可能使下级具备履行职务责任的条件。

（2）利益。权限的合理委授，只是完全负责所需的必要条件之一。完全负责就意味着责任者要承担全部风险。而任何管理者在承担时，都自觉不自觉地要对风险和收益进行权衡，然后才决定是否值得去承担这种风险。因此，没有足够的利益可图，管理者是不会尽职尽责的。当然，这种利益既可能是物质形式的，也可能是精神上的满足。

（3）能力。这是完全负责的关键因素。管理是一门科学，又是一门艺术。管理者既要有生产、经济、社会、技术、心理、管理等各方面的科学知识，又需要有处理人际关系的组织才能，还要有一定的实践经验。科学知识、组织才能和实践经验这三者构成了管理能力。在一定时期，每个人的时间和精力有限，管理能力也是有限的，并且每个人的能力各有不同。因此，每个人所能承担的职责也是不一样的。在管理过程中，一定要根据管理者的能力，赋予相应的权力和责任，这是实现管理者完全负责的关键。

职责和权限、利益、能力之间的关系遵循等边三角形定理，职责、利益、权限是三角形的三个边，它们是相等的，能力是等边三角形的高，根据具体情况，它可以略小于职责，这样，就使得工作富有挑战性。管理者的能力与其所承担的责任相比，如总是感到能力不够，这种压力就能促使管理者自觉地学习新的知识，注意发挥智囊作用，使用权限也慎重些，获得利益时还会产生更大的动力，努力把自己的工作做的更好。但是能力也不可过小，以免形成"挑不起"职责的后果。

3. 规范、公正、及时的奖惩是实施责任原理的必要工具

对每个人的工作表现及其绩效给予公正而及时的奖惩有助于提高人的积极性，挖掘每个人的潜力，从而不断提高管理成效。只有这样才能使每个人知道自己干得怎么样。对每个人进行公正的奖惩，要以准确的考核为前提。若考核不细致或不准确，奖惩就难以做到恰如其分。因此，首先要明确工作绩效的考核标准。有成绩、有贡献的人员要及时予以肯定和奖励，使他们积极地维持下去。奖励有物质奖励和精神奖励，两者都是必需的。如果长期地埋没人们的工作成果，就会挫伤人们的积极性。过时的奖励也会失去本身的作用和意义。

及时公正的惩罚也是必不可少的。惩罚是利用令人不喜欢的东西或者取消某些为人所喜爱的东西，改变人们的工作行为。惩罚可能引致挫败感，从而可能在一定程度上影响人的工作热情，但惩罚的真正意义在于惩一儆百，利用人们怕惩罚的心理，通过惩罚少数人来教育多数人，从而强化管理的权威。使奖惩工作尽可能规范化、制度化，是实现奖惩公正而及时的可靠保证。"胡萝卜加大棒"是有效实施责任原理不可或缺的工具。

（四）效益原理

效益是管理的永恒主题。任何组织的管理都是为了获得某种效益。效益的高低直接影响着组织的生存和发展。管理的效益原理是指组织的各项管理活动都要以实现有效性、追求高效益作为目标的一项管理原理。

1. 效益是与效果和效率既相互联系、又相互区别的概念

效果，是指由投入经过转换而产出的成果，其中有的是有效益的，有的是无效益的。效率，是指单位时间内所取得的效果的数量，反映了劳动实践的利用状况，与效益有一定的联系。但是在实践中，效益和效率并不一定是一致的。

效益，是有效产出与投入之间的一种比例关系，可从社会和经济这两个不同角度去考察，即社会效益和经济效益。两者既有联系又有区别。经济效益是讲求社会效益的基础，而讲求社会效益又是促进经济效益提高的重要条件。两者的区别主要表现在，经济效益较社会效益直接、明显；经济效益可以运用若干个经济指标来计算和考核，而社会效益则难以计量，必须借助于其他形式来间接考核。

2. 效益的追求

效益是管理的根本目的。管理就是对效益的不断追求，这种追求是有规律可循的。

（1）在实际工作中，管理效益的直接形态是通过经济效益而得到表现的。这是因为管理系统是一个人造系统，它基本是通过管理主体的劳动所形成的按照一定顺序排列的多方面多层次的有机系统。尽管其中有纷繁复杂的因素相交织，但每一种因素均通过管理主体的劳动而活化，并对整个管理活动产生影响。综合评价管理效益，当然必须首先从管理主体的劳动效益及所创造的价值考虑。

（2）追求局部效益必须与追求全局效益协调一致。全局效益是一个比局部效益更为重要的问题。如果全局效益很差，局部效益提高就难以持久。当然，局部效益也是全局效益的基础，没有局部效益的提高，全局效益的提高也是难以实现的。局部效益与全局效益是统一的，有时又是矛盾的。因此，当局部效益与整体效益发生冲突时，管理必须把全局效益放在首位，做到局部服从整体。

（3）管理应追求长期稳定的高效益。企业每时每刻都处于激烈的竞争中。如果企业只满足于眼前的经济效益水平，而不以新品种、高质量、低成本迎接新的挑战，就会有随时落伍甚至被淘汰的危险。所以，企业经营者必须有远见卓识和创新精神，随时想着明天。不能只追求当前经济效益，不惜竭泽而渔，不肯加大研究与开发投入，必然损害今后的经济效益。只有不断增强企业发展的后劲，积极进行企业的技术改造、技术开发、产品开发和人才开发，才能保证企业有长期稳定的经济效益。

（4）确立管理活动的效益观。管理活动要以提高效益为核心。追求效益的不断提高，应该成为管理活动的中心和一切管理工作的出发点。特别在宏观或中观管理中，一定要注意克服"以 GDP 为中心"的管理思想。因为这种管理思想必然导致片面追求产值、盲目重复建设的倾向，从而可能造成产品大量积压、效益普遍低下的状况。

四、中医药管理及中医药管理学的概念与性质

（一）中医药管理与中医药管理学的概念

中医药管理是现代管理的一个子系统。所谓中医药管理，是指中医药管理机构运用现代的管理理论和方法，按照中医药知识的特征和中医药事业发展的特殊性和客观规律，对中医药事业各方面工作的活动进行的计划、组织、协调、领导和控制的过程。

可见中医药管理是一种客观的社会活动及过程，它构成中医药管理学的研究对象。中医药管理学要研究作为中医药管理主体的中医药组织，特别是政府组织的结构、功能及其与环境的关系，研究中医药管理活动的过程及其环节（如组织、决策、沟通、协调、监

控、评估等），研究如何应用人类所创造的各种科学知识及方法来解决中医药的管理问题，以促进政府及其他中医药管理组织更有效地进行中医药事业管理。

中医药管理学是现代管理学的一个子学科。它既有现代管理学的一般特征和规律，又有自身的特色和特殊规律。要理解中医药管理学的特殊性，必须首先认识中医药学的特征。中医药学本质上是一门复杂科学系统，其知识体系具有宏观系统性、人文与自然的交叉性和实践经验性。如中医药思维擅长从"天人合一"的整体观把握环境与人体生命互动关系形成的健康与疾病状态；临床实践采用三因制宜的个体化的诊治方案和辨证施治的诊疗方法；在医患关系中注重大医精诚、慈悲普救、穷富无欺的仁医精神。由于中医药理论的整体系统思维特色，其医学思想从产生开始就特别强调"治未病"观念，在诊治疾病中注重"扶正祛邪"的疾病干预理念和方式，采用"道法自然"顺应生命规律顺势治疗方式，利用自然资源的天然有机性和药性的相互制衡性对生命的基础发挥调整与平衡作用，达到养生保健和干预治疗疾病的目的，形成我国独具特色的健康和疾病管理理论。

因此，中医药管理学是一门研究中医药管理活动或中医药管理实践的学科，可以将它界定为一门依据中医药知识特征和事业发展的特殊规律，综合地运用现代管理科学知识和方法来研究中医药管理的普遍性和特殊性及其发展规律性的学科，是研究具有中国特色的医药卫生事业的现代发展的管理学科。

（二）中医药管理和中医药管理学的特点

中医药管理的性质，与其他管理活动性质有相同点，即同样具有二重性。中医药管理中，技术管理活动包括人、财、物、时间、空间、信息等要素，都不是孤立的，在要素与整体、要素与要素之间存在着各种各样相互依存、相互制约的关系。特别是在现代化社会条件下，中医中药专业化分工又十分复杂，因此凡是存在中医药劳动过程的分工和协作的地方，则必然存在着中医药管理。这种管理作为中医中药工作的社会结合，是劳动生产力的重要组成部分。管理作为现代社会生产力，它具有系统性、目的性、协调性、权威性、预见性、有效性和科学性等基本特性，这就是中医药管理具有的自然属性。至于中医药管理的社会属性，是指它在社会发展中具有具体的历史性和在阶级社会中具有阶级性。历史上的任何管理，都是在一定的生产关系和上层建筑中进行的。中医药管理反映在党领导的社会主义制度下，中医中药管理活动中人与人的关系，其目的、范围和内容、原则和方法，都取决于我国的社会主义性质和经济基础，这种管理具有调节和完善生产关系和上层建筑的功能。同时，中医药管理必须坚持社会主义方向，为广大人民的卫生和保健服务，这些是中医药管理社会属性的具体表现。

中医药管理的性质还有其自身的特点。这种性质上的特点，是由中医药知识与事业发展的特质决定的。中医药知识及技术有传统性，中医药管理必须继承和发扬中国传统中医药知识及技术，保护中医药传统文化和扶持中医药事业发展。中医药事业作为我国卫生事业的重要组成部分，它具有现代医药卫生事业的福利性和生产性。中医药服务具有福利性，需要通过国家的医疗制度、价格政策、补贴政策来体现的。中医药事业又具有生产性，这是指它在国民经济中以防病、治病、保护和修复劳动力的健康为特殊职能，参与了劳动力的生产和再生产，起生产要素的作用。但是中医防治疾病以整体性、平衡性和个性化为特征，按照道法自然的规律使用天然利用药物资源。中药材从基源鉴定、道地药材栽培、采集季节时间、利用部位、加工炮制、流通，到中成药的生产和经营活动，虽然具有明显的生产性质，可是这些活动必须在中医药理论的指导下才能保证临床有效。中医药管理必须依据这种特点进行管理才是正确的管理。当然，中医药知识的传承与创新是一种辨证关系，中医药事业的福利性与生产性也是一个辨证的关系，在中医药管理中不能割裂，也不能完全对立，应当是辨证统一的，即首先要注重中医药文化、知识的保护和传承，要注重中医药服务的社会效益，同时也要注意中医药知识与现代医药学知识的结合，充分发挥经济效益，但总体上经济效益应服从社会效益。这是中医药管理性质与一般经济管理不同的地方。

中医药管理学作为现代管理科学的一个重要组成部分，既具有一般管理科学的特征和规律，又具有其特殊性和特殊规律，是两者的有机统一。研究中医药管理学既需要运用现代管理科学理论和方法，也需要探索其特色和特殊规律。必须利用当代管理科学技术和其他社会科学知识及中医药知识进行交叉、综合研究，是人们应用多学科的知识来研究中医药管理过程而形成的一个综合性研究领域。中医药管理学具有如下几个方面的基本特征：

1. 跨学科与专门化的统一

一方面，中医药知识是一门复杂科学体系，既包含医学科学知识，又包含着人文科学知识及社会科学知识。中医药管理学研究必须以综合、交叉的知识进行，中医药管理学需要大量地吸收其他学科的知识和方法，尤其是卫生事业管理学、中医学与中药学、公共政策学、文化学、哲学、经济学等学科理论交叉融合的基础上形成和发展的跨学科管理知识体系。另一方面，中医药管理学作为一门独立的专门研究领域的地位也日益稳固。其原因就在于：它有自己相对独立的研究领域，即中医药管理组织的中医药管理活动，它在吸收其他学科理论和方法的基础上逐步形成自己的学科"范式"或"研究纲领"，有自己的一套术语（概念）、假定、理论、方法、操作规则等，并取得了丰硕的研究成果。可以说，跨学科性是中医药管理学的深层次基础和广阔的背景，专门化是它确定自己的学科地位的内在依据和不断发展的动力，两者相辅相成，相互补充。

2. 学术性与应用性的统一

中医药管理学是以实践、应用为取向的。中医药管理学既来源于中医药管理实践，反过来又被用来指导中医药管理实践。一方面中医药管理学通过对不同时期的中医药管理系统及过程的研究，加深人们对这一领域的了解，增加有关中医药管理领域的学术影响力，并通过中医药管理的概念、原理、假设、理论和方法等研究，形成系统化的知识体系，因而中医药管理学具有深厚的学术基础。另一方面中医药管理学的研究又具有应用性研究的特征，中医药管理学要分析解决中医药管理组织在现实的医药管理活动中所遇到的实际问题，总结实际中医药管理过程的经验教训，为中医药组织的管理实践服务。中医药管理学以现实的中医药管理实践作为研究对象，深深植根于中医药事业管理的实践之中。在中医药管理学中，学术性（理论）与应用性（实践）是统一的，这种统一使得它具有强大的生命力。

3. 实证性与规范性的统一

中医药管理学的实证性是指中医药管理学追求经验科学的证实、预见和客观性等传统，要求对中医药管理的现象、事实或经验加以归纳与分析，得出一般的假设或待检验的命题和理论，并由经验、事实来检验这种假设、命题或理论的正确性。它要解释相关的现象或过程，并做出未来的预测，追求描述性的知识，为科学的客观真理性而努力。也就是说，中医药管理学力求回答"是什么"和"为什么"的问题，使自身成为一门实证的科学。所谓规范性是指中医药管理学不仅要提出"是什么"和"为什么"（事实）的问题，而且要进一步追问"应当如何"（价值）的问题，它要把价值分析当作自己研究的重要组成部分，并力求提供某些规范性的建议。

五、中医药管理学的现代价值

现代社会、经济和科学技术发展表明，一切管理对象都是作为系统而存在。因此，从现代管理工作的实践来看，尽管各种不同管理有各自不同的目的，但是所有的管理都有其共同目的，这就是实现系统的总体目标。现代中医药工作已越来越社会化，在国家、集体、个人协同发展的方针指导下，采取多种方式办中医药事业的形势正在发展。但国家仍然是中医药工作的主要组织者和经费的主要提供者。随着中医药事业的不断发展和完善，中医药工作的内容、管理机构会更加复杂，成为一个复杂的系统。因此，中医药管理的根本目的就是实现其管理对象形成的复杂系统的总体目标。

研究中医药管理学对提高中医药医疗卫生组织的科学管理水平，推动中医药事业发展具有十分重要的意义。长期以来，中医药管理多是个体的、经验管理为主。个人的经验诚然可贵，但是这种方式已经不适应高度社会化了的大型组织机构的中医药管理，个人的成功经验只有上升为理论，并为管理者所掌握，才可能自觉地进行有效管理。现代中医药组织如果没有现代化的科学管理，没有形成中医药管理学的特色理论与方法，中医药事业现代化的实现也是不可能的。所以，中医药事业的发展、兴衰，不仅取决于人才、资金、技术设备，还取决于中医药管理是否科学合理。中医药组织应当认识到，在实现中医药现代化的发展进程中，管理工作所起的作用，与学术的发展、人才的培养、资金、设备等，是同样重要的。发展中医药事业，需要有一整套能提高中医药工作效率的先进管理思想、理论、方法、手段来保证。由此不难看出，中医药管理学的建立和发展，对中医药事业的发展是至关重要的。

还应当看到，中医药管理涉及社会的许多领域和部门。因为中医的医疗、预防保健、科研、教学实践活动、文化传播和中药的种植养殖、采集加工、炮制生产等制造经营活动，都直接或间接地与社会多个领域的机构、社群的各个阶层紧密相连。中医药事业能否发展既与国家的方针政策、社会经济的发展、科学技术的进步等诸方面因素有关；也与相关领域的机构和群体的协作协同有关。中医药管理的有效，有赖于整个社会的多方面因素的协同配合。所以，加强中医药管理的学科建设，不断提高中医药管理的研究水平，不仅是建设中国特色的医疗卫生体系、提高我国医疗卫生服务水平、提升医药教育教学与科研创新能力、有效促进优秀传统文化传承传播、推进医药产业生产经营的现代化和国际化、实现健康中国的需要、也是进一步研究政府与中医药社会组织、中医药经济产业协同管理，建设官产学研的协同创新平台，为振兴中医药事业、传承传播中医药文化和知识、创新发展中医药学术思想、更好地运用中医药服务为防治传染病和慢性病、保障人民群众身心健康、社会主义现代化建设服务。这是一切从事中医药管理的人员的一项光荣而艰巨的任务，也是我们研究中医药管理学的根本目的和意义。

六、新中国成立后中医药管理

新中国成立后特别是改革开放以来，党中央、国务院高度重视中医药工作，制定了一系列政策措施，推动中医药事业发展，取得了显著成就。中医药总体规模不断扩大，发展水平和服务能力逐步提高，初步形成了医疗、保健、科研、教育、产业、文化整体发展新格局，对经济社会发展的贡献度明显提升。截至 2014 年年底，全国共有中医类医院（包括中医、中西医结合、民族医医院）3732 所，中医类医院床位 75.5 万张，中医类执业（助理）医师 39.8 万人，2014 年中医类医院总诊疗人次 5.31 亿。中医药在常见病、多发病、慢性病及疑难病症、重大传染病防治中的作用得到进一步彰显，得到国际社会广泛认可。2014 年中药生产企业达到 3813 家，中药工业总产值 7302 亿元。中医药已经传播到 183 个国家和地区。

另一方面，我国中医药资源总量仍然不足，中医药服务领域出现萎缩现象，基层中医药服务能力薄弱，发展规模和水平还不能满足人民群众健康需求；中医药高层次人才缺乏，继承不足、创新不够；中药产业集中度低，野生中药材资源破坏严重，部分中药材品质下降，影响中医药可持续发展；适应中医药发展规律的法律政策体系有待健全；中医药走向世界面临制约和壁垒，国际竞争力有待进一步提升；中医药治理体系和治理能力现代化水平亟待提高，迫切需要加强顶层设计和统筹规划。

当前，我国进入全面建成小康社会决胜阶段，满足人民群众对简、便、验、廉的中医药特色技术服务需求，迫切需要大力发展健康服务业，拓宽中医药服务领域。2009 年以来我国进一步深化医药卫生体制改革，加快推进健康中国建设，迫切需要在构建中国特色基本医疗制度中发挥中医药独特作用。适应未来医学从疾病医学向健康医学转变、医学模式从生物医学向生物—心理—社会模式转变的发展趋势，迫切需要继承和发展中医药的道法自然的绿色健康理念、天人合一的整体观念、辨证施治和综合施治的诊疗模式、运用自然的防治手段和全生命周期的健康服务。新型健康经济可以促进我国经济转型升级，培育新的经济增长动能。政府需要加大对中医药的扶持力度，制定有效措施，进一步发掘中医药原创优势，促进中医药产业提质增效。中医药社会组织应大力传承和弘扬中医药文化和中华优秀传统文化，各级中医药机构迫切需要进一步普及和宣传中医药文化知识，建设中医药特色的医院组织和社区服务中心。中医药已进入国际化实质性发展阶段，必须实施"走出去"战略，在国家"一带一路"建设中，推动中医药海外创新发展。各地区、各有关部门要正确认识形势，把握机遇，深入研究中医药管理，扎实推进中医药事业持续健康发展。

七、新医改背景下中医药管理

中医药作为我国独特的卫生资源、潜力巨大的经济资源、具有原创优势的科技资源、优秀的文化资源和重要的生态资源，可以在新常态的经济社会发展中发挥重要作用。随着我国新型工业化、信息化、城镇化、农业现代化和国际化的深入发展，这些资源优势能转化为经济和文化力量，成为国家竞争力。同时我国人口老龄化进程加快，随着社会发展及医疗卫生的进步，居民疾病谱发生重大变化，慢性病成为威胁居民健康的主要因素，导致人民群众对中医药服务的需求越来越旺盛。现代中医药管理迫切需要继承、发展、利用好中医药，充分发挥中医药在深化医药卫生体制改革中的作用，造福人类健康。因此，国务院制订了《中医药发展战略规划纲要（2016—2030）》，并指出中医药的发展目标，即到2020年，实现人人基本享有中医药服务，中医医疗、保健、科研、教育、产业、文化各领域得到全面协调发展，中医药标准化、信息化、产业化、现代化水平不断提高。中医药健康服务能力明显增强，服务领域进一步拓宽，中医医疗服务体系进一步完善，每千人口公立中医类医院床位数达到0.55张，中医药服务可得性、可及性明显改善，有效减轻群众医疗负担，进一步放大医改惠民效果；中医基础理论研究及重大疾病攻关取得明显进展，中医药防治水平大幅度提高；中医药人才教育培养体系基本建立，凝聚一批学术领先、医术精湛、医德高尚的中医药人才，每千人口卫生机构中医执业类（助理）医师数达到0.4人；中医药产业现代化水平显著提高，中药工业总产值占医药工业总产值30%以上，中医药产业成为国民经济重要支柱之一；中医药对外交流合作更加广泛；符合中医药发展规律的法律体系、标准体系、监督体系和政策体系基本建立，中医药管理体制更加健全。

到2030年，中医药治理体系和治理能力现代化水平显著提升，中医药服务领域实现全覆盖，中医药健康服务能力显著增强，在治未病中的主导作用、在重大疾病治疗中的协同作用、在疾病康复中的核心作用得到充分发挥；中医药科技水平显著提高，基本形成一支由百名国医大师、万名中医名师、百万中医师、千万职业技能人员组成的中医药人才队伍；公民中医健康文化素养大幅度提升；中医药工业智能化水平迈上新台阶，对经济社会发展的贡献率进一步增强，我国在世界传统医药发展中的引领地位更加巩固，实现中医药继承创新发展、统筹协调发展、生态绿色发展、包容开放发展和人民共享发展，为健康中国建设奠定坚实基础。

第二节 中外管理思想的发展

一、中国传统管理思想的演变

（一）中国古代各家管理思想

管理是人类文明发展的产物。管理实践一直伴随着人类的历史进程，几千年来生生不息。人类社会的发展历史就是生产力发展的历史，人类对自然的认知、对工具的使用及组织生产方式都蕴含着人类管理思想的演变的智慧。管理思想得到巨大发展得益于这几方面的巨大进步，同时生产力的发展亦得益于管理思想的演变发展，人类社会发展的最基本动力之一就是生产力。

在中国古代，诞生了很多思想家，他们有极其丰富的管理思想，其中最具有代表性的当属老子、孔子、孙子、管子等的管理思想。

老子作为道家学说的创始人，他的思想体系不仅蕴含着深刻的哲学思想，并且包含着触及政治、经济、文化、军事等很多方向的社会与国家管理思维。类似"道法天"、"无为而治"等许多思想对全球的管理思想演变产生了极为深刻的影响。

孔子是儒家思想的创始人，他以"仁"为核心、以"礼"为标准、以"和"为目的，以"以德治国"作为其管理思想的精髓，他的思想成为中国传统社会的主流文化。

孟子是孔子的嫡派传承，也是孔子之后儒家学派最辉煌的代表，被后人尊称为"亚圣"，是中华民族文化的思想巨人。孟子的管理思想也是孟子思想的一个极为重要的组成部分，代表的管理思想有"性善论"中的"人性观"、施"仁政"的管理思想准则等。

孙子是古代中国闻名的哲学家、军事家，其中最杰出的还是他的军事思想及管理思想，其军事思想和管理思想主要体现在他的传世之作《孙子兵法》中。国外的许多大学师生和企业家们都把《孙子兵法》作为管理著作来读。"不战而屈人之兵"、"上兵伐谋"、"必以全争于天下"、"出其不意，攻其不备"、"唯民是保"等思想至今仍为管理者所运用。

管子是我国古代杰出的政治家、军事家和思想家。他的"以人为本"的思想、"与时变"的发展与创新精神、德能并举、"德"与"能"不可偏废的选贤标准等许多管理思想，无不透射出永恒的智慧之光。

(二) 中国古代管理思想的基本特征

1. 强调顺道

"顺道"是指要顺应事物发展的客观规律，管理者要分析国内国际的大形势，顺道而行。比如，《管子》认为自然界和社会都有自身的运动规律，"天下变其常，地不易其则，春秋冬夏，不更其节"等。

2. 重人

"以人为本"的思想在中国古代管理思想中始终占主导地位，管理者必须以人为本，"爱人贵民"，认为管理的成败在于用人。

3. 人和

"和"就是调整人际关系，讲团结，上下和，左右和。概括了中国古代哲学的最高境界"和为贵"，万事要求和，与人和，与事和，和气才能生财，才能兴邦。

4. 突出了义与情在管理中的价值

中国古代充满着浓重的讲情讲义的管理思想，倡导"见利思义"、"义然后取"、"义，利也"、"兼相爱，交相利"、"晓之以理，动之以情"、"以德服人"等。

5. 把组织与分工作为管理的基础

强调组织与分工是管理的基础，建立层次分明的组织体系，家庭是最基本的组织形式，儒家和法家的富国富民之学都是把一家一户作为一个单位，以男耕女织的个体农业作为社会生产的基本形式，"齐家"是管理的主要方面。

6. 守信

信是指诚实而不欺骗。治国要守信，办企业要守信。孔子说："君子信而后劳民"，《管子》中特别强调要"不行不可复"，管理者只有以自己的诚信才能换来在群众中的威信，这就是"以信换信"。

7. 对策

重视谋划，主张以谋取胜为上策，适应环境变化，善于权变，不拘泥于既定的清规戒律。

8. 中庸

中庸思想在中国古代管理思想中始终占重要地位，管理者常常将中庸作为道德标准、决策准则。

二、中国现代管理思想的发展

（一）中国现代管理思想形成的历史背景和管理体质改革

中国现代管理思想既不是在中国传统管理思想基础上自然生长出来的，也不是单纯从西方引进来的，而是在极其复杂的历史背景下形成的。

1. 中国官僚资本企业和民族资本企业的管理

中国近代企业管理，主要包括官僚资本企业管理和民族资本企业管理。官僚资本企业有官办、官督商办和官商合办三种方式。官办企业经营管理是封建衙门式的，工厂的生产技术管理大权绝大部分掌握在外国人手中，工厂的产品大部分拨归军用。从 19 世纪 70 年代起，晚清政府在洋务运动中又采取官督商办和官商合办等方式，兴办了一大批工矿企业。官督商办是利用私人资本兴办工矿企业所采取的主要形式，它由洋务派官僚发起，商人出资，政府官僚管理。官商合办是官方与私人资本联合举办的工矿企业，清政府对合办企业派官员督办掌权或委派与官方有密切关系的企业商董为督办、总办。官督商办或官商合办企业，实际上都是由官僚掌管，企业内部采用雇佣劳动，其收益相当大的部分落到企业当权官僚和他们的僚属亲朋手中。

2. 我国革命根据地公营企业的管理

中国大规模的现代工业是在 1949 年中华人民共和国成立后发展起来的，在建国后相当长时期内，政府管理部门、银行、工厂、商店几乎一切企事业单位的主要领导和管理工作的干部绝大多数都是从军队和革命根据地来的。因此，中国的现代管理思想不能不受到军队管理和革命根据地公营企业管理的严重影响。革命根据地公营企业的管理又基本上是根据军队管理的模式，结合地方的特点逐步发展的。

3. 全面学习苏联的管理模式

1953 年起，我国进入了大规模的、有计划的社会主义经济建设时期，开始了发展国民经济的第一个五年计划。这一时期的企业管理主要是全面学习苏联的经验，引进苏联的整套企业管理制度和方法。在国营企业中，普遍建立了生产技术财务计划、生产技术准备计划和生产作业计划，实行了计划管理，建立了经济核算制度和"各尽所能、按劳分配"的等级工资制度，建立与健全了企业的管理机构，普遍推行"一长制"等。在学习苏联的管理模式中，国民经济高速发展，人民生活不断完善，在管理上获得了杰出成就。但是，也出现了一些缺点，如不加分析地照抄照搬，没有充分考虑我国的实际情况，单纯依靠行政命令，忽视民主管理等。

4. 探索中国现代管理模式

为了克服学习苏联过程中照搬照抄的缺点，1956 年 9 月，中共"八大"决定在企业中实行党委领导下的厂长负责制，以加强党的集体领导。1957年3月，党中央又决定在工业企业中实行"党委领导下的职工代表大会制"，以调动职工积极性。从1958年开始的第二个五年计划期间，鞍钢、庆华工具厂等企业又创造、总结出了"两参、一改、三结合"（即工人参加管理，干部参加劳动，改革不合理的规章制度，领导干部、工程技术人员、工人三结合）的经验，并在全国得到了推广。但在1958年的"大跃进"过程中，由于片面夸大精神作用，背离了"实事求是"的原则，在企业管理的思想上又犯了"左"的错误，结果造成了国民经济的比例失调和企业管理的极大混乱，给国家在经济上造成了巨大的浪费和损失。党中央及时采取了一系列措施来纠正这些错误，从1961年开始对国民经济进行三年的"调整、巩固、充实、提高"，明显提高了企业的管理水平，这一阶段是我国进行企业管理改革的初步尝试过程，虽然经历了一段曲折过程，但开始找到了适合我国国情的改革方向。

从1966年开始的十年"文化大革命"是我国政治大动乱、经济大倒退的十年，也是企业管理大混乱的十年。在这期间，全盘否定了建国十几年来在实践中总结出的一套行之有效的企业管理制度和方法，以"阶级斗争"代替了企业管理，否定了企业管理的"两重性"，企业管理的规章制度被废弃等，使我国的企业管理工作遭到了严重破坏，整个国民经济处在崩溃边缘。

5. 社会主义经济管理体制改革

具体来说，我国企业改革可以划分为下列几个阶段。第一阶段（1978~1986年）以扩大企业自主权，推行经济责任制和利改税为主要内容。即扩大企业自主权，简政放权，推行经济责任制度，两步利改税。第二阶段（1987~1991年）推行承包经营责任制、租赁经营责任制、股份制改革。第三阶段（1992年至今）以理顺产权关系、转换企业经营机制、搞活国有大中型企业和建立现代企业制度为主要内容。

（二）中国现代管理思想发展的新趋势

1. 由国内管理向国际化管理转化

21世纪的管理环境已经发生了根本性变化，随着我国加入WTO，改革开放步伐迅速加快，经济全球化已经以势不可挡的姿势席卷整个神州大地。不仅世界500强企业绝大部分已进军中国，把他们的研发、加工、销售中心转移到中国。其他许多大大小小的外国企业、外国大学、外国的许多社会组织也都以各种形式纷纷抢滩中国。中国的企业如家电、电子、信息、钢铁纺织等许多产业的企业，也都将目光转向世界，迈出国门投资办厂。因此，中国管理的未来一方面要花大力气积极培育国内市场，提高国内市场的购买力，另一方面要加快拓展国际市场，转变外贸增长方式，在管理上与国际接轨，消除管理上的阻隔，形成管理上的共同语言和方法。

2. 由科学管理向信息化管理转变

科学管理的任务在中国一些企业、组织和事业中尚未完成，但信息化管理对许多企业来讲已经迫在眉睫。因特网和现代通讯工具已十分普及，用现代信息技术改造原有产业的工作正在顺利和快速进行中。电子政务、电子商务、远程教育等各种形式的网上应用及交易正在迅速改变着中国各行业的管理面貌。ERP已在许多企业中推广，并取得良好效果。需要提出的是，信息化管理并不是简单地用计算机自动程序代替原有的手工程序，而是先要对原有的工作流程进行分析、改造、重新组织、调整，使整个工作程序更加合理化，在此基础上再实行信息化管理，这样才能取得良好效果。当然管理信息化在全国普及需要有一个较长的过程，但这种趋势是确定无疑的。

3. 由首长管理向人性管理转变

中国是一个有着几千年封建专制制度传统的国家，而领导的管理模式，多半也是专制独裁式的首长管理，即通常所说的"人治"。现在，随着时代的进步，管理的人本原理有了更高的要求。管理者应更重视人力资源、人力资本的培养和使用，对具有创新知识的人才实行人性化管理。充分估计和挖掘他们对组织的作用，切实保障他们在组织中的地位和权益，并从管理制度和人际关系上确保他们对组织的忠诚。在外资企业和私营企业蓬勃发展的今天和明天，实行人性化管理显得更加迫切而又任重道远。

4. 由封闭式实体管理向开放式虚拟管理转变

传统意义上的企业或组织，是围绕某种或多种产品进行研发、设计、试制、采购、加工、制造装配、销售的综合性企业实体，但是当市场越来越发达、越来越成熟、越来越完善时，市场交易费用越来越低时，情况就会发生逆转，这种实体会逐渐消失，而生产某种材料、零部件或提供某种服务的专业组织应运而生，遍及全球，它们不再是独立生产或提供某种产品或服务的场所或组织。它们只是全球采购制造、供应网络中的一个节点。各个节点之间相互依存，通过因特网等现代通讯技术及现代物流系统而相互联结，且每个节点都必须具有某种独特的资源和独特的核心能力，否则它就会因无人问津而失去价值。但实际上这些节点又都是独立的，并不是本组织的一部分。因此这样的组织就成为虚拟组织。可以预言在未来的发展中，组织的虚拟化将是一种必然趋势，只是各个组织虚拟化的程度和管理方式会各有不同。如何管理好这种放开式的虚拟化组织，也将是 21 世纪期间摆在中国企业家面前的重大管理课题。

三、西方古典管理思想的演变

（一）西方早期管理思想

1. 亚当·斯密的分工理论

管理理论萌芽代表性的人物是亚当·斯密。作为古典政治经济学奠基人之一的亚当·斯密，在《国民财富的性质和原因的研究》一书中就提出了一些重要的管理思想。

（1）劳动分工和协作可以提高劳动生产率。斯密认为：劳动分工可以节省工人的培训时间并能提高劳动技能，协作则可以节省工人工序转换时间，劳动生产率由此获得提高。

（2）提出"经济人"假设。斯密认为：个人在企业中追求最大限度的经济报酬。若组织（企业）的利益与个人利益一致，则可以通过调动个人积极性来实现组织的目标。

2. 罗伯特·欧文（人事管理之父）的人事管理理论

欧文是空想社会主义的代表人物之一，为实现自己的政治主张而进行的"纽兰纳克"及"新协和村"的试验虽然未获得成功，但他的实践与思想对管理学的形成做出了贡献。欧文关注到"人"对于提高生产率的重要性，提出：

（1）工人是活的机器，也需要维修和保养。

（2）环境能够塑造人性。人是环境的产物，什么样的环境塑造什么样的人。

（3）柔性管理。

3. 查尔斯·巴贝奇的分工思想与报酬分享制

查尔斯·巴贝奇是英国数学家、机械学家、科学管理的先驱者，他进一步发展了亚当·斯密关于劳动分工的利益的思想，分析了分工能提高劳动生产率的原因。同时，他还提出了一种工资利润分享制，来调动劳动者的积极性，处理工厂主与工人间的利益分配问题，使工人除固定工资外，还可以得到企业利润奖金与合理化建议奖金，从而建立起劳资双方的和谐关系。此外，他还全面、系统地论述了平时工时、精确成本、生产程序集中化等科学管理思想。巴贝奇对管理思想所做的重大贡献，为以后古典管理理论的形成奠定了重要思想基础。

公元18世纪至19世纪的以上这些有代表性的管理实践和管理思想，虽然主要反映在某一个人、某一个企业的单一的管理实践和个别论述中，同时尽管这些管理思想不系统、不全面，没有形成系统化的理论体系，但却是管理理论的萌芽，对于促进生产的发展及以后科学管理理论的形成和发展都具有积极的影响。

（二）西方古典管理理论

1. 科学管理理论的形成与发展

"科学管理"理论的创始人是美国的弗雷德里克·泰勒。1911年泰罗在实验的基础上出版了著名的《科学管理原理》一书，创立了科学管理理论。科学管理理论的主要观点是：科学管理的根本目的是谋求最高工作效率、达到最高工作效率的重要手段，是用科学的管理方法代替旧的经验管理、实施科学管理的核心问题，是要求管理人员和工人双方在精神和思想上来一个彻底变革。在管理内容上，泰罗又提出了工作定额制、科学选择"第一流的工人"、实行有差别的计件工资制，同时将计划职能同执行职能分开等内容。

泰罗的科学管理理论在20世纪初得到广泛的传播和应用，影响很大，发挥着巨大的作用。当然，泰罗的科学管理理论也有一定的局限性，如研究范围比较小，内容比较窄，侧重于生产作业管理。另外，泰罗对于现代企业的经营管理、市场、营销、财务等都没有涉及。更为重要的是他对人性假设的局限性，即认为人仅仅是一种经济人，这无疑限制了泰罗的视野和高度。但这也正是需要泰罗之后的管理大师们创建新的管理理论来加以补充的地方。

2. 法约尔的组织管理理论

泰罗制在科学管理中的局限性，主要是由法国的亨利·法约尔加以补充的。泰罗侧重于车间生产的管理研究，法约尔的研究侧重于从高层管理者的角度去剖析具有一般性的管理，注重对协调组织内部各项活动的基本准则的研究，被称为"一般管理理论"。1916年问世的《工业管理与一般管理》集中体现了他的研究精髓。法约尔的理论贡献主要体现在他对管理职能的划分和管理原则的归纳上。法约尔认为企业经营职能不同于管理职能，同时把计划、组织、指挥、协调和控制划分为管理的五大职能，另外，法约尔根据自己多年的工作经验，提出了管理人员解决问题时应该遵循的14条原则，即劳动分工、职权与职责、纪律、统一指挥、个人利益服从集体利益、报酬合理、集权与分权、等级链与跳板、秩序、公平、人员稳定、首创精神、团结精神。

法约尔的贡献是在管理的范畴、管理的组织理论、管理的原则方面提出了崭新的观点，为以后管理理论的发展奠定了基础。

（三）行为科学理论

1. 霍桑试验与人际关系学说

1924～1932 年，美国国家研究委员会和西方电器公司合作，由梅奥负责进行了著名的霍桑试验。霍桑试验的内容主要包括工厂照明试验、继电器装配实验室研究，经历了 8 年的时间，最初是想证明生产的物理条件对生产效率有直接影响，但试验结果与试验假设大相径庭。梅奥领导了后续的大规模访谈与接线板接线工作室试验，发现了工作小组中"非正式组织"现象，提出了"人群关系理论"。人群关系理论的主要观点：

（1）人是"社会人"，而不是单纯的"经济人"。科学管理把人当成"经济人"看待，认为金钱是刺激人员积极性的唯一动力。梅奥认为，人是"社会人"，影响其积极性的因素除了物质方面外，还有社会与心理方面，如友情、安全、归属感等。

（2）企业中除了"正式组织"之外，还存在着"非正式组织"。非正式组织是为了满足工作中的情感需求，包括兴趣爱好相投、亲朋故旧关系、工作联系等。非正式组织的弊端是可能集体抵制管理者的决策与命令，不利于统一指挥。

（3）新型的领导在于通过对职工"满意度"的增加，来提高工人的"士气"，从而达到提高效率的目的。领导的职责在于提高士气，善于倾听和沟通下属职工的意见，使正式组织需求和工人的非正式组织的社会需求之间保持平衡，这样就可以解决劳资之间的矛盾和冲突，提高效率。

2. 马斯洛与需求层次理论

马斯洛的需求层次理论是西方广为流传的激励理论，其有两个基本论点：一个认为人是有需求的动物，其需求取决于他得到了什么，尚缺少什么，只有尚未满足的需求能够影响行为；另一个认为人的需求有轻重层次，某一层次的需求得到满足后，另一个需求才会出现。马斯洛将需求从低到高分为五级，即生理需求、安全需求、社会需求、尊重需求及自我实现的需求。

四、西方现代管理思想的发展

从 20 世纪 40 年代到现在为现代管理阶段，现代管理理论是指第二次世界大战以后出现的一系列理论，是继科学管理理论、行为科学理论之后，西方管理理论和思想发展的第三个阶段。与前两个阶段相比，这一阶段最大的特点就是学派林立，新的管理理论、思想、方法不断涌现。

1. 社会系统学派

社会系统学派的创始人是美国高级经理、管理学家切斯特·巴纳德，他认为组织是有人组成的，是相互协调的协作系统。协作系统又由正式组织和非正式组织组成。正式组织包含三个要素：①协作意愿；②共同的目标；③意见的交流。非正式组织对正式组织的影响可能是积极的，也可能是消极的。管理人员的作用就是在协作系统内部，对不同的权力与责任进行安排，使他们都能为所追求的目标做出贡献。

2. 决策理论学派

决策理论学派的创始人是诺贝尔经济学奖获得者哈伯特·西蒙，其主要理论可以概括为：①管理的中心问题就是决策；②"决策"渗透在组织中，组织是决策者所组成的系统；③决策是从若干可行方案中选定优化方案的过程；④决策标准应以"满意标准"代替"最优标准"；⑤决策可分为程序化决策与非程序化决策两类。

3. 系统管理学派

美国管理学者理查德·约翰逊等首先把系统论引入工商企业管理。主要理论可以概括为：①工商企业是相互联系而又共同工作的要素所组成的系统。②系统既有组织目标又有成员的个人目标。这个系统同周围环境存在动态的相互关系，具有内外信息的反馈网络，能不断地自行调节以适应环境和本身的需要。

4. 经验主义学派

经验主义学派代表人物是美国管理学家德鲁克，他十分强调从企业管理的实际经验出发，以解决企业中的实际问题。管理知识的真正源泉是大公司里组织家的经验，同时作为一个经理有两项特殊任务：①做正确的事。必须组织一个"生产的统一体"，这个统一体的生产力要比各个组织部分的生产力总和更大。②正确的做事。经理在进行每一项决策和采取每一个行动时，要把当前利益和长远利益协调起来。

5. 权变理论学派

权变理论产生于20世纪60年代末至70年代初，其核心是针对不同环境而权宜变化的一种管理理论。1967年，劳伦斯和洛尔施出版了他们合著的《组织和环境》一书，他们被称为现代权变管理理论的创始者。该理论主要观点是：人的需要是多方面的、多层次的、变化的、因人而异的，因此由需要引起的动机和行为也相应如此。人在同一时间或地点也会有各种需要和动机，它们相互作用而形成一个复杂而统一的不同动机模式。由于人的需要和能力等差异，对不同的管理方式会产生不同的反应，因此，不可能有适合一切时代、任何组织和个人的普遍有效的管理方式。

6. 管理科学学派

管理科学学派形成于1939年，先是英国布莱克特进行探索，后来美国埃尔伍德·布法从事研究，他们认为，管理就是制定和运用数学模式与程序的系统，就是用数学符号和公式来表示决策、计划、组织、控制等合乎逻辑的程序，求出最优的解答，以达到企业的目标。管理科学学派运用数理方法，使管理由定性向定量发展，更加科学化、精细化、高效化、经济化。尽管这一理论注意生产的物质过程较多，注意人的因素较少，但反映了大生产的规律性。

第三节 中医药管理学的研究对象与研究内容

一、管理者与管理对象

管理者是指履行管理职能,对实现组织目标负有贡献和责任的人。管理者按照管理层次分为:高层管理者、中层管理者、基层管理者;按管理工作的性质与领域可分为:综合管理者、职能管理者;按职权关系的性质可分为:直线管理人员、参谋人员。管理学者R.L.卡兹提出管理者需要具备技术技能、人际技能与概念技能三方面技能。不同层次的管理者对三种技能的需要程度是不一样的,高层管理者尤其需要概念技能,而基层管理者更重视的却是技术技能。在当今管理活动中,管理者最重要的素质就是创新,主要体现为创新意识、创新精神、创新思维与创新能力。

管理对象是管理者为实现管理目标,通过管理行为作用的客体。资源、组织、活动是管理对象的不同形态。组织的资源或要素,作为管理的直接对象,有其特定的属性与功能,为实现管理目标,需要对这些资源或要素进行科学的配置与组织,才能有效地发挥其作用。管理要素包括人员、资金、物资设备、时间和信息等。管理是使组织的活动效率化、效益化的行为,故最经常最大量的管理对象是社会组织实现基本职能的各种活动。

二、中医药管理学的研究对象与内容

(一) 中医药管理学的研究对象

中医药是中华民族创造的医学与药学科学,是我国优秀民族文化中的瑰宝。它以其显著的临床疗效、浓郁的民族特色、独特的诊疗方法、系统的理论体系、浩瀚的文献史料屹立于世界医药学之林,成为人类医学和药学宝库的共同财富。至今仍然在治疗疾病和保障人民群众健康方面发挥着重要作用,是我国卫生事业管理中不可或缺的重要组成部分。而中医药管理学的研究对象就是中医药管理的理论、方法、政策、资源、组织、系统等基本要素。具体来说,中医药管理学的研究对象包括以下内容:

1. 中医医政

中医医政主要涉及的领域:中医药法律、中医药政策、中医院管理、综合医院中医药工作管理、民间医药管理、民族医药管理、中药管理、民族药管理、中西医结合管理、基层卫生机构中医药管理、突发公共卫生事件和重大疾病防治管理等。具体包括:规划、指导和协调中医、中西医结合、民族医资源结构布局及其运行机制的改革,拟订中医、中西医结合、民族医各类医疗、保健等机构管理规范和技术标准并监督执行。

2. 中医药教育

中医药教育主要涉及的内容:制定院校教育、师承教育、毕业后教育、继续教育、中医药名医培养、基层中医药人才培养的有关规划及指导文件;制定中医药人才发展规划;制定中医药专业技术人员资格标准;参与指导中医药教育教学改革,组织实施中医药人才培养项目。

3. 中医药科技

中医药科技主要涉及的内容：制定中医药科技发展规划，组织中医、中西医结合、中药、民族医药研究；实施科研项目及科技成果管理；保护中医药知识产权，保护濒临消亡的中医诊疗技术和中药生产加工技术。

4. 中医药产业

中医药产业主要涉及的内容：中药材、中药饮片、中成药、医疗机构中药院内制剂管理。具体包括：制定中药材资源可持续利用与发展规划；开展中药材资源普查及监测；保护野生中药材物种，发展野生中药材培育基地；规范中药材市场；统筹规划中药生产，提升中药产业创新能力；完善中药新药注册和医疗机构中药制剂管理制度。

5. 中医药文化

中医药文化建设管理的主要任务包括：制定中医药文化传承传播发展的国家战略和规划，并纳入国家文化事业发展战略规划；保护中医非物质文化遗产；加强中医医疗、教育、科研机构及中药企业的文化建设；推动中医药文化的继承创新发展，推动中医药防病治病的健康文化知识普及。

6. 中医药医疗保障

中华人民共和国国家卫生和计划生育委员会（简称卫生计生委）与国家中医药管理局发布的《关于同步推进公立中医医院综合改革的实施意见》提出，将公立中医医院综合改革同步纳入公立医院综合改革总体部署，在运行机制、服务价格调整、医保支付等体制机制改革中，充分考虑中医医院和中医药服务特点，实行差别化的中医药改革政策措施。其中要求，落实医保对中医药服务的鼓励政策，逐步扩大中医药报销范围，适当提高新农合中医药报销比例。

7. 中医药国际交流与合作

中医药国际交流与合作管理的主要任务包括：推进中医药政府间交流与合作，扩大民间交流；发展中医药服务贸易，加强中医药对外办学、办医；开展中医药服务质量国际认证；主动参与、掌握中医药国际标准制定；推动中医药文化传播。

8. 中医药管理体系建设

国务院《关于扶持和促进中医药事业发展的若干意见》提出：加强地方中医药管理机构建设，强化管理职能，提高管理水平。中医药管理还没有形成系统的理论和方法，也缺乏深入的调查研究、经典案例研究，今后迫切需要加强中医药管理体系建设的研究。

（二）中医药管理学的研究内容

中医药学在中国古老的大地上已经运用了几千年的历史，承载着中国古代人民同疾病作斗争的经验和理论知识，经由近、现代人的传承和发展，逐步得以创新和完善。与西医相比，中医药发展具有其自身的特色，因此中医药管理学的研究内容也不同于西医所涵盖的范围。中医药管理学是研究中医药事业发展的客观规律及管理方法的一门综合性、交叉性和应用性学科，主要研究与中医药相关的管理活动，如中医药法律、中医药政策研究，中医药管理的理论、中医药的管理体制与运行机制、中医药管理的方法；研究中医药管理者如何运用相关学科的知识作为支撑，将这些学科的理论基础和方法运用到中医药管理的实践中，提升中医药管理水平和管理能力。中医药管理学相对来说更显复杂，因为它纵横跨越多个学科和领域，与其他学科有许多交叉。中医药管理学有其特定的研究内容，主要包括：中医药管理环境分析、中医药管理决策、中医药组织管理、中医药人力资源管理、中医药行政监管、中医药创新管理、中医药文化管理、中医药知识管理、中医药健康社区管理、中医药管理道德与社会责任、中医药复杂科学的管理、中医药信息化管理等内容。

第四节 中医药管理的基本原则与方法

一、中医药管理的基本原则

（一）在管理中坚持继承与创新相结合

继承与创新是中医药发展永恒的主题，处理好继承与创新的关系，是关系到中医药科学发展的大事。继承是发展的源泉、基础和前提，没有继承，就不能坚持中医药的主体发展。创新是发展的不竭动力，没有创新，中医药就会停滞不前，就不能随着时代的发展而不断进步。

（二）在管理中坚持突出中医药服务技术的特色优势

特色，是学科特点决定的，是区别于其他学科独有的属性，是中医学这门学科体系之所以独立存在的基础。优势，是比较产生的，也是与现代医学相比较而显示出的特长所在。保持特色、发挥优势，是中医药的生命和灵魂，是中医药生存和发展的根本；失去特色，就失去优势，失去优势就不可能保持特色，更谈不上为广大人民群众提供中医药特色服务。

（三）在管理中保持中医药文化与中医药知识共生发展

自身发展规律就是事物在不息的运动中逐步形成、客观存在、内部必然联系的基本法则。中医学在长期的继承创新过程中形成了自身发展规律。中医药文化和知识是在中国古代传统文化和传统知识基础上产生和发展起来的，在现代虽然分属于两个不同的学科，但是在古代是一体化的，中医药文化是中医药知识产生和发展的背景、源泉和动力，像游戏规则一样影响着中医药知识的活动，中医药知识及技术的创新发展也会影响中医药文化的发展，只有两者共生发展才能相互促进共同发展，两者分离只会产生孤岛效应。中医药管理如果遵循了中医药文化和知识的自身发展规律，中医药就能创新，就能发展；如果违背了中医药文化和知识自身发展规律，中医药就会停滞，就会蜕变。

（四）在管理中坚持中医与中药发展相协同

传统中医中药是一体化的，中药的理论是中医学理论的一部分，中药的运用是在中医理论指导下进行的，离开中医理论指导，就不能称为中药，只能称为植物药或动物药。古代名医往往既是医学家又是药学家如葛洪、陶弘景、孙思邈、李时珍等。现代社会中药仍然是中医防病治病的武器，中医中药相互依存，中医离开中药就不能治病，中药离开中医，就失去方向。临床实践证明，中医离开了中药的发展，中医就很难保证和提高临床医疗质量和疗效，而中药的发展也离不开中医理论的指导和临床实践，因此，中医药管理中中医中药要统一协调发展。

（五）在管理中坚持预防保健、治疗、康复技术与组织管理相协调

中医药知识是一个整体性系统，系统是指由若干个相互联系、相互作用的部分组成，在一定环境中具有特定功能的有机整体。但是中医药知识在防治疾病时针对不同体质、不同疾病、不同阶段、不同区域的不同人群，在技术运用、药物组合和药量大小方面是有区别的。例如，为了预防保健需要"治未病"理论和方法；在治疗疾病时需要运用病因病机理论和"扶正祛邪"方法；在疾病康复阶段需要运用元气理论和固本防复的方法。中医药管理是一个范围广泛、多层次的系统。它不仅涉及居民健康全过程的管理，而且涉及组织机构的管理。如中医医院管理、中医药教育与科研管理、中西医结合管理、中医药人力资源管理、中医药信息管理等专业管理。各专业管理又是多层次管理。譬如中医药教育管理，包括了高等中医药教育、中等中医药教育和中医药成人教育管理；高等中医药教育又分为本科、专科及研究生教育管理等。就一个中医院的管理来看，亦有自己的管理系统，即人力资源管理、药事管理、仪器设备管理、信息管理等。因此，管理中医药，应从整体和中医药特色出发，从整体、部分、个体健康与组织活动两个方面进行。

（六）在管理中坚持大医精诚的医德医风建设

大医精诚是中医药知识技术和职业的性质决定的。"悬壶济世"、"橘井杏林"的仁医精神历来是激励中医药从业者的行为动力。现代中医药管理必须坚持以人为本，以人的健康为目标。就是把中医药工作者作为管理的核心和组织的最重要资源，把中医药组织内的全体成员作为管理的主体，围绕如何充分利用和开发组织的医药人力资源，传承和创新中医药传统知识、技术，培养大医精诚的人文情怀，更好地服务于广大人民群众的身心健康，从而实现中医药组织目标。中医药管理要加强中医药特色人才、优秀人才培养，在中医药机构中创造吸引、培养和用好人才的条件和人文氛围，建设一支热爱中医药事业、医德高尚、医术精湛、作风过硬的人才队伍，努力做到尊重人、关心人、激发人的生命热情、满足人健康的合理需要，从而使中医药人才在健康中国建设中发挥重要作用。

二、中医药管理的方法

中医药管理方法是指为达到中医药事业可持续发展目标所采取的方式方法，中医药管理常用的方法有行政方法、法律方法、经济方法。

（一）行政方法

中医药管理的行政方法是指依靠中医药行政管理机构和领导者的权力，通过强制性的行政命令直接对中医药管理对象发生影响，按照中医药行政系统来管理的方法。它以权威

和服从为基本原则，以履行中医药管理职能为根本手段，对中医药事业的发展实行宏观调控。中医药管理的行政方法必须遵循宏观管理原则，它具有五个方面的宏观管理职能，即指导职能、服务职能、协调职能、监督职能和控制职能。指导职能主要是对中医药工作方针政策、发展战略规划、技术管理等宏观方面的指导，通过政策引导，把各方面力量吸引到发展中医药事业上来；服务职能主要是通过立法和健全政策体系等手段来解决所辖部门自身无力解决的原则性问题，以促进所辖部门的工作，调动其积极性，加速中医药事业同步发展；协调职能是指围绕中医药工作的目标，进行内部协调，使整个系统协调一致、高效率的工作，同时搞好与外部其他部门的协调与沟通，为中医药事业的发展创造良好的外部环境；监督职能是指依据法律和政策，监督本系统各部门遵守国家的法律和政策，保护中医药工作者的合法权益；控制职能是指运用法律、教育、经济、行政多种手段，使中医药事业的发展方向和整个工作保持宏观的控制力，使中医药事业沿着正确的轨道向前发展。

(二) 法律方法

中医药管理的法律方法不仅包括中医药法律的制定与实施，还应当包括由国家中医药管理局以及各个层次中中医药管理部门所制定的各种类似法律性质的条例、方法和规定等。

中医药管理中法律方法具有概括性、规范性的特点，因此可以用来处理中医药工作中共性的、一般的问题，便于集权和统一领导中医药工作，中医药法律规范的制定，使各个中医药管理部门的管理能更方便、更科学的进行，使人们在中医药工作中权利和义务明确，赏罚分明。

(三) 经济方法

中医药管理的经济方法是指按照中医药客观经济规律的要求，运用经济手段管理中医药的方法。所谓经济方法，是指把中医药事业单位及个人的物质利益与其工作好坏相联系的方法。人们从事中医药事业，首先要满足自身的经济利益，经济利益仍然是推动中医药事业发展的内在动力之一。因此，为了调动中医药行业各方面的积极因素，促进社会主义中医药事业的发展，加速实现中医药事业的现代化，必须在中医药管理工作中采取经济方法。但在中医药管理的实际过程中，并没有单纯运用某一方法，而应将行政方法与法律方法、经济方法有机结合起来，各种方法相辅相成、取长补短，促进中医药事业的发展。

(四) 人本方法

人本方法作为新型医疗模式的核心，本质是以人为本，在中医药人才管理中建立互相尊重、平等的关系。中医药管理的人本方法目的就是培养大量医学、管理人才并让其更好地为中医药事业服务。要达到人本管理的目的，首先，中医药管理主体需根据中医药人才的特点，进行分类管理，在最大程度上发挥其专长；其次，领导者要学会倾听、交流与沟通，同时学会站在下属的角度思考问题，为下属办实事，在与下属的情感对话里，体现对下属的尊重与关爱，立志打造全新的中医药管理团队，为中医药的稳定发展夯实基础。

三、中医药管理学的研究方法

中医药管理学的研究方法具有多学科性。常见的研究方法有社会调查研究、实地研究、实验研究和文献研究四种。尤以社会调查研究多用。

（一）社会调查研究

1. 社会调查研究的概念

社会调查研究简称社会调查，是在系统地、直接地收集相关社会现象的资料基础上，通过对资料的分析、综合来科学地阐明社会现象及其规律的认识活动。社会调查包括调查和研究两个阶段内容。通过问卷调查、实地调查等方法收集分析资料，此为感性认识阶段，对事实资料进行思维加工，即为由感性上升到理性认识的过程。在中医药管理学研究中，社会调查是一种最常见的研究方法。运用此方法可进行多种课题的研究。

2. 社会调查研究的一般程序

（1）选择课题。应根据社会的需要来选题。课题的选择是研究工作的首要环节，中医药管理学研究选题要通过到中医医院、中医药管理部门、中医药院校及广大人群中去调查，了解各个中医药领域工作的现状，发现问题，要针对工作中存在的尚未解决的实际问题确定研究内容。评价一个课题是否值得研究，可根据三个原则来衡量：①需要性原则，该原则体现了科学研究的目的性。有两种需要，一是实际工作中发现的对加强中医药管理、提高服务质量、维护人民健康有直接影响的问题，即社会实践的需要；另一种是出现一些事实与现有理论之间有矛盾的问题，即科学发展的需要。②创造性原则，该原则体现了科学研究的价值，题目应是新颖的、创新的、国内外尚无人研究的。③科学性原则，该原则体现了科学研究的根据，研究课题必须以客观事实和理论作依据。

对研究课题的主、客观条件要进行可行性论证。主观条件是指研究人员的数量、专业知识、各种技能，有关人力、物力的配备，经费来源等。客观条件主要是指科学发展的程序，各方面资料的积累，研究方法是否可行等。

（2）准备阶段。主要任务有两项，即确定成立研究假设与设计研究方案：①成立研究假设。包括确定研究的指导思想、研究方向和研究内容，以便有目的地、有计划地观察和实验，避免盲目性和被动性。②设计研究方案。为实现研究的目的而进行的道路选择和工具准备，包括以下三个方面：研究课题的具体化、研究课题的操作化以及制定研究方案。研究课题的具体化即确定研究的对象，分析研究内容，为方案设计奠定基础；研究课题的操作化是将抽象概念转化为具体的可以测量的变量，将研究假设转化为具体假设，使研究课题具体，便于操作；而制定研究方案则是通过对一项研究的程序和实施过程中的各种问题进行详细、全面的筹划，制定出总体计划，包括制定具体实施用的调查大纲或调查问卷。

（3）实施阶段。根据研究方案抽样、收集资料、整理资料：①抽样。是指从总体中按一定方式选择或抽取样本的过程，它是人们从部分认识整体的关键环节，其基本作用是向人们提供一种实现由部分认识总体的途径和手段。②收集资料。方法主要有四种：自填问卷法、访谈法、文献法和观察法。③整理资料。资料的整理是统计分析的前提，其任务是对收集来的资料进行系统的科学加工，包括校对和简录。校对是对调查来的原始资料进行审查，有无错误或遗漏，以便及时修正或补充。简录是对原始资料进行编码、登录和汇总，加以科学地分组，使材料系统化，为统计分析奠定基础。

（4）总结阶段。即在全面占有调查资料的基础上，对资料进行系统分析、理论分析，进而写出研究报告。①统计分析包括叙述统计（描述统计）和推论统计（统计推断）。统计分析主要依据样本资料计算样本的统计值，找出这些数据的分布特征，计算出一些有代表性的统计数字，包括频数、累积频数、集中趋势、离散程度、相关分析、回归分析等。推论统计是在统计分析的基础上，利用数据所传递的信息，通过局部对全体的情形加以推断。其包括区间估计，假设检验等内容。②理论分析是在对资料整理汇总统计分析的基础上进行思维加工，从感性认识上升到理性认识。此过程是各种科学认识方法的综合。③撰写研究报告。研究报告是反映社会研究成果的一种书面报告，它以文字、图表等形式将研究的过程、方法和结果表现出来。其作用与目的是告诉有关读者，作者是如何研究此问题的，取得了哪些结果，这些结果对于认识和解决此问题有哪些理论意义和实际意义等，以便与他人进行交流。

（二）实地研究

实地研究是对自然状态下的研究对象进行直接观察，收集一段时间内若干变量的数据，是一种定性的研究方式。参与观察、个案研究都是重要的实地研究形式。其本质特点是研究者深入到所研究对象的生活环境中，通过参与观察和询问，去感受、感悟研究对象的行为方式及其在这些行为方式背后所蕴含的内容。实地研究最主要的优势是它们的综合性，研究者通过直接观察研究对象可以获得许多形象信息供直觉判断，有些研究课题，靠定量分析往往不够或不合适，实地观察则可以发现用其他研究方式难以发现的问题。

（三）实验性研究

实验性研究是研究原因与结果的关系。通过揭露一个或多个实验组，经过一种或多种条件处理，与没有接受处理的一个或多个对照组进行比较。可以设立一定的环境，严格控制条件，诱发某种行为，揭示基本规律，研究解决问题。可设立对照组，也可进行模拟实验。

实验研究方法实施中有以下要求：第一，提出假设，如中医药文化传播能提高居民健康认知、促进健康行为；第二明确自变量、因变量，并分别做出定义；第三，选定测量因变量、自变量的指标及测量方法；第四，确定实验组、对照组的抽样方法（样本数及抽取样本的方法）；第五，选定哪种实验设计，应根据研究目的与要求，以及主客观条件的可能。

（四）文献研究

1. 文献

文献是把人类知识用文字、图形、符号、声频、视频等手段记录下来的东西。根据加工程度的不同，文献可以分为三种等级：

（1）一次文献：包括专著、论文、调查报告、档案材料等以作者本人实践为依据而创作的原始文献。

（2）二次文献：是对原始文献加工整理，使之系统化、条理化的检索性文献，一般包括题录、书目、索引、提要和文献等。二次文献具有报告性、汇编性和简明性，是检索工具的主要组成部分。

（3）三次文献：是在利用二次文献的基础上，对某一范围内的一次文献进行广泛深入地分析研究之后综合浓缩而成的参考文献，包括动态综述、专题评述、进展报告、数据手册、年度百科大全及专题研究报告等。

2. 文献研究的主要步骤

（1）分析和准备阶段。此阶段包括分析研究课题，明确自己准备检索的课题要求与范围，确定课题检索标志，以确定所需文献的作者、文献类号、表达主题内容的词语和所属类目，进而选定检索工具、确定检索途径。

（2）搜索阶段。搜索与所研究问题有关的文献，然后从中选择重要的和确实可用的资料分别按照适当顺序阅读，并以文章摘录、资料卡片、读书笔记等方式记录收集材料。

（3）加工阶段。要从收集到的大量文献中摄取有用的情报资料，就必须对文献进行一番去粗取精、去伪存真、由表及里的加工工作。主要包括：剔除假材料，去掉相互重复、陈旧、过时的资料；从研究任务的观点评价资料的适用性，保留那些全面、完整、深刻和正确地阐明所要研究问题的一切有关资料。

四、中医药管理学相关学科

中医药管理学的学科特点是综合性、特色性、实践性、理论性均很强，是一门多学科的理论、方法和知识相交叉的应用学科。在中医药管理学的研究中，常常需要运用许多其他相关学科的理论、方法和知识。

1. 管理学

管理学是系统地研究和阐述管理过程的普遍原理和一般方法的学科，中医药管理学的原理和方法，有一部分来自于管理学，例如，管理学的基本职能即计划、组织、领导、控制，也是中医药管理的重要职能。

2. 社会学

社会学是研究社会结构、功能、发生和发展规律的社会学科，中医药事业作为整个社会的一个子系统，其发展必然受到各种社会因素的影响，了解社会学的基本理论可以解释社会因素对中医药事业的影响，从而更好地控制和利用社会因素促进中医药事业的发展，同时，社会学的研究方法也是中医药管理学常用的研究方法。

3. 流行病和卫生统计学

中医药管理中的许多问题或现象是通过大量的数据表现的，只有经过统计学的合理处理和分析，才能使这些数据成为有用的信息，因此掌握统计学知识和技术，是进行中医药管理学研究的基础。流行病学是一门医学方法学，它不仅适用于疾病的研究，也是中医药管理研究的常用方法。尤其在评价中医药管理计划、分析卫生政策上，常常需要使用流行病学的知识。

4. 卫生经济学

卫生经济学是经济学的一门分支学科，它应用经济学的理论和方法研究医药卫生领域中的经济活动，揭示其中的经济规律，以解决医药卫生领域内的经济问题，中医药管理学所研究的中医医政、中医药医疗保障、中医药科技等内容都会涉及卫生经济问题。

5. 卫生法学

卫生法学是法学和医学相结合的一门边缘学科，卫生法对促进人民健康有重要作用，法制管理是中医药管理的重要手段，学习中医药管理学也需要学习和掌握卫生法学知识，有助于提高管理水平，运用法制手段为中医药事业的健康发展服务。

6. 公共政策学

公共政策学以公共部门管理问题的解决为核心，它尽可能运用类似于自然科学的研究程序和方法，对政策系统及其环境之间和政策过程诸环节之间及其与系统内外诸因素之间因果关系或相关性进行分析，探索公共政策的固有规律，以提供政策相关知识，改善公共决策系统，提高公共政策质量。拟定、调整中医药管理的政策措施和进行政策效果评估，离不开公共政策学理论和方法的支撑。

7. 中医学和中药学

中医学产生于经验医学时代，强调整体观念，注重系统调节。中医整体论体现在生命的精神层面、整体层面、动态层面，其朴素的系统论源于"天人合一"的哲学理念。中医的思维方式较多地应用模拟推理、经验总结，中药方剂通过多种有效组分对机体多系统、多途径、多靶点的综合调节，达到祛病养生的目的。中医强调整体和多因素的相互联系，重"辨证"，用哲学思维阐释发病机理，着眼于调治"患病的人"，重视整体效果。因此，中医药管理须遵循中医药的规律与特点，方可实现更好的管理。

☞思考题 》》》

1. 何谓管理？管理活动具有哪些基本职能？
2. 简述中医药管理学的定义及其研究对象与内容。
3. 如何理解中医药管理在卫生事业管理中的地位及作用？
4. 中医药事业发展过程中应遵循哪些基本原则？

（王高玲 陈欢欢）

本章案例请扫码

参 考 文 献

何思长，刘志会，赵大仁 . 2016. 2009-2014 年我国中医院的资源配置情况分析［J］. 中国医疗管理科学，15（11）：32-38

胡志 . 2013. 卫生事业管理学教程［M］. 北京：人民卫生出版社 .

梁万年 . 2012. 卫生事业管理学［M］. 第 3 版 . 北京：人民卫生出版社 .

陆克斌，王娅莉，金成林 . 2014. 管理学原理与实践［M］. 北京：国防工业出版社 .

宋晶，郭凤侠 . 2014. 管理学原理 ［M］. 第 4 版 . 大连：东北财经大学出版社 .

杨洁，孙玉娟 . 2010. 管理学 ［M］. 北京：中国社会科学出版社 .

杨世民 . 2010. 药事管理与法规 . 北京：高等教育出版社 .

郁东海，都乐亦，李荣华 . 2015. 我国中医药管理的发展及现状 ［J］. 中国医药导报，28（12）：81-84

曾坤生 . 2009. 管理学 ［M］. 北京：清华大学出版社 .

郑士杰，李明富，郑守善 . 1991. 中医药管理学概论 ［M］. 上海：上海科学技术出版社 .

周三多，陈传明，鲁明泓 . 2008. 管理学原理与方法 ［M］. 第 5 版 . 上海：复旦大学出版社 .

第二章 中医药管理环境分析

内容提要

本章主要介绍环境分析基本概念及方法、中医药管理环境的内涵和特点、中医药管理环境与中医药管理之间的相互关系、现阶段中医药管理环境的主要特征以及现阶段中医药管理环境对中医药管理提出的要求和完善对策等内容。

中医药管理环境是中医药管理的前提、依据和实施影响的对象。中医药管理总是在一定历史的物质条件和社会主导思想下进行，中医药管理环境和中医药管理的有机统一是党解放思想、实事求是、与时俱进、科学发展的思想路线在中医药管理领域的贯彻与实现。近年来，世界社会发展观从原有的单一追求经济的快速增长逐步转向"以人为本"的社会整体发展观，强调按照统筹发展、协调发展、绿色生态发展、可持续发展的原则，体现了人类发展观质的飞跃，可持续发展的思想体现了人类认识到了原有发展模式带来的巨大的外部负效应并进行深刻反思，以及追寻适合自身发展的新的发展思路、发展目标、发展模式的愿望，体现了返璞归真、回归自然的理念。这一变化的突出表现是，人类从一味地向大自然索取自己需要的东西转变为人类要与自然共存，和谐发展，其核心思想是人类在考虑自己发展的同时，要讲究生态发展，要从保护环境、爱护环境、融入自然的角度出发，合理有限地利用自然，注重发展的系统性、可持续性。这一发展观的变化，正好与中医药的整体观、辨证观的系统论相契合，为中医药事业和产业的持续发展带来了前所未有的机遇。

第一节 环境分析概述

一、环境分析概念及环境分析意义

（一）环境分析概念

组织环境是组织系统所处的环境，这种环境是与组织及组织活动相关的、在组织系统之外的一切物质和条件的统一体。组织环境的类型：一般来说，以组织界线（系统边界）来划分，可以把环境分为内部环境和外部环境，或称为工作（具体）环境和社会（一般）环境；如果根据环境系统的特性来划分，则可将环境划分为简单-静态环境、复杂-静态环境、简单-动态环境和复杂-动态环境四种类型。

组织的内部环境是指管理的具体工作环境。影响管理活动的组织内部环境包括：物理环境、心理环境、文化环境等。组织的外部环境是指组织所处的社会环境，外部环境影响着组织的管理系统。组织的外部环境，实际上也是管理的外部环境。外部环境可以分为一般外部环境和特定外部环境。一般外部环境包括的因素有：社会人口、文化、经济、政治、法律、技术、资源等。特定外部环境主要是针对企业组织而言的，包括的因素有：供应商、顾客、竞争者、政府和社会团体等；针对中医医疗机构组织而言的，包括政府、社会组织、企业组织、居民等。

环境分析是指通过对影响组织经营的各种内外因素和作用的评估、平衡，以辩证、系统的观点，审时度势，趋利避害，适时采取对策，做出适应环境的动态抉择，以维持组织生存，促进组织发展，实现组织外部环境、组织内部条件及综合动态平衡。

（二）环境分析意义

组织环境对组织的形成、发展和灭亡有着重大的影响。组织环境为某些组织的建立起到积极的促进作用，例如，蒸汽机技术的出现导致了现代工厂组织的诞生。某些环境的变化为组织的发展提供了有利条件。相反，由于某些组织未能适应环境的变化，因而已不复存在。在当代和未来，组织的目标、结构及其管理等只有更加灵活的柔性管理，才能适应环境多变的要求。

组织与环境之间存在着密切的联系。一方面，环境是组织赖以生存的基础。例如，企业组织经营的一切要素都要从外部环境中获取，如人力、材料、能源、资金、技术、信息等，没有这些要素，组织就无法进行生产经营活动。同时，组织的产品也必须通过外部市场进行营销，没有市场，组织的产品就无法得到社会承认，组织也就无法生存和发展。同时，环境能给组织带来机遇，也会造成威胁。问题在于组织如何去认识环境、把握机遇、避开威胁。另一方面，组织是一种具有活力的社会组织，它并不是只能被动地为环境所支配，而是在适应环境的同时也对环境产生影响，推动社会进步和经济繁荣。组织与环境之间的基本关系，是在局部与整体的基本架构之下的相互依存和互动的动态平衡关系。

一般外部环境的这些因素，对组织的影响是间接的、长远的。当外部环境发生剧烈变化时，会导致组织发展的重大变革。特定外部环境的这些因素，对组织的影响是直接的、迅速的。外部环境从总体上来说是不易控制的，因此它的影响是相当大的，有时甚至能影响到整个组织结构的变动。

因此，组织必须研究环境，主动适应环境，在环境中求得生存和发展。

二、环境分析内容

（一）中医药组织外部环境

中医药组织外部环境又分为宏观环境和微观环境两个层次。宏观环境因素包括：政治环境、经济环境、技术环境、社会文化环境。这些因素对组织及其微观环境的影响力较大，一般通过微观环境对组织间接产生影响。微观环境因素，包括市场需求、竞争环境、资源环境、政策环境等，涉及行业性质、竞争者状况、消费者或患者、供应商、中间商、社区组织及其他社会利益集团等多种因素，这些因素会直接影响组织的事业发展和生产经营活动。归纳起来，中医药组织环境因素及其构成如图2-1所示。

组织外部环境有三个显著的特征：

（1）波动性，即外部环境经常发生变化而且难以预测。

（2）不可控性，即外部环境的变化不受单个组织的控制。

（3）差异性，即外部环境对不同类型的组织影响各不相同。

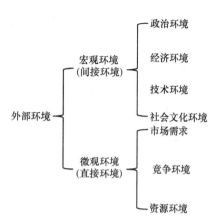

图2-1　外部环境因素及其构成

（二）中医药组织内部环境

中医药组织的内部环境又称为内部条件或状况，是指存在于中医药组织内部、对其管理及绩效有直接影响的因素。它同组织的外部环境一样，都是对管理者的一种约束力量；但它又与外部环境不同，由于诸因素存在于组织内部，所以是组织所能控制的。中医药组织内部环境包括组织的物质环境和文化环境。它反映了组织所拥有的客观物质条件和工作状况以及组织的综合能力，是组织系统运转的内部基础。因此，中医药组织内部环境分析也可称为组织内部条件分析，其目的在于掌握组织实力现状，找出影响组织生产经营的关键因素，辨别组织的优势和劣势，以便寻找外部发展机会，确定组织战略。如果说外部环境给组织提供了可以利用的机会的话，那么内部条件则是抓住和利用这种机会的关键。只有在内外环境都适宜的情况下，组织才能健康发展（图2-2）。

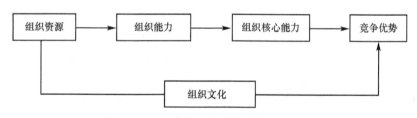

图2-2　组织内部环境分析的内容和程序

1. 中医药组织资源分析

组织的任何活动都需要借助一定的资源来进行，组织资源的拥有和利用情况决定其活动的效率和规模。组织资源包括人、财、物、技术、信息等，可分为有形资源和无形资源两大类。

（1）人力资源，包括数量、素质和使用状况。人力资源分析的具体内容有医、药、医技、护理、行政及企业各类人员（包括制药生产操作人员、技术人员、管理人员等）的数量、技术水平、知识结构、能力结构、年龄结构、专业结构；各类人员的配备情况、合理使用情况；各类人员的学习能力及培训情况；组织员工管理制度分析等。

（2）物力资源，包括各种有形资产。物力资源分析就是要研究组织医疗卫生活动和生产经营活动需要的物质条件的拥有情况及利用程度。

（3）财力资源，是一种能够获取和改善组织其他资源的资源，对财力资源的管理是组织管理最重要的内容之一。财力资源分析包括组织资金的拥有情况、构成情况、筹措渠道和利用情况，具体包括财务管理分析、财务比率分析、经济效益分析等。

（4）技术资源，主要分析组织的技术现状，包括设备和各种工艺装备及仪器设备的水平、检验测试及计量仪器的水平、技术人员和技术工人的水平及其能级结构等。

（5）信息资源，包括的内容很多，如各种中西医、中西药的情报资料、统计数据、规章制度、计划指令等。信息资源分析现有信息渠道是否合理、畅通，各种相关信息是否掌握充分，组织现状及其管理存在的问题及原因等。

2. 中医药组织文化分析

组织文化分析主要是分析中医药组织文化的现状、特点以及它对组织活动的影响。中医药文化是中医药组织文化的特色和核心，是中医药组织战略制定与成功实施的重要条件和手段，它与中医药组织内部物质条件共同组成了组织的内部约束力量，是中医药组织环境分析的重要内容。

（1）中医药组织文化及其结构：组织文化是组织在运行过程中形成的，并为全体成员普遍接受和共同奉行的价值观、信念、行为准则及具有相应特色的行为方式、物质表现的总称。中医药组织文化是客观存在的。在一个有较长历史的组织内，中医药组织的医护、医技、医药工作者受传统中医药文化、中医药知识、技术的传承影响，面临新的医疗卫生制度和医疗、健康市场共同的环境，通过在共同的传承创新活动中相互影响，会逐步形成某些相似思想观念和行为模式，表现出独特的信仰、作风和行为规则。若把一个组织看作一个整体的"人"，那么组织文化就反映了这个"组织人"所具有的整体修养水平和处世行为特点。中医药组织文化产生于组织管理的过程中，并随着管理过程的发展及组织内外环境的变化而变化，是物质文化和精神文化相结合的产物。

组织文化结构如图2-3所示，它包括三个层次：物质层、制度层和精神层。物质层是中医药组织文化结构的表层，通过呈物质形态的服务和产品形象、院容院貌、厂容厂貌、组织标志、员工服饰、组织环境等表现出来，通常称为组织形象。制度层是指具有本组织文化特色的各种规章制度、道德规范和行为准则的总称，它通过领导体制、规章制度、员工行为方式等反映出来。精神层是组织文化的深层次，是存在于组织成员思想中的意识形态，包括组织服务和经营哲学、理想信念、价值观念和管理思维方式等，通常称为组织精神。

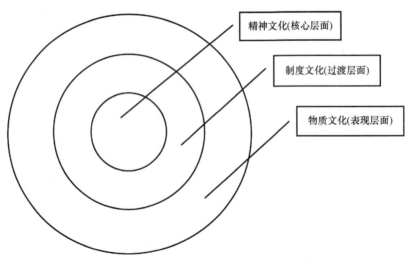

精神文化(核心层面)

制度文化(过渡层面)

物质文化(表现层面)

图2-3　组织文化结构图

（2）中医药组织文化功能：组织文化在组织管理中的作用主要体现在激励方面，具体有以下功能：

1）导向功能。组织文化可以为组织服务和生产经营决策提供正确的指导思想和健康的精神氛围，如通过价值观来引导员工、职工，使得员工按照组织提倡的价值观念来摆正自己的位置和做出行为决策，为实现组织目标而自觉地努力工作。

2）凝聚功能。组织文化中共同的价值观、信念和行为准则，就如同组织的"内部黏合剂"，可使组织职工产生强烈的集体意识，形成强大的凝聚力和向心力，是整个组织上下一心、同舟共济的凝聚力。

3）约束功能。组织文化中以规章制度、行为规范的形式体现出来的制度文化，对每个员工的行为无疑会有约束作用，更重要的是，整个组织文化会对组织全体成员的行为形成一种无形的群体压力（包括舆论压力、情感压力等），从而约束员工的行为。

4）辐射功能。组织文化不但在本组织中产生作用，还会通过各种渠道对社会产生作用。例如，员工的服务行为、企业的产品品牌，员工与社会各方面的交往，产品的宣传、销售及服务，都会反映出组织的价值观念和文化特点，可以让社会了解组织，并对社会和其他组织产生影响。

3. 中医药组织能力分析

组织能力是指组织有效地利用资源的能力。拥有资源不一定能有效运用，因而组织有效地利用资源的能力就成为组织内部条件分析的重要因素。中医药组织能力更加体现在利用资源时注重保护资源、保护环境和生态的能力。

（1）组织能力分析的内容：组织能力可分为不同的类别，如按重要程度可分为一般能力和核心能力，按综合性可分为综合能力和专项能力，按内容可分为组织能力、社会服务能力、产品及营销能力、生产及技术能力、市场开拓能力和管理能力等。不同的能力有不同的分析重点，如产品及营销能力主要是分析产品的发展性、收益性和竞争性，市场营销的现状及潜力等，具体评价内容有产品质量、销售增长率、市场占有率、销售利润率、产品市场潜力等；生产及技术能力分析主要包括生产计划与组织、生产管理能力、生产技术装备水平、物资供应及工艺实施能力、技术开发能力等。

（2）组织核心能力：核心能力，是指组织独有的，能为顾客带来特殊效用、使组织在某一市场上长期具有竞争优势的内在能力。组织要形成和保持竞争优势，只拥有一般的资源和能力还不行，必须形成超出竞争对手的特殊技能和能力。它是组织在发展过程中逐渐积累起来的知识、技能及其他资源相结合而形成的一种体系（或者说是一组技能和技术的集合），是组织拥有的最主要的资源或资产。核心能力可以是技术，如索尼公司的微型化技术，摩托罗拉公司的无线通讯技术，英特尔公司的芯片制造技术，佳能公司的光学镜片成像技术和微处理技术；也可以是管理和业务流程，如全球规模最大、利润最高的零售商沃尔玛公司的"过站式"物流管理模式，联邦快递公司能保证及时运送的后勤管理，宝洁公司、百事可乐优秀的品牌管理与促销，丰田公司的精益生产能力等；还可以是技术、经营、管理等能力的结合，如海尔的技术开发能力、质量保证能力和营销能力所构成的核心能力。核心能力的储备状况决定了组织的经营范围，特别是组织多角化经营的广度和深度。组织核心能力就像一棵大树的树根，树的主干是组织的核心产品，树的枝叶就是组织的最终产品。若遇上突然的变故折断了树干，但只要核心能力这个树根还在，组织就有可能东山再起。因此，核心能力是组织长期竞争优势的源泉，组织必须不断地培育和发展自身的核心能力。分析组织核心能力可以从三个方面入手：一是本组织的核心能力是什么？现状如何？二是组织核心能力是否能奠定和维持组织的竞争优势？三是如何开发和培育组织的核心能力？

三、环境分析方法

（一）外部环境分析方法

1. PEST 分析方法

PEST 分析是指宏观环境的分析，其中 P 是政治（political），E 是经济（economics），S 是社会（social），T 是技术（technological）。在分析宏观环境时，通常是通过这四个因素进行分析。

（1）政治环境。政治环境主要包括政治制度与体制、政局、政府的态度等；法律环境主要包括政府制定的法律、法规。对于政治环境，主要考虑政治环境的稳定性；国家政策对组织的监督力度和对组织税负的影响；政府所持的市场道德标准；政府的经济政策；政府的文化与宗教政策；政府的相关贸易协定等。

（2）经济环境。构成经济环境的关键战略要素包括国民生产总值、利率水平、财政货币、财政货币政策、通货膨胀、失业率水平、居民可支配收入水平、汇率、能源供给成本、市场机制、市场需求等。

（3）社会环境。社会环境主要包括人口环境和文化背景，如人口规模、年龄结构、人口分布、种族结构以及收入分布等，该国家（地区）信奉人数最多的宗教；人对于产品和服务的态度如何；语言障碍是否会影响产品的市场推广；消费者的空闲时间；该国（地区）的性别角色；这个国家人的寿命和收入水平等。

（4）技术环境。技术环境不仅包括发明，而且包括与组织市场有关的新技术工艺、材料的出现、趋势及应用背景，诸如科技是否降低了产品和服务的成本并提高了质量；科技是如何改变分销渠道的；科技是否为组织提供了一种全新的与消费者沟通的渠道。

2. 波特的五力分析模型

五力分析模型是波特20世纪80年代提出，对战略制定产生了深远的影响。五力模型主要用于竞争战略的分析，可有效地分析组织的竞争环境。五种力量分别是：供应商的议价能力、购买者的议价能力、潜在竞争者的进入能力、替代品的替代能力、行业内竞争者的竞争能力。五种力量的不同组合变化最终影响行业利润潜力变化。

五种力量模型将大量不同的因素汇集在一个简单的模型中，以此分析一个行业的基本竞争态势。它确定了竞争的五种主要来源，即供应者（供方）和购买者（买方）的议价能力，潜入者的威胁（新入侵者），替代品的威胁，以及最后一点，来自目前在同一行业的组织间的竞争。一种可行战略的提出首先应该确认并评价这五种力量，不同力量的特性和重要性因行业和公司的不同而变化，如图2-4所示。

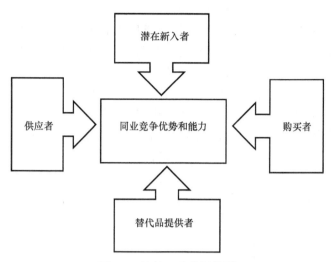

图 2-4 波特五力分析模型

3. SWOT 分析

组织目标的实现过程，即一个管理过程，是在稳定的组织内外环境中进行的，组织的内外环境绝对不能割裂开来，管理者必须进行组织内外部环境综合分析，以便充分发挥内部的优势，把握外部的机会，避开内部的劣势和外部的威胁。

SWOT 分析法（道斯矩阵、态势分析法）由美国旧金山大学的管理学教授海因茨·韦里克（Heinz Weihrich）于 20 世纪 80 年代初提出，经常用于战略制定、竞争对手分析。具体包括分析组织的优势（strengths）、劣势（weaknesses）、机会（opportunities）和威胁（threats）。因此，SWOT 分析是对组织内外部条件各方面内容进行综合和概括，进而分析组织的优劣势、面临的机会和威胁的一种方法。SWOT 分析用两个不同的环境层面共四种情况构成的矩阵型分析模型来进行内外环境综合分析。这两个层面，一是外部环境，即机会-威胁层面；二是内部环境，即劣势-优势层面。这两个层面构成的分析模型如图 2-5 所示。

优劣势分析主要是着眼于组织自身的实力及其与竞争对手的比较，而机会和威胁分析将注意力放在外部环境的变化及对组织可能的影响上。在分析时，应把所有的内部因素（即优劣势）集中在一起，然后用外部的力量来对这些因素进行评估。

（1）机会与威胁分析。随着经济、社会、科技等诸多方面的迅速发展，特别是世界经济全球化、一体化过程的加快。全球信息网络的建立和消费需求的

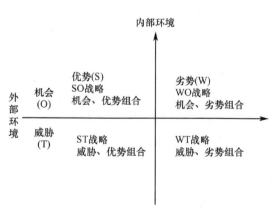

图 2-5 SWOT 分析模型

多样化，组织所处的环境更为开放和动荡。这种变化几乎对所有组织都产生了深刻的影响。正因为如此，环境分析成为一种日益重要的组织职能。环境发展趋势分为两大类：一

类表示环境威胁，另一类表示环境机会。

环境威胁是指环境中一种不利的发展趋势所形成的挑战，如果不采取果断的战略行为，这种不利趋势将导致公司的竞争地位受到削弱。环境机会就是对公司行为富有吸引力的领域，在这一领域中，该公司将拥有竞争优势。

（2）优势与劣势分析。每个组织都要定期检查各自的优势与劣势，当两个组织处在同一市场或者说它们都有能力向同一顾客群体提供产品和服务时，如果其中一个组织有更高的赢利率或赢利潜力，那么就认为这个组织比另一个组织更具有竞争优势。换句话说，所谓竞争优势，是指一个组织超越其竞争对手的能力，这种能力有助于实现组织的主要目标——赢利。竞争优势可以指消费者眼中一个组织或它的产品有别于其竞争对手的任何优越的东西，它可以是产品线的宽度、产品的大小、质量的可靠性、适用性、风格和形象以及服务的及时性、态度的热情程度等。

由于组织是一个整体，而且竞争性优势来源十分广泛，所以在做优劣势分析时必须从整个价值链的每个环节上，将组织与竞争对手做详细的对比。例如，产品是否新颖，制造工艺是否复杂，销售渠道是否畅通，以及价格是否具有竞争性等。如果一家组织在某一方面或几个方面的优势正是该行业组织应具备的关键成功要素，那么，该组织的竞争优势也许就强一些。需要指出的是，衡量一家组织及其产品是否具有竞争优势，只能站在潜在用户的角度上，而不是站在组织的角度上。

利用 SWOT 分析方法可以从分析模型中得到内外环境综合的四种组合。显然外有机会、内有优势对组织最为有利。其次是外有机会、内有劣势，因为内部环境是可控的，可创造条件，变劣势为优势对组织较有利。再次是外有威胁、内有优势，因外部环境不可控，即使通过努力施加影响也非短期内能出现转变，故对组织较不利。最差为外有威胁、内有劣势，这对组织最为不利。管理者需要运用不同的方法来应对各类环境组合。

1）杠杆效应（优势+机会）。杠杆效应产生于内部优势与外部机会呈现相互一致和适应时，在这种情形下，组织可以用自身内部优势撬起外部机会，使机会与优势充分结合发挥出来。然而，机会往往是稍纵即逝的。因此组织必须敏锐地捕捉机会，把握时机，以寻求更大的发展。

2）抑制性（机会+劣势）。抑制性意味着妨碍、阻止、影响与控制。当环境提供的机会与组织内部资源优势不相适合，或者不能相互重叠时，组织的优势再大也将得不到发展。在这种情形下，组织就得要提供和追加某种资源，以促进内部资源劣势向优势方面转化，从而迎合或适应外部机会。

3）脆弱性（优势+威胁）。脆弱性意味着优势的程度或强度的降低或减少。当环境状况对公司优势构成威胁时，优势得不到发挥，出现优势不优的脆弱局面。在这种情况下，组织必须克服威胁，以发挥优势。

4）问题性（劣势+威胁）。当组织内部劣势与组织外部威胁相遇时，组织就面临着严峻挑战，如果处理不当，可能直接威胁到组织的生死存亡。

应用 SWOT 分析模型进行管理环境分析具有显著的优点：可以把内部、外部环境有机地结合起来进行综合分析，直观而且简单，具有辩证思维的特点；可组成多种方案以供选择。正确地运用环境分析法可以使管理者认识管理环境，改进管理方式，提高管理的有效性。

4. 价值链模型

价值链模型（value chain model）是由迈克尔·波特提出的，是分析组织内部环境的一种方法。迈克尔·波特把导致组织价值增加的活动划分为基本活动和支持性活动，基本活动涉及组织生产作业、市场营销与销售、内部后勤、外部后勤、服务，支持性活动涉及人力资源管理、组织基础设施、技术开发、采购等。基本活动和支持性活动构成了组织生产价值的各个环节，这些环节前后衔接，形成链条状结构，即价值链。

基本活动有以下五种类型：

（1）内部后勤。与接收、存储和分配相关联的各种活动，如原材料搬运、仓储、库存控制、车辆调度和向供应商退货。

（2）生产作业。与将投入转化为最终产品形式相关的各种活动，如机械加工、包装、组装、设备维护、检测等。

（3）外部后勤。与集中、存储和将产品发送给买方有关的各种活动，如产品库存管理、原材料搬运、送货车辆调度等。

（4）市场营销与销售。与提供买方购买产品的方式和引导它们进行购买相关的各种活动，如广告、促销、销售队伍、渠道建设等。

（5）服务。与提供服务以增加或保持产品价值有关的各种活动，如安装、维修、培训、零部件供应等。

（二）内部环境分析方法

内部因素评价矩阵（internal factor evaluation matrix，简称 IFE 矩阵）是对内部战略管理的分析进行总结。这一战略制定工具总结和评价了组织各职能领域的优势与弱点，并为确定和评价这些领域间的关系提供基础。在建 IFE 矩阵时通常需要靠战略分析者直觉性的判断，因此组织往往具有局限性。按照下面 5 个步骤建立 IFE 矩阵：

第一步，列出通过内部分析确定的关键因素。选择 10~20 个内部因素，包括优势和劣势两方面的因素，先列优势因素，后列劣势因素，尽可能具体，并使用百分比、比率和可比较的数字。

第二步，给出每个因素的权数。权数从 0.0（不重要）到 1.0（非常重要）。权数表明组织在某一产业取得成功的过程中各种因素的相对重要性。无论一项关键因素是内部优势还是劣势，只要对组织绩效有较大的影响，就应当给出较高的权数。所有权数之和等于 1.0。

第三步，对各因素给出 1~4 分的评分。1 分代表重要劣势，2 分代表次要劣势，3 分代表次要优势，4 分代表重要优势。请记住，优势给 4 分或者 3 分，劣势给 2 分或者 1 分。评分基于公司，而第二步中的权数则基于产业。

第四步，以每个因素的权数乘以其评分，得到每个因素的加权分数。

第五步，将所有因素的加权分数加总，得到组织的总加权分数。

第二节　中医药管理环境的内涵与特点

世上任何管理活动都要在特定的环境中产生、发展和消亡，中医药管理活动亦不例外。研究中医药管理，必须研究它的环境问题。中医药管理环境的特点制约和影响中医药管理活动的内容和运行，认识中医药管理环境的存在及其发展规律，特别是它对中医药管理系统影响和制约的形式，有利于对中医药管理系统全面、深刻地理解，更好地把握中医药管理规律，对中医药管理活动的改革与发展有着积极和深远的意义。

一、中医药管理环境的内涵

"环境"一词有两层意思，一是指环绕所辖的区域，一是指某一主体周围的境况。本章所用的环境主要是指某一主体周围的境况。不同的主体所处的环境是各异的，不同的环境影响和制约着不同的主体。

中医药管理环境是指围绕中医药管理活动直接地或间接地作用和影响中医药管理活动及效果的各种因素的总和。这些因素有有形的、无形的；有物质的、精神的；有社会界的、自然界的。只要是作用于中医药管理系统、并为中医药管理系统反作用所影响的因素，都可能属于中医药管理环境。天文地理、人口特征、历史文化、科学技术、社会制度、生活方式、价值观念、道德风尚等，都可能对中医药管理发生作用和影响，又可能被中医药管理作用和影响，因而也成为中医药管理环境的组成部分。

从系统论的角度来讲，中医药管理环境是中医药管理系统存在和发展的必不可少的条件，它的不同组成部分对中医药管理系统的作用和影响也是不一样的，有直接的或间接的影响，有经常性的或暂时性的影响，有渐进性的或激进性的影响等。在影响的方向和力度上，中医药管理环境各部分对中医药管理系统产生的结果也是不同的。一般意义上讲，与中医药管理系统关系密切的环境是国内环境和国际环境。

(一) 中医药管理的国内环境

中医药管理的国内环境包括自然环境和社会环境。

中医药管理的自然环境主要是指作用于中医药管理系统的国家的地理位置、自然条件和自然资源等因素，如空气、阳光、水，土壤、矿产资源，以及由各种微生物、动植物构成的生态系统。一般来讲，自然环境没有社会环境对中医药管理产生的影响直接和深刻，但中医药对自然资源的依赖性较强，自然环境能对中医药发展产生重要作用。因为中药资源的种植、采集及加工受自然环境的影响较大，中药材既是特殊的经济作物，又是中药的基础原料，具有严格的道地性和对生态环境的选择性，中药材质量的优劣受自然环境的影响较大。如果自然环境发生较大变化，便会影响中药材质量、影响中医临床疗效及影响中医药管理活动。例如，重大自然灾害的突发、自然环境的严重污染、自然资源的严重破坏都能影响中医药管理活动，甚至中断中医药管理系统的正常运行，应改变原有的管理目标，采取应急的管理手段和措施。

中医药管理的社会环境是指作用于中医药管理系统的政治环境、经济环境、文化环境以及人口、民族和历史传统等宏观因素。

1. 政治环境

中医药管理的政治环境是指中医药管理系统所处的政治背景，主要是作用于中医药管理系统的国家政治制度，比如政权性质和组织形式、政党制度、阶级关系、行政、立法、司法、军事、监督、集权和分权的程度等。中医药管理是卫生事业管理的组成部分，和卫生事业管理一样直接受到政治环境的影响和作用。政治环境中的立法制度、政策法规等对中医药管理的作用最为直接。当前政治环境存在的主要问题有：第一，管理体制不健全或缺失。虽然国家有相对独立的中医药管理机构，但是省级中医管理体制不健全，尤其是地市及以下基层中医药专门管理机构缺失，形成中医药管理"高位截瘫"的局面。即使设置机构的，也存在着人、财、物方面自决权小的问题，严重制约中医药事业的发展，也使得中医医院缺少了上层建筑的支持，丧失了部分政治优势。第二，政策保障不力。尽管中央政府出台了一系列有利于扶持和促进中医事业发展的方针和倾斜政策，但是由于地方政府缺乏具有自决权的管理机构和具体政策措施，地方中医药在发展中难以获得配套的、可操作性的、有力度的具体规定。例如，中医药文化、中医药特色技术的传承缺乏保障措施，中医药机构落实不力，中医医院的中医药传统特色日渐衰退，就是因为中医药服务价格机制不完善、政府补偿投入不足、中医药组织难以生存发展，被逼走"西医化"的道路。第三，缺乏中医药自身的标准体系。虽然中医药界在党和政府的支持保护下，经过抗争，战胜了"中医不科学"、"废止中医"、"废医存药"等思想，虽然从法律层面上取得了合法的地位，政府确立了以保持和发扬中医特色作为中医发展方向的思路，但是由于缺少中医药自身的规范化和标准化体系，在具体的医疗服务、教育教学、科学研究都按照西医西药的标准来判断，在操作思路上许多研究偏离了中医药的本质，往往是简单地拿西医药的发展思路指导中医药发展，验证和判断中医药的发展水平，这就在许多方面抛弃了中医药的传统特色。

2. 经济环境

中医药管理的经济环境是指中医药管理系统所处的经济背景，主要是作用于中医药管理系统的物质技术和经济制度，也就是生产力和生产关系。物质技术水平的优劣和数量的多少直接影响到中医药管理的效率和效果，而经济制度对中医药管理系统的产生、性质、内容、目标、手段、改革和发展等起着重要的甚至是决定性的作用。中医药组织首先要能够生存下来才能发展，长期以来中医药的服务价格和中药产品价格很低，不能真正实现中医药的价值。物价部门按成本加成定价方法不适合中医药，由于中医服务是一种经验医学，其技术水平主要是临床经验，经验作为一种特殊成本，按照当前的成本核算方式，很难将中医师的临床经验和价值成本体现出来，导致很多特色技术服务项目存在价低、亏本情况，导致中医师不愿意传承，中医药组织不愿意开展这类项目。其次，医疗的市场化导致中医药组织产生追逐利益倾向，新医改改革之后，由于政府补偿仍然不到位，中医医疗服务机构仍旧片面追求经济效益，中医组织内部绩效考核都是以业务指标、获利多少为标准，导致中医师大处方、大检查和过度手术，这与传统中医药的"简便验廉"很难契合，导致中医药发展的西化。

3. 社会文化环境

中医药文化是在中华传统文化的基础上产生出来的，历史悠久的中华文明是中医药文化发生发展进化的源泉和动力，中医药文化在数千年传承传播的实践中一直有效地指导着中医药理论的发展、实践的进步，才有了今天的伟大成果。在中国的历史上，中医药起到了守卫人的作用。为中华民族的繁衍昌盛、中国人民的健康、防病治病、保健养生起到了非常重要的作用，也正因为如此，中医药在当代仍然为提高我国居民的健康水平、生命质量方面起到了不可估量的作用。中医天人合一的整体观仍然在克服技术主义倾向和人类中心主义思想；中医的三因制宜、辨证论治的治病原则能够适应人们个体化的体质和多样性的区域的人们的健康需要，中医药"君臣佐使"的配伍方法形成的复方药物对综合性原因形成的慢性病，对个体的多种疾病存在相互兼夹，对现代医学还未认识的疑难杂症、现代医学难以对付的重大烈性传染性疾病有较好的治疗康复作用。在人类注重生命质量、发现化学药物的许多毒副作用的情况下，产生了回归自然追求生活质量的新的绿色消费观，给中医药产业的复兴和发展提供了机遇，中医药产业秉承"天人合一"的"绿色"理念，符合国际上生态发展、协调发展、可持续发展的要求，可以为我国的产业调整、转型升级及健康中国建设提供帮助。

中医药管理的文化环境是指中医药管理系统所处的文化背景，即作用于中医药管理系统的科学技术、文化教育、宗教信仰、道德观念、意识形态、价值观念、社会心理、风俗习惯等。中医药管理系统处于一定的文化氛围之下，它的活动必须与外在的现有文化环境相协调，文化环境也对其产生深刻的影响，由于我国当代传统优秀文化缺失，中医药文化背景不足，中医药知识和技术在医疗卫生服务活动中又保留、传承和推动传统文化复兴。例如，中医药"天人合一"的整体价值观对有效传播中医药文化，继承传统中华文明发挥了很好的作用。中医药管理中就需要运用管理方法促进中医药文化和传统文化的社会传播。中医药管理中也应注意我国传统文化中存在尊经崇古的思想，在崇古文化观念的背景下，中医药容易把中医药经典当作永恒不变的真理，不敢有所怀疑，这会束缚中医药学术的发展，所以在传承中医药文化时还要注意创新，在传承中创新、在创新中传承，既保持中医药的传统特色优势，又依据时代发展要求进行不断创新。既要避免民族虚无主义，不使人们过于批判传统文化，全盘否定中医药，把中医药现代化变成了简单模仿西医药，丧失自身特点和优势；又要避免保守主义，变成顽固守旧，不吸收现代科学的发展成果。传统中医药文化传播较好的地区会促进中医药的社会需求，促进中医药健康知识的普及。在中医药管理实践中，避免对于中医药存在盲目的接受与拒绝的趋势。有些人要么是盲目认为中医药具有绝对优势，迷信中医药，甚至认为它是全能的；要么是封闭自己，对西方医学充满了戒备和挑剔，拒绝循证医学、基因组学、分子生物学、生物信息学、数学、化学、计算机科学以及正在兴起的复杂性科学等研究方法和手段。这些都不利于中医药事业的良好发展。

除政治环境、经济环境和文化环境外，人口、民族和历史传统也是中医药管理的社会环境的构成因素。人口数量的多寡、素质的高低、出生率、死亡率、平均寿命、人力资源的开发程度、人口集中程度以及民族分布等都对中医药管理产生了重要作用。

4. 技术环境

传统中医学形成之时我国科学技术水平十分低下，人们对自然、人体的认识都不够清晰。封建社会自给自足的小农经济使科学技术缺乏发展的土壤，封建伦理道德又限制了医学家对人体的微观形态学探索。造成了中医学理论本身的欠缺，封闭及形而上学的思维方式导致传承的困难。在科学技术高速发展的现代社会，人们的思想观念和生活方式都发生了很大的改变，中医学中阴阳五行、藏象、经络等抽象的理论，诊断术语均难以为现代人所理解，其较慢的疗效、繁琐的服药方法也与现代社会生活的快节奏不相适应。另外，中医药创新不足主要体现在中医基础理论研究未取得突破性进展，中医药在防治常见病、多发病、疑难杂症等方面的特点优势有所淡化，重大疾病的防治方面研究进展不大。这与西医药的快速发展形成鲜明对比，如果不能进行创新，中医药的优势会在这种比较中逐步丧失。

（二）中医药管理的国际环境

中医药管理的国际环境是指中医药管理与世界各国家、地区之间的政治、经济、文化、自然地理等方面的关系。中医药管理的国际环境包括国际自然环境和国际社会环境，其中对中医药管理产生直接的、重要的影响的是国际社会环境。对中医药管理来讲，国际环境是外部条件，但由于当今世界国际化加深，国际环境对中医药管理有深刻的影响。特别是近年来中医药国际化的步伐加快，中医药的"治未病"观念及其在防治现代疾病方面的优势和特色，正在被越来越多的国家和医学界认可和接受。这对中医药管理提出了更新更高的要求，对中医药管理体制、思想和方法产生了深远而重要的影响。

二、中医药管理环境的特点

（一）广泛性

中医药管理环境是指中医药管理系统赖以存在和发展的一切外部因素的总和。任何作用于中医药管理系统的外部条件和因素，都属于中医药管理环境的范畴。地形地貌、山川河流、自然资源、气候特征、科技文化、社会制度、经济状况、人际关系、道德观念、意识形态、人口数量、民族状况、阶级阶层、历史传统等，凡是直接或间接作用于中医药管理的一切因素都是中医药管理环境。

（二）复杂性

中医药管理环境是一个复杂的开放系统，它对中医药管理的影响不仅是广泛的，更重要的是在广泛性基础上的复杂性。在这些广泛的外部因素中，有物质的，也有精神的；有社会的，也有自然的；有有形的，也有无形的；有国内的，也有国际的。如此众多的因素构成了中医药管理环境的不同门类和不同层级，构成了纵横交错的复杂关系，从不同角度对中医药管理活动产生程度不同的影响。

（三）差异性

构成中医药管理环境的各要素，对中医药管理活动主体来说没有完全相同的。各个地区的自然环境各不相同，有着明显的差异。各个地区的社会环境和人文环境也各不相同。沿海与内陆地区之间、东部与西部地区之间、城市与乡村之间、中医药资源强省与弱省之间都存在着各种不同的差异，这种环境的差异决定了中医药管理风格与模式的差异。

（四）动态性

世上万物皆变，任何事物都处于不断变化之中。中医药管理环境也不例外，也处于不断变化之中。中医药管理的各环境因素，不论是经济结构还是社会体制，不论是科技文化还是道德观念，也不论是意识形态还是历史传统，一切都在发生着变化，只不过变化的显著程度不同。这些变化都直接或间接地影响着中医药管理系统，因此中医药管理系统需要进行改革或调整，以适应变化了的环境。

（五）关联性

中医药管理的环境因素，尤其是社会环境因素往往不是孤立的，而是相互关联的。其中某一因素的变化会引起一系列的连锁反应，使相关环境因素发生相应变化。中医药管理环境的这一特征要求中医药管理系统对环境进行系统把握，必须谨慎地影响或改造环境，充分考虑到由此而来的系列变化。

第三节　中医药管理环境与中医药管理的关系

中医药管理与中医药管理环境之间是相互依存、相互制约的互动互促的辩证关系。中医药管理环境对中医药管理具有决定作用，不仅决定了中医药管理的产生、性质、目的、内容和运作方式，还决定了中医药管理的变革和发展。同时，中医药管理的发展又反作用于中医药管理环境。中医药管理需要与中医药管理环境保持一种动态平衡关系。

一、中医药管理与中医药管理环境的动态平衡

（一）中医药管理与中医药管理环境动态平衡的必要性

任何系统要想健康持续发展，必须与外在环境保持动态平衡。动态平衡是物质系统在不断运动和变化情况下的宏观平衡。这种平衡是相对的、暂时的，而不是绝对的、永恒的。随着系统的发展，原有的平衡受到破坏，形成了新的平衡。新的平衡中又包含了新的不平衡，从而开始了另一轮"平衡-不平衡-新的平衡"的过程，不平衡和平衡，循环往复，以至无穷，这是事物发展的普遍规律。

中医药管理系统是一个开放的系统，中医药管理系统的构成及其运行在很大程度上受到中医药管理环境的影响和作用，并且与中医药管理环境之间进行着能量转换。中医药管理系统如能与中医药管理环境之间保持着大体的动态平衡，也就是中医药管理对中医药管理环境起着积极推动的作用，中医药管理也有利于中医药管理环境的进一步改善，中医药管理就能取得较为理想的效率和效果。

中医药管理和中医药管理环境要保持动态的平衡，要求中医药管理要与中医药管理环境相一致，其管理理论、方法，计划、决策、组织、控制等职能能够正确反映中医药管理环境的实际，并在实践中取得预期的成效。

首先，中医药管理需要符合中医药管理环境的基本性质，要符合社会环境特别是社会制度的性质。中医药管理是社会管理的一部分，是公共事业管理的分支领域，是卫生事业管理的重要组成部分，受到社会制度的影响较大。中医药管理的组织体系、管理体制、领导体制、管理原则等都必须符合社会主义法治的要求、符合法治管理的规律和特点。

其次，中医药管理要适应中医药管理环境的现状和发展水平。社会历史背景和传统文

化对中医药管理有着深刻的影响，但直接制约中医药管理的主要是社会生产力水平与生产关系状况。中医药管理的体制、职能、目标、决策和方法等都必须与生产力水平和生产关系状况相一致。

最后，中医药管理要适应中医药管理环境的发展方向。中医药管理环境是动态发展的历史过程，有它的过去、现在和未来。中医药管理环境特别是政治、经济和文化环境的发展方向对中医药管理产生极为重要的影响。中医药管理的发展必须适应中医药管理环境的发展方向，根据中医药环境的发展方向和趋势，科学合理地制定中医药管理的活动目标和发展战略，使中医药管理活动更有前瞻性和预见性。

（二）中医药管理与中医药管理环境动态平衡的特点

1. 综合平衡

自然生态系统中生物与环境之间、生物与生物之间相互作用而建立起来的动态平衡，是经过由简单到复杂的长期演化，最后形成相对稳定状态。这种稳定状态下，能量的输入和输出接近相等，即系统中的能量流动和物质循环能较长时间保持平衡状态。中医药管理与中医药管理环境之间的平衡关系与之相似但比生态系统的平衡更加复杂。中医药管理与中医药环境之间的平衡不仅要在物质形态上保持平衡，还需在精神形态上保持平衡；不仅要在量上保持平衡，也要在质上保持平衡；两者之间的平衡是一种综合平衡，不仅要保持自然形态层面的物质、能力、信息的输入与输出的平衡，还要保持社会形态层面的政治、经济、文化的输入与输出的平衡。中医药管理机构要做出正确的决策，必须从中医药管理环境中获取大量的、多方面的信息，受到环境的影响和制约。而决策制定颁布后又反过来对环境输出信息、对环境产生影响。

2. 暂时平衡

动态的平衡是相对的平衡，故而也是暂时的平衡。中医药管理与中医药管理环境的平衡也是暂时的平衡。中医药管理在基本适应中医药管理环境的情况下，中医药管理系统能够自我调节和自我完善，能够根据外在环境的变化发展对局部的、暂时的不平衡进行及时有效地调整，使其与外在管理环境保持总体的平衡。虽然这种总体的平衡是暂时的，局部的不平衡仍会不断地出现，但中医药管理系统在保持根本性质的前提下能够进行自我调整和完善。

随着国家改革的不断深入，特别是医疗卫生事业改革的不断推进，给中医药管理带来了新的机遇和挑战，中医药管理系统需要在改革过程中不断调整和完善，在无数个暂时的平衡中不断前进和发展。需要表明的是，如果中医药管理系统与中医药管理环境之间的不平衡超出中医药管理的调节能力所能承受的程度，不平衡日益突出和尖锐以至于在原有的平衡关系下无法解决，就需要对中医药管理体制进行根本改革了。

3. 宏观平衡

中医药管理与中医药管理环境之间的动态平衡，表现为全局平衡和局部平衡、外部平衡和内部平衡、宏观平衡和微观平衡。中医药管理主要通过中医药政策、法规、条例等来进行管理，在其使用领域里是普遍有效的。中医药管理不仅要关注中医药管理环境中的宏观的、全局的、普遍的方面，也注意其微观的、局部的、特殊的方面，但相比起来，更加注重宏观的、全局的和普遍的方面，着重进行宏观管理。中医药管理层级越高，注意力越是集中在宏观方面。比如国家中医药管理局的职责之一就是"依据国家卫生、药品的有关政策和法律法规，研究拟定中医、中医中药结合、中西医结合以及民族医疗卫生方针、政策和发展战略；组织起草有关法律、法规并监督执行"。所以，中医药管理和中医药管理环境之间的平衡主要表现为宏观平衡。

二、中医药管理与中医药管理环境的相互作用

（一）中医药管理环境决定中医药管理

1. 中医药管理环境决定中医药管理的基础和出发点

中医药管理的载体是中医药组织，其存在于各种环境之中，与外界的环境保持着紧密的联系。中医药管理活动所需的各种条件都是由中医药管理环境直接或间接地提供的，有什么样的中医药管理环境便会产生与之相适应的中医药管理活动。中医药管理环境特别是生产力发展水平和生产关系状况对中医药管理具有决定作用，它决定了中医药管理的产生、运行及发展水平。中医药组织必须基于中医药管理环境所具有的条件和特点来分析和理解中医药管理所面临的问题，然后选择相应的管理方法和措施。

2. 中医药管理环境决定中医药管理的性质

中医药管理的社会环境，特别是社会制度的性质决定了中医药管理的性质。中医药管理活动是中医药组织开展的一系列特殊活动，它的性质受到经济基础和上层建筑中的国家政治制度的制约。中医药管理反映在中国共产党领导的社会主义制度下，中医药管理活动中人与人的关系，其目的、范围、内容、原则和方法，都取决于我国的社会主义性质和经济基础。因此，中医药管理必须坚持社会主义方向，坚持为社会主义卫生事业服务，为人民群众的卫生和保健服务。

3. 中医药管理环境决定中医药管理的目标和内容

中医药管理的目标就是要解决中医药管理环境与中医药管理系统之间不相适应的地方，使中医药管理系统适应中医药管理环境。具体的讲，就是中医药管理系统通过管理正确处理中医药事业活动中的各种矛盾，把影响中医药事业发展的各种因素统一起来，协调起来，为中医药工作遵循客观规律的发展创造有利条件，从而促进社会主义中医药事业的进一步发展。所以，中医药组织的定位和职能范围，都要围绕着解决中医药管理环境中的现实问题，使中医药管理系统与中医药管理环境保持大体上的动态平衡。可见，中医药组织向社会提供哪些服务，如何提供服务，不是其本身能选择的，只能由其所处的环境决定，特别是由经济基础和上层建筑决定。

4. 中医药管理环境的变迁决定中医药管理的变革方向

中医药管理环境是动态发展变化的，中医药管理活动就是在不断变化的环境中开展的。中医药管理要想获得高效率和好效果，就必须时刻关注中医药管理环境的变化，跟随环境的变化而变化，以变化来适应环境发展变化提出的各种要求。可以说，中医药管理的变革完全是受中医药管理环境的变迁和发展影响和决定的。比如，在"文化大革命"期间，中医药管理基本上采用了苏联的管理体制和办法，沿用一整套西医管理制度，按照西医模式管理中医药机构，致使中医药管理未能形成符合自己管理特点的经验。但到了改革

开放后，中医药管理则根据宪法"发展现代医学和我国传统医药"的规定，坚持中西医并重，遵循中医药管理规律，适应中医药事业发展的需要，变革了中医药组织体系，1988年国家成立了由卫生部归口管理的国家中医药管理局，随后各省、自治区、直辖市及计划单列市也建立了中医药管理局，地（市）及县也逐步建立中医药管理部门。

（二）中医药管理对中医药管理环境的利用和改造

中医药管理与中医药管理环境之间存在着作用和反作用的关系。在中医药管理活动过程中，中医药管理不可避免地受到中医药管理环境的影响或制约作用，必须适应中医药管理环境，但在适应的同时，又积极地利用和改造中医药管理环境。利用中医药管理环境主要是指通过中医药环境所提供的信息和条件来解决中医药管理中的问题；改造中医药管理环境是指为了更好地实施中医药管理，对环境的不利因素进行改造。

恩格斯曾经论述过国家权力对经济发展的反作用，论述如下："国家权力对于经济发展的反作用可能有三种：它可以沿着同一方向起作用，在这种情况下就会发展得比较快；它可以沿着相反方向起作用；或者是它可以阻碍经济发展沿着某些方向走，而推动它沿着另一种方向走，这第三种情况归根到底还是归结为前两种情况中的一种。但是很明显，在第二和第三种情况下，政治权力能给经济发展造成巨大的损害，并能引起大量的人力和物力的浪费。"

恩格斯所阐述的国家权力对经济发展的反作用，也适用于中医药管理对中医药管理环境的反作用。因为中医药管理是国家权力的一部分，经济基础是中医药管理环境的重要组成部分。因此中医药管理对中医药管理环境的反作用也可以归结为两种，一种是中医药管理与中医药管理环境的发展方向一致，对中医药管理环境特别是政治、经济、文化等环境的发展起积极推动作用，另一种则是与中医药管理环境的发展方向相反，对中医药管理环境起着消极阻碍作用。

中医药组织应该充分发挥中医药管理对中医药管理环境的积极推动作用，不是消极、被动的适应中医药管理环境，而是积极主动地适应中医药管理环境。中医药组织需要积极主动地研究和处理中医药管理环境，掌握管理中医药管理环境的方法，才能适应辅助多变的外部管理环境，从而求得生存和发展。一方面，中医药管理要利用有利的中医药管理环境。比如中医药管理要利用当前中医药发展国际化的大环境，特别是国家"一带一路"战略布局，抓住机遇，发展自我，统筹推进中医药医疗保健、教育、科研、文化、产业"六位一体"的对外交流与合作。另一方面，中医药管理活动也可以改造中医药管理环境，中医药组织可以根据其职能和目标，制定中短期的工作计划以及长期的发展战略，改变中医药管理特定的自然和社会环境，改善中医药组织和人员所处的发展环境。此外，中医药组织利用有利的环境，通过具体的中医药发展的方针、政策、法规、方法和手段的实施，协调各种影响因素，可以改变不利的社会环境因素，为自身发展创造良好的社会环境。

第四节　我国现阶段的中医药管理环境

中医药管理环境的好坏直接影响着中医药管理的成功与否。我国现阶段的中医药管理环境是制约和影响中医药管理的重要因素，又是中医药管理的改造对象，并且为中医药管理的实施提供条件。我国现阶段对中医药管理产生直接影响的中医药管理环境的主要特征有两个，一是中医药国际化，一是中医药现代化。

一、中医药国际化

从国际环境来看，我们处于一个全球化的时代，和平与发展依然是时代的主题。从中医药发展的视角来看，中医药发展处于一个国际化的时代。中医药的"治未病"观念及其在防治现代疾病方面的优势和特色，正在被越来越多的国家和医学界认可和接受。《世界卫生组织传统医学战略2014—2023》报告显示，中医药已传播到100多个国家。世界范围内约有10万家中医药诊所、约30万名中医药技术服务提供者以及不少于1000所中医药教育机构。

随着屠呦呦荣获2015年诺贝尔生理学或医学奖，以及国家"一带一路"战略布局的推动，一个与现代医学相互借鉴、共同补充发展的中医药国际化时代已经到来。2016年2月22日，中国国务院印发了《中医药发展战略规划纲要（2016—2030年）》，明确未来15年中国中医药事业的发展方向和工作重点，提出了加快中医药国际化进程，争取在中医药进入国际主流市场方面取得突破。中医药的发展传承、现代化、国际化正迎来前所未有的机遇。

中医药国际化对中医药管理提出了新的要求，中医药组织要发挥引导性职能，从宏观方面的管理，着力解决中医药国际化面临的问题。

一要推进中医药标准国际化。加强中医药科技创新研究，制定科学合理、适应当前中医药医疗保健服务需要的标准化体系。我国是中医药的发源地和历史悠久、资源丰富的传统医药大国，理应在中医药标准制定和国际化方面做出贡献，为中医药发展营造一个良好的国际环境。中医药管理一定要站在中医药发展的战略全局和国家民族利益的高度，来看待中医药标准化暨国际标准制定问题，将其作为国家发展战略，纳入国家重大规划给予支持。

二要创新管理方式，建立政府间的磋商协调机制。中医药管理要加强国家间的医疗卫生交流和沟通，帮助加快中医药产品市场准入谈判，促进各国官方对中医药服务和产品的认可，使中医药尽早进入国际医药主流产品市场。

三要培养国际化中医药人才。中医药发展国际化对中医药人才提出了更高的要求，既需要具有国际化韬略和胆略的决策者，还需要既懂医政又懂专业且有沟通和领导能力的高级人才。中医药组织应该根据国际化和中医药事业发展对中医药人才的需求，不断调整和建立合理的中医药知识结构和人才队伍结构，科学合理地培养和使用中医药人才，对中医药人才进行有效的跨文化管理，充分发挥中医药人才在中医药国际化中的作用。

二、中医药现代化

新中国成立以来，党和国家高度重视中医药的现代发展工作，制定了一系列保护、扶持、发展中医药的方针政策，促进了中医药事业迅速发展。从中医药管理的发展来看，大体经历了如下几个阶段。

（一）新中国成立初到"文化大革命"前阶段

1949 年毛泽东强调必须很好团结中医、提高中医，搞好中医工作，才能担负起几亿人口艰巨的卫生工作任务。1950 年 8 月第一届全国卫生工作会议把"团结中西医"列入国家卫生工作方针。1954 年卫生部成立中医司，由一位部领导分管中医工作，各省、自治区、直辖市卫生厅局也相应成立了中医处，有些地区和市县还设立了中医科（股）。1955 年 12 月成立卫生部中医研究院，接着在 1956 年建立了北京中医学院、上海中医学院、广州中医学院和成都中医学院，为中医药事业发展奠定了重要的基础。1958 年毛泽东明确指出"中国医药学是我国人民几千年来同疾病作斗争的丰富经验和理论知识，它是一个伟大的宝库，必须努力发掘，并加以提高"。在党的中医药政策指引下，中医药事业迅速发展，全国 30 多万名中医药人员参加了全民所有制和集体所有制医疗机构工作，先后成立了中医的管理、医疗、教育和科研机构。到 1966 年前，先后建立 22 所中医学院，培养 5600 多名毕业生。为加强对个体开业行医的中医药人员和联合诊所的管理，卫生部先后发布了《中医师暂行管理条例》、《中医诊所管理暂行条例》和《医师、中医师、牙医生、药师考试暂行办法》。从中央到地方对中医药有力的管理，打开了中医药现代发展的新局面。

（二）"文化大革命"阶段

"文化大革命"期间，中医药事业处于低潮。中医药管理工作受到严重摧残，中医药机构和人员大幅减少，中医药队伍严重乏人乏术。很多中医药机构被拆散，中医医院由 330 所减少到 129 所，中医药人员减少三分之一，高等中医院校由 21 所减少到 11 所。在中医药管理上采用苏联的管理体制和方法，沿用一整套西医管理制度，按照西医模式管理中医药机构，不仅违背了我国特殊的国情，也不符合中医药管理的客观规律，致使中医药管理未能形成符合自己管理特点的经验。

（三）健康发展、逐步完善阶段

自改革开放后，中医药发展重新走上正轨，国家越来越重视中医药的发展和地位，党中央进一步重申了党的中医药政策，1978 年邓小平同志在卫生部党组【1978】56 号文件《关于认真贯彻党的中医政策，解决中医队伍后继乏人问题的报告》上批示，"这个问题应该重视，特别要为中医创造良好的发展与提高的物质条件"。中央 56 号文件的批示具有重大的现实意义和深远的历史意义，对中医药政策制定具有指导意义，为中医药事业的全面发展铺平了道路。

1982 年通过的《中华人民共和国宪法》第 21 条明确规定"国家发展医药卫生事业，发展现代医药和我国传统医药"，这在国家基本大法中，确立了中医药等传统医药的法律地位，为中医药发展和法律制度建设提供了根本的法律依据。同年，卫生部在"衡阳会议"上，第一次明确提出"保持和发扬中医特色"的战略口号。1988 年，中华人民共和国国务院批准成立了国家中医药管理局，成为了全国性中医药的行政管理机构。1991 年全国人大将"中西医并重"列为卫生工作基本方针之一。与此同时，中医药管理也得到了长足的进步，主要表现为机构建设和政策、制度、法规建设的逐步完善。

1982 年《中华人民共和国宪法》通过后，我国逐步制定了一系列有关中医药的法律法规，还颁布了一批专门的综合性中医药行政法规，也发布了数百项中医药部门规章、规范性文件和技术标准，这为中医药管理提供了法律法规依据。比如在国家法律层面上，1984年颁布了《中华人民共和国药品管理法》，1998年颁布了《中华人民共和国执业医师法》；在国家行政法规层面，1987年颁布了《野生药材资源保护管理条例》，1992年颁布了《中药品种保护条例》，1994年颁布了《医疗机构管理条例》，2002年颁布了《医疗事故处理条例》，2003年颁布了《中华人民共和国中医药条例》、《乡村医生从业管理条例》等。此外，与中医药相关的《教育法》、《高等教育法》、《职业教育法》、《科学技术进步法》、《科学技术成果转化法》、《科学技术奖励条例》等法律法规也颁布实施。特别是2003年10月1日施行的《中华人民共和国中医药条例》，是我国政府颁布的第一部专门的中医药行政法规，它将多年来党和国家对中医药工作的一系列方针、政策，通过国家行政法规的形式固定下来，全面概括了党的中医药政策，对保障和规范中医药事业发展作了较为全面的规定，是中医药事业发展的里程碑。

这些法律、法规、条例的颁布实施为中医药管理的规范化、法制化和现代化提供了依据和条件。但近年来中医药发展的社会环境、政策环境、群众环境都有了很大变化，中医药事业呈现出良好的发展态势。特别是党的十八届四中全会提出全面依法治国战略，为中医药立法提供了机遇。《中华人民共和国中医药法》已于2016年12月25日审议通过，自2017年7月1日开始施行。

可喜的是，《中医药法》的出台标志着从国家立法的层面，党和国家关于发展中医药的方针政策制度化，进一步完善了中医药法律法规体系，实现了中医药依法行政，促进中医药持续健康发展，也为中医药管理营造一个良好的环境。

通过以上对中医药管理的发展脉络的梳理，可以发现中医药现代化是中医药管理发展的重要特征。中医药现代化，就是在指导思想上要保持传统特色，正确处理好继承与发展的关系，中西医并重，相互补充，共同发展。在实践过程中，以传统中医药理论和丰富的临床实践为基础，遵循"与时俱进"的思想，既继承传统中医药理论的精华，又不断创新，借鉴现代医学、生物学、信息科学理论和国内外天然药物的研究成果，多学科融合，多种技术结合，形成具有时代特色的中医药理论体系。

实现中医药现代化需要做到：保持中医药理论和临床应用的特征、特色和优势，体现继承、移植、创新相结合的思想，实现对传统的超越；进行现代语言的表述和现代科学的阐述，具有时代特征；具有现代科学品格，形成中医理论和临床诊疗体系的开放系统，实现多学科兼容，在确定自我主体的前提下，进行宏观和微观、传统与现代的渗透与互补，以科学技术为依托，吸收利用现代科学技术成果，发展中医药；实现思维方式与研究方法的整合、更新，构建严谨的方法学体系，形成科学模式，建立中医学自身标准系统；为现代医学提供新的认知系统与理论事实；走向世界的"双相接轨"能力增强；能在实践中不断纠正、改善自我，使之成为动态发展的科学体系，具有明确的自身学科前沿；中医药研究开发与产业现代化，具有高素质的人才体系。

三、现阶段中医药管理环境对中医药管理的要求

(一) 坚持中国特色的中医药管理

国家的性质决定了中医药管理的性质。我国是社会主义国家，决定了我国的中医药管理是社会主义性质的。在我国，发展中医药事业，进行中医药管理，必须坚持社会主义方向。中医药管理的发展方向就是通过正确发挥管理职能，充分发挥中医药和民族医药在防病治病中的重要作用，坚定不移地发展中医药，在深化医改中充分发挥中医药作用，不断满足人民群众对中医药服务的现实需求。但同时，中医药管理也需要学习和借鉴而不是照搬国外医疗管理体制和管理方法，坚持中西医并重，用中国特色的现代管理方式来解决医疗卫生改革面临的难题，中西医共同担负维护和增进人民健康的重要使命。

促进中西医结合。运用现代科学技术，推进中西医资源整合、优势互补、协同创新。加强中西医结合创新研究平台建设，强化中西医临床协作，开展重大疑难疾病中西医联合攻关，形成独具特色的中西医结合诊疗方案，提高重大疑难疾病、急危重症的临床疗效。探索建立和完善国家重大疑难疾病中西医协作工作机制与模式，提升中西医结合服务能力。积极创造条件建设中西医结合医院。完善中西医结合人才培养政策措施，建立更加完善的西医学习中医制度，鼓励西医离职学习中医，加强高层次中西医结合人才培养。

促进民族医药发展。将民族医药发展纳入民族地区和民族自治地方经济社会发展规划，加强民族医医疗机构建设，支持有条件的民族自治地方举办民族医医院，鼓励民族地区各类医疗卫生机构设立民族医药科，鼓励社会力量举办民族医医院和诊所。加强民族医药传承保护、理论研究和文献的抢救与整理。推进民族药标准建设，提高民族药质量，加大开发推广力度，促进民族药产业发展。

(二) 改革中医药管理体制

随着中医药管理环境的变化，原有的落后的中医药管理体制已经不适应新形势的需要，所以，必须建立适应我国自身特点的、满足中医药管理环境变化需要的运作协调、行为规范、高效廉洁的中医药管理体制。中医药管理体制改革要充分遵循中医药自身发展规律、推进继承创新为主题，以增进和维护人民群众健康为目标，拓展中医药服务利用，促进中西医结合，发挥中医药在促进卫生、经济、科技、文化和生态文明发展中的独特作用，统筹推进中医药事业振兴发展。

目前我国"条块结合、分线分段、部门协同"的中医药管理体制存在的主要问题有：管理主体不明确、管理机构不健全、管理职能单一、职责不明确、管理人才缺乏、配套管理制度不完善等。要想对中医药行政管理体制进行深化改革，相关部门必须坚持正确合理的改革方式，提高自身的中医药管理能力，在充分了解中医药发展环境的基础上，结合中医药发展现环境，合理制定中医药管理体制改革方案，推动中医药的发展。

完善覆盖城乡的中医医疗服务网络。全面建成以中医类医院为主体、综合医院等其他类别医院中医药科室为骨干、基层医疗卫生机构为基础、中医门诊部和诊所为补充、覆盖

城乡的中医医疗服务网络。县级以上地方人民政府要在区域卫生规划中合理配置中医医疗资源，原则上在每个地市级区域、县级区域设置1个市办中医类医院、1个县办中医类医院，在综合医院、妇幼保健机构等非中医类医疗机构设置中医药科室。在乡镇卫生院和社区卫生服务中心建立中医馆、国医堂等中医综合服务区，加强中医药设备配置和中医药人员配备。加强中医医院康复科室建设，支持康复医院设置中医药科室，加强中医康复专业技术人员的配备。

（三）转变中医药管理模式

我国的中医药管理是以增进和维护人民群众健康为目标。为实现这一目标，中医药管理应根据中医药工作客观规律的要求和中医药事业发展的客观情况，制定政策法规、加强统筹规划，不断调整和协调各种关系，改革领导体制，转变职能，转变管理模式。随着中医药管理环境的变化，特别是我国的政府管理模式的变化，中医药管理模式也要从原有的"管理式"向"服务式"转变。中医药组织要改变管理人员的陈旧观念，要转变管理理念，以为人民服务为宗旨，不再做高高在上的管理者，而是做服务者。

加快中医养生保健服务体系建设。研究制定促进中医养生保健服务发展的政策措施，支持社会力量举办中医养生保健机构，实现集团化发展或连锁化经营。实施中医治未病健康工程，加强中医医院治未病科室建设，为群众提供中医健康咨询评估、干预调理、随访管理等治未病服务，探索融健康文化、健康管理、健康保险于一体的中医健康保障模式。鼓励中医医院、中医医师为中医养生保健机构提供保健咨询、调理和药膳等技术支持。

提高中医药防病治病能力。实施中医临床优势培育工程，加强在区域内有影响力、科研实力强的省级或地市级中医医院能力建设。建立中医药参与突发公共事件应急网络和应急救治工作协调机制，提高中医药应急救治和重大传染病防治能力。持续实施基层中医药服务能力提升工程，提高县级中医医院和基层医疗卫生机构中医优势病种诊疗能力、中医药综合服务能力。建立慢性病中医药监测与信息管理制度，推动建立融入中医药内容的社区健康管理模式，开展高危人群中医药健康干预，提升基层中医药健康管理水平。大力发展中医非药物疗法，充分发挥其在常见病、多发病和慢性病防治中的独特作用。建立中医医院与基层医疗卫生机构、疾病预防控制机构分工合作的慢性病综合防治网络和工作机制，加快形成急慢分治的分级诊疗秩序。

放宽中医药服务准入。改革中医医疗执业人员资格准入、执业范围和执业管理制度，根据执业技能探索实行分类管理，对举办中医诊所的，将依法实施备案制管理。改革传统医学师承和确有专长人员执业资格准入制度，允许取得乡村医生执业证书的中医药一技之长人员在乡镇和村开办中医诊所。鼓励社会力量举办连锁中医医疗机构，支持有资质的中医专业技术人员特别是名老中医开办中医门诊部、诊所，鼓励药品经营组织举办中医坐堂医诊所。保证社会办和政府办中医医疗机构在准入、执业等方面享有同等权利。

（四）因地、因时制宜实施中医药管理

我国地域辽阔，发展不平衡，不同地区有不同的具体情况，即使在同一地区内部

情况也各不相同。我国中医药事业发展存在着城乡和地区之间的发展不平衡，不同的省、直辖市、自治区之间存在着发展不平衡以及省、直辖市、自治区内部的发展不平衡，这要求中医药管理过程中具体问题具体分析，因地制宜，根据各地区、各方面的具体的条件和情况，采用不同的管理措施，实事求是地分析解决问题，差别化对待，千万不能搞"一刀切"。中医药发展有其特色和优势，但如果特色得不到发挥就不可能成为优势。因此，中医药管理需要因地制宜地采取管理方法、手段和措施，促进中医药事业发展。

发展中医药健康养老服务。推动中医药与养老融合发展，促进中医医疗资源进入养老机构、社区和居民家庭。支持养老机构与中医医疗机构合作，建立快速就诊绿色通道，鼓励中医医疗机构面向老年人群开展上门诊视、健康查体、保健咨询等服务。鼓励中医医师在养老机构提供保健咨询和调理服务。鼓励社会资本新建以中医药健康养老为主的护理院、疗养院，探索设立中医药特色医养结合机构，建设一批医养结合示范基地。

发展中医药健康旅游服务。推动中医药健康服务与旅游产业有机融合，发展以中医药文化传播和体验为主题，融中医疗养、康复、养生、文化传播、商务会展、中药材科考与旅游于一体的中医药健康旅游。开发具有地域特色的中医药健康旅游产品和线路，建设一批国家中医药健康旅游示范基地和中医药健康旅游综合体。加强中医药文化旅游商品的开发生产。建立中医药健康旅游标准化体系，推进中医药健康旅游服务标准化和专业化。举办"中国中医药健康旅游年"，支持举办国际性的中医药健康旅游展览、会议和论坛。

推动"互联网+"中医医疗。大力发展中医远程医疗、移动医疗、智慧医疗等新型医疗服务模式。构建集医学影像、检验报告等健康档案于一体的医疗信息共享服务体系，逐步建立跨医院的中医医疗数据共享交换标准体系。探索互联网延伸医嘱、电子处方等网络中医医疗服务应用。利用移动互联网等信息技术提供在线预约诊疗、候诊提醒、划价缴费、诊疗报告查询、药品配送等便捷服务。

扩大中医药国际贸易。将中医药国际贸易纳入国家对外贸易发展总体战略，构建政策支持体系，突破海外制约中医药对外贸易发展的法律、政策障碍和技术壁垒，加强中医药知识产权国际保护，扩大中医药服务贸易国际市场准入。支持中医药机构参与"一带一路"建设，扩大中医药对外投资和贸易。为中医药服务贸易发展提供全方位公共资源保障。鼓励中医药机构到海外开办中医医院、连锁诊所和中医养生保健机构。扶持中药材海外资源开拓，加强海外中药材生产流通质量管理。鼓励中医药组织走出去，加快打造全产业链服务的跨国公司和知名国际品牌。积极发展入境中医健康旅游，承接中医医疗服务外包，加强中医药服务贸易对外整体宣传和推介。

总之，我国目前正处于中医药管理科学化、法制化、现代化和国际化的发展过程中，国内外各种环境不断变化既为中医药管理提供了机遇，也带来了挑战。中医药组织必须正视中医药管理的现状和水平，时刻关注环境的变化，利用优势，克服劣势，利用和改造环境，创造良好的中医药管理环境，保持与环境之间的动态平衡，力求中医药管理系统高效运行、协调发展。

四、中医药管理环境改善的政策建议

(一) 健全中医药法律体系

推动颁布并实施中医药法，研究制定配套政策法规和部门规章，推动修订执业医师法、药品管理法和医疗机构管理条例、中药品种保护条例等法律法规，进一步完善中医类别执业医师、中医医疗机构分类和管理、中药审批管理、中医药传统知识保护等领域相关法律规定，构建适应中医药发展需要的法律法规体系。中医药立法应当站在推进中医药事业可持续发展的高度，以保障和推动中医药事业发展为己任。因此，中医药法的规定就应当体现出中医药的可持续发展性，这就要求对中医药既要继承，又要创新。一方面，要坚持继承传统中医药的基本思维、理念、方法；另一方面，又要对中医药进行创新，在现代医学的条件下，寻求中医药的发展路径，使其充满生机。

(二) 完善中医药标准体系

中医药标准体系包括中医药标准基本体系和标准推行体系两个部分。其中标准基本体系由中医药标准所构成，是一个中医药标准的共同体。它们是构成中医药标准基本体系框架的基本要素，在体系中所有"标准"之间相互依存、相互制约、相互补充，且又相互协调、相互衔接，构成了一个有机的整体。中医药标准分为基础标准、技术标准、管理标准和工作标准等四个类别。标准推行体系主要由标准化工作管理体制和运行机制、监督评估和保障服务等部分所构成。为保障中医药服务质量安全，实施中医药标准化工程，重点开展中医临床诊疗指南、技术操作规范和疗效评价标准的制定、推广与应用。系统开展中医治未病标准、药膳制作标准和中医药保健品标准等研究制定。健全完善中药质量标准体系，加强中药质量管理，重点强化中药种植、加工炮制、中药鉴定、中药制剂、中药配方颗粒以及道地药材的标准制定与质量管理。加快中药数字化标准及中药材标本建设。加快国内标准向国际标准转化。加强中医药监督体系建设，建立中医药监督信息数据平台。推进中医药认证管理，发挥社会力量的监督作用。利用各种方式加强中医药标准宣传，如举办培训班、网络宣传等；加强标准的运用，如要求相关的法律法规、中医药教材和杂志期刊等应采用标准；加强标准监督评估工作，为标准化工作的改进提供科学依据。

(三) 加大中医药政策扶持力度

落实政府对中医药事业的投入政策。改革中医药价格形成机制，合理确定中医医疗服务收费项目和价格，降低中成药虚高药价，破除以药补医机制。继续实施不取消中药饮片加成政策。在国家基本药物目录中进一步增加中成药品种数量，不断提高国家基本药物中成药质量。地方各级政府要在土地利用总体规划和城乡规划中统筹考虑中医药发展需要，扩大中医医疗、养生保健、中医药健康养老服务等用地供给。

发展中医药是一项系统工程，就像中医诊治的整体观、系统观一样，中医药的发展是我国卫生事业发展中的一个部分，是我国经济社会发展的一个子系统。国家宏观政策环境和其他部门的政策措施影响着中医药的发展。中医不可能建立一个独立的中医药系统，它应该是完全融入基本医疗卫生制度中。作为一个重要的社会制度中的组成部分，需要其他政策的支持，相辅相成。首先，中医药服务需要获得财政部门的大力支持。实现补偿制度和价格机制改革，需要改变原有运行机制，财政部门应该尽量配合卫生部门和中医药管理部门的方案设计，保证制度能够顺利实施。目前国家物价部门确定可收费的中医医疗服务项目有 124 项，其中很多中医药服务的价格没有体现中医医疗服务的隐性成本和技术经验的劳务价值，导致提供中医服务项目会处于亏损的状态，因此，医疗机构和人员提供中医药特色技术服务的积极性不高。物价部门需要重新调查和调整这些偏低的服务定价。中药管理对发挥中医药的作用至关重要。药品与食品监督管理部门需要严格管理中药的质量，打击中药饮片掺假、以次充好的情况，促进中药饮片小包装推行，同时根据中医药的特点支持符合条件的医疗机构自制膏、丹、丸、散等中药制剂，与卫生部门和中医药管理部门配合，制定符合中医药特点的医疗机构中药制剂室、中药制剂与中药饮片加工炮制的管理办法，加强技术指导和服务，规范中药饮片和院内制剂管理。

（四）加强中医药人才队伍建设

目前中医药基层卫生服务面临最大的问题是人才短缺，稳定基层队伍一方面需要落实待遇，另一方面需要身份认同感，给予基层卫生人员相应的身份确认，将基层卫生人员纳为财政预算的事业编制人员。这种身份认同需要编制确定部门的配合，转变观念，医务人员并不是私人赢利单位，同样可以作为政府公共产品提供给居民。建立健全院校教育、毕业后教育、继续教育有机衔接以及师承教育贯穿始终的中医药人才培养体系。重点培养中医重点学科、重点专科及中医药临床科研领军人才。加强中医全科医生人才、基层中医药人才以及民族医药、中西医结合等各类专业技能人才培养。开展临床类别医师和乡村医生中医药知识与技能培训。建立中医药职业技能人员系列，合理设置中医药健康服务技能岗位。深化中医药教育改革，建立中医学专业认证制度，探索适应中医医师执业分类管理的人才培养模式，加强一批中医药重点学科建设，鼓励有条件的民族地区和高等院校开办民族医药专业，开展民族医药研究生教育，打造一批世界一流的中医药名校和学科。健全"国医大师"评选表彰制度，完善中医药人才评价机制。建立吸引、稳定基层中医药人才的保障和长效激励机制。

（五）推进中医药信息化建设

全面发展中医药信息化，实施中医药信息化发展战略，必须以中医药业务应用为导向，以培养中医药复合型人才队伍为支撑，以信息标准和安全为保障，逐步建立和完善中医药信息系统。完善中医药业务应用体系，将先进的信息系统与现代科学管理模式引入中医药行业，扩大成熟、领先的信息技术和产品在中医药领域的应用，基于中医药综合管理三级信息平台，建立完善中医药电子政务系统、中医药综合统计管理系统、中医药公共信息服务系统、中医药医疗服务信息系统、中医药预防保健信息系统等，形成一批覆盖中医药主要业务的应用系统，整合各地中医药管理部门社会管理和公共服务的职能，探索中医药与卫生信息共建共享机制，完善政务信息公开、中医师资格、中医医疗机构资质、广告监管、应急管理等中医药公共服务体系和基层中医药预防保健服务体系，继续推进以医院管理和中医电子病历为核心的医院信息平台建设、中医医院信息化示范工程建设，构建名老中医经验整理数据挖掘平台，开展中医医院融入区域卫生信息平台试点，争取树立一批国家级中医药信息化建设典范。按照健康医疗大数据应用工作部署，在健康中国云服务计划中，加强中医药大数据应用。加强中医医院信息基础设施建设，完善中医医院信息系统。建立对患者处方真实有效性的网络核查机制，实现与人口健康信息纵向贯通、横向互通。完善中医药信息统计制度建设，建立全国中医药综合统计网络直报体系。建设和完善中医药信息安全监控体系、信息安全应急预案和响应机制，强化基础设施安全防护，定期开展信息安全检查，做好服务外包的安全监管，建设中医药数据同城灾备、异地灾备系统，提升中医药重要信息系统及其基础设施的抗毁灭及灾难恢复能力。各中医医疗机构不仅在技术上应加强措施，在管理层面上也必须做好职工信息安全意识的培养，建立和完善维护信息安全的长效机制，落实信息安全管理工作责任制。

👉 思考题 》》》

1. 如何理解中医药管理环境的内涵？
2. 试析中医药管理环境与中医药管理之间的关系。
3. 现阶段中医药管理环境的主要特征是什么？
4. 现阶段中医药管理环境对中医药管理提出的要求是什么？
5. 请运用环境分析方法阐述我国中医药管理环境。

（王　安　张瑞利）

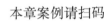 本章案例请扫码

参 考 文 献

波特 . 2003. 竞争战略 [M]. 陈小悦，译 . 北京：华夏出版社 .

蔡小慎 . 2015. 公共行政管理学 [M]. 大连：大连理工大学出版社 .

陈冰，张子龙，赵敏，等 . 2011. 完善我国中医药法律体系之构想 [J]. 亚太传统医药，7（12）：1-3.

韩学杰，王丽颖，史楠楠，等 . 2009. 中医药标准化的研究现状和对策 [J]. 中国标准化，（11）：17-19.

黄江荣，杨帆，李晓东，等 . 2009. 中医药标准体系构建研究 [J]. 湖北中医药大学学报，11（1）.

李静，桑珍 . 2012. 打造中医药国际化高地的收获与体会 [J]. 中医药管理杂志，20（9）.

马爱霞，邹子健，曹杨，等 . 2009. 我国中药产业国际竞争力的实证分析 [J]. 财经问题研究，31（6）：76-79.

荣梅 . 2014. 河南中医药产业发展的外部环境分析 [J]. 中医药导报，（12）：6-8.

邵一明 . 2014. 战略管理 [M]. 北京：中国人民大学出版社 .

孙学玉 . 2013. 公共行政学论稿 [M]. 北京：人民出版社 .

王德中 . 2012. 管理学 [M]. 成都：西南财经大学出版社 .

王军永，刘霞，何春生，等 . 2010. PEST 视角下中医医院保持中医药特色的环境分析 [J]. 江西中医药大学学报，22（5）：72-74.

郗新明 . 2010. SWOT 分析应用 [J]. 经济师，（4）：256-257.

夏洪胜，张世贤 . 2014. 行政管理学 .［M］. 北京：经济管理出版社 .

夏书章 . 2013. 行政管理学［M］. 广州：中山大学出版社 .

肖勇，沈绍武 . 2013. 我国中医药信息化发展战略思考［J］. 中国中医药信息杂志，（9）：3-5.

徐碧琳 . 2012. 管理学原理［M］. 北京：机械工业出版社 .

徐飞 . 2014. 组织战略管理［M］. 北京：北京大学出版社 .

许志仁 . 1992. 中医药管理［M］. 重庆：重庆出版社 .

杨永生，郑格琳，陈思，等 . 2012. 关于区域中医医疗资源配置规划的研究［J］. 中国中医药信息杂志，19（4）：1-3.

郑军 . 2013. 管理学［M］. 郑州：河南大学出版社 .

郑士杰 . 1991. 中医药管理学概论［M］. 上海：上海科学技术出版社 .

第三章　中医药管理计划与决策

内容提要

本章主要介绍中医药发展战略管理的概念与特点、指导思想与基本原则、目标体系及中医药管理战略的选择；中医药计划管理的概念、计划流程和主要方法；中医药管理决策的概念、形式、流程，以及中医药管理决策的科学方法等内容。

第一节　中医药发展计划管理

一、中医药发展计划概述

（一）计划的概念

美国著名战略学家安索夫是计划战略学派的代表人，该学派认为：战略制定应是有控制、有意识的计划过程；企业最高层对计划的全过程负责，具体制定和实施计划的人员对最高层负责；通过目标—项目—预算来分解和落实所制定的战略计划。

在管理学中，计划有双重含义，其一是计划工作，是指根据对组织外部环境与内部条件的分析，提出在未来一定时期内要达到的组织目标以及实现目标的方案途径。其二是计划形式，是指用文字和指标等形式所表述的组织以及组织内不同部门和不同成员，在未来一定时期内关于行动方向、内容和方式安排的管理文件。无论是计划工作还是计划形式，计划都是根据社会的需要以及组织的自身能力，通过计划的编制、执行和检查，确定组织在一定时期内的奋斗目标，有效地利用组织的人力、物力、财力等资源，协调安排好组织的各项活动，取得最佳的经济效益和社会效益。

中医药卫生工作计划是整个卫生事业的一个组成部分，是国民经济和社会发展计划的组成部分，是根据相关理论、政策科学地就中医药事业发展制定的方向、目标、规模、速度、比例和布局等内容。

一份完整的计划包括8个方面的内容，即"5W2H1E"。

"做什么？（what）"：明确计划工作的具体任务和要求，明确每一个时期的中心任务和工作要点。

"为什么做？（why）"：明确计划工作的宗旨、目标和战略，并论证可行性。实践证明，计划工作人员对组织的宗旨、目标和战略了解的越清楚，认识的越深刻，就越有助于他们在计划工作中发挥主动性和创造性。

"何时做？（when）"：规定计划中各项工作的开始和完成的进度，以便进行有效的控制。

"何地做？（where）"：规定计划的实施地点和场所，了解计划实施的环境条件和限制因素，以便合理安排计划实施的空间组织和布局。

"由谁做？（who）"：规定哪些部门和人员负责计划的实施。

"怎样做？（how）"：制定实施计划的手段和措施，以及相应的政策和规则，对资源进行合理分配和集中使用，对人力、生产能力进行平衡，对各种派生计划进行综合平衡等。

"多少？（how much）"：用数字的形式表示计划中的投入与产出的数量、时间、方向等。

"效果？（effect）"：明确表示出计划实施后的效益。一个完整的计划应包括控制标准和考核指标的制定，也就是要告诉实施计划的部门和人员，做成什么样子，达到什么样的效果才算是完成了计划。

中医药发展计划包含如上 8 个方面的内容，可见，中医药发展计划既是一项认识工作，又是一项统筹工作。作为一项管理意义上的认识工作，要求对中医药医疗、科研、教育、产业、文化等领域的社会化生产过程、社会分工、协作关系及影响因素，积极主动地做出正确的反映；作为一项统筹工作，要求对整个组织及组织各部门、各岗位的活动，做出精确和高效的合理安排，对组织的各项资源做出最优配置。

（二）计划与决策的关系

计划与决策是两个既相互区别又相互联系的概念。

计划与决策的区别：计划与决策所解决的问题不同。决策是关于组织活动方向、内容及方式的选择；计划则是对组织内部不同部门和不同成员在一定时期内具体任务的安排，是对组织内部不同部门和成员在该时期内从事活动的具体内容和要求。

计划与决策的联系：决策是计划的前提，计划是决策的逻辑延续；计划通过将组织在一定时期内的活动分解给组织的每个部门、环节和个人，从而不仅为这些部门、环节和个人在该时期的工作提供具体的依据，而且为决策目标的实现提供保证；在实际工作中，决策与计划相互渗透，有时甚至是不可分割地交织在一起。

（三）计划的分类

1. 按照中医药工作的时间跨度分

中医药工作计划按照时间跨度可分为长期计划、中期计划和短期计划。人们习惯于把时间跨度在五年以上的计划称为长期计划，时间跨度在一年以上、五年之内的计划称为中期计划，时间跨度在一年及一年以内的计划称为短期计划。

（1）长期计划：中医药事业发展的长期计划主要围绕两个方面的问题制定：一是中医药事业的长远目标和发展方向，二是达到目标的实施措施。通过长期计划把中医药事业发展规划分为若干阶段，并在长期计划中随时修正影响规划的各种不确定因素，使得长期计划具有弹性。

（2）中期计划：中医药事业发展的中期计划来自于长期计划，比长期计划具体、详细，主要是协调长期计划和短期计划之间的关系。长期计划以问题、目标为中心，中期计划则以时间为中心，具体说明各年应达到的目标和应开展的工作。中医药事业发展的中期计划使中医药科研项目、技术革新项目等有一个较为合理的安排，使中医药机构基本建设规划得到较好的落实。

（3）短期计划：短期计划比中期计划更为具体和详尽，它主要说明计划期内必须达到的目标，以及具体的工作要求，要求能够直接指导各项活动的开展，如中医药科研的某项目管理，部分教学计划改革的实施，中医院医疗服务工作的具体实施工作，都可通过短期计划来完成。

2. 按中医药计划工作的内容划分

综合计划：是指对组织活动所作出的整体安排。一个组织或系统在编制计划时需要有一个较完整、较全面的综合计划，在综合计划制定之后，还要制定各种为这个综合计划服务的其他计划。综合计划要求对中医药事业发展考虑全面，避免因计划不周产生某些环节遗漏，以致于影响总体规划的实现。

项目计划：在中医药事业发展的总体规划中，应包含中医药人才培训、机构建设、质量提高的发展计划，需要有中医药事业的医疗、教学、科研几方面工作的方向和重点等各方面的内容。

3. 按计划执行情况划分

（1）指令性计划：指具有强制的约束力，以各种强制性手段，甚至以法律的形式来保证其执行。中医药工作的指令性计划常是上级主管部门以行政命令的形式颁布，要求下属的中医药卫生机构必须严格执行，如机构的人员编制、经费预算等计划。

（2）指导性计划：指只规定任务的方向、目标及其要求幅度和指标，而对完成的方法、步骤不做硬性规定，上级主管部门或计划执行的监督部门使用各种激励方式，诱导其计划的完成。

二、中医药发展的计划流程

计划是管理的最基本职能。由于管理的环境是动态的，管理活动过程处于发展变化中，计划工作作为行动之前的安排，必须具有灵活性、应变性，是一种连续不断的循环、不断提高的过程。任何计划工作的步骤都是相近的，依次包括以下八个方面：分析形势、确定目标、明确前提条件、拟定备选方案、评估备选方案、制订主要计划、制订派生计划及编制计划预算等，见计划流程示意图3-1。

（一）分析形势

计划工作是从分析现实形势开始的，是对将来可能出现的机会并对清楚全面地了解这些机会的能力进行的初步探讨。这需要管理者认真分析自身拥有的资源条件、面临的环境状况，预测其变化趋势，从中寻找发展机会，并判断利用机会的可能性，或面对挑战寻求应对的策略。通过形势分析，可以使中医药事业的发展做到胸中有数。在分析形势这一步骤中，管理者常用SWOT工具。

（二）确定目标

制订计划的第二个步骤是确定目标，即指组织在一定时期内所要达到的效果，为计划指明方向。目标不仅给计划指明重点，还可以通过目标的具体化和可衡量的程度，做出定量的表述。计划设立的目标应与组织的目标一致，这是计划目标的基本要求；其次要注意目标的排序，恰当地确定哪些是优先目标是目标选择过程中的重要工作；最后要注意目标的量化，应对目标设置明确的衡量指标，使个人易于理解和执行。

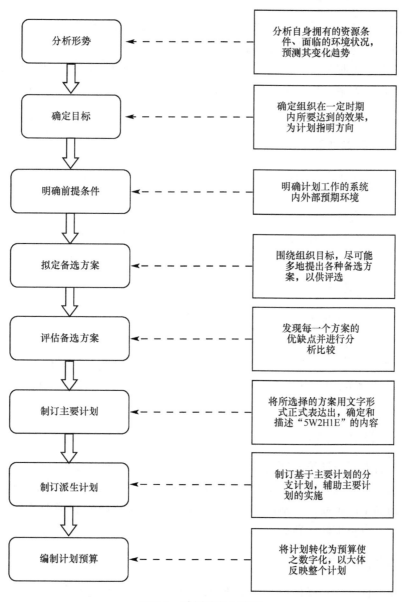

图 3-1 计划流程示意图

(三) 明确前提条件

前提是计划工作的依据和执行计划的预期环境。预期环境包括系统内部环境和系统外部环境。内、外部环境包含许多的内容，因而预期环境受到众多因素的影响，既有组织内部的可控因素，也有组织外部的不可控因素。要把未来环境的每一种因素都做出预测是不切实际的，因此前提条件是限于那些对计划来说是关键性的，或具有重要意义的假设条件。预测在确定前提方面很重要，最常见的对重要前提条件预测的方法是德尔菲法。

（四）拟定备选方案

计划的前提条件确定后，就要拟定各种可行的计划方案，以供评选。围绕组织目标，管理者要尽可能多地提出各种备选方案，充分发扬民主，吸收各方人士参与方案制订，尽量做到集思广益、大胆创新。然而由于认知能力、时间、经验和费用等原因，管理者并不能找到所有的可行方案，只可能是拟订出若干个比较有利于预期目标的可行方案进行评价比较。

（五）评估备选方案

当提出了各种实施方案后，必须对每一个方案的优缺点进行分析比较，即评估备选方案，这是选择方案的前提。评估方案的优劣取决于评价方法和评价者的智慧水平。要从计划方案的客观性、合理性、可行性、有效性、经济性、机动性、协调性等方面来衡量。在对各个备选方案进行比较时，要特别注意发现每个方案的制约因素、隐患及总体的效果。

这一阶段的最后一步是按一定的原则选择出一个或几个较优计划。

（六）制订主要计划

完成了拟订和评估备选方案后，拟订主要计划就是将所选择的方案用文字形式正式地表达出来，作为一项管理文件。拟写计划要清楚地确定和描述"5W2H1E"的内容，即"做什么？（what）"、"为什么做？（why）"、"何时做？（when）"、"何地做？（where）"、"谁去做？（who）"、"怎样做？（how）"、"多少？（how much）"、"效果？（effect）"。

（七）制订派生计划

做出决策后需要制订派生计划。派生计划是基于主要计划的分支计划，按照主要计划中的小计划进行扩展或另外制订相关计划。几乎所有的主要计划都需要派生计划的支持保证。例如，药品生产企业，在制订产销计划之外，还需制订雇佣和培训各种人员的计划、筹集资金计划、设备维修计划等。

（八）编制计划预算

计划工作的最后一步就是预算，即把计划转化为预算，使之数字化，以大体反映整个计划。预算实质上是资源的分配，编制预算一方面可以使计划的指标体系更加明确，另一方面预算可作为衡量计划是否完成的标准，使组织对计划的执行更加易于控制。定性的计划往往在可比性、可控性和进行奖惩等方面存在困难，而定量的计划则具有硬性的约束力。

三、编制中医药发展计划的方法

（一）滚动计划法

1. 滚动计划法的基本思想

滚动计划法是按照"近细远粗"的原则制订一定时期内的计划，然后依据计划的执行情况和环境变化，对未来计划作调整和修订，并逐期向后推移，使短期计划、中期计划和长期计划有机结合起来的一种方法。该方法每次的编制和修订都要根据前期计划执行情况和客观条件的变化，将计划向后延伸一段时间，使计划不断滚动、延伸，所以称为滚动计划。

影响中医药事业发展的因素众多（如经济、政治、文化、技术、产业、居民需求等），在计划工作中难以准确预测这些影响因素在较长时期内的变化，且随着计划期的延长，这些影响因素变化的不确定性就越大。因此，如果机械地按照几年之前编制的计划实施，或机械地、静态地执行战略性计划，则可能导致严重的错误，产生巨大的损失。滚动计划法可以避免这种不确定性带来的不良后果。

2. 滚动计划法的制作步骤

滚动计划法的制订步骤是，在近期详细计划执行完毕后，根据执行情况和内外部因素的变动情况对原计划进行修正细化，此后便根据同样的原则逐期滚动，每次修正都向后滚动一个时期。例如，五年计划规定每年编制一次，每次向后滚动一年；年度计划规定每季度（或半年）编制一次，每次向后滚动一季。五年计划滚动编制的程序示意图如图3-2所示。

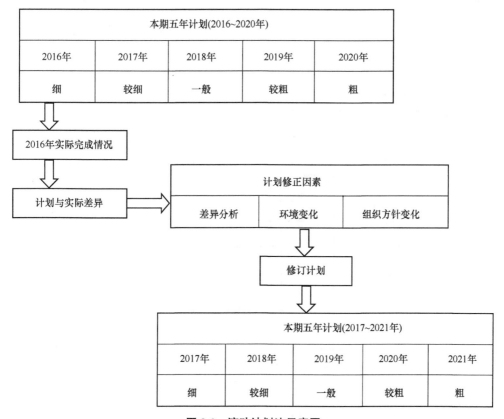

图3-2　滚动计划法示意图

3. 滚动计划法的评价

滚动计划法虽然使编制计划的工作量加大，但随着计算机技术的发展，计划的制订或修改变得简便容易，大大提高了滚动计划法的推广应用，其优点明显：

（1）推迟了对远期计划的决策，使计划更加切合实际，减小了计划期内的不确定因素的影响。

（2）能使短期计划、中期计划和长期计划相互衔接。

（3）保证了计划的基本弹性，可以提高组织在剧烈变化着的环境中的应变能力。

滚动计划法也存在缺点。一年一滚动的方法影响了"五年计划"中年度计划的协调性，并且难以区分每个"五年计划"的方针和任务。

需要指出的是，滚动间隔期的选择，要适应企业的具体情况，如果滚动间隔期偏短，则计划调整较频繁，好处是有利于计划符合实际，缺点是降低了计划的严肃性。一般情况是，生产比较稳定的大量大批生产企业宜采用较长的滚动间隔期，生产不太稳定的单件小批生产企业则可考虑采用较短的间隔期。

（二）甘特图

1. 甘特图的概念和特点

甘特图（Gantt chart）又称横道图、条状图，由亨利·甘特于20世纪初开发。该图直观简便，基本是一条线状图。其中，横轴表示时间，纵轴表示活动（项目），线条表示在整个期间上计划和实际的活动完成情况。它直观地表明任务计划在什么时候进行，及实际进展与计划要求的对比。管理者由此可以非常便利地弄清每一项任务（项目）还剩下哪些工作要做，并可评估工作是提前还是滞后，亦或正常进行，从而更好地控制工作的整体进展。甘特图的特点：

（1）其以图形或表格的形式显示活动。

（2）其是一种通用的显示进度的方法。

（3）构造时应包括实际日历天和持续时间，并且不要将非工作日算在进度之内。

下面结合一个实例来简单说明甘特图的表达：图3-3的横轴表示以月为单位的时间，

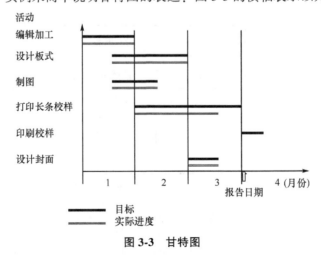

图 3-3　甘特图

纵轴为主要活动。计划需要确定书的出版包括哪些活动，这些活动的顺序，以及每项活动持续的时间。实线线条表示按计划各项活动的时间进度安排，空白的线条表示活动的实际进度。甘特图作为一种控制工具，帮助管理者发现实际进度偏离计划的情况。在本例中，除了打印长条校样的实际进度慢于计划外，其他活动都是按计划完成的。

2. 甘特图的绘制步骤

（1）明确工作牵涉到的各项活动、项目。内容包括项目名称（包括顺序）、开始时间、工期、任务类型（依赖/决定性）和依赖于哪一项任务。

（2）创建甘特图草图。将所有的项目按照开始时间、工期标注到甘特图上。

（3）确定项目活动依赖关系及时序进度。使用草图，按照项目的类型将项目联系起来，并安排各项目的进度，从而保证在未来计划有所调整的情况下，各项活动仍然能够按照正确的时序进行。也就是确保所有依赖性活动能并且只能在决定性活动完成之后按计划展开。

（4）计算单项活动任务的工时量。

（5）确定活动任务的执行人员及适时按需调整工时。

（6）计算整个项目的时间。

制作甘特图的方法，有专门的软件如 Ganttproject、Gantt Designer 和 Microsoft Project 等。当然也可以在 Microsoft Excel 中手动绘制。

3. 甘特图法的评价

（1）优点：图形化概要，直观明了，简单易懂；技术通用，应用较为广泛；有多种表达形式，可以用简单的办工软件制作，对于复杂的项目，有专业软件的支持，技术上可以克服计算和分析的复杂性。

（2）局限：由于甘特图主要关注项目的进程管理，所以甘特图事实上仅部分地反映了项目管理的三重约束，即时间、成本和范围；尽管能够通过项目管理软件描绘出项目活动的内在关系，但当关系过多时，软件会存在不足，表现在关系过多时，纷繁芜杂的线图必将增加甘特图的阅读难度。

个人甘特图与平常我们使用的时间表是两种不同的任务表达方式。个人甘特图使用者可以较为直观地知道有哪些任务在什么时间段要做，而时间表则提供更具体的时间段数据。

(三) 网络计划技术法

1. 网络计划技术法的概念和特点

网络计划技术是安排和编制最佳日程计划，有效的实施进度管理的一种科学的管理方法，其工具是箭条图，故又称矢线法。它既是一种科学的计划方法，又是一种有效的生产管理方法。尤其当计划中的项目个数很多时，需要协调成百上千个活动，并获得之间存在着的紧密时间关系，网络计划技术法在这种情况下十分高效。

20 世纪 60 年代，著名数学家华罗庚教授结合我国实际，在吸收国外网络计划技术理论的基础上，将 CPM、PERT 等方法统一定名为统筹法，至此我国开始运用网络计划技术法。现在我国已在国民经济各个领域的计划管理中应用网络计划技术法。

网络计划最大特点就在于它能够管理工作所需要的多种信息，有助于管理人员合理地组织活动，做到心里有数，知道管理的重点应放在何处，怎样缩短活动周期，在何处挖掘潜在资源，如何降低成本。在中医药管理领域中提高应用网络计划技术的水平，对于提高中医药事业的具体管理活动效率具有重要意义。

2. 网络计划技术法的原理

利用网络图的形式表达一项工程中各项工作的先后顺序及逻辑关系，经过计算分析，找出关键工作和关键线路，并按照一定目标使网络计划不断完善，以选择最优方案；在计划执行过程中进行有效的控制和调整，力求以较小的消耗取得最佳的经济效益和社会效益。其工作步骤包括：①确定完成目标所需进行的各项活动；②确定以上活动的先后顺序及各自所需的时间；③绘制网络图，反映活动开始到结束的过程；④找出其关键路径，即完成该项活动所需时间最长的那条路径，以明确项目活动的重点。

网络计划技术优点：

（1）网络图能够反映出各项活动、任务之间的相互制约或依赖关系，利于管理者从全局出发、统筹安排，利于职工间相互协调和配合。

（2）可以利用网络图找出关键性的活动，以及非关键性的、有时间、人力、物力资源潜力的活动，进而挖掘出来并充分利用。

（3）从网络图中能够找出多种可行方案，并可直观比较，利于决策者在联系实际的基础上进行选择，从而在总体上实现最优管理状态。

（4）网络模型的绘制利于管理工作中采用计算机的工作方式，为实现管理手段的现代化、数据处理自动化提供了有利条件。

网络计划技术的缺点：在网络计划编制过程中，各项活动的时间参数计算比较繁琐，绘制活动计划所需劳动力和资源的需要量曲线比较困难。

第二节　中医药发展战略管理

一、中医药发展战略管理的概念与特点

（一）中医药发展战略管理的概念

中医药发展战略管理是指根据中医药事业外部环境和内部条件设定战略目标，为保证该目标的切实落实而制定进度方案和决策路径。其中，战略目标是指对中医药事业在某一确定时期的全局的、长远的发展思路、发展原则、目标及发展任务。中医药发展战略管理包括中医药发展的战略制定与战略实施两个部分。

（二）中医药发展战略管理的特点

1. 中医药事业发展战略管理的全局性

中医药发展的战略管理是以中医药事业的全局为对象，根据中医药事业发展的需要而制定的。它所管理的是中医药事业的总体活动，所追求的是中医药事业的总体效果。具体地说，中医药发展战略管理不是强调某一中医药机构或职能部门的重要性，而是通过制定

中医药事业的使命、目标和战略来协调各组织机构的活动。具有综合性和系统性的特点。

2. 中医药发展战略管理的主体是高层管理者

由于中医药发展战略决策涉及中医药发展活动的各个方面，虽然它也需要中、下层管理者与全体中医药工作者的参与和支持，但最高层管理人员介入战略决策是必须且非常重要的。这不仅是由于他们能够统观全局，了解中医药事业发展的全面情况，更重要的是他们具有对战略实施所需资源进行分配的权利。

3. 中医药发展战略管理涉及五大资源的配置

中医药发展涉及人力资源、实体财产和资金，或者在中医药事业内部进行调整，或者从中医药外部筹集。战略决策需要在相当长的一段时间内致力于一系列的活动，而实施这些活动需要足够的资源作为保证。因此，这就需要为保证战略目标的实现，对资源进行统筹规划、合理配置。

国务院副总理刘延东明确提出"中医药是我国独特的卫生资源、潜力巨大的经济资源、具有原创优势的科技资源、优秀的文化资源、重要的生态资源"。从中医药"五大资源"出发，以改革的视角，做好中医药事业发展的顶层设计，不断完善中医药事业发展政策和机制，努力实现重点突破，才能推动中医药事业全面协调可持续发展。

4. 中医药发展战略管理具有长远性

国家主席习近平在皇家墨尔本理工大学中医孔子学院授牌仪式上强调说，中医药学凝聚着深邃的哲学智慧和中华民族几千年的健康养生理念及其实践经验，是中国古代科学的瑰宝，也是打开中华文明宝库的钥匙。深入研究和科学总结中医药学对丰富世界医学事业、推进生命科学研究具有积极意义。

中医药发展战略管理中的战略决策是对中医药事业未来较长时间（5年以上）内，就中医药发展问题进行的统筹规划。在迅速变化和竞争性的环境中，战略决策应以组织者所期望或预测将要发生的情况为基础，谋求中医药事业长期的生存和发展。

5. 中医药发展战略管理具有适应性

战略要实现外部环境与内部条件的动态平衡。中医药的发展影响着外部环境因素，同时也更多地受到那些不能由中医药事业自身控制的因素的影响。所以在开放的系统中，中医药的发展必须考虑与其相关的因素，包括竞争对手、中医药服务的利用者、资金来源、政府等外部因素，从而不断地适应不断变化的外部环境。

中医药知识结构的适应性也要求战略管理具有适应性。中医药知识体系是一个开放的复杂系统，其复杂性源于中医传统文化的复杂性。早在《易经》、《洪范》中就表达了"阴阳八卦"、"五行"学说思想。《易经》中卦爻、符号系统象征宇宙最基本的元素关系，这些元素运行变化形成了概括天地万物复杂性特征的理论体系。"五行"学说将世界看作是由五种基本元素组成，五行相生相克的循环性与阴阳关系的平衡性形成不同形式的系统结构重叠组合为一体，从而构成复杂系统。复杂系统的典型特征是适应性造就复杂性，即系统中的个体能够与环境和其他个体进行交流，在这种交流的过程中"学习"或"积累经验"，不断进行着演化学习，并且根据学到的经验改变自身的结构和行为方式，整个系统因此而产生演变或进化，产生新的层次结构，出现功能分化和多样性，聚合成更大的新主体等。可见，系统适应性是中医药不断演化复易、进化发展的内在动力机制。

6. 中医药发展战略管理具有创新性

战略并不完全是理性分析或计算推导的结果，一个好的战略常常具有创新性。知识经济的兴起和信息时代的到来，给各个行业带来了空前的机遇和挑战。面对机遇和挑战，将创新求发展作为经营思想，努力改善组织运行质量并切实提高核心竞争力，以创新的思维和工作方式推动各项工作取得更好、更快的发展。在考虑发展时不要有短期行为，在管理的技术手段上要实现国际化、现代化。在当今全球化信息时代，需要重视运用互联网、电子商务等高科技手段收集、处理市场信息，调整策略，提高竞争力。

中医药学是中国医学科学的瑰宝，也是打开中华文明宝库的钥匙。中医理论是中国传统哲学知识与临证实践经验的融合，是中华民族在几千年生产生活实践和与疾病做斗争中逐步形成并不断丰富发展的，对人与自然、人体生命活动、健康与疾病规律性认识的医学知识体系，是中医养生保健、防病治病和产业研发的指导思想和实践指南，是中医药学的基础与核心。加强中医理论传承创新，对于促进中医理论实践应用，发挥中医药原创优势，提高我国科技自主创新能力，保障中医药学术和事业健康发展，加快建设创新型国家，促进健康中国建设具有重要意义。因此，中医药发展战略管理具有创新性是中医药服务传承与创新的本质要求。

二、中医药发展战略管理的指导思想及基本原则

要制定完善的中医药发展战略，必须首先明确中医药发展战略管理的指导思想，并结合中医药工作的实际情况，确定中医药发展战略管理的基本原则。国务院印发的《中医药发展战略规划纲要（2016—2030年）》中明确了中医药发展战略的指导思想和基本原则，并提出，在当前我国进入全面建成小康社会的决胜阶段，迫切需要在构建中国特色基本医疗制度中发挥中医药的独特作用。

（一）指导思想

认真落实党的十八大和十八届二中、三中、四中、五中全会精神，深入贯彻习近平总书记系列重要讲话精神，紧紧围绕"四个全面"战略布局和党中央、国务院决策部署，牢固树立创新、协调、绿色、开放、共享发展理念，坚持中西医并重，从思想认识、法律地位、学术发展与实践运用上落实中医药与西医药的平等地位，充分遵循中医药自身发展规律，以推进继承创新为主题，以提高中医药发展水平为中心，以完善符合中医药特点的管理体制和政策机制为重点，以增进和维护人民群众健康为目标，拓展中医药服务领域，促进中西医结合，发挥中医药在促进卫生、经济、科技、文化和生态文明发展中的独特作用，统筹推进中医药事业振兴发展，为深化医药卫生体制改革、推进健康中国建设、全面建成小康社会和实现"两个一百年"奋斗目标做出贡献。

（二）基本原则

坚持以人为本、服务惠民。以满足人民群众中医药健康需求为出发点和落脚点，坚持中医药发展为了人民、中医药成果惠及人民，增进人民健康福祉，保证人民享有安全、有效、方便的中医药服务。

坚持继承创新、突出特色。把继承创新贯穿中医药发展一切工作，正确把握好继承和创新的关系，坚持和发扬中医药特色优势，坚持中医药原创思维，充分利用现代科学技术和方法，推动中医药理论与实践不断发展，推进中医药现代化，在创新中不断形成新特色、新优势，永葆中医药薪火相传。

坚持深化改革、激发活力。改革完善中医药发展体制机制，充分发挥市场在资源配置中的决定性作用，拉动投资消费，推进产业结构调整，更好发挥政府在制定规划、出台政策、引导投入、规范市场等方面的作用，积极营造平等参与、公平竞争的市场环境，不断激发中医药发展的潜力和活力。

坚持统筹兼顾、协调发展。坚持中医与西医相互取长补短，发挥各自优势，促进中西医结合，在开放中发展中医药。统筹兼顾中医药发展各领域、各环节，注重城乡、区域、国内国际中医药发展，促进中医药医疗、保健、科研、教育、产业、文化全面发展，促进中医中药协调发展，不断增强中医药发展的整体性和系统性。

三、中医药发展战略管理的目标体系

战略目标是组织使命和愿景的具体化。战略管理目标体系可以把组织中的全体成员组织在目标体系内，使每个人的工作直接或间接地与组织的总体目标联系起来，使每个成员都能清楚自己的工作与实现目标的关系，从而产生关心和愿意为实现目标而努力的自觉性，有利于成员在完成工作中共同努力，发挥协调一致的精神。

中医药发展的战略目标是多元化的。按照管理层次，可以将中医药管理目标分为中医药管理总体目标、地区目标、机构目标、科室目标和个人目标。

（一）总体目标

总体目标是指在一定时期内，中医药管理预期要取得的总的成果。总目标是目标管理有效实施的前提和保证，只有有了总体目标，中医药管理的各项工作才能围绕总体目标分头进行。

（二）地区目标

地区目标是指各地区依据当地社会经济发展水平、群众卫生服务需求、卫生服务水平、内部潜力等条件，围绕中医药管理的总体目标所制订的本地区的中医药发展目标。其规定了本地区在一定时期内中医药发展应取得的成果。

（三）机构目标

机构目标是指中医药医疗、科研、教育、产业、文化领域中的各机构围绕中医药管理的总体目标所制订的本机构的发展目标。其规定了本机构在一定时期内应取得的成果。

（四）科室目标和个人目标

科室目标和个人目标是指科室和个人围绕本地区、本机构的目标所制订的科室和个人目标。

中医药管理总体目标的实现有赖于各个地区和各个环节的工作目标的实现。围绕中医药管理总体目标所制订的机构目标、科室目标和个人目标，形成了中医药管理目标体系。这一目标体系具有层次性，即中医药管理目标从具有综合性的总目标到具体化的各个管理层的中层目标，直至特定的个人目标。在目标体系中，除了纵向目标的指导和保障关系外，各相同层次目标之间也必须具有协调的协作关系，即目标与目标之间左右关联，上下一贯，从而保证各环节的工作实现紧密衔接。

中医药管理目标体系中的各个分目标是总体目标的具体化，是总体目标对各个环节工作的要求和考核的依据。按照管理层次分目标，可使中医药管理所有组成单位和每个工作人员，都能明确自己所处的地位，各司其职，有助于个体责任意识的增强，主动积极地完成具体目标。各个具体目标的有效实现，就能保证中医药管理总目标的完成。

四、新形势下中医药重要发展战略

（一）信息化战略

随着时代的发展，信息化技术已经渗透到各行各业，包括拥有千年传承与应用历史的中医药领域。充分利用信息技术，促进中医药信息资源的开发、利用和共享，加快中医药信息化建设，对提高中医药科学管理水平和创新能力，促进中医药事业快速发展具有十分重要的意义。

中医药事业信息化战略的核心是利用以互联网、云计算等为核心的新一代信息技术来改变中医药事业的管理、中医药行业的生产、流通、销售、服务等的方式。通过对互联网、物联网、电信网、广电网、无线宽带网等网络的多样化组合，深入地推进基础性与应用型信息系统的开发建设，建立智能化和现代化中医药综合性服务平台。

目前，在中医医疗领域，国家大力发展"互联网＋"中医医疗，即以互联网技术为载体，发展中医远程医疗、移动医疗、智慧医疗等新型医疗服务模式。如构建集医学影像、检验报告等健康档案于一体的医疗信息共享服务体系，逐步建立跨医院的中医医疗数据共享交换标准体系；探索互联网延伸医嘱、电子处方等网络中医医疗服务应用；利用移动互联网等信息技术提供在线预约诊疗、候诊提醒、划价缴费、诊疗报告查询、药品配送等便捷服务。

对于中医药生产企业而言，电子交易与传统经营业务的有效结合必将增强市场竞争力。例如，由于药材来源不同，对药材的处理工艺也不一样，中药的成本难以核算，中药目前还无法做到统一定价。通过信息化战略，把分散的中医药价格信息系统整合起来，提升为一个具有较好协同能力和调控能力的有机整体，这是传统意义上的中药材市场的升华和飞跃。另一方面，信息化战略的实施有利于扩大中医药国际贸易。中药材海外资源市场开拓，加强海外中药材生产流通质量管理。鼓励中医药企业走出去，加快打造全产业链服务的跨国公司和知名国际品牌。积极发展入境中医健康旅游，承接中医医疗服务外包，加强中医药服务贸易对外整体宣传和推介。

（二）共享经济发展战略

共享经济已渗透至私人资源的再利用、公共资源的深度开发和准公共资源的强输出。

共享经济强调利他与共有成本。因为工业经济的发达，让市场的物资非常充沛，许多资源都闲置着；因为数字经济的发展，降低交易成本（媒合）的技术越发成熟。当这两项碰在一起时，就产生新的分享经济。让一种使用不必拥有的新生活型态俨然成形。从最早的二手资源（拍卖网站），到现在闲置汽车的共享（Uber）、闲置房子的共享（Airbnb）等，因为网络上的随选、搜寻、谋合的交易成本越来越小，未来这种凡事物皆可出租的新经济，就成为共享经济。根据《经济学人》在《共享经济的崛起》(*The Rise of the Sharing Economy*) 一文中对"共享经济"的定义：网络上，任何东西都能出租，包括分享你的资产、资源、时间、技能等。在经济上，随着支付与信任技术的完善，人们开始能从分享资源中获得金钱报酬。

中医药的发展应当采取共享经济的战略，以互联网和数据链为基础，将中医药行业中的各个要素重新连接起来，构造成为全新的商业链路，空前地降低成本、发挥更大效用。在共享经济的思想指导下，中医药企业需更快更轻地开放自己的资源和资产，与更多的物种实现连接和共享，只有这样才能有机会在新经济中取胜。

(三) 绿色发展战略

中医药的绿色发展战略是中医药企业面对绿色挑战，把节约自然资源、保护和改善生态环境、有益于消费者和公众身心健康作为生产经营理念，摒弃传统的高投入、高消费、高环境代价的发展模式，改变企业的信息采集、营销、生产、研发模式等，对企业资源进行重新整合，将"绿色"因素渗透于企业的各个环节和层次之中，以绿色消费作为出发点，以绿色文化作为企业文化核心，在满足消费者绿色消费的前提下，为实现企业目标、中医药行业整体目标而进行的一种新的长远性、全局性和系统性设计。

传统的发展战略只是依照"经济人"假定，把中医药企业视为一个单纯依赖市场的、以盈利为目标的经济组织，发展仅是实现经济增长。而当前从客观必然性来说，现代中医药行业的发展过程，必然是经济与生态、中医药企业与环境和人、中医药企业与自然的协调发展过程。使中医药企业的发展建立在共享经济发展与生态发展的良性循环关系基础上，生态发展正在构成中医药事业发展的目标，是衡量中医药事业发展的质量、效益、水平和程度的客观标准之一。中医药事业绿色发展战略的出发点和最终目的是满足人民的生态、物质和精神的全面需要，从而增进社会的福利，改善人民的生活质量。

(四) 创新发展战略

中医理论的创新研究需在继承研究的基础上加强和深化，为中医理论的创新准备好赖以存在的根基，才能有所作为。中医理论继承之中就孕育着创新：要创新就必须首先要继承，没有认真扎实的继承，创新也就成了无源之水、无本之木、空中楼阁。同样，创新中医药管理模式是今后很长时间内中医药管理工作努力的目标。

实施中医药管理创新战略，需包含以下方面：健全以国家和省级中医药科研机构为核心，以高等院校、医疗机构和企业为主体，以中医科学研究基地（平台）为支撑，多学科、跨部门共同参与的中医药协同创新体制机制，完善中医药领域科技布局。统筹利用相关科技计划（专项、基金等），支持中医药相关科技创新工作，促进中医药科技创新能力提升，加快形成自主知识产权，促进创新成果的知识产权化、商品化和产业化。

同时，应积极运用现代科学技术和传统中医药研究方法，深化中医基础理论、辨证论治方法研究，开展经穴特异性及针灸治疗机理、中药药性理论、方剂配伍理论、中药复方药效物质基础和作用机理等研究，建立概念明确、结构合理的理论框架体系。加强对重大疑难疾病、重大传染病防治的联合攻关和对常见病、多发病、慢性病的中医药防治研究，形成一批防治重大疾病和治未病的重大产品和技术成果。综合运用现代科技手段，开发一批基于中医理论的诊疗仪器与设备。探索适合中药特点的新药开发新模式，推动重大新药创制。鼓励基于经典名方、医疗机构中药制剂等的中药新药研发。针对疾病新的药物靶标，在中药资源中寻找新的候选药物。

（五）中医药文化传承传播战略

"继承"和"创新"是中医的根，中医的魂。我们要做好中医药文化的继承，努力倡导以人为本，诚信服务的中医临床诊疗服务理念，充分发挥中医中药"简、便、廉、验"特点，积极推广中医适宜技术。我们要加大力度实施"名院、名科、名中医"和"中医药进社区、进农村、进家庭"的发展战略，提升中医药技术水平，服务群众。我们要充分发挥中医中药资源和品牌优势，通过中医药文化的继承，在中医药从业人员中树立"大医精诚"和"不为良相，愿为良医"的医德信念，做"苍生大医"。我们要落实全心全意为人民服务，一切为了人民群众健康的革命人道主义精神，以更高尚的医德，更精湛的医术，更过硬的医疗质量，为患者提供更优质的中医医疗、保健、预防服务。我们要做好中医药文化的创新，把传统的中医药文化赋予时代新的内涵和意义。要积极展示新中国成立以来中医中药的伟大成就，促进中医药科研成果的转化和应用，使人民群众能够享受到中医中药不断进步和发展所带来的好处；我们要充分发挥中医中药的特色和优势，发挥中医中药在缓解群众"看病难、看病贵"问题上应有的积极作用。我们要在构建社会主义和谐社会的今天，把中医药以人为本、天人合一、和谐共济的人文观体现在临床医疗实践中，构建和谐的医患关系。

（六）中医药人才战略

1978 年，邓小平提出应该重视解决中医队伍后继乏人的问题。"为中医创造良好的发展与提高的物质条件"。但时间已过去二十多年。中医药学后继乏人状况更加严重。解决中医药人才问题，最根本办法是真正按中医药自身规律特点培养人才。

中医药人才的培养有其特殊性，世家相传及师承式教学是古代的主要教学方式，使中医药学术得以世代相传。尤其是师承式教学既注重临床实践的教学，又注重中医基础理论的教育，使学生能够理论联系实践。目前，我国的中医药教育已经从师承式教育转化为以学校式教育为主要教学模式，其他模式为辅的多种教学模式相结合的中医药教学模式。因此，应该创新中医药的教学模式，注重其民族性，医哲交融的歧义性，以及中医的整体性与还原论分析方法研究的矛盾性等。使中医药教育适应中医药自身发展的规律，是目前中医药教学研究应该解决的核心问题。

在创新中医药教学模式过程中，应建立中医药师承教育培养体系，将师承教育全面融入院校教育、毕业后教育和继续教育中。鼓励医疗机构发展师承教育，实现师承教育常态化和制度化。建立传统中医师管理制度。加强名老中医药专家传承工作室建设，吸引、鼓励名老中医药专家和长期服务基层的中医药专家通过师承模式培养多层次的中医药骨干人才。目前，国家已经采取了多种手段来培养中医药人才，从师承制到院校教育，再到导师制的各种尝试，均在中医药教学模式的创新方面进行了有益的尝试。

第三节　中医药管理决策的理论

一、中医药管理决策的含义

中医药管理决策是中医药管理的主要环节，也是中医药管理者的基本职能。决策理论的创始人西蒙曾说："管理就是决策"，中医药管理行为，从根本上说就是中医药组织中决策的整个过程。

中医药管理决策就是决定中医药工作的方针政策，是中医药管理者在中医药管理工作中，为达到预定的目标，根据中医药工作的实际情况和条件，在掌握大量信息的基础上，运用科学的理论和方法，系统地分析中医药工作主客观条件，对所要解决的问题作出决定。决策贯穿于中医药管理的方方面面，大至国家中医药管理局，小至具体中医药单位，在处理事务的过程中都需要决策。因此，中医药管理决策是中医药管理职能的重要组成部分，实施中医药决策，实现中医药决策科学化，既是中医药事业发展的需要，也是实现中医药现代化的客观要求。

二、中医药管理决策的表现形式

中医药管理决策包含四个要素，即决策主体、决策介质、决策客体及决策结果。进行中医药管理决策的主体一般是国家及地方卫生、中医药行政管理部门；决策客体是中医药事业发展的各个相关领域，包括中医药医疗、科研、教育、产业、文化领域等；决策介质即中医药决策主体作用于决策客体的信息、环境、方法和理论，最终决策主体通过决策介质连接决策客体，形成决策结果；决策结果包括决策方案的选择、执行和反馈，其表现形式一般来说是相关的政策性文件，包括战略、战略规划、规划、意见、决定、办法、通知等。

中医药管理决策既是一个较为宏观的概念，也是一个相对微观的概念。对于宏观概念，一般来说要解决的问题是全局性的、长远性的、战略性的，因此其具体的表现形式更多地来说是发展战略、发展规划。例如，我国每5年制定一次的中医药发展五年规划、目前正在研制的中医药发展战略规划等。这些文件的核心一般来说是以现存发展问题为主要内容，围绕问题明确战略、规划目标、基本原则、重点任务及保障措施等内容。对于微观概念，主要指的是对中医药发展的某一领域进行决策，如医疗、科研、教育、产业、文化等方面的管理决策。

三、中医药管理决策的分类

按中医药决策的范围和影响程度的不同，可分为战略性中医药决策和战术性中医药决策。战略性中医药决策是指影响整个国家中医药管理发展的全局性决策，具有长期性、纲领性和方向性的特点。每个地区、每个中医药单位都有自己的全局性问题，因此都要进行各自的战略性决策；但相对于全国来说，它们又都是局部。因此，地区的、单位的中医药战略性决策要服从于全国的战略性决策。战术性中医药决策是指解决中医药管理中的局部性问题或个别性问题的决策，解决的是组织的某个或某些具体部门在未来各个较短时间内的行动方案，战术性中医药决策是战略性中医药决策的落实，属于执行决策。战略性中医药决策对战术性中医药决策的性质、方向起到决定性作用，而战略性中医药决策的实施和完成又有赖于战术性中医药决策。两者有效结合才能实现中医药管理的目标。

按中医药决策的层次，可分为单位决策、地区决策和国家决策。中医药管理活动是分地区、按级别进行的。不同的中医药管理层次，其管理目标和管辖范围不同，其在整个中医药管理体系中所发挥的作用也不同。国家中医药管理局的决策决定着全国中医药行业的发展方向，地区中医药管理部门的决策主要影响本地区中医药的工作，中医药相关单位的决策则对本单位的具体工作发挥作用。国家中医药管理局的决策属于宏观层面，地区、单位的决策相对于国家决策来说则属于微观层面。因此，需要注意中医药管理工作中将不同层次的中医药决策相互衔接，在宏观层面和微观层面上促进中医药管理体系的发展。

从环境因素的可控程度来看，中医药管理决策分为确定型中医药决策，风险型中医药决策和非确定型中医药决策。确定型中医药决策是指中医药决策执行后只有一种结果的决策，它的各种可行方案的条件都是已知的，通过比较各个不同方案的结果就可以选择出最佳方案。一般来说，确定型中医药决策是很少的，大多数都是风险型中医药决策和非确定型中医药决策，这两种决策均指由于存在不可控的因素，一个中医药方案可能出现几种不同的结果。两者的区别是，前者在实施时，根据过去中医药工作的实践经验，可估计到会有某些意外因素的干扰，以致于偏离原定目标，因此需要冒一定的风险；后者则在过去中医药工作实践中尚无经验或先例，还无法确实估计将会有哪些因素的影响，对于这两种决策，都应根据中医药实际，采用科学的决策方法，谨慎选择最佳方案，并准备必要的应变方案，同时注意信息的反馈。

四、中医药管理决策的程序

中医药管理决策的过程是一个从提出问题到确定方案所经历的动态过程。提高决策效率有赖于决策过程的科学性。虽然决策是一个较为复杂的工作过程，但一般来说，决策过程一般包括确定决策目标、方案设计、方案选择和执行方案 4 个阶段。其基本程序如图3-4所示。

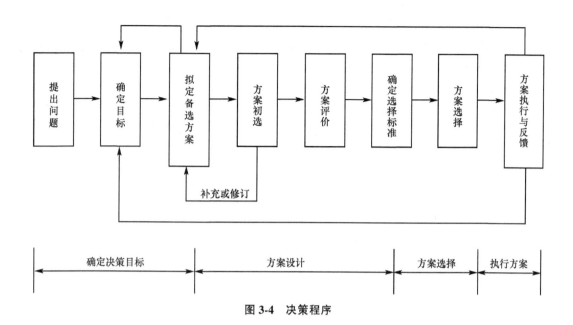

图 3-4　决策程序

（一）确定决策目标

确定决策目标是决策程序的第一阶段，主要包括提出问题和确定目标两个环节。

1. 提出中医药工作中的问题

中医药决策是为了解决中医药工作中出现的问题，对问题的判断影响着决策的正确性。所有中医药决策工作都是从发现问题开始的，这种问题主要是中医药工作中实际达到的状况与应当或期望达到的目标之间的差异。因此，决策者要善于在全面收集、调查、了解情况的基础上发现差距，找出问题，并透过现象发现问题的本质，找出原因。只有通过分析和判断，才能为正确的中医药决策打下基础。

2. 确定中医药目标

中医药目标，即指在一定的外部环境与内部条件下，必须达到或希望达到的结果。目标的确定十分重要，由于目标不同，对同样的问题采用的决策方案就不相同。中医药目标的确定需要明确具体，其成果需是可计量的，同时必须规定时间并明确责任。

（二）方案设计

1. 拟定备选方案

该步骤的主要任务是对中医药信息系统提供的数据情报，在进行系统分析的基础上，拟订出若干个具备实施条件的可行方案。解决任何一个中医药工作问题，客观上存在着多种途径和多种方法。因此，为保证备选方案的质量，防止遗漏，决策者必须拟定尽可能多的备选方案，注意方案的整体详尽性和相互排斥性。

2. 方案初选

方案初选主要是通过对一些比较重要的限定因素的分析，对各方案实现的可能性和效果作比较和评价，淘汰部分作用较小以及在客观条件下不具有可行性的方案，减少备选方案数量，以便对各方案进一步作更深入的分析和比较。中医药工作方案的限制因素即影响中医药管理决策和行动方案的条件，如实现该方案所需具备的中医药资源、时间、中医药技术及其他条件。

3. 方案评价

方案评价是对方案的优劣进行比较。在方案评价时，需采用定性与定量的方法，从经济、社会、技术和环保等多个方面，综合评价各方案对预期目标的有形与无形、长期与短期、利与弊的影响。

（三）方案选择

在进行详尽的方案分析与比较之后，就应该选取一个最合意的或最优的方案加以实施。

1. 方案选择标准

决策方案选择标准要根据决策目标而定，它是衡量方案的优劣尺度。由于方案的选择过程会受到决策者主观判断的影响，因此凡是能够量化的都要制定量化的标准；难以量化的，可以做出详细的定性说明。

2. 方案的选择

在方案评价与比较的基础之上，按选择标准，进行方案的选择。在选择方案时，主要依据满意准则，即选择目前情况下比较满意的适宜可行方案。方案选定后需注意决策带来的影响，制订预防性措施或应变计划，以保证决策方案能够按计划落实。

（四）执行方案

决策的目的在于实践。确定决策方案后，就需将方案付诸实施，将决策变为现实。将所选定的中医药决策方案有效实施是决策过程的重要环节，因此在这一步骤中需要做好以下工作：首先，要确保中医药决策能适应各中医药单位的具体情况，能为广大执行者所充分接受和彻底了解，以便在一定限度内灵活运用；其次，使用目标管理方案将决策目标层层分解，落实到具体的单位和个人，并建立工作汇报制度；其次，对方案的实施过程进行监督和评价，及时发现问题并反馈，并根据客观条件的变化和实践提出的要求，对中医药决策进行修正。

中医药决策方案的实施并不是中医药决策过程的终结点，在普遍实施的过程中会出现多种问题和干扰，因而需要作出新的决策后再付诸实践，从而开始一轮新的决策过程。

第四节　中医药管理决策的方法与资源

一、中医药决策的方法

我国中医药事业的现代化发展需要科学的决策程序和方法。而随着决策实践及社会经济的发展，决策理论与方法也在不断创新与发展。一般来说，可以将决策方法分为定性决策和定量决策方法两大类。

定性决策方法是决策者根据所掌握的信息，通过对事物运动规律的分析，在把握事物内在本质联系基础上进行决策，往往靠决策者个人的主观判断能力。定量决策方法则是主要通过分析决策问题各相关因素之间的数量关系作出决策的方法。根据所选方案结果的可靠性，定量决策方法一般可以分为确定型决策、风险型决策、不确定型决策三种。

循证管理决策方法是现代卫生管理决策中常用的、客观的、重要的一种决策方法，其可以是定量研究，也可以是定性研究，或者是定性与定量相结合。

（一）定性决策方法

定性决策法又称主观决策法，是指在决策中主要依靠决策者或有关专家的智慧来进行决策的方法，这是一种"软技术"。管理决策者运用社会科学的原理并依据个人的经验和判断能力，采取一些有效的组织形式，充分发挥各自丰富的经验、知识和能力，从对决策对象的本质特征的研究入手，掌握事物的内在联系及其运行规律，对组织的经营管理决策目标、决策方案的拟定以及方案的选择和实施作出判断。定性决策方法主要有以下几种。

1. 头脑风暴法

头脑风暴法即通过有关专家之间的信息交流，引起思维共振，产生组合效应，从而导致创造性思维。此种方法，主要是针对解决的问题，相关专家或人员聚在一起，在宽松的氛围中，敞开思路，畅所欲言，寻求多种决策思路，倡导创新思维。时间一般在 1~2 小时，参加者以 5~6 人为宜。

头脑风暴法的创始人奥斯本（A. F. Osborn）为该决策方法的实施提出了四项原则：

（1）各自发表意见，对别人的建议不作任何评价，将相互讨论限制在最低限度内。

（2）建议不必深思熟虑，越多越好，在这个阶段，参与者不要考虑自己建议的质量，想到什么就说出来。

（3）鼓励每个人独立思考，广开思路，想法越新颖、奇异越好。

（4）可以补充和完善已有的建议以使它更有说服力。

头脑风暴法的实施步骤可分为如下三个阶段：

第一阶段，对已提出的每一种设想进行质疑，并在质疑中产生新设想，同时着重研究有碍于实现设想的问题。

第二阶段，对每一种设想编制一个评价意见一览表，同时编制一个可行性设想一览表。

第三阶段，对质疑过程中所提出的意见进行总结，以便形成一组对解决所论及问题的最终设想。

实践证明，头脑风暴法可以排除折中方案，通过客观分析可以获得切实可行的决策方案。

2. 德尔菲法

德尔菲法也称专家意见法，是由美国著名的兰德公司首创并用于预测和决策的方法。该方法在实施过程中以匿名方式通过几轮函询征求专家的意见，组织者对每一轮的意见进行汇总整理后，作为参考再发给各专家，供他们分析判断，以提出新的论证。几轮反复后，专家意见趋于一致，最后供决策者进行决策。

德尔菲法具有下述特点：

（1）匿名性。为克服专家因名望、权利、尊严等而产生的心理影响，德尔菲法采用匿名函询征求意见，以保证各成员能独立地作出自己的判断。

（2）多轮反馈。通过多轮反馈可使各成员充分借鉴其他成员的意见并对自己的意见不断修正。

（3）统计性。德尔菲法属于定性决策，但对专家成员的意见采用统计方法予以定量处理。

德尔菲法的工作流程大致可以分为如下步骤（图3-5）：

（1）确定预测题目。预测题目即预测所要解决的问题，预测题目要具体明确，同时拟订调查提纲，提供有关背景材料。

（2）组成专家小组。按照课题所需要的知识范围，选择在本研究领域从事相关工作10年以上的技术人员或管理者作为专家组成员。专家人数要视所预测或决策问题的复杂性而定。人数太少会限制学科的代表性和权威性；人数太多则难以组织。一般以10~15人为宜，对于重大问题的预测或决策，专家人数可相应增加。

（3）征询意见。以通信方式向各位选定专家发出调查表，征询意见，由各专家对调查表所列时间作出评价，阐明自己的意见。

（4）归纳分析意见。对返回的意见进行归纳综合、定量统计分析再次形成调查表后寄给专家。调查表包括事件、事件发生的中位数和上下四分点，以及事件发生在四分点外侧的理由，以便于专家重新考虑自己的意见并充分阐述理由。

（5）专家再次提出意见。看过结果后，再次请专家提出他们的意见。专家需对上下四分点外的对立意见作一个评价。并给出自己新的评价（尤其是在上下四分点外的专家，应重述自己的理由）。如果修正自己的观点，也应叙述改变的理由。

（6）作出预测结论。重复（4）、（5）两步直至意见趋于一致，或对立的意见已十分明显，此时即可把资料整理出来，作出预测结论。

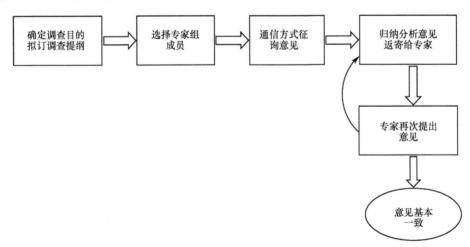

图 3-5 德尔菲法工作流程

（二）定量决策方法

1. 确定型决策

确定型决策是指决策者对决策的各种条件和因素完全掌握的决策。它必须具备四个条件：①具有决策者希望达到的目标；②客观条件相对稳定；③有两个以上可供选择的方案；④各方案执行的结果是明确的。

确定型决策一般用于程序化的管理性或业务性的决策。确定型决策的主要方法有：盈亏平衡法、线性规划法、目标评分法和效益费用法等。在这里主要介绍盈亏分析法。

盈亏分析是依据与决策方案相关的产品产量（销售量）、成本（费用）和盈利的相互关系，分析决策方案对企业盈利和亏损发生的影响，据此来评价、选择决策的方法。盈亏平衡分析的原理可用图3-6说明。

图3-6是某一中医药生产企业的中药销售量与费用和销售收入关系图，在直角坐标内，横轴表示产量（销售量），纵轴表示费用和销售收入。

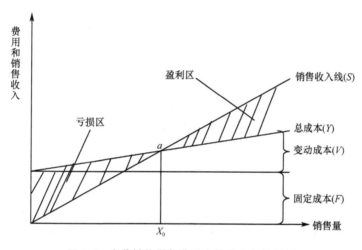

图3-6 中药销售量与费用和销售收入关系图

V：变动费用；X：产量；F：固定费用；X_0：盈亏平衡点产量；Y：总费用；S：销售收入；a：盈亏平衡点

根据费用与产量的关系将总成本分成固定成本和变动成本。固定成本是不随产量变化而变化的。它是一个固定的值，比如固定资产折旧费用等，在图上是一条与横坐标平行的线，变动成本是随测量的变化而变化的，而且是成正比例变化，如材料费等，在图上是一条斜线。把固定成本与变动成本相加就是总成本（Y）。销售收入线S和总成本Y的交点a称为盈亏平衡点（又称保本点），此时销售收入恰好等于总成本，即企业处于不亏不盈的保本状态。a点把这两条线所夹的范围分成两个区域，a点右边的是盈利区，a点左边的是亏损区。通过盈亏平衡图可以分析如下问题：

（1）可以判断企业目前的销售量对企业盈利和亏损的影响。当$X>X_0$时，企业在盈利区；当$X<X_0$时，企业在亏损区；当$X=X_0$时，企业保本经营。

（2）可以确定企业的经营安全率。经营安全率是反映企业经营状况的一个指标。其计算公式为：

$$\eta = \frac{X - X_0}{X} \times 100\% \tag{3-1}$$

式中：η 为经营安全率。η 值越大，说明企业对市场的适应能力越强，企业经营状况越好；η 的值越小，企业经营的风险越大经营越差。增加销售量而盈亏平衡点不变，可增大经营安全率。采取措施，降低盈亏平衡点也可以增大经营安全率。一般可根据表 3-1 的标准来判定企业经营安全状况。

表 3-1　企业经营安全状况

经营安全率（%）	30 以上	25~30	15~25	10~15	10 以下
经营安全状况	安全	较安全	不太好	要警惕	危险

2. 风险型决策方法

风险型决策也称随机性决策或概率性决策，在这类决策中，自然状态不止一种，决策者不知道哪种自然状态会发生，但可以知道有多少种自然状态以及每种自然状态发生的概率。

风险型决策一般需要具备下列条件：①有一个明确的决策目标；②存在着决策者可以选择的两个以上的可行方案；③存在着决策者无法控制的两个以上的客观自然状态；④不同方案在不同自然状态下的损益值可以计算出来。

由于风险型决策自然状态出现的概率不肯定，只能估计出一个概率，所以决策人要承担因估计失误而带来的风险。这种决策方法主要应用于有远期目标的战略决策或随机因素较多的非程序化决策。如投资决策、技术改造决策等。常用的方法有：期望损益决策法、决策树法、贝叶斯法、边际分析决策法等。这里主要就应用最广的决策树法进行简要介绍。

决策树法是以决策损益值为依据，通过计算比较各个方案的损益值，绘制树枝图形，再根据决策目标，利用修枝寻求最优方案的决策方法。该方法最大的优点是能够形象地显示出整个决策问题在不同时间和不同阶段的决策过程，逻辑思维清晰，层次分明，特别是对复杂的多级决策尤为适用。

决策树的结构要素：

（1）决策结点：通常用"□"表示，决策结点是要选择的点，从它引出的分枝称方案分枝，有几条分枝就有几个方案。

（2）状态结点：通常用"○"表示，状态结点表示一个方案可能获得的损益值。从它引出的分枝称概率分枝，每一条分枝代表一个自然状态。

（3）末梢：通常用"△"表示，末梢是状态结点的终点，在末梢处标明每一个方案在不同的自然状态下的损益值，如图 3-7 所示。

运用决策树决策的步骤是：

第一，自左向右绘制决策树，并标出

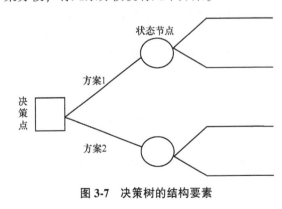

图 3-7　决策树的结构要素

数据。

第二，自右向左逐级计算出同一方案在不同自然状态下的损益值，进而计算出方案期望值，并标在结点上。

第三，逐个比较不同方案期望值的大小，然后修枝，并剪去（在舍去的方案枝上划上"∥"符号）期望值较小的方案枝，如果是期望损失值，剪去较大的方案枝。

3. 不确定型决策方法

不确定型决策的条件与风险型决策基本相同，只是无法测算各种状态出现的概率。这时的决策主要取决于决策者的经验、智能和思维判断。由于决策者面临哪一种自然状态是完全不确定的，因而决策的结果也是完全不确定的，所以称为不确定型决策。

不确定型决策常遵循以下几种思考原则：乐观准则、悲观准则、乐观系数准则、机会均等准则、后悔准则。

例如，某决策问题的收益如表 3-2，试用不确定型决策的方法进行决策。乐观系数 $a = 0.8$。

（1）乐观准则（大中取大）。这是决策者对客观情况抱乐观态度。它是先找出各种行动方案在各种自然状态下的最大收益值，并选取最大收益中的最大值所对应的行动方案作为决策方案。其决策如表 3-3 所示。

这种方法的特点是，决策者对决策事件未来前景的估计乐观并有成功的把握。因此愿意以承担风险的代价去获得最大收益。

（2）悲观准则（小中取大）。这种决策方法与乐观准则正相反，它要先算出各种许多方案在各种自然状态下可能有的收益值，再找出各种自然状态下的最小收益值，把最小收益值中的最大值对应的方案作为决策方案。决策表如表 3-4 所示。

表 3-2 决策问题的收益

市场状态 方案损益值	S_1	S_2	S_3	S_4
A_1	50	60	70	80
A_2	40	60	90	100
A_3	70	30	50	60
A_4	20	60	80	90

表 3-3 乐观准则决策表

市场状态 方案损益值	S_1	S_2	S_3	S_4	最大收益值
A_1	50	60	70	80	80
A_2	40	60	90	100	100
A_3	70	30	50	60	70
A_4	20	60	80	90	90
最大收益值中的最大收益值					100
所选定的决策方案					A_2

表 3-4　悲观准则决策表

市场状态 方案损益值	S_1	S_2	S_3	S_4	最小收益值
A_1	50	60	70	80	80
A_2	40	60	90	100	100
A_3	70	30	50	60	70
A_4	20	60	80	90	90
最小收益值中的最大收益值					50
所选定的决策方案					A_1

采用这种方法是非常保守的，决策者惟恐决策失误造成较大的经济损失。因此在进行决策分析时，比较小心谨慎，从最不利的客观条件出发来考虑问题，力求损失最小。

（3）乐观系数准则（折衷准则）。这是介于上述两个准则之间的一个准则，把自然状态好和差的概率变成人为地估计一种可能性，对乐观和悲观出现的可能性估计就是乐观系数。决策人根据市场预测和经验判断确定一个乐观系数 a 为主观概率，其值在 $0 \leq a \leq 1$ 之间，每个方案的估计损益期望值 $=a\times$最大损益值$+$（$1-a$）$\times$最小损益值。

如上例：$a=0.8$

A_1 方案的损益期望值 $=0.8\times80+0.2\times50=74$，

A_2 方案的损益期望值 $=0.8\times100+0.2\times40=88$。

A_3 方案的损益期望值 $=0.8\times70+0.2\times30=62$。

A_4 方案的损益期望值 $=0.8\times90+0.2\times20=76$。

然后根据各个方案估算损益期望值的大小，选择最大值为决策方案，故应选方案 A_2。

乐观系数准则比较接近实际，但乐观系数的决定很关键，常带有决策者的主观性。

（4）机会均等准则（等可能准则）。假定各个自然状态发生的概率相等，计算各个方案损益期望值，再以损益期望值为决策标准。

如前例：

A_1 方案的损益期望值 $=1/4\times$（$50+60+70+80$）$=65$（万元）。

A_2 方案的损益期望值 $=1/4\times$（$40+60+90+100$）$=72.5$（万元）。

A_3 方案的损益期望值 $=1/4\times$（$70+30+50+60$）$=52.5$（万元）。

A_4 方案的损益期望值 $=1/4\times$（$20+60+80+90$）$=62.5$（万元）。

故以损益期望值最大的 A_2 方案为最优方案。

（5）后悔值准则。这是因决策的失误造成机会损失而后悔。我们的目的是使折衷后悔减少到最低程度，故以各个方案机会损失大小来判定方案的优劣。决策过程是在计算出各个方案在各种自然状态下的后悔值以后，从中选择每个方案的最大后悔值，然后从最大后悔值中选取最小者为决策方案。决策后悔值＝理想效益值－现实结果值。

用表 3-5 说明，按后悔值准则决策，应采用方案 A_1。

表 3-5 后悔值准则决策表

方案损益值 \ 市场状态	收益值				后悔值				最大后悔值
	S_1	S_2	S_3	S_4	S_1	S_2	S_3	S_4	
A_1	50	60	70	80	20	0	20	20	20
A_2	40	60	90	100	30	0	0	0	30
A_3	70	30	50	60	0	30	40	40	40
A_4	20	60	80	90	50	0	10	10	50
最大后悔值中的最小值									20
应选择的决策方案									A_1

以上五种方法，作为非确定型决策优选方案的依据，都带有相当程度的随意性，从本例中可以看出，由于决策方法不同，决策的结果是不一样的。因此，在实际工作中，决策方法的选择，主要取决于决策者的知识、经验、观念、综合分析判断能力和魄力。

（三）循证决策方法

1. 循证决策的概念

随着循证医学的内涵及外延的不断丰富，越来越多的卫生决策者和管理者意识到证据在卫生服务决策中的重要性，并提出从主观决策转变为循证决策的理念。管理者的循证思维理念，即需明白任何决策在制定过程中，都可以通过使用可靠的、密切相关的证据使其决策过程本身获得有效改进。

中医药管理的循证决策，即指系统地使用可获得的最佳"证据（evidence）"来改进中医药管理的行为和实践。中医药管理的循证决策既包括宏观层面的决策，如中医药发展政策和法规，中医药事业发展战略、发展规划；又包括微观层面的决策，如中医院管理决策、中医药院校的发展决策、中药生产企业的经营决策及中医药文化的传承等。

中医药管理系统是非常复杂的系统，其若干行动者和内外部众多影响因素同时作用的特点，使得对因果关系的评价变得非常困难。尽管在实际情况下，解决卫生管理问题的相关证据是客观存在的，但这些证据具有分散性，不易被决策者所利用到或进行评价。在这一情境下，循证决策将固定的定量方法和灵活的定性方法结合起来，确定合适的卫生决策干预措施，因而是近年来卫生决策者最常用的、客观的，也是最重要的一种卫生政策研究方法。

2. 循证决策的环节

实施循证决策包括决策者收集、评估和利用证据，在管理实践中根据新出现的现象和"证据"，制定或修订现行的管理政策，使中医药事业改革与发展走上良性、可持续发展的道路。

循证决策具体的实施环节包括：提出问题，即确定决策所需解决的问题；查找研究证据，即收集与决策问题相关的决策支持资料；评估证据质量，即对决策资料的客观性、全面性、相关性等进行评估；评估效果的大小和可行度，即对各决策方案的预期效果及实施的可行性进行评估；评估该结果的外推性，即对各决策方案预期结果的在中医药管理领域的普遍使用性进行评估，最后依据评估结果，选择最优的决策方案（图 3-8）。

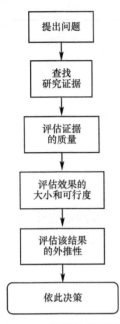

提出问题

↓

查找研究证据

↓

评估证据的质量

↓

评估效果的大小和可行度

↓

评估该结果的外推性

↓

依此决策

图 3-8　循证决策环节

由于我国传统的管理决策很多是主观臆断决策，主要受价值取向和可用资源的影响，而非循证决策，证据很少受到重视。目前我国卫生决策人员、管理人员的"循证"意识还比较薄弱，因此，在我国卫生管理领域，应积极倡导和树立循证理念，培育循证文化，从而使决策者在收集、检索、评估和管理信息的基础上，制订更加科学的决策。

二、中医药决策的支持资源

（一）中医药决策支持资源的概念

中医药管理者在进行中医药管理决策的过程中，无论采取何种决策方法，均需要了解中医药相关领域的实际情况，包括目前的发展现状、发展机遇及挑战、发展趋势、现存问题、现有对策建议研究等。因而需要进行大量的资料调研及专家论证等工作，获得系统全面的信息资源，从而确保决策的科学、合理、适宜。尤其是中医药主管部门在进行中医药管理决策，编制中医药发展战略、中长期发展规划及其他政策文件等工作时，系统全面的支持资源显得尤为重要。

决策支持资源即指能够为中医药管理决策提供参考的支持资料。在循证决策方法中尤其需要可靠的、全面的、与决策密切相关的决策支持资源。

（二）中医药决策支持资源的分类

决策支持资源依据不同的标准可以划分成不同的类别。

1. 按中医药发展的领域划分

其可以分为医疗、科研、教育、产业、文化等资源；按资源的性质，可以分为定性的文献类资源与定量的数据类资源。

2. 按资源的来源划分

其可分为期刊文献、报纸、会议资料、硕博论文、政策文件等。

3. 按资源的具体内容划分

其分为一般管理决策资料、中医药发展资料、中医药专家资料、中医药政策法规资料、中医药统计数据等。其中，一般管理决策资料即用于决策的方法、理论等文献，及具体的决策范文，如某领域的发展战略、发展规划等；中医药发展资料即中医药整体、各领域及热点专题的发展情况资料；中医药专家资料即具有中医药管理背景专家信息及专家文献；中医药政策法规资料涵盖中医药相关的法律、法规及其他政策文件；中医药统计数据主要是近五年的中医药医疗资源、医疗服务量、医疗费用等方面的统计数据。

有效收集、充分运用和系统分析以上决策支持资源，是各类中医药管理决策方法获得科学、有效决策结果的基础和保证。

☞**思考题**》》》

1. 制定中医药发展计划的流程及各部分的主要内容是什么？

2. 中医药管理决策包括哪几类？

3. 制定中医药管理决策的方法主要有哪些？

4. 中医药管理循证决策的含义是什么？

5. 中医药决策的支持资源包括哪些？

（朱小颖）

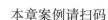本章案例请扫码

参 考 文 献

胡善联 . 2007. 循证卫生决策研究方法介绍［J］. 中国循证医学杂志，7（2），142-146.

姜威，李宗友，胡艳敏，等 . 2016. 中医药管理决策支持资源相关研究与服务平台的构建设想［J］. 中医药管理杂志，24（3），1-3.

申俊龙，马洪瑶，魏鲁霞 . 2013. 中医药文化核心价值传承与创新的互动和演化逻辑［J］. 医学与哲学，34（10），90-94.

申俊龙，马洪瑶 . 2013. 中医药文化核心价值传承与传播的语境及路径分析［J］. 中医杂志，54（24），2076-2081.

申俊龙，许舒诚 . 2016. 中医文化与中医知识交互转换与共生演化的发展逻辑［J］. 辽宁中医杂志，43（3），494-496.

徐腾龙 . 2013. 北京国际中医药港发展战略研究［D］. 北京：北京工业大学；34-40.

宇文亚，韩学杰，王丽颖，等 . 2011. 对中医药标准化发展战略制订方法的思考［J］. 中西医结合学报，9（5），483-485.

周三多 . 2009. 管理学原理与方法［M］. 上海：上海出版社；138-147.

第四章　中医药组织管理

内容提要

本章从组织理论出发，介绍了中医药组织的概念、类型、组织原则及其变革的趋势。中医药组织根据组织功能的不同，可以分为多种类型，而本章着重对于中医药行政组织，提供中医药服务的主体——中医院、中医药社会组织及中药企业的管理特点、内容和方法进行了深入探讨。

第一节　中医药组织管理概述

人与社会的联系需要有一种沟通，承担这种沟通任务的中介物就是组织。组织是人类社会生活中最常见、最普遍的社会现象，它的产生源于人类的生产活动和社会活动。中医药活动就是以中医药组织为前提和载体的，同时组织成员的职责、权力以及相互间关系的设计选择也是中医药管理活动中组织职能的重要内容。

一、组织的基本内涵

（一）概念和特征

组织是人们为了实现一定的目标，互相结合，明确责任与任务，分工合作，确定职位，协调行动的人工系统及运转过程。组织有四个重要特征：

（1）组织必须具有明确的目的。目标是组织存在的前提，应当尽可能地让组织内所有成员都了解共同的、明确的目的。它也反映了组织所希望达到的状态。

（2）组织是一个精细的结构。组织必须有不同的层次与相应的责任制度，其成员在各自岗位上为实现目标而分工合作。没有层次、没有合作就构不成组织；没有明确的权力、责任，无法实现预定的目标。组织要求具有某些精细的特征，以便使组织成员的工作关系是明确的。

（3）组织结构必须具有相当程度的稳定性和适应性，也就是说它能够在较长时期内满足组织正常运转的需要，同时也能够应付各种客观环境的变化。组织结构的稳定程度不仅取决于其设计的合理程度，而且取决于其经营环境的变化程度。

（4）组织是一个人工系统。它是由领导人或一个集团组建起来的群体结构，因此带有一定的主观意识。当然，组织的机构设置不应该放弃组织目标这一标准，也不必去适应每个人。组织是指一种实体，它具有明确的目的，包括一定的结构和人工系统。

（二）组织的维度

就像人类由骨骼确定体型一样，组织也是由结构来决定其形状。组织结构可以被分解为三种成分：复杂性、正规化和集权化。

复杂性指的是组织分化的程度。一个组织越是进行细致的劳动分工，具有越多的纵向等级层次，组织单位的地理分布越是广泛，则协调人员及其活动就越是困难。所以，组织结构具有复杂性。

组织依靠规则和程序引导员工行为的程度就是正规化，正式组织主要依靠规范准则运作，在组织内部通过各种的规定指示员工可以做什么和不可以做什么。一个组织使用的规章条例越多，其组织结构就越正规化。

集权化考虑决策制定权力的分布。在一些组织中，决策是高度集中的，权力也是高度集权的。但是由于领导者的管理风格不同，集权的运行方式是不同的。有些组织将权力集中在最高层，中下层管理者只是执行问题。而另外一些组织，其决策制定权力则授予下层人员，这被称作是分权化。

管理人员在设立或变革一个组织的结构时，他们就是进行组织设计的工作，我们谈论管理者做出这些结构决策（比如，决定决策应该在哪一层次做出或者需要有哪些标准规则让员工去遵循），这时，我们所指的正是组织设计。

（三）组织工作

组织工作作为一项管理职能是指组织目标已经确定的情况下，将现实组织目标所必需进行的各项业务活动加以分类组合，并根据管理宽度原理，划分出不同的管理层次和部门，将监督各类活动所必需的职权授予各层次、各部门的主管人员，以及规定这些层次和部门间的相互配合关系。它的目的就是要通过建立一个适于组织成员相互合作、发挥各自才能的良好环境，从而消除由于工作或职责方面所引起的各种冲突，使组织成员都能在各自的岗位上为组织目标的实现做出应有的贡献。

组织工作这个职能是由人类在生产劳动中需要合作而产生的，正如巴纳德所强调的那样，人类由于受到生理的、心理的和社会的种种限制，为了达到某种目的就必须进行合作，而合作之所以能有更高的效率、能更有效地实现某种目标，在多数情况下就是由于有了组织结构的缘故。因此，从组织工作的含义看，设计、建立并保持一种组织结构，基本上就是主管人员的组织工作职能的内容。

组织是管理的一项具体职能。管理机构用纵横交错的互相关系，从时间和空间的先后次序方面，科学合理地把组织中的各个要素、各个环节组织起来使其成为一个完整统一的系统，使组织内部的各部门以至每个成员都能职责分明地协调行动。

组织还是管理者实施有效领导的重要保证手段，是管理者联系组织成员的纽带和桥梁。组织也是一个群体与社会发生联系的实体。

组织是管理现代化的基本内容。现代化管理涉及经营理念、组织、方法、手段、人员各个方面，而管理组织现代化是其中最基本的组成部分。现代化的管理方法和手段，可极大地提高劳动效率，但必须经过一定的管理组织来加以实施。同样，如果没有合理的管理组织，就难以建立起良性循环的人才开发体系，不能充分调动员工的积极性、主动性、创造性。

管理者应充分认识组织的重要性，切实解决组织设计和组织运行过程中存在的问题，并加以纵向指挥领导与横向沟通协调，发挥组织的整体效能，以保证组织各项管理工作的顺利进行。

（四）组织设计的基本原则

组织设计原则是进行组织设计的综合性考虑准则，不同组织由于其成长历史、经历等不同，在进行组织设计时考虑的准则各有侧重点，但就一般意义上来讲，进行组织设计主要还是遵循以下一些原则：

1. 目标原则

组织是实现组织目标的有机载体，组织的结构、体系、过程、文化等均是为完成组织目标服务的；达成目标是组织设计的最终目的。通过组织结构的完善，使每个人在实现企业目标的过程中做出更大的贡献。

2. 分工协调原则

组织的整体行为并不是孤立的，各职能部门既明确分工，又协调一致。

3. 职能专业化原则

组织整体目标实现需要完成多种职能工作，应充分考虑劳动分工与协作，包括：战略规划、人力资源、控制、审计、资源配置等；对于以事业发展、提高效率、监督控制为首要任务的业务活动，应以此原则为主，进行部门划分。

4. 管理层级原则

管理层级与幅度的设置受到组织规模的制约；在组织规模一定的情况下，管理幅度越大管理层级越少；组织管理层级的设计应在管理有效的控制幅度之下，尽量减少管理层级，以利精简编制，促进信息流通。

5. 有效控制原则

对组织的有效控制在组织设计时：应注意命令统一、权责对等；制定规范可行的政策、制度；职能部门加强计划、预算、核查等工作，业务部门加强事前的协调、事中的过程控制、事后的经验总结。

6. 效率原则

组织的目标是追求利益最大化，同时将成本降低到最低点，效率原则是衡量任何组织结构的基础。组织结构，如果能使人们（指有效能的人）以最小的失误或代价（它超出了人们通常以货币或小时等计量的指标来衡量费用的涵义）来实现目标，就是有效的。

7. 系统运作原则

组织运作整体效率是一个系统性过程，组织设计应简化流程，有利于信息畅通、决策迅速、部门协调；充分考虑交叉业务活动的统一协调；过程管理的整体性。

8. 适应创新原则

组织结构设计应综合考虑组织的内外部环境，组织的理念与文化价值观，组织的当前及未来的发展战略，组织使用的技术等以适应组织的现实状况；并且，随着组织的成长与发展，组织结构应有一定的拓展空间。

二、中医药组织及其类型

组织的分类有多种标准，标准不同分类就不同。例如，按照规模大小，组织可以分为小型组织、中型组织和大型组织；再比如按照组织的根本目标来分，组织可以分为营利性组织和非营利性组织，由于根本目标不同，这两类组织在行为特征上有很大差异：营利组织最重视效率，常常会不择手段累积利润，而非营利组织多半是以对人群服务为主要目的，因此着重服务的品质与服务对象的认同与接受。

中医药组织是在中医药领域从事各类活动的组织的总称。根据组织功能的不同，可以分为中医药行政组织、中医医疗机构、中医药教育和科研机构、中药企业、中医药社会组织等。

（一）中医药行政组织

中医药行政组织是在中医药公共事业方面行使国家政权的公务机关，它执行国家中医药方针政策，对中医药事业进行管理，由职权、职责分配构成的具有层级与分工结构的组织。

（二）中医医疗机构

中医医疗机构是以救死扶伤、防病治病、为公民的健康服务为宗旨的，从事中医疾病诊断、治疗活动的医院、卫生院、诊所、卫生所（室）等卫生事业单位。其中中医院是提供中医药服务的主体。

（三）中医药教育和科研机构

中医药教育是中医药事业发展的基础条件，是我国医学教育体系中独具特色和优势的重要组成部分。中医药科研则是中医药科技持续发展的根本保障，为中医药发展提供有力的技术支撑。中医药教育和科研机构主要包括中医药高校、中医药科研院所，部分中医医疗机构也兼具该功能。

（四）中医药社会组织

中医药社会组织是由中医药医疗、教育、科研、预防、保健、生产、经营等单位自愿结成并依法登记成立的非营利性法人组织，是发展我国中医药事业的重要社会力量。目前全国性的中医药社会组织有中华中医药学会、中国中医药学会、中国中药协会等。

（五）中药企业

中药企业是专门从事中药生产、流通和服务等活动的独立的经济核算单位，它是拥有一定的固定资产和流动资金、依照法律规定进行登记并得到批准、在银行开设账户、具有法人资格的基本经济单位。

中医药组织是中医药发展的前提和载体，是推进中医药继承和创新，发挥中医药特色和优势的基本保障。本章后续将分别对中医药行政组织、中医院、中医药社会组织以及中药企业的组织管理作详细阐述。

三、组织理论以及中医药组织管理的趋势

（一）古典组织理论

古典组织理论包括 20 世纪初期泰罗等创立的科学管理理论、法约尔的行政管理理论和由马克斯·韦伯发展起来的官僚模型理论。古典组织理论的主要贡献在于第一次运用科学的方法将组织问题系统化、理论化与科学化。

泰罗的科学管理理论包括组织理论的早期萌芽，其组织理论思想主要有：设置计划部门，实行职能制和实行例外原则。

法约尔的行政管理理论中的主要组织理论有：

（1）从组织管理过程的角度提出了管理的 5 项基本职能。

（2）从组织职能角度提出了管理的 14 条基本原则。

（3）提出了建立层级组织的管理幅度概念。

（4）研究了企业职能机构的设置，构建了直线职能的组织结构形式。

（5）提出了解决组织内部管理效率问题的"法约尔桥"思路。

"组织理论之父"马克斯·韦伯是德国著名的社会学家和组织学家，他对组织理论的主要贡献是提出了以"官僚模型"为主题的"理想的行政组织体系"。韦伯认为，只有法定权力才能作为行政组织体系的基础，其最根本的特征在于它提供了慎重的公正。原因在于：

（1）管理的连续性使管理活动必须有秩序地进行。

（2）以"能"为本的择人方式提供了理性基础。

（3）领导者的权力并非无限，应受到约束。

有了适合于行政组织体系的权力基础，韦伯勾画出理想的官僚组织模式（bureaucratic ideal type）。马克斯·韦伯认为，法定的权威是构建组织的基石；人类任何一种政治都应该以某种特定的权威作为基础，缺失了权威的组织不可能统一行动和实现共同的目标；合法的权威基础有三种纯粹形式：合理基础、传统基础与神授基础，但只有法定的权威才是官僚组织的构建基础。韦伯对理想的官僚组织模式的描绘，为行政组织指明了一条制度化的组织准则，这是他在管理思想上的最大贡献。

古典组织理论主要是针对组织内部的分工与活动安排来进行研究，这一理论体系为组织内部分工的合理化与活动安排以及组织内部制度建设提供了良好的理论指导。所有古典组织理论的共同出发点都是为了提高组织的管理效率。古典组织理论是围绕四大支柱建立起来的，这四大支柱分别是劳动分工、等级与智能方法、结构及控制幅度理论。

（二）新古典组织理论

新古典组织理论以科层结构为基础，同时又吸取了心理学、社会学关于"群体"的观点。新古典组织理论的特点是在集权与分权的关系上，相对地主张分权，使组织成员能更多地参与决策以提高积极性；从组织形式看，倾向于扁平的组织结构，主张部门化。新古典组织理论有时也称之为行为科学组织理论，因为其组织理论主要来自于心理学、社会心

理学与社会学，而且其倡导者与创立者也都是来自于这些领域的研究学者。

新古典组织理论的一个重要特征就是更注重人在组织的重要作用，开始了对组织成员的行为的深入研究，其中最值得关注的研究活动是以梅奥为首进行的霍桑实验。该实验得出的结论是：职工是"社会人"而非"经济人"，企业中存在着"非正式组织"，新型的领导能力在于提高职工的满足度，存在霍桑效应等。新古典组织理论中具有代表性的理论成果包括：

（1）马斯洛的需求层次理论。

（2）赫茨伯格的双因素理论。

（3）麦克莱兰的激励需求理论。

（4）麦格雷戈的"X理论-Y理论"。

（5）波特和劳勒合作提出的波特-劳勒模式。

（三）其他组织理论

除了古典组织理论与新古典组织理论以外，在组织研究领域占有重要地位的一些理论还有：系统理论、全体生态理论、资源依赖理论、新制度组织理论与交易费用理论。

20世纪60年代随着系统理论的发展，组织理论也开始走向了系统分析的道路。系统组织理论严格说来并不是一个单一的理论，而是三个理论学派的总称，它们是20世纪30年代发展起来的社会系统学派与20世纪60年代产生的社会技术学派和权变系统理论。它们有一个共同点，就是都将企业组织看作是一个系统，因而将它们统称为系统理论。西方现代管理理论社会系统学派从社会学的观点来研究组织，把企业组织中人们的相互关系看作是一种协作的社会系统，其创始人切斯特·巴纳德认为，组织是两个或两个以上的人有意识协调活动的系统，是一种协作系统，组织处于特定的环境之中，组织不仅有正式组织还有非正式组织。巴纳德在组织管理理论方面的开创性研究，奠定了现代组织理论的基础，后来的许多学者如德鲁克、孔茨、明茨伯格、西蒙、利克特等都极大地受益于巴纳德。社会技术系统学派是在社会系统学派的基础上进一步发展而形成的，社会技术系统学派认为，组织既是一个社会系统，又是一个技术系统，并非常强调技术系统的重要性，认为技术系统是组织同环境进行联系的中介。在系统理论中阵容强大、影响最为深远的是权变系统理论，该学派的代表人物是伍德沃德、斯托克、卡斯特和罗森茨韦克等。权变系统学派认为一个组织与其他组织的关系以及与环境的关系依赖于具体的情景，拒绝接受古典组织理论关于"全能"原则与结构的观点，认为组织是约定俗成的，并且具有一定适应性。

新制度组织理论产生于20世纪70年代，但却是20世纪90年代"组织理论的宠儿"。新制度组织理论的主要代表人物有莫约、卢旺，斯科特等。新制度组织理论与新制度经济学有着十分密切的联系。新制度组织理论学派认为，组织不仅在一定的技术环境中运作，而且在一定的制度环境中生存。新制度组织理论学派所强调的制度环境，其特征是通过规则和规定的精心安排。其间的单个组织要想获得环境的技术和认可，它必须服从这些规则和规定。新制度组织理论从组织的制度环境着手，以组织域为基本分析单位，通过制度同观态概念来分析组织的同质性过程，强调组织在环境中的运作要满足技术环境的要求以实现组织的效率。

对于组织之间新关系的理解主要有 3 种宏观组织理论。第一种观点是资源依赖理论（resource dependence），它描述了组织通过相互作用来减少对环境依赖的合理方法；第二种观点是种群生态学理论（population ecology），它从不同的角度阐明组织如何在变化着的环境中生存下来。种群生态学解释了新的组织如何进入既有组织留下的领地，以及新组织形式的多样化是怎样有利于社会的；第三种观点是协作网络理论（collaborative network），它认为组织使自己变得要依靠其他的组织以增加所有组织的价值和生产力。通过理解这些理论，管理者可以评价他们的环境，采取适合需要的战略。

（四）中医药组织管理的趋势

由于技术创新不断涌现，尤其是互联网技术与不同领域不同产业的融合加深，国际社会发展潜藏许多风险和不确定性，面对未来世界种种深刻的变化，每个组织应如何变革、如何发展？对此做出科学地预测是相当困难，所以提高组织的适应能力是十分必要的，并且富于现实意义的。中医药组织的适应性表现在以下几个方面明显的变化趋势：

1. 动态性与灵活性将成为中医药组织的生命

动态性与灵活性的加强将成为中医药组织未来发展变化的首要趋势，离开这一条，中医药组织的发展将越来越举步维艰，缺乏活力。中医药组织将有一个从稳定的机械式组织转向适应性的有机式系统的运动过程，作为以任务或职能的逻辑关系为基础的正式组织结构，将逐渐发生某些重大的变化以适应未来的环境。

2. 中医药组织简政放权和严格管理的结合

随着经济一体化、产业信息化程度的加深和国际间竞争的日趋激烈，中医药组织必须致力于调整组织结构，改善组织运行管理，以使其管理体制适应形势的需要。中医药组织结构调整主要表现在：对总部实行精兵简政，以期降低管理费用；简化决策程序，并加快决策速度；减少管理层次，使一线组织能够直接向总部汇报等。

另外，中医药组织进行的一系列管理结构的改革表明，大型组织将不再像过去那样一味强调下放权力，而是强调在放权的同时注意采取相应的措施，来加强控制和管理，既讲放权，又注意集中。

3. 中医药组织边界与规模的重新调整

按照交易费用理论，组织协调代替市场协调能降低交易成本，但这只是针对组织的有效边界范围而言的。组织有效边界即是通过市场实现交易的成本与通过组织实现交易的成本相等的位置。组织规模过小，达不到合理的边界，规模不经济自然会使组织协调成本上升；规模过大也会导致协调效率下降，经济利润受到影响。

伴随中医药组织集团化、智能化及虚拟化的发展趋势，组织理论也需要不断演化发展，对组织与环境，以及组织之间的关系做出新的阐释。

中医药组织作为传承发展传统中医药的特殊组织，其组织边界较其他现代社会组织显得模糊和不确定，因为中医药知识和中医药文化不能严格分开、中医药事业离不开中医药产业的支撑。中医药组织的多向化、专业化分工一方面促进了中医药的发展，另一方面又容易形成孤岛效应，肢解了中医药的整体性功能，为了适应现代社会组织的发展，中医药组织始终处于不断的变革当中，必须进行组织新模式创新，这对中医药对组织理论提出更严峻的挑战。在新的世纪中，中医药组织理论的发展必须能继续承接适应这种演变的趋势，并向更广和更深的领域拓展。如何将中医药组织新模式建立在稳固的理论基础之上，并建立能够指引未来组织发展的重要理论工具，就成为中医药组织理论发展的重要方向。

中医药组织需要注意的是，不同的理论提供不同的角度来看待事物，中医药管理者因此需要能够参考众多的看法，从而既对中医药组织特征有深刻的理解，又对其他愈组织管理有较全面的认识。如果我们能够坚持特色综合各家所长，必然能对中医药管理学的应用推前一大步。

综上所述，中医药组织理论研究已日趋成熟和完善。从发展的眼光看，中医药组织理论总是随着管理实践的发展而发展的。随着信息技术发展、新经济时代的到来，中医药组织的形式将会发生质的变化，战略的目标及策略也会随之改变。中医药组织必须迎接新经济时代的重大挑战，已成为中医药管理者共同面临的新课题。

第二节 中医药行政组织管理

一、中医药行政组织的含义和特征

（一）中医药行政组织的含义

中医药行政组织是在中医药工作方面行使国家政权的公务机关，它执行国家中医药方针政策，对中医药事业进行管理，由职权、职责分配构成的具有层级与分工结构的组织。国家中医药管理局是管理中医药事业的中央行政组织。

（二）中医药行政组织的特征

1. 权威性

中医药行政组织代表国家行使中医药发展的政策法规制定和中医药医疗卫生服务监督管理协同中医药教育、科研、产生监管职能，具备国家政权的严肃性和权威性。所有中医药事业及相关产业的相关的组织和个人都应接受相应中医药行政组织的监督管理。中医药行政组织依据宪法和法律行使行政权力，包括制定中医药法律政策、战略发展规划、行政规章制度、进行资源配置、制订实施计划、采取措施等，对中医药事业具有普遍的约束性和强制性。这种约束和强制，不仅是权力本身所固有的特征，也是社会主义法制原则的具体运用和反映，也是实现中医药事业发展的必要手段。随着物质文明和精神文明的不断提高，中医药行政组织管理水平应不断提升，必须高度重视中医药文化传播的价值，注重非法定权威在中医药事业管理中的应用。

2. 服务性

任何国家的行政组织都是服务性的。中医药行政组织同属上层建筑的范畴，其行为必须反映和服务于经济基础，具体体现在为国家服务、为社会服务和为人民服务上。中医药事业的发展根本上是为了更好地服务于人民的健康福祉，将为人民健康服务作为中医药行政管理的出发点和归宿。中医药行政机关的公务员，要努力增强为人民服务的公仆意识，树立人民健康利益高于一切的观念，正确处理国家利益、人民利益和社会公共利益三者的关系，为我国的健康中国建设提供最优良的服务。

3. 系统性

中医药行政组织是一个层次较多，结构复杂的管理系统。中医药事业发展具有整体性，没有系统的一套强有力的行政服务管理队伍是难以满足中医药事业发展需要的。因此，从中央政府到社区组织，应当自上而下建立起一套职能独立、职权完整、协调一致、上下通气的行政管理系统。

4. 动态性

任何一个国家的卫生行政机构都是特定历史条件和社会条件下的产物。它是由各国当时的经济发展水平、社会政治和经济条件及文化传统诸因素决定的。因此，随着历史的推进和社会客观条件的变化，中医药行政组织也必须随之进行相应的改革与调整，以适应社会环境。

5. 法律性

我国正在完善社会主义市场经济制度，社会主义市场经济其实质就是法制经济。一方面，中医药行政组织参与制定相应的中医药管理法律法规和各项规章制度、标准及规范；另一方面，中医药行政部门代表国家行使监督管理职能，必须依法办事。

二、中医药行政组织的历史演进

（一）新中国成立初期至"文化大革命"时期

1949 年 11 月，新成立的中央人民政府在卫生部医政局中设立中医科作为中医行政管理机构；1953 年 5 月，卫生部医政司的中医科升格为中医处；1954 年 10 月，中央文委党组在《关于改进中医工作问题》给中央的报告中反映了当时中医的基本情况和存在的主要问题，对改进和加强中医工作提出建议，认为卫生部应设立中医司，由一名副部长分工管理中医工作；11 月，中央批准中央文委党组《关于改进中医工作问题的报告》。当月，卫生部成立中医司，统筹管理全国中医事务；"文化大革命"时期，中医管理机构陷于瘫痪。

（二）"文化大革命"结束至 20 世纪末

1978 年 11 月，卫生部恢复中医局（司）。为了加强对中医工作的组织领导，1986 年 7 月 20 日国务院国发（1986）79 号文件《国务院关于成立国家中医管理局的通知》中明确"国家中医管理局是国务院直属机构，由卫生部代管"。内设 4 司 2 室 1 处（办公室、计划财务司、科学技术司、教育司、医政司及外事办公室和人事处）7 个机构。1988 年 5 月 3 日，国务院常务会议决定成立国家中医药管理局，把中药管理从国家医药局划归国家中医管理局。1988 年 10 月 22 日，国务院机构改革委员会会议决定，国家中医药管理局由 8 司 1 室（办公室、人事教育司、科学技术司、医政司、综合计划司、外事司、政策法规司、经济协调司和质量司）9 个机构组成。1998 年国务院机构改革，国家中医药管理局得以保留。

（三）21 世纪至今

目前国家中医药管理局是政府管理中医药行业的国家机构，隶属于卫生计生委，是国务院部委管理的国家局，副部级行政单位。下设6司1委1室1中心（图4-1）；管理9个直属单位14个社会团体。

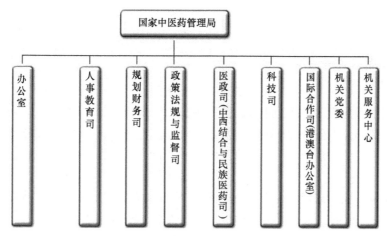

图4-1 国家中医药管理局内设机构图

其主要职责为：

（1）拟订中医药和民族医药事业发展的战略、规划、政策和相关标准，起草有关法律法规和部门规章草案，参与国家重大中医药项目的规划和组织实施。

（2）承担中医医疗、预防、保健、康复及临床用药等的监督管理责任。规划、指导和协调中医医疗、科研机构的结构布局及其运行机制的改革。拟订各类中医医疗、保健等机构管理规范和技术标准并监督执行。

（3）负责监督和协调医疗、研究机构的中西医结合工作，拟订有关管理规范和技术标准。

（4）负责指导民族医药的理论、医术、药物的发掘、整理、总结和提高工作，拟订民族医医疗机构管理规范和技术标准并监督执行。

（5）组织开展中药资源普查，促进中药资源的保护、开发和合理利用，参与制定中药产业发展规划、产业政策和中医药的扶持政策，参与国家基本药物制度建设。

（6）组织拟订中医药人才发展规划，会同有关部门拟订中医药专业技术人员资格标准并组织实施。会同有关部门组织开展中医药师承教育、毕业后教育、继续教育和相关人才培训工作，参与指导中医药教育教学改革，参与拟订各级各类中医药教育发展规划。

（7）拟订和组织实施中医药科学研究、技术开发规划，指导中医药科研条件和能力建设，管理国家重点中医药科研项目，促进中医药科技成果的转化、应用和推广。

（8）承担保护濒临消亡的中医诊疗技术和中药生产加工技术的责任，组织开展对中医古籍的整理研究和中医药文化的继承发展，提出保护中医非物质文化遗产的建议，推动中医药防病治病知识普及。

（9）组织开展中医药国际推广、应用和传播工作，开展中医药国际交流合作和与港澳台的中医药合作。

（10）承办国务院及卫生计生委交办的其他事项。

三、中医药行政组织体制的现状与变革

对我国目前的中医药行政管理体制进行分析，其主要存在以下几个方面的问题。

（一）管理主体不明确

就中央而言，根据《中华人民共和国中医药条例》（以下简称《条例》）的规定，国家设立了国家中医药管理局作为中医药的管理部门。但随着国家中医药管理局划归卫生部管理，其原有的部分中药管理职能被剥离出来划归其他部门。因此，《条例》关于"国务院中医药管理部门负责全国中医药管理工作"的职能在当前体制下在中央没有明确的执行主体。

就地方而言，全国县级以上地方人民政府基本没有独立设置中医药管理部门。因而《条例》规定的"负责中医药管理的部门"在地方处于缺失状态。由此造成目前中医药管理职能一方面缺乏统筹规划和统一协调，另一方面也难以形成有力的管理力量。

（二）管理机构缺乏系统建设

当前，我国中医药管理机构系统化建设不足主要表现在省级及其以下政府管理机构不健全。①仅有部分省市有独立的中医药行政机构。②省级中医药管理机构存在行政级别不一致、职能不全面、编制设计方面不规范的问题。全国只有部分省（区、市）设立了副厅级中医药管理局。少数地级市成立了中医药管理局，而大部分均以卫生厅内设机构如中医处或处级中医局的形式存在。而在市县一级政府部门经常是缺乏中医药管理机构甚至是管理人员的。正是由于中医药管理机构体系建设的断裂，导致党中央、国务院对中医药工作的方针政策难以在基层切实贯彻落实，从而造成政策措施和法律的"高位截瘫"。

（三）中医药管理职能单一、分散、职责边界不明

当前，国家中医药管理局的职能较为单一，主要集中在承担发展中医药事业、中医药科技研究和医疗服务的责任。而在中医医疗服务体系建设、中药审批与管理、中医药重大科研项目的立项与评审、中医药院校专业设置与课时安排等方面职能缺失。此外，国家中医药管理局职能分散严重。比如，中药产业链的运行通常需要涉及国家发改委、工信部、科技部、商务部、农业部、卫计委、国家工商总局、国家质检总局、国家食品药品监督管理总局、国家林业局、国家中医药管理局等十几个管理部门。目前，我国中药资源和产业管理实行的是分部门、分级别的监督管理体制，因而在部门职能的限定下，出于部门利益的考虑往往会制定一些有利于自身发展的政策措施，但客观上造成了政出多门、缺乏沟通和协调的局面。

（四）中医药管理队伍薄弱

近年来由于机构精简，一些地方不适当地裁减了中医药管理科室和人员，致使中医药管理体制不健全。机构设置上头重脚轻，在人力、财力、物力方面没有自决权，导致中医药管理部门的现有职能、机构编制、队伍水平、监管装备、监管手段和管理经费等都无法

满足实际工作的需要。中医诊疗得不到有效规范，中药生产、销售和储存等得不到有效监管，中医药实施"走出去"战略步履艰难、停滞不前。

（五）配套管理制度不完善

首先，现行的许多中医药法律、法规和部门规章，没有立足中医药自身特点和发展规律，主要参照西医、西药的管理方式来设定中医药的管理模式和方法。具体而言，在中医药机构、人员、技术的准入，中医药人才培养、选拔与使用，中医药研究开发与成果鉴定，中药生产、经营、使用与质量管理等方面都没有建立符合中医药特点的管理制度。其次，中药标准化程度较低。缺乏从原料到生产过程到成品的科学规范的可量化标准和质量控制手段，呈现出"一抓一大把、一煮一大锅、一喝一大碗"的"模糊数学"现象。

中医药行政体制的不完善制约了中医药行业的发展，也引发了社会各界的持续关注。国家中医药管理局在 2012 年 7 月发布的《中医药事业发展"十二五"规划》中明确指出"中医药管理体制尚不健全，与中医药事业发展的要求还不相适应"。由此可见，中医药管理体制的问题积日累久，改革迫在眉睫，要通过机构改革理顺和完善中医药管理体制。可喜的是，截至 2014 年，全国已有 28 个省（区、市）的卫生计生、中医药管理部门进行了机构改革，不少地区中医药管理体系建设取得突破性进展。目前作为卫生计生委（卫生厅）管理相对独立的副厅级局 8 个，卫生计生委（卫生厅）加挂中医药管理局（中医药发展办公室）牌子、未明确级别的 9 个。作为卫生计生委（卫生厅）正处级内设机构和其他机构管理的正处级局 12 个。作为卫生计生委（卫生厅）直属正处级参照公务员法管理的事业单位 2 个。15 个副省级城市，成立中医药管理局的 6 个，其他为卫生计生委（卫生局）中医处。

2014 年国家卫生计生委、国家中医药管理局联合印发《关于在卫生计生工作中进一步加强中医药工作的意见》后，黑龙江、山西、上海、福建、江西、宁夏等地已印发实施意见，结合本地实际提出落实措施。吉林、广西、云南等地正在制定实施意见。江苏把中医药作为重点内容纳入该省制定的加强现代医疗卫生体系建设的意见和规划中。河北将省中医药局升格为卫生计生委管理的副厅级局，河南、贵州增加了省中医药管理局内设机构和人员编制。湖南将省中医药管理局调整为省卫生计生委管理的副厅级行政部门。海南成立了省中医药管理局。重庆新组建的市卫生计生委同时加挂市中医管理局牌子，委主任兼任局长，同时任命一名专职副主任分管中医工作。吉林 9 个市州、60 个县市区卫生行政部门全部加挂中医药管理局牌子。

第三节　中医院管理

一、中医院概述

（一）中医院概念

中医院是运用中医药对群众进行防病治病的场所，备有 30 张床以上的病床设施，以中医药人员为主体的医务人员和必要的设备，通过医务人员的集体协作，对住院或门诊病人进行科学的正确的诊疗为主要目的的医疗事业机构。

具体地说它有以下的含义：第一，中医院工作具有群众性；第二，中医院有一定规模的病床设施，并以收容住院为主要诊疗方式；第三，中医院医务人员组成是以中医药人员为主体，以专科分工和集体协作为组织特点；第四，中医院主要目的是对病人实施诊疗，同时结合医疗，兼做教学、科研、预防和计划生育等；第五，中医院要进行科学的、正确的诊断。

根据上述含义，构成一所中医院，必须具备以下几个条件：①应有正式病房和30张以上病床设施。所谓病床设施是指正式病床和与病床相配套的家具、被服等。②应具有基本的医疗、休养环境以及卫生管理设施和有能力对病人提供基本生活服务，如营养饮食服务。③应有适合中医诊疗特点的建筑设备，至少应有中药煎药、制剂、调剂、药库和检验、放射线等辅助科室。④有能力对病人提供合格的中医药诊疗和护理的医护人员和行政、后勤人员，对一般急症和专科病人能够实施正确的处理。⑤应有符合中医特点的工作制度，如中医病历、中医各种疾病护理常规和技术操作规程、查房、会诊等医疗护理制度，能保证医疗质量和病人的安全。

（二）中医院的性质

《全国中医医院工作条例》指出："中医院是运用中医药防治疾病，保障人民健康的社会主义医疗事业单位，必须贯彻执行党的卫生工作方针和中医政策，为社会主义现代化建设服务。"这是中医院的基本性质。中医院的性质包含四个方面的内容。第一，是运用中医药防治疾病。所谓用中医药防治疾病就是在诊断、治疗、预防工作上体现中医特色，运用中医理、法、方、药诊治和预防疾病。第二，是以保障人民健康为基本目的，最大限度地满足人民群众的中医医疗要求。第三，是社会主义性质，要充分地体现社会主义的优越性，坚持社会主义的方向，全心全意为人民健康服务。第四，是社会福利事业，它是国民经济中非物质资料生产部门，是向社会提供中医医疗保健的一个事业机构。

（三）中医院的地位和作用

中医医疗是我国居民健康生活的基本需要之一。它关系到人们的生老病死；关系到千家万户；关系到民族的繁衍昌盛。它不仅在漫长的历史长河中起过重要作用，而且在现在乃至将来整个国民经济建设中仍有其不可忽视的作用。

中医院是整个卫生工作中的一个组成部分。我国目前有80%的中医药人员在各级中医院工作，可见绝大部分中医医疗是通过中医院工作来进行的，中医院工作在中医医疗中以至整个中医工作中占有重要的地位。如何把中医院管理好，发展建设好，充分发挥全国80%中医药人员的作用，使我国中医院工作在继承发扬传统医药学和社会主义现代化建设中起到应有的积极作用，这是从事中医院管理工作者的历史使命。

《全国中医医院工作条例》指出，中医院的任务是"中医医院必须以医疗工作为中心，结合医疗搞好教学和科学研究，成为继承发扬中医药学，培养中医药人才的基地"。

具体地讲，应当重点完成下面几项工作：

1. 以医疗为中心，不断地提高医疗技术水平

中医院主要是救死扶伤、治病救人，用最佳的中医医疗技术解除患者的痛苦。因此，医疗工作是中医院经常性的中心工作。所以，医院的领导体制、行政机构和业务科室设置、房屋建筑、物资装备、总务供应、制订计划、时间安排等，都要围绕运用中医药进行医疗这个中心任务去思考问题、研究问题、解决问题；否则，在中医院管理工作上往往容易偏离中医院工作的正常轨道。

2. 做好传统医药学的整理继承工作

中医院作为医疗阵地，集中了大批优秀的中医药人才，这部分医药工作者是传统医药学宝贵的财富。认真做好中医院的名师学术思想和经验的继承、整理是中医医院一项带有战略性的任务。医院要把这项工作列入重要的议事日程，采取有效激励形式，保障中医院特色技术的传承与创新。

3. 进行中医药和西学中人员的培训工作

中医院是中医药人员从事医疗实践的场所，同时也是传授传统医药学知识的重要基地。因此，中医医院不仅要搞好医疗卫生工作，同时还要担负起中医学院学生的实习、见习和卫生部门安排的中医药人员进修，举办专科班和培训西学中人员的任务，并对下级医疗单位进行技术指导。另外，要认真搞好医院在职技术人员的培训提高工作，明确传承要求，落实具体措施，使中医院真正成为继承、发扬传统医药学，培养中医药人才的基地。

4. 开展以临床研究为重点的科研工作

中国传统医药学是一门具有完整理论体系的复杂科学，其起源于实践，依赖于传统文化，将传统哲学思想运用于临证实践，在实践中又逐步归纳提升，形成传统医药学理论，并随着社会的发展、知识的进步不断地适应和提高发展。中医院作为传统医药学的实践场所，本身需要对生命本质、疾病机理进行不断探索，这种实践就具有科研性质。因此，中医院要积极开展以提高中医药临床诊治水平为主的科研工作，要加强中医临床流行病学研究，中医药研究必须首先对中医文献进行整理研究，制订医院的协定处方，形成医院制剂。搜集有效单方、验方进行临床验证，推广应用。同时，有条件的中医医院也可与中医药高校研究人员合作进行中医药基础理论的研究及临床应用研究，少数民族地区要重视民族医学的研究工作。

5. 贯彻预防为主的方针

传统医药学历来十分重视预防工作。早在两千多年前，我国第一部中医药经典著作《黄帝内经》就对疾病预防工作有了明确的记载，"不治已病，治未病，不治已乱，治未乱，此之谓也"。因此，中医医院要把预防工作贯彻到各项业务活动中，不仅要切实搞好医院内部员工的预防保健工作，更重要的是在中医药诊治过程中，传承"治未病"的思想，采取"治未病"的方法，对患者进行防治结合的措施。同时要肩负指导基层社区医疗卫生机构开展卫生预防工作，特别是要大力宣传中医药文化知识中预防疾病的知识，充分发挥和挖掘中医药在预防疾病中的作用。

(四) 中医院的特点

我国现有医院，按其业务性质分为综合医院、专科医院、教学医院；按学术性质分为中医医院、西医医院、中西医结合医院。但不论哪种医院，都具有医院的共同特点。然而由于中西医学术体系不同，则又形成了各自独具的特点。下面仅就中医医院的特点概述如下：

1. 中医院工作的对象是患者，工作质量和安全性要求高

中医医院是为患者服务的，离开对患者的医疗服务，就没有中医医院存在的必要。因此，医院要一切为了患者。到医院就医的患者中，有男女老幼、病情轻重不同，但他们同样都遭受着疾病的痛苦，甚者危及生命。所以要求中医院的医务人员要急患者之所急，想患者之所想，把救死扶伤实行革命人道主义作为工作的宗旨，充分运用传统的中医药知识和技术全心全意地为患者服务。

生命对每个人来说只有一次。因此，中医院的医务人员在诊治疾病过程中要积极挖掘运用中医药的有效经验和现代医学知识，安全、有效、高质量地医治患者，坚决杜绝违反中医药理论知识及技术操作规程造成的医疗事故。即便是危重患者，只有百分之一的希望，也要以百分之百的努力积极抢救，争取成功，在中医药治疗难以奏效时，要从一切有利于患者出发，可适当采用现代医学治疗，使患者转危为安。

2. 中医院临床实践的技术性很强

中医院集中了大批的中医药人员和其他卫生科技人员，他们主要从事临床医疗服务工作，由于人类对生命的认识还很不充分，防治疾病的方法还有许多局限性，广大临床工作者应利用在临床第一线实践的机会，积极采用现代医学科学技术，传承和创新中医药知识，研究中医药、中西医结合、西医药在具体疾病防治中的比较分析，寻找优化方案。尤其需要探索中医药治疗慢性病、疑难病、特殊病的有效方法。

中医药学是一门复杂科学，虽然早期是在朴素的辩证唯物论的指导下经过临证实践发展起来的临床经验体系，但是它是一个开放巨系统，可以通过不断吸收新的知识信息及技术，经过历代医家不断临证实践验证而不断进化发展、逐步完善，并形成一套完整的传统医学理论体系。近代以来西方科学知识体系进入中国后，又在不断吸收许多近代科学知识，尤其是现代医学科学和技术，加快中西医的结合和融合，如分子生物学、细胞动力学、超微量高效能自动检查仪及电子计算机及网络技术等，日益广泛地运用到中医药的基础理论研究和临床研究上，大大地提高了中医认识疾病的微观能力，加快了中医药学理论的现代性研究，促进了中医药学的客观化、标准化进程。这就要求中医院应该配备既懂得中医药学知识，又具有一定现代医学科学技术水平的领导干部和卫生技术人员。同时，中医药知识的宏观性要求中医药管理者具有广博的知识视野，注重跨学科交叉、综合与融合，除了必须要经常注意熟悉和了解医学人文科学、医学社会科学的边缘科学知识，还必须及时地把现代科学前沿知识、技术尤其是现代医药学最新成果与中医药相结合，利用现代医学科学方法研究中医药的基础、基本问题，传承创新中医药，形成中医药的新理论、新成就、新技术，以丰富中医药学宝库。也要学习哲学，特别是要学会运用自然辩证法来指导中医医学实践和中医药学理论研究。中医院的这种临床特征就要求由真正懂得中医药复杂科学的人用复杂科学的方法来管理，能够用符合中医药学发展的本来规律和特点来管理医院。

3. 中医院工作服务性强

中医院的服务对象中，患者来自四面八方的不同区域，有各种不同阶层的人群，具有不同年龄、不同疾病、不同体质、不同性格的差异。可以说，中医院是一个社会化、群体化的公共服务场所，对医护工作者的服务能力要求很高。所以医院医疗水平的高低，服务质量的优劣，医院管理的水平，都直接影响到社会的千家万户，影响着各行业的劳动者的健康。因此，中医院应尽量发挥自身的优势特色，在服务行为中体现大医精诚的仁医品格，满足社会医疗要求。运用中医药文化的天人关系学说、治未病理论，教育和引导患者防治结合，在治疗疾病时注意环境因素，改善生活方式，调整生活习惯。例如，注重协调自身周围的自然环境和社会环境状况，注意生产生活方式改善，疏导精神情绪因素，养成合理饮食、适宜起居规律，调节工作职业与休闲状况等，也就是说好的中医既是疾病医、也是生活医。因为社会生活工作本身既是致病因素，也是治疗疾病重要的一环。所以，中医院的各项服务工作，是综合性的健康服务工作。

4. 中医院工作的时间性和连续性强

医院是救治患者的场所，时间紧，工作强度高，患者一到医院，首先要求医院迅速做出诊断和及时进行有效的治疗，尤其是危重患者，更要争分夺秒地采取各种有效措施抢救生命，一旦丧失抢救时间就可能延误病情，甚至危及生命。即便是慢性患者，也必须要抓紧治疗，如太阳病（感冒），治疗及时，病从表解，患者能很快恢复健康，如延误治疗，太阳病就可能转为阳明病，病情就深入一步，不但增加治疗难度、增加患者负担，而且损害人体健康、浪费医药资源。所以在临床治疗中，时间、时机观念甚为重要。人们患病是不以自己的意志为转移的，无论黑夜或白天，无论是刮风下雨，节假日或平日，都有发生疾病的可能，随时都可能有患者前来就诊，医院不能有丝毫松懈。既使是已经住院的患者，病情随时都有可能发生发展和变化，这就要求医护人员随时观察病情，预测疾病转归，随时准备做出相应的处理。因此中医院工作的连续性是很强的。针对中医院的这些工作原则，要求医护人员一定要有强烈的时间观念严格的职业责任意识，时刻坚守岗位，落实好责任制，养成准确、果断、敏捷的作风，做到招之即来，来之能战，战之能胜。

5. 中医院对环境要求高

中医院是伤病员休养治疗的场所，必须要有一个肃静、清洁、安全、舒适的环境，中医院除了必须搞好清洁卫生，美化医院环境，还要建设好中医药文化环境，从门诊、病房的建筑风格、内部装潢都有中医药文化元素，都有中医院文化知识的传播，都能体现中医药传统知识的内涵。而且中医药工作人员要有仁医情怀，在各项服务行为中做到热情周到，言行文雅，态度谦和，处处关爱患者，为患者提供良好舒适安静的治疗环境。

6. 中医院是以中医药为特色防治疾病

中医院与西医院的显著区别就在于它是运用传统医药学的知识和技术为患者服务，不管是门诊还是在病区，中医师首先必须运用四诊八纲技术来诊断疾病，按照理法方药来制订治疗方案，运用中医技术和中药处方来治疗疾病，当然在诊治过程中必须参照现代医学知识和技术、结合西医药进行综合治疗。但是一所中医院如果主要不是运用中医药知识和技术来防治疾病，尽管仍可以为患者服务，仍是一所医院，但它却失去了中医院的特点，失去了它存在的价值和必要。

7. 中医院的临床科室设置具有中医传统专科特色

古代中医分科范围较宽，文献记载只有十三科，去掉祝由科只有十二科，现代中医院仿照西医院分科越来越细，这一方面有利于中医的专科分化，医生更加专业化、微观化，另一方面也导致中医药整体优势的丧失，所以中医院的分科要适宜。一所比较完备的综合性中医院，一般应设内、外、妇、儿、眼、耳鼻喉、骨伤、针灸、肛肠、皮肤、推拿等临床科室，虽然有些科室名称与西医院相同，但内容迥然有别。例如，传统中医外科主要治疗疮疡、蛇蝎伤、刀斧伤、跌打损伤等外伤，而西医外科主要是施行手术。

8. 中医院的护理是在中医学的理论指导下实行辨证施护

中医院的护理虽然许多操作技术与西医护理相同，但是中医院的护理一定要体现整体护理观念，在护理中强调扶正祛邪，依据患者具体体质和疾病证候进行正护反护，同病异护，异病同护，注意标本缓急，采取因人、因时、因地制宜等原则开展护理，中医护理尤其注重患者的情志、饮食、服药、气象等护理。

9. 中医院的病历书写具有中医特色

中医院的病历书写，不管是纸质病历、还是电子病历，应该病证结合，按照国家中医药管理局关于病历书写的要求，其格式内容既有西医的病名，又要按照中医四诊八纲、理法方药顺序记录，并运用中医名词和术语清晰记录。

10. 中医院的技术队伍以中医药人员为主

现代中医院是综合性医院，为了能够有效服务于各种患者，近年来中医院大量引进了西医西药人才，促进了中医院发展、促进了中西医结合，也导致了西化现象。从中医药知识的特征来看，中医药机构必须首先能够传承传统中医药知识技术，其次必须能够创新中医药知识，才能使中医药传统知识增值。虽然中医院的技术人员可以由中医中药和西医西药及其他科技人员组成，但是中医院一定要保持中医中药人员占全院医药人员的多数，主要运用中医药传统知识及技术为患者服务。

二、中医院的历史演进

我国中医院建立于20世纪50年代中期。随着党的中医政策的进一步落实，中医院由小到大，有了一定的发展。新中国成立初期，党中央根据我国的实际情况，制定了团结中西医、继承发扬我国医药学遗产、为保护人民健康服务的正确方针和政策。

1954年，党中央批转文委党组《关于改进中医工作问题的报告》中，针对当时中医工作的状况和存在的问题，阐明党的中医政策，提出中医进大医院工作的具体措施。在党的中医政策的感召下，有几十万名中医分别由分散的个体组成联合诊所，不久又办起全民和集体两种所有制的中医门诊部和中医院，充分地发挥了中医药人员的作用，深受人民群众的欢迎。

短短的几年时间，至1960年，全国的中医院和中医病床增加了很多。20世纪60年代初，卫生部门根据中央提出的调整、巩固、充实、提高的方针，对卫生机构进行必要的调整。但当时许多地方拆散了中医机构，使中医院工作曾一度受到影响。

随着国民经济情况的好转，中医院又有所恢复。十年内乱期间，由于林彪、江青反革命集团疯狂推行极左路线，中医药事业遭到严重的破坏，中医药队伍后继乏人。全国中医院和中医药人员减少了。幸存下来的中医院，在"左"的错误影响下，急于中西医合流，也大部分变成西医院，其受迫害摧残之程度甚于西医，成为卫生部门的重灾户。粉碎江青反革命集团后，特别是党的十一届三中全会以来，党中央领导我国人民拨乱反正，批判了江青反革命集团的极左路线，大批冤、假、错案得到了平反，党的中医政策进一步贯彻落实，中医院得到了恢复发展。1978 年 9 月，党中央批转卫生部党组《关于认真落实党的中医政策，解决中医队伍后继乏人问题的报告》，各级党政部门加强对中医院的领导，积极支持中医院的建设，过去被拆散的中医机构陆续得到恢复，到 1979 年年底中医院比 1960 年增加百分之七十多，床位增加两倍以上。为了使中医事业更好地适应人民健康保健事业的需要，1980 年卫生部召开全国中医和中西医结合工作会议，制定"中医、西医、中西医结合三支力量都要发展、长期并存"的方针。在这次会议上明确提出"要有计划有重点建设和加强一批中医院，要求各省、市、自治区安排基本建设和卫生事业计划时，要注意加强中医事业这条短线。根据可能安排的财政投资的实际情况，分期分批地重点建设和加强省及地、市一级的中医医院，有条件的县，也可以建立中医院"。同时，讨论制订《关于中医院工作若干问题的规定》，颁发全国试行。各地卫生行政部门积极行动起来，因陋就简地建起不少中医院。但由于"左"的影响较深，在中医院实际工作中，"左"的问题没有很好地解决，主要表现是没有突出中医药特色。为了按照中医特点切实办好中医院，1980 年卫生部召开全国中医院工作会议。会议上明确提出中医院在诊断、治疗、护理、急救、管理上要充分体现中医药特色，人员组成一定要以中医药人员为主。并讨论制定《全国中医医院工作条例》（试行），同时建立中医病历书写格式等各种规章制度。各地积极贯彻全国中医院工作会议精神，采取一系列措施，调整各级中医院的班子，充实中医药人员，加强中医院的建设，1982 年中医院发展到千余所，各级中医院都在积极总结中医院的办院经验。全国《医院管理》杂志和部分中医药刊物开辟了中医院管理专栏，从理论到实践探讨中医院管理的规律，中医院出现了大好形势。这些都说明，我国中医院正在不断地向前发展，逐步地走向良性发展的轨道。

　　国家中医药管理局于 2010 年 5 月启动了一项大规模调查，对于我国中医药事业发展基本现状作全面摸底。历经前期论证方案准备、调查组织实施、数据整理核查和报告撰写论证四个阶段，参与调查的工作人员超过 80 万名，调查涉及各类医疗机构共计 73.96 万个。其中，能够提供中医医疗服务的机构有 44.07 万个，占调查机构 59.6%。其中中医类别医疗机构（含中医、中西医结合、民族医）37 268 家，包括 3 299 家中医院，1 228 家门诊部和 32 741 家诊所，占提供中医医疗服务医疗机构的 8.5%，乡镇卫生院和村卫生室占 82.6%，综合医院、社区卫生服务中心和服务站及其他医疗机构占 8.9%。中医床位 52.06 万张，占医院总床位的 16.8%，全国平均每万人口中医床位数为 3.94 张。中医药人员 51.74 万人。中医类别执业医师占执业医师总数的 20.8%。每万人口中医类别执业医师数为 3.06 人。这次调查基本弄清了提供中医医疗服务的机构、人员、床位、房屋、设备及信息化建设等状况，反映出了提供中医医疗服务的各类机构在各省（区、市）基本形成了中医医疗服务网络，提供中医医疗服务的资源总量占全部医疗资源的比重达到一定规模。此次调查也显示出中医药发展存在的一些困难和问题，如中医药事业的发展水平在地区间和省际不均衡，城乡基层中医医疗服务网络还不够健全，中医类别医院的基本条件与中医特色服务能力参差不齐。

三、中医院组织机构设置

中医院组织机构设置，几经变动，现在大体上形成模式，但有些具体问题尚待进一步讨论。当前中医院一般模式，以100张和300张左右病床的综合中医院为例，其组织机构图如图4-2和图4-3所示。

注：

（1）医院实行院长负责制，院长负责全院业务和行政工作。副院长协助院长分管相应的工作。各科实行科长或主任负责制。

（2）图4-2、图4-3所列仅指行政、业务机构设置，党、团、工会等机构未包括在内。

（3）图4-2、图4-3列举了100张与300张床位医院的科室设置，各医院可根据本院所承担的医疗、教学、科研任务和医院的规模、特长、技术力量及专业特点进行增设或合并，如增设口腔科、肿瘤科等，有条件、有特点的医院可增设专病诊室。

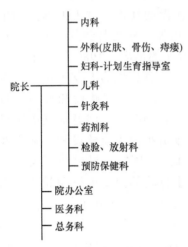

图4-2　100张床中医医院机构设置

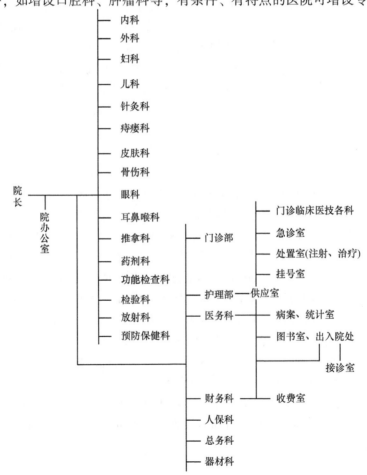

图4-3　300张床中医医院机构设置

（4）中医药大学附属医院或科研机构附属医院根据所承担的教学、科研任务可成立科教科。100张床位的医院，人事、保卫工作由院办公室负责，护理、门诊工作由医务科负责。

总而言之，中医院实行院长负责制，行政体制按照减少层次、精干有力、发挥效能的原则，实行院、科两级制。业务科室应按照中医特点、医院规模、实际需要和业务发展情况设置。

四、中医院人员编制

（一）人员编制的作用

中医院的人员编制，就是根据医院的方向、任务和规模，本着精简机构、节约用人、提高医疗质量和工作效率的原则，规定中医院必须配备的各类人员的数量。

编制是一种科学用人的标准，是医院在人员安排方面的数量和结构的界限。做好中医院人员编制工作，对于加强中医院管理，提高工作效率，具有十分重要的意义。首先，人员编制是医院调配职工的依据之一。

中医院在医疗活动过程中对人员的需求不是一成不变的。随着医疗任务和技术条件的变化，必然会出现人员的余缺情况，这就需要在医院内部各科室之间及时地进行调配。医院有了先进合理的人员编制，就可以为人员调配提供客观依据。其次，人员编制是中医院提高工作效率和医疗质量的必要措施之一，是医院实行岗位责任制的基础。提高医院的工作效率和医疗质量，最根本的问题在于充分调动全体职工的积极性，最大限度地挖掘各方面的潜力。要这样做，必须克服编制混乱、层次过多、忙闲不均、人浮于事的现象，编制混乱，层次过多，势必形成相互推诿、无人负责的局面；忙闲不均、人浮于事，势必严重挫伤广大职工的积极性。改变这种状况的根本方法，就是合理确定医院的编制定员，明确每个职工的岗位责任制，并把工作的成绩与职工的物质利益联系起来。

最后，人员编制是坚持中医特色办院方向的保证。中医院要保持和发扬中医特色，必须有合理的人员结构。一个以西医药人员为主体的中医院，要坚持中医特色的办院方向是非常困难的，或者说是不可能的。

（二）中医院人员编制的原则

合理确定中医院人员编制的根本目的，是为了完成医院担负的各项任务，满足对病人医疗服务和生活服务的要求。

在确定中医院人员编配时应遵循以下几个原则：

1. 任务需要的原则

中医院的基本任务是以医疗为中心，兼搞教学和科研工作，继承发扬传统医药学。因此，在中医院人员编制时，必须保证医疗中心工作的完成。同时，要保证上级卫生行政部门安排的教学和科研任务，保证继承、发掘、整理、提高传统医药学遗产的开展以及预防保健、计划生育等工作。但编制时应区别中医院的不同等级、不同的任务、不同的专业重点、不同的条件，按实际需要编制。

2. 中医药特色发展需要的原则

中医院是运用中医药为手段防治疾病。因此在中医院人员编制时，必须按照性质需要的原则，配备足够数量的中医药人员，只有这样才能保证中医院的办院方向。

3. 合理比例的原则

中医院是一个系统，各系统之间，具有相互制约和依赖性，并存在着合理的比例关系。如病床与工作人员之间的比例，医疗业务与行政后勤、医生、护理、药剂人员之间的比例关系，都具有内在的制约比例与协调关系。只有按合理的比例原则进行人员编制，才能保证工作状态的稳定。

4. 能级对应的原则

中医院是科学技术部门，其工作具有高度的科学性、复杂性和严密性。因此对各级人员的编制，必须严格地按着能级对应的原则，即每一科室各级人员的资历、技术水平和实际工作能力、思想素质都应与他担负的任务相适应。这样才能保证工作的高质量和高效率。如果"低才高用"，或"高才低用"必然影响工作效率和职工积极性的发挥。

(三) 人员编制应考虑的因素

中医院人员编制应考虑以下几个方面：

(1) 中医院的诊断不仅运用传统的四诊八纲，同时还应采用现代科学技术和方法。就每一个病人所需诊疗时间中医比西医要长。此外，中医院还承担着大量的继承老中医学术经验和中药调剂、加工、炮制、煎熬药等任务。因此，在制定中医院编制时，要充分考虑上述因素，合理安排人员编制，以保证中医医疗质量。

(2) 考虑中医院业务范围内的其他任务。中医院除了正常业务范围外还有一些必办的院外临时性任务。如预防工作任务、指导下级中医院和基层的任务、计划生育技术指导、会诊、抢救、体检、健康检查等。因此，在制定中医院编制时要给予必要的考虑，以便使中医院工作保持有秩序的稳定状态。

(3) 考虑职工中的病、产、休、例假情况。各级中医院一般都有一定数量的老中医药人员，同时女职工多，故而因病、产、休、例假正常减员显得比较突出。因此，在制定中医院编制时，应保留一定的机动数，一般以25%为宜。

(4) 考虑技术力量的发展。各级中医院都普遍存在着技术人员中医药传承水平低，素质差，没有系统学习过中医药知识的人员占有相当大的比例。为了提高中医医疗质量，必须要有计划地对现有卫生技术人员定期轮训、进修学习，对没有受过中医学教育的医护人员要进行补课。因此，在制定中医院人员编制时，要考虑提高卫生技术人员素质和技术水平，合理制编。

(5) 要考虑设备条件的发展。中医院处于发展过程中，需要不断地开展新技术项目，增加一些设备。如心电图、脑电图、超声、同位素、各种窥镜及激光等，要求编配一定数量的专门人才。因此，在制定中医院人员编制时，应予考虑，尽力满足开展新技术的需要。

(6) 考虑中医院的工作条件。一般地讲，集中式建筑的中医院需要的人员相对少一点。分散式建筑的中医院需要的人员相对地要多一点。设备的机械化、自动化程度越高，操作人员减少，而维修人员则增多，这些因素在中医院人员编配时均应加以考虑安排。

(四) 人员编制的方法

编配中医院的各类人员，是在已确定的中医院组织编制原则指导下，依据中医院规模、专科特点、门诊工作量，以及在人员编制时应考虑的因素，通过直接的或间接的工时测定推算出各类人员的编制数和编制比例。但因中医院工作环节多，随机性大，信息不准确，至今尚没有最准确的一种计算方法。在许多工种和部门仍然依靠经验进行确定编制与配备。

根据原卫生部、劳动人事部 1986 年发布的《全国中医医院组织机构及人员编制标准（试行）》，中医医院人员编制按病床与工作人员 1∶1.3～1∶1.7 计算。病床数与门诊量之比按 1∶3 计算，不符合 1∶3 时，按每增减一百门诊人次增减六到八人，增编人员要确保用于医疗、护理和药剂等工作的需要。各类人员的比例：行政管理、其他技术人员和工勤人员占总编的 28%～30%，其中行政管理人员占总编的 6%～8%，其他技术人员占总编的 2%；卫生技术人员占总编的 70%～72%。在医药人员中，中医、药剂人员要逐步达到 70% 以上。各类人员编制见表 4-1。

表 4-1　中医院编制表

床位数	工作人员	其他技术人员、工勤人员	卫生技术人员						
80 张	104	29	75						
占总编比例	1∶1.3	28%	72%						
	行政管理	其他技术人员	医师、中医师	护理人员	药剂	检验	放射	其他	
	6	2	26	32	6	3	3	6	
比例	6%	2%	25%	1∶0.4	8%	4.6%	4.4%	8%	

表 4-1 相应注意事项如下：

（1）卫生技术人员中各类人员比例，可根据实际情况，在 2% 范围内调整。

（2）表 4-1 中医师、医士包括中医、中西医结合和西医师、士；药剂人员包括中、西药剂师、士；放射人员包括放射医师、技师、技士；检查人员包括检验师、检验士；理疗医师、病理医师、营养医师、麻醉师等均包括在其他卫生技术人员中；财务、统计、图书、档案、工程等技术人员包括在其他技术人员中。

（3）病、产、休预备额已计入总编制内。

（4）病床较少的医院，由于相近科室可以合并，卫生技术人员可兼任。

（5）中医医院承担的科研、教学任务所需要的人员，已在总编制内增 5%～7%，包括在卫生技术人员中；中医院校附属医院和教学医院另增 12%～15%，主要用于临床见习和实习。讲授临床理论课所需教师数，按教学计划规定的临床理论课授课时间占总学时数的比例计算，由院（校）本部编制中划拨。中医研究单位附属医院另增 6%～8%，主要用于临床科研的需要。

（6）新仪器、新设备，如心电图、脑电图、超声、各种窥镜、同位素、激光等工作人员按 3%～5% 配备，已计入总编制数内，包括在其他卫生技术人员中。

（7）给名老中医配备助手，承担院外任务（如下基层、出国医疗等）以及其他临时医疗任务抽调的脱产人员，已计入总编制内。

第四节　中医药社会组织管理

一、中医药社会组织的概念

随着改革开放的不断推进，我国政治体制的持续改革，我国社会组织也得到了快速发展，其中中医药社会组织对于我国的中医药事业也一定程度上有效地弥补了市场失灵和政府失灵。但是，由于客观环境的局限及自身的不足，其发展过程中也存在着自身失灵的现象。尤其是在近些年，一些公益腐败、公益低效等现象越发突出，这对社会组织本身的公益形象及社会发展都造成了一定损害。究其原因，一方面是由于政府监管不到位；另一方面则是因为其自身运转不规范。因此，对我国中医药社会组织的现状分析就具有非常重要的意义。

虽然自改革开放以来我国社会组织的数量大大增加，但这一概念在人们心中还是相当模糊的，之所以模糊就在于概念难以界定。在我国，社会组织类似于"社会团体"、"民间组织"、"非营利组织"。我们认为现代市场经济条件下的中医药社会组织是指，依据法定程序，由中医药科学技术工作者和管理工作者以及中医药系统医疗、教育、科研、预防、康复、保健、生产、经营等单位自愿结成并依法登记成立的学术性、公益性、非营利性的组织。

二、中医药社会组织的发展历史

近代我国最早建立的中医药社会组织是清光绪二十九年（1903 年）由吴兰滨、沙桐君创立的"镇江中医公会"。同年，上海著名社会活动家李平书发起并联合中医界朱紫衡、陈莲舫共同组织成立了上海医学会；翌年"上海医学研究会"成立，发起人周雪樵，曾发行中医期刊《医学报》。清光绪三十一年（1905 年），该会改组为"中国医学会"，由周雪樵、蔡小香、丁福保等主持，是全国性学术团体。清光绪三十二年（1906 年）经李平书、顾宾秋等发起创立的"上海医务总会"，则是兼及医、药两界的学术团体。至辛亥革命前，尚有"江苏太仓医学会"、"苏州医学会社"、"宝应医学群众会"、"南京医学会"、"江阴医学研究社"等民间组织，多以研究中医为主，另有"扬州中西医学会"、"浦东中西医研究会"、"医学世界社"兼纳中西两大医学的学术团体面世。民国时期，面对西医的广泛传播及当局的歧视、排斥乃至消灭中医的严峻态势，为团结起来抗争图存，捍卫民族医学，各地相继建立"学会"、"公会"、"研究社"、"实验社"等 50 余个，中西医研究社 6 个，其中"江苏全省中医联合会"于民国 11 年（1922 年）在上海成立，会长李平书，副会长丁甘仁、吴子周，所创的《江苏全省中医联合会月刊》，4 年间共发行了 55 期。

中华人民共和国成立后，在国家中医药政策的指引下，各地纷纷成立了中医药社会组织。例如，1950 年 5 月，北京中医药学会成立，是新中国建立后第一个成立的省市级中医药学术团体；1962 年 8 月，江苏省中医药学会（原名为江苏省中医学会）成立；1979 年

5月，全国中医药界规模最大的学术团体——中华中医药学会（原名为中华全国中医学会，其间更名为中国中医药学会）成立。此外，与中医药行业有关的全国性社会组织还有：中国中西医结合学会、中国针灸学会、中国民族医药学会、中国中医药研究促进会、中国医学气功学会、中国药膳学会、中国中药协会、中国民间中医药研究开发协会。除了国家级和省学会外，各市、县（区）中医药学会及军队中医药学会也纷纷成立，进一步健全了中医药社会组织的网络体系。与此同时，随着中医药在海外的传播，中医药社会组织也步入了国际化、全球化，如1987年以来陆续成立了世界针灸学会联合会、世界中医药学会联合会、世界医学气功学会等国际性中医药相关的学术组织。此外，世界各地也相继成立了各种中医药学术组织，如美国中医药界学术团体很多，至少有18个州设有针灸学会，有些州还不止一个，仅加利福尼亚州就有10个以上的中医学术组织。

随着中医药的发展和普及，中医药在世界范围内得到越来越广泛的传播。但是，由于中医药工作本身的繁杂性和特殊性，中医标准化工作进展也相对缓慢，而这已经成为阻碍中医药迈向国际的桎梏。在现代条件下，进行标准化建设是推动中医药进一步发展的关键。近些年来我国的中医药社会组织在中医药标准化方面开展了大量工作，取得了一些成果，对中医药事业的发展和繁荣具有重要意义。

三、中医药社会组织分支机构设置

（一）中医药社会组织分支机构的划分

以专科分会为代表的分支机构的建立，对于中医药学科的发展起到了重要的促进和支持作用。通过分支机构组织成员的参与，共同开展学术研讨、技术交流、科技攻关、科技开发等各项相关活动，以此推动中医药学科的发展。组织建设与学科发展相辅相成，相互促进，专科分会的建设发展推动了学科和专业的繁荣进步，同样学科的发展也推动了专科分会的发展壮大。

就全国性中医药社会组织而言，以中华中医药学会为例，学会自1980年开始正式设立分支机构，率先建立了肛肠分会，这是学会正式建立的首个专科分会。随后，陆续建立了基础理论分会、医古文分会、妇科分会、外科分会、内科分会等。1980~1989年，先后建立14个专科分会。1990~1999年，相继建立了仲景、针刀医学、药房管理、中药鉴定、中药炮制、男科、糖尿病、临床药理、文献、医史、中成药、中药制剂、科普、风湿病、微量元素、养生保健等30余个专科分会。2000年后，又建立了实验药理、中医护理、外治、防治艾滋病、体质、中医医院管理、科研产业化、社会办医管理、络病、皮肤科、亚健康、民间传统诊疗技术与验方整理、血栓病等30多个专科分会。新近又成立了血液病、生殖医学、肝胆病等分会。

就省级社会组织而言，以江苏省中医药学会为例，设有医院管理、内科、外科、妇科、儿科、眼科、耳鼻咽喉科、皮肤科、骨伤科、肿瘤、急症医学、老年医学、护理、心系疾病、肝病、脾胃病、肺系疾病、肾病、脑病、糖尿病、风湿病、外治法、感染病、男科、肛肠科、推拿、药剂管理、药学、新药研究开发、名家流派研究、基础理论与文献研究、中医药信息宣传、针刀医学、科普、络病、青年中医研究、中药饮片研究、经方研究等 39 个专业委员会。

(二) 当前分支机构设置存在的问题与不足

从中医药社会组织分支机构的发展历程来看，近些年来组织建设取得了显著成绩。伴随着学科的发展和专业的细分，新的专科分会不断建立，团队日益壮大，呈现出欣欣向荣的良好局面。然而，目前分支机构的设置和运行还存在一些问题和需要改进的方面。

从目前分支机构的设置情况来看，有些建立时间较早的专科分会随着时间的推移和学科的发展专业人员结构已经发生了变化，专科分会的设置略显老化，缺乏组织活力；有些专科分会划分标准不统一，从而造成专科分会划分不均衡，在设置层次上出现了交叉重叠的情况。目前，分支机构的设置划分类别有 10 多种：一是以医家名义设置的，如李时珍分会、仲景分会。二是按学科课程设置的，如医古文分会。三是按医院临床分科设置的，如内、外、妇、儿科分会。四是按病种设置的，有单病种、复合病种，如糖尿病分会以及一些系统性疾病分会。五是按功能分类设置的，如翻译、科普、编辑出版、继续教育分会。六是按技术分类设置的，如针灸、小针刀、整脊、护理分会。七是按业态分类设置的，如科研产业化、中药产业化分会。八是按管理分类设置的，如医院管理、药房管理、药事管理。九是按学历分类设置的，如博士分会。十是按治则分类设置的，如补肾活血分会。由于划分标准的多样性，造成了分支机构设置的交叉重叠，上述列举的 10 个划分类型有的分支机构很成熟，如以学科分科、临床形态来分类的符合逻辑意义；而有的则不符合分类逻辑，比如补肾活血分会。中医药社会组织分支机构的命名，应当在逻辑层次上具有类比性、可扩充性、可发展性、可延续性，因此要对现有的分会做分类梳理，从中发现问题，按照哪些可以稳定，哪些可以扩容，哪些可以撤销等分类并作出调整，从而总结出机构设置的标准和原则。有专家认为，有些分支机构的名称存在一定的西化倾向，纯粹的具有中医特色名称的分会不多；部分分支机构的名称逻辑混乱，仍有中西不分的现象存在。中医药社会组织有义务弘扬中医特色，应当将中医特色明显的东西表现出来。另外，由于新的交叉学科不断产生，以及学科之间的大跨度交叉和相互渗透，传统的专科分会的划分依据已经不能适应学科交叉发展的客观需要，因此在分支机构设置标准的调整中，既要使其具有逻辑性，又要符合学科发展的规律和需要。

第五节　中药企业管理

一、中药企业的现状和特点

(一) 中药企业的现状

中药材、中药饮片和中成药是中药的三大支柱，中药企业是从事中药种植、生产加工和流通的基本经济单位。2009 年 5 月国务院发布了《关于扶持和促进中医药事业发展的若干意见》后，我国大力发展中药产业被真正提到日程上来。经过 2009 年政策利好的影响，以及基本药物目录、医保目录等对中药产业的利好影响使得我国中药产业迈出了全新的步伐。但是由于中药产业基础差区域发展不平衡，现代化程度较低，放眼全球，与国际跨国制药企业相比，我国中药企业存在"小、散、乱、差"的现象，在新的改革开放环境下，在"一带一路"国际化发展战略背景下，中药企业"走出去"的任务艰巨、路途遥远，我国中药产品甚至在国外还没有一个"合法"的身份。因此可以说目前我国中药产业只是处于国际化初级的发展阶段。

（二）中药企业发展的特点

1. 中药产业整体创新能力不足

创新能力关系着中国中药产业的命运。我国虽然是中药传统国家，但是与日本、德国的汉方药、植物药制造技术相比，我国在中药科技上还是一个弱国。我国医保药品使用中中药只占20%，中成药8000多个品规只有1000多个进入医保目录。中药出口额也不足国际中草药市场的十分之一，在这种情况下，我国还面临着国外"洋中药"的冲击。科技创新能力不足这对我国中药产业是个致命的弱点。

2. 新药研发资金少与国际企业差距大

我国的中药产品研发费用投入不足，我国大型中药企业少，中小企业多，投入研发的资金少，与跨国企业相比有较大差距，由于中药企业对研发长期投入不足，技术和科技能力落后，不能适应现代化和国际市场的需求。

3. 中药企业规模小、人才缺乏

我国中药产业虽然已经初具规模，但传统剂型多，中药产品重复品种多，区分度不明晰，疗效相差不大同质化竞争严重，导致我国中药企业绝大多数是一些中小型企业，创新能力严重不足，重复性的产品很多。

更重要是我国中药产业方面的人才缺乏，中药产业的创新发展需要各种优秀人才，如中药材基源确定和优化培育人才、中医药野生驯化和规范化种植人才、中药材规范化炮制人才、中药剂型开发人才、中药材、中药饮片质量检验人才、中药毒理、药理研究人才等。这些人才既需要具有专业化知识、也需要交叉综合知识，既需要传统中医药知识，又需要现代医药学知识，而目前这样的人才非常少。

4. 政策法规对行业发展影响巨大

中医药行业是受法规政策影响最显著的行业之一，每项政策或法规的发布都给中医药企业带来了很大的影响。而现在新环保标准、GMP、GSP认证检查标准的提高，新医改的不断变化，以省为单位网上药品集中采购等措施的出台，不断引起我国中医药行业的"洗牌"。作为中医药企业，除了企业内部的日常运营之外，在选择供应商、客户及营销模式、甚至定价的时候都得考虑要符合相关政策法规的规定。

二、中药企业药材种植规范管理

现代中药企业质量管理的核心与精髓已不仅仅放在药品生产的控制上，而要在药材种植、生产、供应起始的全过程中，这是中药产业的特征，因为中成药的质量主要在中药材的质量上。这样就要求企业的管理与控制从原料药材的生产开始，只有通过建立自己的中药材药源基地，才能将这一质量管理精髓贯彻落实下去，从而使企业的质量管理和质量保证得以实现而科学种植是生产出纯天然、无污染的高质量的绿色药材的关键。

（一）GAP 简介

GAP 是英文 Good Agriculture Practice 缩写，在中国称为《中药材生产质量管理规范》，中药材 GAP 认证试行要追溯到 2002 年。改革开放以来，由于我国中医药事业和中药产业的快速发展，中药材的需求量迅速增加，野生中药资源远远不能满足市场需要，农民不断种植中药材，长期以来由于种植不规范、技术水平落后、管理粗放和滥施农药、化肥等现实原因，导致中药材品质良莠不齐、重金属含量超标、农药残留等一系列问题。针对以上问题，2002 年 3 月 18 日，国家药品监督管理局局务会审议通过了《中药材生产质量管理规范（试行）》，该规范于 2002 年 6 月 1 日起施行。相关资料显示，中药材 GAP 认证是涵盖种植资源选择、种植地选择一直到中药材的播种、田间管理、采购、产地初加工、包装运输以及入库整个过程，鼓励规范化、科学化种植。2003 年中国卫生部发布了《中药材 GAP 生产试点认证检查评定办法》，作为官方对中药材生产组织的控制要求，试图使中药材从生态环境、种植、栽培、采收，到运输、包装，每一个环节都处在严格的控制之下，从而保证所生产出来的原料药材含有高浓度的有效成分，并且不含重金属，没有农药残留。

国家实施中药材 GAP 认证的目的就是要规范中药材生产全过程，从源头上控制中药材质量，从而保障中药饮片、中成药及保健药品、保健食品的质量，并和国际接轨，以达到药材"真实、优质、稳定、可控"的目的。然而实践中中药材 GAP 认证并未起到这个作用，相关研究机构发布的《2015—2020 年中国中药材 GAP 基地发展模式与投资战略规划分析报告》数据显示，中药材 GAP 认证从 2004 年至 2012 年 5 月 7 日发布了 16 个公告，共有 70 余家企业（不计重复）、95 个基地、60 多个中药材品种通过中药材 GAP 认证。市场流通的中药材中通过 GAP 认证的仅占到总数的 10% 左右，也就是说没有通过 GAP 认证的企业生产的中药材照样可以在市场上流通。因此现有的中药材 GAP 认证对中药材规范化影响十分有限。其主要原因是价格机制问题，物价部门规定使用单位（主要是医院药房）就是一种价格，不能体现优质优价，导致医疗机构谁的价格低就买谁的产品，结果劣币驱逐良币，市场充斥着假冒伪劣产品。

（二）后 GAP 时代中药企业的应对管理

2016 年 2 月 16 日，国家食品药品监督管理总局（简称 CFDA）通过官网披露：依据国务院印发《关于取消 13 项国务院部门行政许可事项的决定》（国发〔2016〕10 号），规定取消中药材生产质量管理规范（GAP）认证。

GAP 被取消与药品监管政策的大方向相关，从 CFDA 近阶段发布的系列监管措施来看，可以很明确的是，CFDA 正在尝试构建科学的监管体系，变静态的截点式监管为动态和全过程的监管。即药品终端市场的质量标准是 CFDA 重点负责的范畴，而至于原料如何管理，辅料如何管理，中药材农药残留等问题如何管理，则是药品生产企业的职责所在，需对药品的结果负责。

关于后续管理办法，业界曾经有两种解决方案：其一是 GAP 认证下放地方省局，其二是由外部第三方承担 GAP 认证的相关工作。目前 CFDA 内部设立了专门的 GAP 研究小组，且已经形成 GAP 第三方认证的管理草案。GAP 认证取消后，中药材企业不管是从种子来源、农药化肥的购买及粗加工等方面都会接受国家更为严格的监管。之前通过 GAP 认证的企业很容易满足这些要求，但是对于之前没有通过 GAP 认证的企业来说整体成本将会上升。也就是说，虽然 GAP 认证取消了，但是源头监管更加细化、更加严格。此外，中药企业还将面临来自仓储、运输及销售等方面的监管。

政府监管的思路是从市场层面下手，通过倒逼的方式实现中药材种植生产环节的质量把控。因此通过 GAP 认证的企业不应受 GAP 认证取消影响，放松对中药材质量的管理，而未通过 GAP 认证的中药企业可以利用时间差保证中药材品质，趁机进入或拓展中药材市场。

三、中药企业生产质量管理

（一）GMP 简介

GMP 是英文 good manufacturing practice 缩写，中文含义是"生产质量管理规范"或"良好作业规范"、"优良制造标准"。这是一套适用于制药、食品等行业的强制性标准，要求企业从原料、人员、设施设备、生产过程、包装运输、质量控制等方面按国家有关法规达到卫生质量要求，形成一套可操作的作业规范帮助企业改善企业卫生环境，及时发现生产过程中存在的问题，加以改善。简要的说，GMP 要求制药、食品等生产企业应具备良好的生产设备，合理的生产过程，完善的质量管理和严格的检测系统，确保最终产品质量（包括食品安全卫生）符合法规要求。在 1998 年版基础上，2011 年 3 月，我国颁布实施了新版 GMP（卫生部令第 79 号），确保了药品生产企业持续稳定地生产出合格的药品，最大限度地减少药品生产过程中的污染、交叉污染、混淆和差错等风险，有利于提高我国药品质量管理水平，实现与国际药品管理标准接轨。

（二）中药企业生产质量管理

质量的发展经历了由数量到质量、由符合性质量到适用性质量、由适用性质量到全面质量、由全面质量到卓越质量的过程。质量管理从点、线管理模式转变为对产品质量、工作质量的全过程追踪管理模式。质量管理体系是为实现质量管理目标、有效开展质量管理活动而建立的，是由组织机构、职责、程序、活动和资源等构成的完整系统。新版 GMP 对企业的关键人员（至少应当包括企业负责人、生产管理负责人、质量管理负责人和质量受权人）和生产操作人员的资历、学历、经验和承担的职责等都进行了明确的规定，且要求更加严格；要求企业配备足够数量的生产操作人员。

各中药生产企业首先应在 GMP 的基础上，根据企业生产经营实际，进一步明确、规范与落实相关部门及各级人员质量职责，避免因质量职责不清、责任不明、工作不到位而造成质量差错，为企业的持续健康发展提供基础保障。部门质量职责包括质量监督检验部门、生产（技术）部门、供应部门、行政管理部门、设备部门、仓储物流部门、销售部门和生产车间等质量职责，人员质量职责包括董事长（总经理）、质量副总、生产副总、其他副总、总工程师、部门经理、车间主任、车间工艺员、车间质检员、班组长和生产操作人员等各级人员质量职责。其次，建章立制是开展任何工作或活动的保证，制订并完善一整套质量管理活动文件和规章制度，指导质量管理活动健康持续的开展。从组织机构、人员、资历、职责、权限、资源，到质量制度、程序、标准、方法（操作规程），再到文件、记录、信息、报表等各方面，建立完整的质量管理体系，使每一项工作都必须符合标准，满足保证产品质量的需求。

四、中药企业流通质量管理

（一）GSP 简介

GSP 是英文 good supplying practice 缩写，在中国称为《药品经营质量管理规范》。它是指在药品流通过程中，针对计划采购、购进验收、储存、销售及售后服务等环节而制定的保证药品符合质量标准的一项管理制度。其核心是通过严格的管理制度来约束企业的行为，对药品经营全过程进行质量控制，保证向用户提供优质的药品。

1998 年，在 1992 版 GSP 的基础上重新修订了《药品经营质量管理规范》，并于 2000 年 4 月 30 日以国家药品监督管理局令第 20 号颁布，2000 年 7 月 1 日起正式施行。2013 版《药品经营质量管理规范》已于 2012 年 11 月 6 日经卫生部部务会审议通过，自 2013 年 6 月 1 日起施行。最新版《药品经营质量管理规范》已于 2015 年 5 月 18 日经国家食品药品监督管理总局局务会议审议通过，自公布之日 2015 年 7 月 1 日起施行。

（二）中药企业流通质量管理

对于中药流通企业而言，最新版 GSP 是药品经营管理和质量控制的基本准则，企业应当在药品采购、储存、销售、运输等环节采取有效的质量控制措施确保药品质量，加强药品经营质量管理，规范药品经营行为，保证人民用药安全有效。

中药企业对中药的采购工作应进行规范化管理，对采购的中药材进行科学的储藏措施和电子化的保管；科学地控制中药库房内的各项指标信息，尽可能地让中药库房地环境适宜中药的养护，严格地贯彻和执行 GSP 质量标准，明确质量管理、采购、收货、验收、储存、养护、销售、财务等企业内部各个工作岗位的职责；努力提高中药经营管理工作人员的职业素质和基本技能，企业内部要加强对中药管理队伍的职业技能培训工作，并制定相应的考核制度。

☞ **思考题** ⨠⨠⨠

1. 按照组织功能划分，中医药组织有哪些类型？
2. 当前中医药行政组织的架构和职责定位是什么？
3. 中医院人员编制应考虑哪些因素？

（卫　陈）

本章案例请扫码

参 考 文 献

邓勇 . 2015. 我国中医药管理体制改革探析［J］. 中医药管理杂志, 23（17）: 1-3.

黄世琼, 彭爱国, 曾凡玉 . 2016. 浅析中药生产企业的质量管理［J］. 中国医药工业杂志, 47（5）: 666-669.

黄亚博, 冯广清, 陈宁, 等 . 2015. 中医药学术团体分支机构设置现状与发展研究［J］. 学会,（9）: 34-40.

加雷思·琼斯, 珍妮弗·乔治, 查尔斯·希尔 . 2003. 当代管理学［M］. 李建伟, 严勇, 周晖, 等, 译 . 北京: 人民邮电出版社 .

理查德 L, 达夫特 . 2003. 组织理论与设计［M］. 王凤彬, 张秀萍, 译 . 北京: 清华大学出版社 .

尹冬梅 . 2013. 我国中医院发展问题分析与对策［D］. 上海: 复旦大学 .

第五章　中医药人力资源管理

内容提要

本章以我国中医药人力资源现状引入，从宏观层面的中医药人力资源结构状况到中观的行业状况，最后聚焦于微观层面的中医药组织人力资源管理，探讨了中医药人力资源管理的现状、基本原理、流程，以及面临的挑战和创新。

第一节　中医药人力资源培养的特色与传承

一、传统中医药人才培养模式

（一）家传模式

张仲景在《伤寒论》的序文中指出："观今之医，不念思求经旨，以演其所知，各承家技，始终顺习。"可见，在张仲景所处的时代，家传已经成为中医传承的重要方式，医学世家也是中医史上一个突出的现象。传统中医以在家族之内传授为主，即所谓世医之家，古语有云"医不三世，不服其药"，即世代相传的医家，更易赢得患者的信任。究其原因，一则世医之家的子弟受家风影响，从小耳濡目染，容易入门，培养兴趣，可以有较长时间积累经验知识；二则医学作为一门专业性很强的职业，在同一家族中传授可更为稳定，更有甚者，中国古代往往是将家传医学秘而不宣，甚则传内不传外，传男不传女。家传之方式使医学主要在家族内得以流传，在客观上对中医学的传承发展产生了较大影响，古代有大量名医出自此模式培养，如南北朝时期徐氏家族的八世家传。

从成就上看，家传的教育方式具有以下特点：

（1）有良好的学习氛围。凡出生于世医之家者往往从小耳濡目染，潜移默化，年幼即接触中医药知识。长辈从小即授以中医学入门知识，作为定向培养，以致习医者打下了牢固基础。

（2）父以教子尽得真传。医之世家，都在某个领域或某种疾病有独特的疗效，家族内传承，长辈心甘情愿、毫无保留地将医术、秘方传授给子辈，并希望能世代相传、发扬光大。因而凡经家传的医生，大多传承有一套独特的治疗方法和行之有效的家传秘术，同时若能不墨守成规，而加以发扬创新，在事业上有所建树并非难事。

家传教育方法的不足之处在于易受实践经验和学派间门户之见的影响，自承家学者不易接受其他医家、学派的学术思想，从而容易导致知识或认识水平的局限。此外，家传的方法易受古代"传子不传婿""传内不传外"思想的影响，造成一些验方秘术的失传。

因家传医学方式的学术视角和临证实践经验的不同，在历史上形成中医学流派纷呈、百家争鸣的局面，医学流派有的以地域为特色，如新安江医学、孟河医派等。新安江医学以其独特的宗族传承模式，为我国中医学发展培养了大量优秀人才。有的以学科为特色，如吴门医派、山阳医派等；有的以学术传承为特色，如内经派、伤寒派等。

（二）师承模式

由于家传受子女人数和兴趣的影响，社会化程度较低，所以社会发展出师承模式。师承即师徒之间进行传授学习的方法，又称"亲炙"，它是我国古代传授医学知识的主要形式，对中医学的延续和发展产生了深远影响，正如韩愈所说"古之学者必有师"。

师承的基本过程为师父要求弟子在临床之前或临床之同时，诵记大量中医经典，培养深厚的中医理论根基。同时由师父言传身教，教授心得，把自己积累的临证经验传授给弟子，弟子就能够在无需花费大量时间摸索经验的情况下，很快便继承师父的诊疗特点。师父独特的学术经验经过几代甚至十几代的弟子不断继承与创新，这是古代中医药传承的主要方式。师承也是培养学生的一种较好形式，徒弟自幼年跟随师父学习，历史上这种模式培养出来的名医数不胜数，大多数名医的成长均经由此途径。

这种师徒授受的传承模式，对学术思想的传承创新产生了深远影响，如易水医派、河间医派等，这种模式使中医学形成不同流派，出现了学术争鸣、百花齐放的盛景，有力促进了中医药的创新与发展。从中医发展史上可总结出师徒传授的传承模式具有以下优点：

（1）有利于在社会上发现适合学习中医的优秀人才，发挥师徒双方的积极性。师徒之间多为自愿选择，志同道合的师徒能够充分发挥双方的积极性，师父悉心教授，徒弟刻苦学习，师徒在生活方面相互关心，在医学方面互相切磋，配合默契，共同完成传授、学习过程。易水学派创始人李东垣与其弟子罗天益便是一段师徒佳话，师父李东垣资助弟子罗天益一家生活，罗天益刻苦学习，尽得真传，并帮师父纪录治病的详细医案，为后世留下了珍贵的诊病资料。

（2）有利于在更大范围内选择学习继承师父独特的学术思想和临证经验。由于师徒之间的特殊关系，在师徒传授学习过程中，除学习传统文化知识、中医文献理论外，同时需学习师父的独特学术思想和临证经验，因此学生往往是师父所属学派的继承人与发扬者。正因这种独特的教授方法，使中医各学派代有传人，绵延发展。因而师承的传承模式既构成了人才链，又发展了中医学理论和学术经验。金元四大家之一的朱丹溪便是"遍访名医求教"并能继承三大家学术成就而融会贯通并创立了流芳百世的"丹溪学派"。

（3）有利于创新发展，中医发展既需要广博的知识，又需要紧密联系实际，以实践验证理论、以实践创新理论。中医学是一门实践性极强的学科，若不经反复临床实践则很难有新发现。由于师承方式不同，每个人的知识结构不同，悟性有差异，有思想的医生往往能够独树一帜，创新发展医学理论。金元四大家之首的刘完素便是"独好《素问》"，并在求学行医期间不断研读，将《素问·至真要论》中所讲的病机十九条加大发挥，将六气引起的 21 种病症扩大到 181 种，并指出其中的 56 种是由于火热引起的，提出火热病理论，为后世温病学说的形成奠定了基础。

（4）有利于多种知识和技能的综合。弟子长期跟随师父临床实践，在师徒传承的过程中，通过临床实践中跟随师父临证操作，可随时获得师傅讲授文献上无法学到的知识，还能够随时解答各种疑问，通过这种直观互动的教学方式，学生能较快、较全面地掌握有关医疗知识。而且师承方式中学生往往可以在不同阶段，跟随不同的老师学习，采众家之长，培养多种技能进行综合应用。东汉名医张仲景便是一个例子，张仲景自幼跟随同郡的张伯祖习医，不光研习医书，更重要的是跟随师父出诊，为张仲景积累了大量临床实践经验。

（三）私淑自学模式

私淑是一种自学与师承相结合的方法，是指对某一名医的学术思想特别钦佩，因各种原因而又不能受其亲炙，于是将其学术思想、临床经验著作作为自己刻苦钻研的内容，对该名医学术思想和临证经验进行继承并不断发扬光大。这种方式是中医传统教育显著特色之一，同样造就了一大批名医，如汪机、虞抟均私淑于朱丹溪，尽得其传；又如张从正私淑刘完素创攻邪一派，成为与刘完素齐名的"金元四大家"，对丰富中医理论贡献颇大，后传授于弟子麻知己、常德等。

古代通过自学成医者也为数不少，主要有以下几种情况：一是因自身有疾或家属患病而钻研医术，二是由于科举仕途不利或某种原因厌于仕途转而学医，三是受社会伦理观念的影响，继以留心医学。自学中医者大多具备一定文化素养，他们主要通过阅读钻研中医药经典文献及历代医学名著，进而融会贯通，经过自己的临证实践，不断总结提升成为医家。易水学派创始人张元素便是自学成医的一个例子——张元素在科举因犯讳被除名后，经过多年刻苦自学，从一个医学门外汉成为一代名医，并提出了很多新学说，著有《医学启源》、《珍珠囊》等医书。

从自学成才医家的经历来看，由于自学者未跟随师父学习，往往需要付出更多时间，他们以中医经典、各家医著、临床医案等为学习对象，在临床中摸索，在总结中进步，因此他们往往具有坚定的意志及较强的领悟力，要比其他途径的学者付出更多努力，他们只有坚持不懈、锲而不舍，才能成功。

（四）学校教育模式

中国古代医学学校教育发端于魏晋南北朝，形成于隋，鼎盛于唐宋，元明清沿袭于后，可谓历史悠久。《魏书·官氏制》载北魏官制已设"太医博士（七品下）"和"太医助教（九品中）"。《唐六典》"医博士"条注"宋元嘉二十年，太医令秦承祖奏置医学以广教授"。隋朝太医署设有太医令、太医丞、博士、助教等官职，管理和从事医学教育。唐代的医学教育制度则更为完备。"唐太医署是一所制度较健全，分科和分工明确的医学教育机构。""是当时世界上规模最大，也是最完备的医学校"。宋代，设独立的医学教育专职机构"太医局"。元代置医学提举司，掌医学教育一切事务。明清两代由太医院兼管医学教育。我国的医学教育对朝鲜和日本医学学校的建立有直接影响。朝鲜在公元 692 年开始设立算学博士，并以《本草纲目》、《针灸甲乙经》、《素问经》、《针经》、《脉经》、《明堂经》、《难经》等教授学生。尤其是唐代的医学教育制度对日本的影响更为深刻。日本奈良王朝仿唐代建制专设"典药寮"，配置医博士、针博士、按摩博士，以《本草纲目》、《针灸甲乙经》、《脉经》、《素问》、《明堂经》等为教材，培养高等医学人才。并仿唐代京师药园的建制，设立"药学寮"，培养高等药学人才。

二、现代中医药人才培养面临的挑战

中华医药学历经两千多年发展，至今仍能屹立于世界医学之林，其间大师名医辈出，医学流派林立，学术思想独特，临证经验丰富。在现代医疗卫生服务中，以其经典的传统医学理论、独特的诊疗手段、有效的临床经验发挥着重要作用。然而随着现代科技的迅速发展、现代医学不断创新、社会文化知识结构转变，中医药人才培养、知识传承正面临着新的机遇和挑战。

(一) 传统文化情境的缺失

中医药学是在中国古代传统文化土壤中产生和发展起来的医药学知识体系，在发生发展过程中汲取了传统文化的精髓，加之以临证经验，在数千年发展中不断继承创新、进化发展。古代中医药学一直与传统文化知识相伴相随、相互促进、共生发展。自古便有先仕后医之说，亦不乏有名医大家亦官亦医。取仕过程中奠定的国学基础，接受的传统文化熏陶，掌握的儒家的思维方式，对学医起到了背景支撑作用。故而有"秀才学医，笼中抓鸡"的俗语。

目前中医药人才培养的困境之一便是，传统文化情境的缺失，国学基础的薄弱。在近现代科学文化知识的冲击下，中医药高等院校普遍轻视文、史、哲等科目，生源亦以理科生为主，课程重视西医西药知识，不重视中医药经典文献及医案知识。传统的"家传师授"培养模式已被批量化、规模化、标准化的院校培养模式所替代，虽然近年来又开始重视师承模式，但是拜师学艺仅满足于以指定学徒跟师抄方为主，缺乏系统培养方式，尤其缺乏对传统文化，对医道的传承。

(二) 名老中医药专家知识传承问题

传承，是中医药学术思想、临证经验延续发展的主要形式。传，有自上而下传授、传承之意；承，有自下而上接受、继承之意。数千年来传统医学正是由于世代传承，才使名老中医的学术思想和临证经验得以延续发展。

近年来，随着科学技术的进步，在继承方法上，运用现代科学、信息科学和思维科学的理论和技术手段，如计算机技术、信息技术、音像、PPT、书稿等，丰富多彩，能够完整如实地记录名老中医经验，并采取数据挖掘提取名老中医经验，但由于统计者对中医临床缺乏足够的认识和体验，分析出来的结果，往往不是原汁原味的老中医的本来思维和思想，甚至相距甚远。

如何充分挖掘名老中医药专家学术思想，传承的宝贵临证经验，补充院校培养模式中的缺憾；如何从名老中医药专家成才的经验中，找出一条院校教育加师承培养相结合的培养现代名医的有效方式，已成为中医药行业内外、乃至政府部门倍加关注的焦点问题。

(三) 传统模式的回归与创新

新中国成立后，建立的高等中医院校对我们中医药现代人才的培养乃至中医药事业发展做出的贡献是显而易见的，但在解决继承创新问题上，一直左摇右摆处理不好。

参照西医学的纯生物医学模式和培养临床专业化医学方面人才的方式，设计的中医药专业学生的培养目标、知识结构和课程设置，形成使以学科建设为中心，注重单科专业知识技术传授的课程体系。首先，这种方法为新中国培养了大量现代中医药人才，有力保障了中医药事业的迅速发展。但是在注重现代医学培养时忽视了中国传统文化和其他与中医院相关的人文学科知识的学习，淡化了中医师传统素质和技能的培养。其次，规范化教育有利于教学质量统一与评估，但是由于教育规模较大，中医药的特色难以体现，因材施教难以实践，不能充分调动每个学生的学习积极性，尤其是优秀学生往往淹没在平庸之中。再次，高校教育往往重视理论教育、知识灌输，高校与附属医院体制分离的模式又使理论知识与临床实践难以有机地融为一体，导致学生临床操作能力相对较差，难以培养现代中医师的岗位胜任力。

近年来各大中医院校亦在不断探索人才培养模式，试图将传统中医教育模式与现代教育模式相结合，其中较为常见的是中医学专业以中医名家子弟为基础的自主招生，充分利用院校、社会和中医名家家庭等教学资源，发挥校内导师、校外导师和中医名家传承者的协同作用，探索融"院校教育-师承教育-家传教育"为一体的新型中医药人才培养模式。

但是这些探索是非主流模式，各具特色的教育方式如何结构化为统一的体系需要总结提升。现代中医药人才的培养需要返本-开新，首先继承好传统医药学的特色并能够将传统融入现代；其次，在现代社会历史环境下，不能完全固守传统理论与经验，必须运用现代科技方法挖掘传统医药学的精华，在传统元素的基础上创造出新的知识，在实践中创新中西医结合人才的培养模式。

三、中医药传统人力资源特色的传承

（一）传统中医药文化的传承

传统中医药以思维见长，思维科学需要多种知识相类比、相融合，形成中医药知识技术与文化统合在一起。《内经》有明训：医者必须"上知天文、下知地理，中知人事"。唐代医家杨上善亦强调："学医之道，必须结合天文、地理、人事'三才'，作整体分析研究。"当代著名中医学家、中国工程院院士王永炎先生在调研博士研究生培养质量时亦指出："一个好的中医应该兼通文史哲。"著名中医教育家、国医大师裘沛然先生生前在教学中就非常重视对中国传统文化的学习，认为中医学是文化与医学相结合的结晶，要学习、研究、弘扬中医学，必须结合对母体文化的审视和剖析，才能真正领会中医学的理论真谛。他经常强调"医学是小道，文化是大道，大道通小道自然通"。可见，传统文化素养是合格的中医人才所必备的基本素质。

纵观中国医学史，历代有成就的医家，乃至当今数十位国医大师，大都勤求古训、博采众方，其国学功底非常深厚。这足以说明，重视传统文化的学习对培养中医人才的中医药文化素养的重要性。因此，中医学的传承不仅仅是一门医疗学术的传承，更主要的是中国传统文化的传承，在中医传承与发展中必须重视中医药传统文化素质的培养。

（二）德性的传承

我国古代医学的最高宗旨是仁爱救人，悬壶济世。"仁医"精神贯穿于中国古代医生行医中的一条思想主线，也是我国古代医德的核心内容和基本原则。为了体现医学的最高宗旨，儒医认为"医乃仁术，仁者爱人"，医家把医学称为"仁术"，医学的目的是"济世救人"，医家应为"仁人之士"。作为决定人生死的医家首先必须对"人"和"生命"具有高度的仁爱慈悲精神，在诊治疾病过程中必须认真负责，一丝不苟，绝不可以敷衍了事。《黄帝内经》、《素问·征四失论》曰："天覆地载，万物悉备，莫贵于人"。唐代名医孙思邈说："人命至重，有贵千金，一方济之，德逾于此"。他强调医生对病人必须有"大慈恻隐之心、誓愿普救含灵之苦"。宋朝名医张杲《医说》提出"医不贪色"，"为医者，须绝驰骛利名之心，专博施救援之志"，"医以救人为心"等主张。陈实功的《外科正宗·医家五诫十要》，提出了医德规范的若干条例：一戒重富嫌贫；二戒行为不俭；三戒图财贪利；四戒玩忽职守；五戒轻浮虚伪。明朝大医龚延贤也强调"一存仁心，乃是良箴，博施济众，惠泽斯深"。

传统中医的医德规范对处理当下中国医疗机构频出的医患问题有重要的借鉴意义。中国从传统的熟人社会向匿名的契约社会转变过程中——传统的熟人社会纽带已被割裂，而匿名契约社会的独立人格和契约精神又尚未完全建立，在这种转型冲突中，医患间缺乏信任度，急需呼吁重新建立传统医德观。

第二节 中医药人力资源现状

一、卫生机构中医药人力资源

卫生机构是医疗卫生服务活动的主体，也是中医人力资源的储存地。了解卫生机构的总体发展状况，特别是比较中西医医疗卫生机构各自的发展现实，对进一步研究中医药人力资源状况有重要意义。

为了统一统计口径（2010 年前的统计数据不包括村卫生室的数据），我们将从 2010 年开始对卫生机构中中医药人力资源状况进行分析。

2010 年全国共有卫生机构 936 927 个，其中中医机构 36 763 个，中医机构占全国卫生机构总数的 3.92%；发展至 2014 年，全国卫生机构增至 981 432 个，其中中医机构为 43 635 个，占总数的 4.45%。单纯从机构数量上看，中医卫生事业的发展形势是好的，并且从增加的相对数量看也是可喜的：2010~2014 年，全国卫生机构总数增加 44 505 个，较 2010 年增长为 4.75%；其中中医机构数量增加 6872 个，较 2010 年增加 18.69%（表 5-1）。

表 5-1 2010~2014 年全国卫生机构数量

年份（年） 类别	全国卫生机构（个）	其中中医机构（个）	中医机构占比（%）
2010	936 927	36 763	3.92
2011	954 389	38 224	4.01
2012	948 540	39 305	4.14
2013	973 546	41 906	4.30
2014	981 432	43 635	4.45

注：中医机构包含中医、中西医结合、民族医三类机构；数据包含村卫生室

数据来源：《全国中医药统计摘编》（2011-2015）

从中医机构职工数占全国卫生机构职工总数的比例看，2010 年，中医机构职工数占全国卫生机构职工总数的 8.58%，至 2014 年，这一数据上升至 9.46%，提高了 0.88%；而从全国卫生机构中中医卫生技术人员的占比看，自 2010 年起呈现逐年上升的趋势，中医卫生技术人员占全国卫生机构职工总数的比例从 2010 年 4.93% 上升到 2014 年的 5.33%，占比提高了 0.4%；中医机构卫生技术人员占全国卫生机构卫生技术人员总数的比例，从 2010 年的 6.98% 上升到 2014 年的 7.19%，提高了 0.3%（具体数据参见表 5-2，表 5-3）。可见，无论是中医机构职工数占全国卫生机构职工总数的比例、中医卫生技术人员占全国卫生机构职工总数的比例还是中医机构卫生技术人员占全国卫生机构卫生技术人员总数的比例，三者的占比均有一定的提高，体现了近年来中医的发展；但是从总比例的绝对数看，我们发现中医的人力资源总量相比西医，呈现明显不足。

表 5-2　2010～2014 年全国卫生机构人员情况

类别 年份（年）	全国卫生机构 职工总数（人）	卫生技术 人员（人）	中医执业 医师（人）	中医执业助理 医师（人）	中药师 （士）（人）	见习中医 师（人）
2010	8 197 502	5 866 158	256 361	37 743	97 100	13 168
2011	8 606 040	6 192 858	267 225	42 047	100 116	10 941
2012	9 108 705	6 668 549	305 372	51 407	107 630	12 473
2013	9 780 483	7 200 578	328 998	52 684	110 243	13 992
2014	10 224 213	7 579 790	354 973	63 600	111 991	14 686

数据来源：《全国中医药统计摘编》（2011～2015）

表 5-3　2010～2014 年全国中医机构人员情况

类别 年份（年）	全国中医机构 职工总数（人）	卫生技术 人员（人）	中医执业 医师（人）	中医执业助理 医师（人）	中药师 （士）（人）	见习中医 师（人）
2010	703 392	588 701	108 216	7 720	31 553	5 772
2011	745 985	627 269	113 077	8 173	32 817	4 878
2012	818 775	691 444	132 581	10 149	36 007	5 721
2013	894 690	757 712	144 771	10 686	38 158	6 828
2014	966 786	819 636	154 510	10 558	40 044	7 531

数据来源：《全国中医药统计摘编》（2011～2015）

二、基层医疗卫生组织中医药人力资源

基层卫生组织指诊所、卫生所、医务室、社区卫生服务站等服务于基层的医疗卫生组织。由表 5-4 可以看出，在全国基层卫生组织人员总数、中医执业（助理）医师数量逐年增长的同时，中医执业医师、执业助理医师所占比例却呈现降低的趋势。

表 5-4　2002～2011 年全国基层卫生组织人员情况

类别 年度（年）	人员总数 （人）	中医执业 医师数（人）	中医执业助理 医师数（人）	中医执业（助理） 医师数（人）	比例（%）
2002	429 439	29 168	8 764	37 932	8.38
2003	448 194	29 169	8 914	38 083	8.50

续表

年度（年）	类别 人员总数（人）	中医执业医师数（人）	中医执业助理医师数（人）	中医执业（助理）医师数（人）	比例（%）
2004	477 212	30 841	8 913	39 754	8.33
2005	497 370	31 825	8 162	39 987	8.04
2006	517 689	33 574	7 843	41 417	8.00
2007	409 301	24 629	5 116	29 745	7.27
2008	296 145	22 346	4 072	26 436	8.93
2009	402 019	28 019	4496	32 515	8.09
2010	401 814	31 181	4327	35 508	8.84
2011	397 325	35 039	5051	40 090	10.09

诊所、卫生所、医务室、社区卫生服务站等基层医疗卫生组织，其技术人员的变化呈现出伴随国家政策导向波动的趋势：

（1）人员数量增长趋势明显。

（2）中医执业（助理）医师自 2009 年以来呈增长回升态势。

（3）中医执业医师、执业助理医师数量占基层医疗卫生组织总人数的比例经历一段时间下降趋势后有所回升，由 2002 年的 8.83%，降低到 2007 年的 7.27%，此后逐渐反弹至 2011 年 10.09%。

以上现象说明：诊所、卫生所、医务室、社区卫生服务站等基层医疗卫生组织发展是快速的，但中医医师的增长率明显低于平均增长速度，易出现结构性问题，基层医疗卫生组织队伍结构发展趋势亟待关注。

三、农村中医药人力资源

农村卫生人力资源，主要指村卫生室服务于农村群众的乡村医生和卫生员，即在农村基层一线为农民提供健康教育、早期诊治和便民服务的主力军，是社会主义新农村建设不可或缺的重要力量，也是中医药的使者。通过他们，发挥中医药简、便、验、廉的特点，为农村群众解除病痛，从而使中医药惠及全民。我国作为一个农业大国，农村人口占 70%以上，医疗卫生需求的主体在农村。加强农村卫生人力资源，特别是中医药人力资源建设，是当前和今后一个很长历史时期应该高度重视的工作。

2005 年，全国共有 17.59 万个村卫生室主要使用中医或中西医结合方法诊治疾病，占村卫生室总数的 30%。2006 年，村卫生室数量虽有明显增加（增加 2.6 万个），但中西医 3∶7 的比例却未变。2005～2007 年，中医占乡村医生总数的比例，均保持在 31%，2008 年下降为 30%，2009～2011 年分别为 34%、31% 和 32%。以上比例，均远高于城镇地区，可见中医药在农村的认可度更高。

从人员素质看，农村中医队伍的学历结构与西医队伍的学历结构基本相当。以 2011 年为例，中医队伍中具有大专及其以上学历者占 5.75%，高于西医的 5.09%；中专及具有中专水平者占 73.45%，低于西医的 76.59%；在职培训合格者占 19.41%，高于西医的

17.11%。乡村医生的学历水平还有待提高，以适应农村群众日益增长的卫生健康需求。

总体来看，我国目前农村中医药人力资源的发展具有如下的特点：

（1）农村中医药服务网络覆盖面广，服务量大，服务价格低，具有广阔的发展前景，对中医药人力资源需求量大。

（2）农村需要大量高、中等中医药人才，在职中医药人员教育培训需求迫切，教育培训任务较重。

（3）农村中医药人员的教育培训制度不健全，缺乏整体、长期、科学的培养规划及配套政策。

（4）农村中医药工作人员的工作、生活条件差，待遇普遍偏低，高素质人才的吸引、留住力度不够。

（5）农村中医药人员的管理不够规范，行业执法不严，人员准入失控，监管工作不到位。

四、大中药产业人力资源现状

大中药产业是指围绕重要产业链的、与重要产业相关联的系列产业集合，包括：中药材、中药饮片与提取物、中成药、中药保健品（中药保健食品、保健用品、保健器械）、中药日化产品、中药杀菌剂杀虫剂、中兽药、中药物流及重要加工装备制造等的研发、生产、销售在内的大中药产业的基本活动，以及伴随其中的采购、仓储、技术升级、人力资源、企业基础结构等辅助活动，并包含伴随基本活动和辅助活动之间的所有价值（或利润）链，形成包含中药农业、中药工业、中药商业等在内的大产业链。

（一）中药农业人力资源现状

根据国家中医药管理局发布的《全国中医药统计摘编》的数据，全国中高等院校2010~2014年，累计培养"中草药栽培与鉴定"专业毕业生28 888名，毕业生主要集中于全国高等非医药院校的本科层面。

中药农业不同于传统农业种植业，由于中药材具有防治疾病功能，野生中药材已逐年减产，栽培种植中药材成为中药资源的主要来源，为保障中药材的质量，中药材的种植必须要标准化、规范化种植已是必然趋势。然而，目前药农仅凭"种庄稼"的经验种植中药材，求快求多，粗放经营，甚至为片面提高产量，不节制使用化肥、除草剂、促长剂、农药等，恶化药材生态环境，导致药材中重金属含量、残留有机农药及氯、氮、有机磷等有害物质严重超标，缺乏行业的有效质量管理，且生产盲目无序，缺少信息分析、宏观预测指导，也缺乏中药栽培专业技术人员的具体指导。

于2002年3月18日经国家药品监督管理局局务会议审议通过，并于2002年6月1日起施行的中药材GAP种植是我国中药制药企业实施的GMP重要配套工程，是药学和农学结合的产物，是确保中药质量的一项绿色工程和阳光工程。然而，能够从事GAP规范种植的技术人才却非常稀缺，GAP作为行业通用的管理模式，实施13年来，一直存在成本高、市场区分度差、假冒伪劣监管难等问题，GAP完全依靠国家项目经费支持，企业极积极性不高，从事中药材栽培种植的科技人才少，通过认证的企业不足1%，对改善行业现状未达到预期效果。2016年2月16日，国家食品药品监督管理总局官网披露，依据国务院印发的《关于取消13项国务院部门行政许可事项的决定》，规定取消中药材生产质量管理规范（GAP）认证，意味着以对中药材生产全过程进行有效的质量控制，保证中药材质量稳定、可控为初衷的中药材GAP认证正式告别历史舞台。取而代之的则是药监部门发挥监督作用，将质量等责任主体落实到企业身上的模式。中药生产企业，包括饮片企业、中成药生产企业，将对产品生产全过程的质量负责，确保供应临床、医药市场的所有药品质量信息可溯源，实际上是在监管的大框架下更多地发挥市场优胜劣汰的作用，也就意味着潜在提高了对中药生产企业的自我管理要求。

（二）中药工业人力资源现状

新中国成立以来，我国中药工业走出前店后坊的手工业生产方式，历经了机械化、工业化和现代化三个阶段的进步，同时中药工业学科建设也已初具规模，已形成从基础到应用的学科体系，在中药植物学、中药化学、中药药理学、中药鉴定学、中药炮制学、中药药剂学等学科建立了较为系统的理论和实践体系。

2014年我国中药生产企业达到3813家，中药工业总产值7302亿元。中医药已经传播到183个国家和地区。但从中药工业发展需要看，中药人力资源总体匮乏，优秀人才更是稀缺，我国中药工业总产值已经占到医药工业总产值的20%以上，在国务院印发的《中医药发展战略规划纲要（2016-2030年）》的通知中明确指出，到2020年中医药工业总产值将占总体医药工业总产的30%，但是中药人才占整个医药人才的比例仅在2%左右，同时，在人才培养机制方面存在诸多不足。

（三）中药商业人力资源现状

目前我国医药代表人数在200万以上，药店营业员人数保守估计在400万以上（据南方医药经济研究所统计，截至2008年年末，我国零售药店总数已达到365 578家，按每家药店平均配备10名营业员，并结合药店增长测算）。中药产业营销与贸易人才队伍呈现供给不足、结构不合理的问题，表现为中医药商业人才专业化水平不高、学术推广能力不足、职业道德水平堪忧和人才流动速度过快的问题。这可以从包含中药产业营销与贸易人才队伍的整体医药营销与贸易队伍的情况科学推断出来。

根据前程无忧网的数据显示，2007年11月全国医药行业的总体有效职位在86 041个。绝大多数的医药企业紧缺职位都定格在了医药销售及研发技术类人员上。目前，医药行业缺口最大的是医药销售代表一职。初步计算，前程无忧网11月医药企业招聘销售代表超过总体有效职位数的三分之一。中药产业营销与贸易的人力资源供给存在较大缺口。据相关统计，医药销售行业"医药销售代表"的平均流动率接近40%，一些企业甚至超过60%。中药销售人员流动速度过快不利于中药产业的发展。

综上分析，目前人才培养状况尚不能满足大中药产业发展的需要，中医药中、高等教育要对现有教学与实践的体制机制进行大胆变革，根据产业需要、市场需求实行"订单式"人才培养，从根本上改变教育与需求脱节的情况，优化产业的人力资源结构。

第三节　中医药人力资源管理的基本原理

原理是对客观规律的认识和概括，是客观规律在观念上的反映。根据现代人力资源管理的理论和实践，可以概括出五大基本原理以适应中医药人力资源管理实践：即投资增值原理、互补合力原理、激励强化原理、个体差异原理和动态适应原理。

一、投资增值原理

投资增值原理是指对人力资源的投资可以使人力资源增值，而人力资源增值是指人力资源质量和存量的提高，即组织中人的知识和劳动技能的提高，以及拥有较高知识和劳动技能的组织中的人力资源储备的提高。提高员工人力资源主要依靠营养保健投资和教育培训投资两方面。

人是人力资源的物质承担者，健康的身体是人力资源发挥效用的保障。健康的身体应该拥有完善的感觉器官、神经系统和运动系统以及充沛的体力和耐力。员工要拥有一个健康的身体，就必须在营养保健方面进行投资，即是日常维持正常生活的健康消费。维持正常生活的营养保健投资是提高员工劳动能力的重要投资。

当然，健康的身体对于人力资源的发挥只是一个基本前提，除了健康的身体以外，优质的人力资源还必须拥有较高的带动能力。在生产力落后的情况下，劳动者较高的劳动能力表现为能从事较强程度的劳动和忍耐更长的劳动时间。随着科学技术的不断发展，生产中大量运用科学技术进行劳动，劳动能力的高低主要不是表现为是否能忍受高强度和长时间的劳动，而是劳动者掌握科学技术的程度。掌握较多科学技术知识的劳动者，在劳动中就能运用较多的科学技术从事劳动，从而大大提高劳动生产率。对劳动者来说，科学技术知识不是与生俱来的，而是靠后天的不断学习而掌握的，这需要进行教育培训投资。

二、互补合力原理

合力是指若干个力同时作用于一个物体而对物体运动所产生的力。合力值的大小取决于各个分力的大小、作用方向和作用点。各个分力的值越大、作用方向越一致，则合力值就越大；反之就越小。

在现代社会中，任何一个人都不可能孤立地去做事，人们结成一定的关系或联系，形成一个群体以共事。因此，群体内部的关系如何，直接关系到该群体所承担任务的完成情况。

现代人力资源管理理论要求，一个群体内部各个成员之间应该是密切配合的互补关系。人各有所长也各有所短，使组织中每个个体的长处得到充分发挥，避免短处对工作的影响，这便是互补。互补产生的合力比之单个人的能力简单相加而形成的合力要大得多。当个体与个体之间，个体与群体之间是相辅相成关系的时候，群体的整体功能就会正向放大，产生1加1大于2的效果；反之，整体功能反向缩小，个体优势的发挥也受到人为的限制。

组织中个体与个体之间的互补内容主要指特殊能力互补、能级互补、年龄互补和气质互补:

（1）特殊能力互补。一个组织需要完成的任务是多种多样的，每一项具体的任务都是需要具有特殊能力的人去完成。但是，一个人一般只有一种或几种特殊能力。为了使一个组织的人员能够顺利完成组织的各项任务，就要使组织内的每个个体的特殊能力产生互补关系，形成合理的能力结构。要做到这一点，人力资源管理者就要严格按照每一个工作职位的特殊要求，选拔聘用具有相应特殊能力的人。

（2）能级互补。个体与个体之间不仅存在能力特点的不同，而且在能力水平上也是不同的。前者是能力的质的区别，后者则属于能力的量的区别。实际工作对人的能力水平的要求也是有层次的，管理学认为，一个组织中的工作，一般可以分为决策层、管理层、执行层和操作层四个层次。从决策层到操作层，能级依次递减，因此组织应该配备具有相应能力等级的人承担相应能级的工作。只有这样，才能形成合理的能级互补，大大提高工作效率，顺利完成组织任务。

三、激励强化原理

心理学家认为，人类的行为来自于心理动机，而心理动机的形成又受到需求欲望的驱使。因此，通过针对人的不同需求欲望给予满足或限制，就可以影响其心理动机，从而达到改变其行为的目的。这一过程被称为激励。激励的过程实质上就是激发、调动人的积极性的过程。激励强化指的是通过对员工的物质或精神的需求给予满足或允诺，以强化其为获得满足就必需努力工作的心理动机，从而达到充分发挥积极性、努力工作的结果。

人在工作过程中是否有积极性，或者积极性有多高，对于其他能力的发挥程度至关重要。我们知道，人的能力只有在工作中才能发挥出来。人所拥有的能力和他的工作中发挥的能力往往是不等量的，这除了受到诸如工作环境的好坏、工作条件的良好程度以及单位或组织内人际关系包括上下级关系、同事关系的理解、互动情况等客观因素以外，还要受到人的积极性的发挥程度这一主观因素的制约。在工作的客观因素相同的条件下，主观因素是个人能力发挥的决定性因素。据统计，当一个人在工作中充分发挥了积极性、能动性，那么他发挥出来的能力可能达到80%~90%；而在工作中缺乏积极性、主动性的人，他只能发挥出20%~30%的能力。

人力资源管理者的任务不只是以获得人力资源为目标，人力资源管理者在为组织获得人力资源后，还要通过各种开发培养等管理手段，提升人力资源潜能合理高效使用人力资源，提高人力资源的利用率，为此必须坚持激励强化原则。

四、个体差异原理

人力资源管理的根本任务是科学合理使用人力资源，提高人力资源投入产出比率。要科学合理使用人力资源，就要对人力资源的构成和特点有详细的了解。人力资源是由一个个劳动者的劳动能力组成的。而各个劳动者的劳动能力由于受到身体健康程度、受教育程度、实践经验等因素的影响而各自不同，形成个体差异，就个体的能力来说，这种差异包括两个方面：

（1）能力性质、特点的差异：个体能力的特殊性，形成个体的专长、特长，即表现为个体能干什么，最适合干什么。人也有其短处的一面，即不能干什么，不适合干什么。个体均有所长有所短，这就需要人力资源管理者依照个体的能力性质、特点的差异合理地安排，以在有限的人力资源水平下，发挥最大的效用。

（2）能力水平差异：不同的人，能力才干是不同的，世界上也不存在两个能力水平完全相同的人。人力资源管理者应客观看待、承认人与人之间能力性质、特点的差异，并且尽可能做到用人之长、避人之短。"长"是个体所能，是组织可利用的人力资源；"短"是个体所不能，不构成人力资源，也就无所谓利用。"用人之长，避人之短"是人力资源管理的基本原则。美国著名的管理学家彼得·德鲁克认为："有效的管理者能使人发挥长处。他知道人不能以弱点为基础。为期达成成果必须用人之长——用其同僚之所长、用其上级之所长和用其本身之所长。人之长处，才是真正的机会。发挥人的长处，才是组织唯一的目的"，"所谓组织，是一种平台，在这个平台上可以利用人力资源工具，用以发挥人的长处，并中和人的缺点，使其成为无害"。

承认人与人之间能力水平的差异，目的是为了在人力资源的利用上坚持能级层次原理，大才大用，小才小用，各尽所能，人尽其才。

五、动态适应原理

动态适应原理指的是人力资源的供给与需求是通过不断的调整才能求得相对适应，随着组织的发展，适应又会变为不适应，又要不断调整达到重新适应，这种不适应—适应—再不适应的循环往复的过程，正是动态适应原理的体现。

人力资源的供给、需求动态适应原理，包含三个层面、两个内容。

（一）动态适应原理的宏观、中观和外观体现

（1）从宏观上看，人力资源的供求关系，是指一个国家或者地区一定时期内的人力资源总供给和总需求之间的关系。

一个国家或地区的人力资源总供给量，受到人口增长速度、人口受教育程度、人口健康状况等因素的影响。这些影响因素是不断发生变化的，因此，人力资源供给总量也在不断发生变化；一个国家或地区人力资源需求总量，受到国家经济社会发展速度和发展水平、科技水平、产业结构、劳动者素质等的影响。这些影响因素同样也处于经常变化之中，因而人力资源需求总量也在不断发生变化。由于人力资源总供给和总需求影响的因素并不相同，因此，总供给和总需求的变化并不存在内在的必然联系，因而两者的变化不可能是同方向、同比例的。人们只有在对各种影响因素进行种种干预之后，才有可能使供给与需求达到相对暂时的均衡或适应，然后再产生新的矛盾、新的不均衡和不适应，再进行干预、调整，达到新的适应和均衡。任何人都不能要求人力资源总供给和总需求在任何时候都呈现绝对的均衡或适应。

（2）从中观上看，一个部门或者一个组织对人力资源的需求受到该部门和组织的业务工作性质、业务发展水平和业务发展状况、科技运用程度、产品或服务的市场占有率等因

素的影响，而人力资源的供给则除了受到国家人力资源总供给量的约束和影响外，还受到人力资源的特质、结构及水平构成、劳动者择业倾向等因素的影响。当人力资源的总供给比较充足时，部门或组织就可以吸收到数量足够的人力资源；反之，当人力资源的总供给量紧缺时，一些部门或组织将由于薪酬水平、工作性质、工作环境等的原因，很难吸收到足够数量的人力资源。当人力资源的特质和水平结构符合社会需要时，各个部门或组织就比较容易吸收到各种类别的合格的人力资源，反之，当人力资源的特质和水平不符合社会需要时，相当一些的部门或组织将很难吸收到它所需要的合格的人力资源。

影响中观人力资源供求的因素经常处于变化之中，从而使这种供求关系具有不确定性，人们只有通过各种干预和调节，才能使这种供求关系逐步达到相对均衡和适应。

（3）从微观上看人力资源的供求关系。员工个人与工作岗位的适应也不是绝对固定的。随着组织的发展、科技的进步，岗位对员工的任职资格条件越来越高。如果从事这一岗位工作的员工的个人能力水平不能相应提高，便不再适应岗位工作的要求；同样，员工在不断地工作和学习过程中，技术日益熟练，知识和能力日益提高，从而与原来岗位较低的资格要求不适应。无论是由于岗位相对人的能力提高了要求，还是人的能力提高要求岗位变动，都要求组织的人力资源管理者及时了解人与岗位的匹配程度，从而进行调解配置，以达到人适其位、位得其人。

（二）两个方面的内容

人力资源供给与需求关系包括两个方面的内容：

（1）数量方面的关系，即供应量与需求量相均衡，供求关系才能适应。

（2）质量关系，即供给的人力资源的质量和需求的人力资源的质量是否相适应。这里的质量既包括人力资源特质（各种专业能力构成的人力资源特质结构），又包括员工的平均能力水平和各种层次能力水平。

人力资源供给的量的适应并不意味着质的适应。只有在量和质方面都达到了适应，人力资源的供求关系才能达到均衡。显然，这种供求均衡只能通过不断干预、调整才能逐步达到。而达到的均衡也是相对的，而不是绝对的。随着影响人力资源供求关系的各种因素的不断发展变化，均衡又会发展为不均衡，又需要组织的新的干预与调整，如此往复循环。人力资源管理者只有深刻理解动态适应原理，才能在实际管理工作中，及时分析研究人力资源的供给与需求的关系，及时采取相应措施，为组织吸收到数量足够、质量合格的人力资源，并通过不断的调整来合理使用人力资源，提高人力资源的使用效率。

第四节　中医药人力资源管理体系建设管理

一、中医药人力资源管理规划

中医药人力资源规划是充分培养利用人力资源的一项重要措施，是和国家、地区的卫生规划目的、所承担的义务相适应，通过培训中医药人力资源满足不同组织的发展需要，对未来中医药人力资源的需求量、供给量和供需关系进行调整，对中医药人力资源的数量、知识和技能类型进行分析和预测，制定中医药人力资源计划的过程。即，中医药人力资源规划是预测未来的组织任务和环境对组织的要求，以及为完成这些任务和满足这些要求而提供人员的过程。

人力资源的需求一般可以通过现状规划法、分合性预测法、德尔菲法、描述法、计算机模拟法和工作任务分析法等方法进行预测。现实工作中，中医药人力资源需求预测亦可分为现实人力资源需求预测、未来人力资源需求和未来流失人力资源预测三部分。

人力资源规划具有以下五大特征：

（1）从性质看，人力资源规划服务于组织的发展战略，是为了保证实现组织的战略发展目标而实施的一系列行动方案，是组织发展战略规划的重要组成部分。其是以组织的发展战略目标为依据，随组织的战略目标而变化，表现出战略特征。

（2）从起因上看，组织的环境在不断变化，这种变化意味着组织对人力资源供需的动态变化，人力资源规划必须服从于组织环境变化的需要，是适应组织环境变化而必须做出的相应反应，不会一成不变，表现出动态特征。

（3）从本质而言，人力资源规划建立在对组织人力资源需求的分析和预测基础上，通过对组织过去的纵向分析和现状的横向考察，找到组织发展变化的规律，从而科学系统地从长期可持续发展计议，制定缩小人力资源素质差异、优化结构等方面差距的行动方案，从而达成组织战略目标的过程，具有前瞻特征。

（4）从过程来看，人力资源规划是将组织发展战略系统地融入职务编制、人员配置、教育培训、薪金分配、职业发展等人力资源管理的方方面面，从而整合协调各种因素和资源的过程，是一种全面而长远的组织计划安排，具有综合性特征。

（5）从结果来看，人力资源规划要达到的是人力资源供给从数量、质量、结构上都满足资源需求，使组织产出达到高绩效。而且可以通过最大限度开发利用组织人力资源，有效激励员工提高素质，达到"人尽其才、才尽其用"的目的，以实现人力资源的最佳配置和动态平衡。

中医药人力资源规划要符合中医药人力资源的科学配置原则，即应符合：①因岗聘任，中医药组织应根据组织需要的岗位及其对人员的要求进行人员的配置；②责、权、利一致，只有工作难度、所承担风险、做出的贡献与权利相一致，才能发挥员工的工作积极性；③扬长避短，占中医药人力资源中很大一部分的专业技术人员，有着其个人的专长与特点，组织应将其安排在能够体现其特长的岗位上，在组织中应有多个晋升通道供员工发挥才能；④合理流动，人力资源的合理流动体现在两个方面，一方面是员工的自主流动，另一方面是管理者根据员工的能力及其变化情况，结合岗位的要求，及时调整员工的岗位，最大限度地发挥中医药人才的作用。

二、中医药人力资源聘用

从中医药人力资源微观管理来看，中医药人力资源的聘用是中医药组织根据组织的发展目标与职务体系的设计，以及职务标准、岗位任职资格要求等，对现有在职人员和候选人员进行综合考察和评估，使合适的人选在合适的岗位上任职的过程。通俗来说，中医药人力资源的聘用是组织根据人力资源规划和职务分析的数量与质量的要求，通过信息的发布和科学甄选，获得本组织岗位所需的合格人才，并安排他们到组织所需岗位工作的活动和全过程。

显然，中医药人力资源的聘用，以中医药人力的获取、甄选为前提，即通常讲的选拔过程。传统的选拔方法有领导发现、举荐、组织考察和考试选拔等；现代的选拔方法，还包括能力测试、面谈、民主推荐、专家考评、组织考察、试用等选拔方式的结合。从选拔的途径看，有内部选拔和外部招聘。内部选拔包括内部提升和内部调用等，是指从组织内部选拔那些能够胜任岗位要求的人员，充实到岗位上去的一种方法。外部公开招聘是指中医药卫生组织向组织外人员宣布招聘计划，提供一个公平竞争的机会，择优录用合格的人员担任中医药组织内部岗位的过程，包括广告招聘、学校招聘、推荐法、专职机构招聘和信息网络招聘等。

中医药组织人力资源招聘流程一般包括：人力资源规划—人力资源招聘计划（确定招聘的职位、人数、时间等）—用人部门正式向人力资源部门申请、告知招聘要求等—人力资源部门和高层管理者共同审查申请—确定招聘途径并向组织内部或者公开向社会发出招聘信息—组织内部人力资源检查（晋升、配置等）与组织外部人力资源的利用—选拔（初试、笔试、面试、其他测试等）—录用（作出决策、发出通知）—评估与过去的人力资源规划及招聘对比并强化效果。

目前中医药组织在招聘工作中应注意：

（1）做好招聘前期准备，做好人力资源规划和工作分析。很多中医药组织开展招聘活动的频率不固定，忍受紧缺或某岗位人员离职的情况下仓促招聘，对人员的引进较为随意，同时缺乏工作分析，从而造成对拟招聘职位的任职要求规定模糊，使招聘活动无计划可依。

（2）招聘渠道发布的多元化，招聘信息内容的完整性。中医药组织，特别是体制内组织招聘信息发布渠道明显滞后于管理技术的改革与通信技术的发展。

（3）引入科学多元的测评方法。常见的招聘测评方法包括心理测验法、情景模拟法、观察判断法和纸笔测评法。

三、中医药人力资源培训

20 世纪 90 年代后期，增强对中医药组织人员培训和开发方面的投资，已经得到了广泛的认可。培训是指组织有计划地实施有助于员工学习与工作相关能力的活动，它是一种有目标、有步骤的学习；其目的在于让员工掌握培训项目中强调的知识、技能和行为；其目标在于使员工的知识、技能、工作方法、工作态度及工作的价值观等得到改善和提高，并且让员工可以将其应用于日常工作中，从而发挥出最大的潜力，提高个人和组织的业绩，推动组织和个人的不断进步，实现组织和个人的双重发展。培训是人力资源开发与管理的重要组成部分，是维持整个组织有效运行的必要手段。培训也是使员工在自己工作岗位上的工作表现达到组织的要求。培训还有助于营造一个鼓励持续学习的工作环境，由于中医药行业的特殊性，对员工新知识学习、知识共享的要求比较高。

培训不仅可以帮助组织充分利用人力资源潜能，实现员工的自身价值，提高工作满意度，而且可以降低成本，提高工作效率和经济效益，从而增强组织的市场竞争力。具体表现在以下方面。

（一）增强中医药组织员工的竞争能力

高素质的员工队伍是中医药组织最重要的竞争因素，现代医药组织的核心竞争力源于组织的学习能力和知识共享水平，学习能力是组织获取最新信息、吸收消化新知识、创新组织知识的能力，是中医药组织发展之源，也是中医药组织的制胜之本。组织知识共享是组织内个体新知识溢出、团队成员学习互动、实现知识分享以提升团队整体能力的机制，面对医药市场激烈的竞争，中医药组织需要越来越多的高素质领军人才，需要通过组织的人力资源培训不断培训与开发高素质人才，以获得竞争优势。

（二）提高中医药组织员工的职业能力

员工培训的直接目的就是要发展员工的职业能力，使其更好地胜任日常工作及未来的工作任务。现代科学技术的发展出现了高度综合又高度分化的趋势，不但要求专业技术人员不断拓宽知识领域，而且还要了解和掌握新的前沿技术。因此，只有加强员工培训，增加员工广博的知识，进行知识共享，创造性地运用知识来提高中医药产品和中医药医疗服务的能力，让员工把现代的科学技术转化为临床医疗工作中的实践技能，通过业务素质的提高来满足人民群众日益增长的医疗服务及健康需求。同时，培训使员工的工作能力提高，为其取得好的工作绩效提供了可能，也为员工提供更多的晋升和较高收入的机会。

（三）提高中医药组织的工作质量

中医药组织的工作质量包括医疗技术质量、医疗服务质量和中医药产品质量等。员工培训通过让员工掌握先进的医疗技术、生产技术和服务方法，把这些技术和方法很好地应用于实际工作中。

（四）满足中医药组织员工自我价值的需要

从员工看来，参加培训、外出学习、脱产深造、出国进修等，是中医药组织对其员工的一种激励，培训可以使员工感觉到组织对自己的关心和认同，从而增加员工的安全感与归属感。

因此，合理地培训员工，才能使其与组织工作、团队和环境更好地匹配，保证员工知识、技能、观念的更新，实现组织竞争力的积累，同时满足员工的自我价值增值。

四、中医药人力资源的绩效管理

绩效管理是中医药人力资源管理必不可少的重要组成部分，绩效管理是管理者确保员工的工作行为以及工作结果与组织的目标相一致的过程。绩效管理是一个过程，由一系列人力资源管理活动组成，是人力资源管理系统的一个子系统，与人力资源管理的其他子系统相互联系相互影响，同时，绩效管理又包括以下几个环节：绩效计划、绩效实施与管理、绩效评价和绩效反馈。其中，绩效反馈既要总结历史绩效又要制定新的绩效计划，因此绩效管理可以被看作是一个周而复始的不断循环的过程（图5-1）。

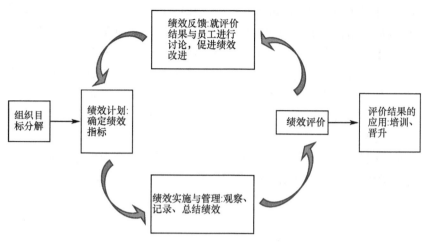

图 5-1 绩效管理流程图

有效的中医药组织绩效管理系统应具备以下十个特点，并应根据组织的不同文化和战略背景具体对待：①应形成一种持续的计划、指导、评定和奖励体制；②需要与特定的业务目标挂钩并由高层管理人员驱动；③绩效评价的内容应该包括可量化的目标和不可量化的行为能力目标；④组织内部应该透明和公开化；⑤与组织其他相关制度存在密切联系；⑥进行多维的绩效评价；⑦自上而下地实施绩效管理；⑧绩效管理系统与员工的职业生涯规划紧密联系；⑨通过引入一些以客户为中心或者强调团队精神的绩效指标，影响和改变组织氛围；⑩进行阶段性的绩效回顾和沟通。

五、中医药人力资源薪酬和福利管理

薪酬是中医药组织实现组织战略目标的重要工具。首先，薪酬对员工的态度和行为有着重要影响，不仅会影响到哪类员工会被组织吸引进来和保留住，而且会成为员工个人利益与更广泛的组织利益一致起来的有力途径。其次，薪酬又是中医药组织的重要成本项目。据统计，在发达国家的企业组织中，薪酬在总成本中占有很大的比重，一般在60%以上，其中，在人力资本密集型组织中，如研究机构和教育机构等，比重占到80%以上。再次，从员工的角度，薪酬不仅对其生活水平有很大的影响，而且也是其社会地位、社会价值和成功与否的重要标志。因此，中医药组织在付出如此巨大的成本之后，能否使员工满意，能否调动员工的积极性，能否吸引并留住组织需要的人才，能否有利于组织目标的实现，都依赖于科学的薪酬管理。

中医药组织的薪酬的科学管理应秉持以下原则：

（1）补偿原则。薪酬是中医药组织的重要成本，从组织的角度看，在收入、成本和利润关系函数中，在收入既定的情况下，低成本意味着利润的增加，但是薪酬不能越过一条底线，即补偿劳动力再生产的费用。这个最低报酬必须能保证劳动者从事工作所必需基本的衣食住行，以恢复和保持劳动者的精力，补偿劳动者为获得工作所必需的知识和技能以及生理发育所垫付的费用。如果报酬无法补偿劳动者再生产的费用需要，组织将无法吸引和留住所需的员工。

（2）内部公平性原则。心理学的研究和实践均表明，员工对薪酬是否满意，不仅取决于薪酬的绝对数量，而且取决于与他人比较的相对数量。这种现象可以用公平理论加以解释。公平理论侧重研究工资报酬分配的合理性、公平性、对员工积极性的影响。公平理论指出，员工的工作动机，不仅受其所得的绝对报酬的影响，而且受到相对报酬的影响。即一个人不仅关心自己所得的实际收入，而且也关心自己投入的劳动与收入比例与他人投入的劳动与收入比例的相对值。内部公平性原则是薪酬管理的重要原则，关系到薪酬与员工努力程度之间的关系。

（3）外部竞争性原则。中医药组织在进行薪酬管理时，不仅要注意到薪酬的内部公平性，而且要注意到同行业、同类组织的薪酬水平。如果一个中医药组织的薪酬水平低于同类组织，薪酬缺乏外部竞争性，就很难吸引和留住所需的员工，很难调动员工的积极性，会最终影响组织目标的实现。因此，在薪酬管理中，薪酬的竞争性和经济性是一个两难的抉择，需要寻找一个理想的平衡。

（4）激励性原则。我们经常会发现一个组织的薪酬水平并不低，甚至比其他组织的薪酬水平还要高，但是员工的工作积极性并没有受到激励，反而认为所得的薪酬为理所当然。究其原因是薪酬管理缺乏激励性，即薪酬没有随员工工作努力程度和劳动成果的变化而变化，是一种平均主义薪酬制度。平均主义和公平性原则是两个概念。平均主义是不按劳、不按绩效取酬，公平性原则体现了按劳、按绩效取酬的公平性。薪酬管理激励性原则还体现在薪酬的形式上，即什么样的薪酬形式更能满足员工的需要。有效的薪酬管理应该使组织的薪酬体系成为激励员工努力工作、为组织多做贡献和吸引、保留员工的有效工具。

（5）经济性原则。如前所述，薪酬是中医药组织成本构成的重要因素，在产品价格一定的情况下，过高的成本必然降低中医药组织的收益。因此，薪酬标准过高，虽然具有外部竞争性和激励作用，但同时也必然带来过高的人工成本，削弱组织的盈利空间，降低组织的竞争力。薪酬管理要考虑投入产出效应，尽可能用一定薪酬投入，带来更大的产出。

（6）透明化原则。所谓透明化原则，是指中医药组织的薪酬方案应该公开透明。如果在薪酬方案制定过程中能吸收员工代表参加，则更有利于员工对薪酬方案的了解和理解。使员工了解到自己的薪酬水平与职位、工作表现和贡献、工龄等因素的关系，以及未来可能的薪酬水平等。薪酬制度的透明化可以减少员工之间的相互猜疑，减少不必要的矛盾，调动员工的积极性。

（7）合法性原则。薪酬制度的制订必须符合国家有关法律法规，如最低薪酬标准的法规、反薪酬歧视的法律、薪酬保障法规等。目前我国中医药组织在制定薪酬体系和进行薪酬管理时，必须遵守国家的法律法规，并尽可能做到以下几点：一是要确保劳动者在正常劳动条件下的最低工资收入，应以组织所在地区的国家最低工资标准作为组织的工资底线；二是劳动差别决定工资差别，实行以知识能力为主，以工作业绩为重的工资制度；三是考虑同行业工资水平，充分重视市场信息反馈，以稳定骨干队伍；四是充分考虑企业目前和长远的负担能力，遵循国家规定的"两个低于"原则，即工资额的增长幅度低于利润增长幅度，平均工资的增长幅度低于劳动生产率的增长幅度；五是工资制度应能适应本企业生产的特点，简单、明确，易于计量劳动消耗。

六、中医药人力资源的激励

宏观上看，近代以来，中医药在西方主流医药学的冲击下，越来越边缘化，民国时期几乎被取缔。新中国成立后，虽然在政治上得到保护，但是现代医学的主流话语权、标准权在所谓的"科学"大棒下，中医药也是屡遭挫折、举步维艰。21世纪以来，随着人类对生命认知的深化，在长期的医疗实践现实中，人们也越来越发现中医药学中蕴含的巨大价值。中医药学的治未病思想体系和养生保健观念，通过扶正祛邪、调动人体的内在卫生资源抵御疾病的方法，道法自然的整体思维和特色技术，在新时代获得新生命，在中西医并重方针的推动下，中医药又以新的姿势快速发展。近年来，中医门诊量、住院量、机构人员、中药饮片使用量、医院制剂量、中成药量、服务收入都获得非常快的发展。但这些成果还是在以西医药为标准的价值体系下，远没有体现出中医药对人体生命质量、健康状况、生活状况提升的效用。如中医处方治疗疑难杂症、中医特色技术的针灸推拿、小夹板等技术的定价都比较低，在很大程度上降低了中医药应有的内在价值。中医药保证生命健康的资源有天然的中药材和中医药器具，这些都是自然界进化的产物，在医疗过程中毒副作用小，对人体伤害较小，不易引起药源性疾病，而这些优势均未能通过价格体现出来。

微观层面，则体现为中医药人力资源的管理、激励不足，人力资源配置的结构不合理，企业对员工缺乏培训意识，激励机制不健全，人员晋升渠道不通畅，企业缺乏文化建设，员工缺乏精神动力等。因此，如何健全中医药组织的激励机制是当前中医药组织应予以重视的一个现实问题。

激励一词是外来语，含有激发动机、鼓励行为、形成动力的意义。激励是人力资源管理的重要手段，在管理活动中起着重要的作用，组织中人的积极性的高低直接影响工作的绩效，因此激励是组织目标能够得以实现的可靠保障。

激励机制是激励中起关键作用的一些因素，一般由激励时机、激励频率、激励程度、激励方向等因素组成：①激励时机，按照时间上的及时性程度可分为及时激励和延时激励，按照时间间隔是否有规律可分为规律激励和不规律激励，按照周期可分为期前激励、期中激励和期末激励，组织应根据客观条件，进行灵活选择，综合运用；②激励频率，是指一定时间内进行激励的次数，一般是以一个工作周期为其时间单位，值得注意的是，激励效果与激励频率之间并不完全是简单的正比关系，组织应视工作的内容性质、任务目标的明确程度、激励对象的素质情况、劳动条件、人事环境等客观因素调整激励频率；③激励程度，是指激励量的大小，即奖赏或惩罚标准的高低，与激励效果有着紧密的联系，但是激励程度并非越高越好，而是具有一定限度的，组织应避免在激励程度上犯"过犹不及"的错误；④激励方向，是指激励的针对性，即针对什么样的内容实施激励，对激励效果有显著影响。

第五节　中医药人力资源管理创新

进入21世纪后，中医药人力资源管理面临着新的时代——一个以知识和信息的生产、使用、分配为社会发展和经济增长的基础的时代，科学技术的迅猛突破与运用，使人们的生活、工作、学习变得更快、更丰富。这是一个高度信息化、网络化的时代，飞速在信息的高速路上，让彼此的沟通跨越了时空的阻碍，在任何时刻、任何地点都可以瞬时展开。这也是一个没有边界的时代，所有的工作都需要内装一个全球的理念，不仅经营、贸易在24小时里全面展开，连同文化、语言都需要基于全球的认识和理解。一切都在不断地向前涌动，不管是激浪还是潜流，一切都在催促着我们从现在起要做点什么，以应对新的挑战和机遇。作为在中医药组织的管理中扮演着越来越重要的战略角色的人力资源管理者，必须前瞻到未来的可能变化并作出相应调整，才能把握未来、引领未来。

一、中医药人力资源管理理念的创新

中医药人力资源管理理念的创新，其一表现在整合多学科的中医药人才的团队管理，即如何结合预防、诊断、治疗和康复一体化、规范化模式，充分发挥临床、基础等多学科的团队优势。而这又基于中医复合型人才培养模式的创新，即在中医药创新团队和中医药领军人才的培养过程中应秉持"六结合"模式：①中医和西医结合，学习西医的精华部分，进一步解决了目前中医所不能解决的一些问题；②理论和临床实践结合，必须有临床实践经验心得，才能在理论上得以升华；③医古文和中国传统文化与外语，特别是英语的结合，以提高眼界和境界；④中医药学与生物学结合，包括现在的系统生物学等，也就意味着中医、中药学和生命科学要结合；⑤中医药学与现代科学结合，现代科学涵盖物理、数学、化学等；⑥业务技术与组织管理相结合，带领好团队与学科。此外，中医复合型人才在"六结合"培养过程中，还需要注重中医人境界的修养。

其二，是培养全球化的理念。在资金、产品、人员迁移、流动全球化的时代里，对于一个组织来说，员工的国际化并不是一个让人惊诧的结果，不同肤色的管理者完全有可能坐在组织最高会议的同一个圆桌上，讨论组织的发展战略；来自于地球不同地点的员工也完全有可能在同一条流水线上装配同一辆轿车。因此，对于专门从事与人打交道的人力资源管理者来说，必须具有全球化的观念，必须逐渐培养起对国际经营实践、国际人力资源实践、国际劳动法规及其习惯的全面的感知和认识，需要更多地关注其他文化、语言和经营的广泛知识；必须理解别人的文化，同时帮助组织中的所有人，无论是中医药组织的领导，还是组织中的员工，理解和尊重他人的文化，并促进来源不同文化背景的人相互合作，相互帮助。这是组织能在全球范围寻找并融入中医药市场的关键。

第三，是组织对人力资源角色定位的转变。未来，人力资源面临着来自组织更高的要求和期待——在恰当的时间，为组织选择、提供合适的中医药人力资源储备；发展和提升组织和个人与直接经验战略相关的能力；及时发现问题，提供综合的解决问题的方案，对有关人力资源特定问题传递专家的咨询意见等。这就意味着人力资源管理角色的转变，在中医药组织中，表现为由传统的行政功能为主的角色转向组织经营管理的战略角色。在中医药组织的高级会议上，人力资源管理者将从组织战略的执行者，转变为更多的参与制定组织战略的主力军，以发现未来发展趋向，引导变革，向组织最高领导和其他平行部门提供相关法规和提高组织业绩的建议。与此同时，中医药组织的人力资源管理者必须关注员工，关注员工的职业成长。

第四，管理中植入终身学习理念。置身于医学知识飞速发展的信息时代，无论是中医药医疗组织、中医药生产企业还是中医药医疗器械制造企业，组织对于员工所需要的知识总量的要求越来越高，因此，只有不断学习和掌握各种最新的医学理论和操作技能，才能适应新时期组织对成员的要求。

二、中医药人力资源管理制度的创新

人力资源管理的制度创新，主要是针对体制内的中医药组织而言的，制度的创新包括以下两方面。

（一）建立并完善与国际接轨的人力资源开发新体制

经济全球化必然导致人才的全球化，人才的跨国流动必将迅速增加。为避免发达国家与发展中国家之间中医药组织人才流动失衡，中国中医药组织人力资源开发必须尽快推进市场化的人才机制，必须尽快培养和造就能够将资源和资金优化配置并促进创造商业价值的团队型人才。

新经济时代，加速中医药组织掌握信息技术，做好人才培养、吸引、使用是做好中医药人力资源开发的关键，中医药组织人力资源开发必须制定好各种各样的鼓励政策，成功地融入亚洲及世界人才争夺战中。

（二）开发新体制关键因素是留住并用好人才

新经济时代，中医药组织人力资源开发，不仅需要对人才采取最有效的激励机制，对学习型组织终身教育体系建设和对人才创新氛围形成机制的探索和实施，必然要有良好的制度设计，使提高人才待遇与人才潜能和价值最大化发展相匹配，关键因素是留住并用好人才。中医药组织应该建立一个人才的硅谷，彻底打破传统人力资源开发体制和人才观的束缚，创造一个全新的人才观。

引进企业化管理，用"企业家精神"改造体制内中医药组织人力资源开发的体制和运行机制，积极引进新的测评体系和方法，人力资源开发的专业人员，应大胆抛弃传统的陈旧的思想方法，与时俱进地吸收、采纳新的人才资源开发管理理念和技术，在更新观念的同时，寻求制度创新的有效措施和途径，以期取得"后发性竞争"优势。

（1）可引入人才使用的"委托制"。

目前，大量流动到海外的人才，在经过系统学习并在跨国公司锻炼实践后，已经一批又一批成长起来了，如能善加利用，则可能成为中医药组织宝贵的人力资源财富。在中医药组织人力资源的优化配置中，适当引进管理人才定会收到相辅相成的"双赢"效果。

这些海外学子所带来的新理念、新规则、新模式、新思维，反过来又进一步推动国际人力资源开发。对于目前高级信息技术人员、管理人员极为紧缺的中医药组织，必须按照国际惯例，建立与国际接轨的中医药组织人力资源开发新体制和运行机制，事业留人胜于"感情"留人，机制留人胜于"让利"留人。

（2）引入与竞争"对手"合作的理念。

因为在激烈的国际人才市场形成的人才竞争格局中，中医药组织要招聘并留住优秀的人才，可与其他行业内组织寻求合作，甚至与竞争"对手"建立互补、互惠的合作关系。

（3）引入管理中的"共享观念"。

在中医药人力资源开发中，可以跨国界、跨行业、跨领域、跨部门"共享"，充分发挥人才的作用当务之急是构建国际人才市场接轨的人才通道，在分配上向市场上的稀缺资源倾斜，建立分配激励机制，在中医药组织的内部的重要岗位，尝试实行"工资特区"，使市场稀缺资源进入特区，享受与市场接轨的高薪，要对战略人才以及其他骨干人才实行"特岗特薪"，用"谈判工资"取代制度工资的范围、标准和途径。

在实践中，中医药人力资源管理创新要落实到制度的建设上，既要适应形势的变化，同时也要从我国的国情与组织的现实状况出发。首先，要把完善用工制度和塑造企业的新型劳动关系结合起来，建立一种灵活的引进人才和推动人才成长的机制。其次，完善工作绩效评价系统，将定性考核与定量考核结合起来，建立有效的晋升、晋级制度和灵活的激励机制，体现公平与公正原则。再次，建立健全先培训后上岗和培训终身化相结合的制度，不断提高员工素质，增强创新能力。最后，在保险、福利的基本项目社会化保障的基础上，根据不同的工作性质、特点，开发不同层次和多样化的福利项目，量力进行"感情投入"，增强员工群体观念，培养团队精神，提高和改善职工生活。

三、中医药人力资源管理技术的创新

信息技术已经渗透到企业管理的每一个环节，技术创新大大提高了人力资源管理的工作效率，是人力资源管理创新重要手段。首先要实行数字化的人力资源管理。建立员工资料数据库，将所有员工信息都储存到电脑信息管理系统内。数字化从根本上改变了传统的人事档案管理制度，从而减少了传统人力资源管理手工操作的工作量，为人力资源外包的实现提供了技术支持。其次要实行网络化的人力资源管理。网络化使企业内、外部和部门间边界逐步趋于模糊。一方面，企业内部的培训、沟通、薪酬、绩效考评等传统人力资源职能可以在一个信息技术平台上完成，改变了逐级下达的科层信息，实现了企业扁平化。另一方面，网络化使企业与外部信息的交流形式发生了根本变化。网站开发与维护是企业文化建设与企业形象宣传的新工具，是由人力资源管理主导完成的一项新的职能，是人力资源管理技术创新的重要表现。

在经济全球化、社会信息化的进程中，我国企事业单位经历了30余年的发展，在中医药企业组织中，人力资源信息化管理基本已经普及，但是在医疗机构中的建设则明显是滞后于其他组织的。因此，医疗组织，特别是医院信息化已经成为实现医院现代化的重要任务之一，而在医院信息化进程中，人力资源管理信息化又是一个不可或缺的组成部分，同时也是医院适应人才竞争与人才国际化形式的重要手段。如何运用信息网络与计算机技术将现代人力资源管理理念贯穿于整个管理过程之中，进而改善医院陈旧的人力资源管理模式，提高人力资源管理的科学性、规范性和高效性已经成为医院管理者必须深入思考并加以解决的重要问题。

人力资源信息化是指组织依托先进的人力资源管理理论，通过信息技术，以软件系统为平台，对人力资源进行优化配置的动态过程。它既不是一种目标的实现，也不是一些软硬件的简单配套组合，而是一项复杂庞大、循序渐进的系统工程，需要根据组织发展的实际情况不断进行调整和更新。人力资源信息化包括电子化的人力资源管理和高效的人力资源管理两层含义，其中电子化是实现高效化的途径。

首先，中医药组织人力资源管理信息化是管理模式现代化的重要依托。信息化和管理模式的改革是相辅相成的，离开了组织人力资源管理模式的改革，信息化是不可能真正实现的，离开组织信息系统的支持，管理模式的改革也是不可能成功的。

其次，中医药组织人力资源管理信息化有利于人力资源管理工作的量化。人力资源管理工作的量化不但可以印证人力资源管理工作本身的价值，也可以帮助人力资源管理人员分析各项工作之间的关系。例如，预测指标与工作绩效的相关系数、员工态度量表的分析、组织薪酬公平性的分析及培训的有效性分析等。

第三，中医药组织人力资源管理信息化有利于人力资源管理效率的提高。以医院为例，人力资源信息化建设是以计算机来代替一系列手工操作，使工作人员和科室管理者从复杂的管理和业务工作中解脱出来，尤其是复杂的计算统计工作。可以避免科室之间不必要的重复劳动，减轻工作人员的劳动强度，节省不必要的人力资源浪费，提高医疗质量和效率。

第四，中医药组织人力资源管理信息化有利于信息资源的有效整合。信息化建设最重要的一点是将组织分散在各部门的数据信息进行整合，集中统一存储，既保证信息的安全，又方便了信息数据的提取，可在任何时间快速、及时地统计出有价值的数据信息，有效、准确地完成各项工作。

第五，中医药组织人力资源管理信息化为管理者提供了决策依据。信息对于决策者的意义，并不是简单地对客观事物状况的浏览，而是通过信息所表现的现象，探索事物发展的规律和趋势，把握机遇，果断决策。管理者通过浏览人力资源管理系统，可以迅速、全面地掌握组织的宏观状况，包括业务的统计报表、人员动态变化等，这些都是合理配置组织的人力资源、评价工作绩效和制定工作计划等管理决策的重要依据。

最后，中医药组织人力资源管理信息化有利于管理的规范化。组织的人力资源信息化建设将为各部门（科室）之间提供准确、实时的数据传输通道，避免了信息流在中间传输环节上的脱节、丢失和错乱，从而避免了不必要的矛盾的发生；其次，还可以使各部门（科室）规范考核数据和人员信息管理，规范工作流程、工作制度及管理者的管理意识。

四、中医药人力资源管理职能的创新

首先，要将人力资源管理部门职能向各直线管理部门的职能回归。这是由于企业的组织管理要适应市场的迅速变化，一方面组成集团，另一方面又将企业分组成许多独立的、自负盈亏的成本利润中心。这些中心不但在财务、生产等方面独立自主，而且在人事制度方面也享有自主权。这意味着建立这种下属企业的母企业，人力资源管理部门职能层次向下分散、放权，导致复杂化。

其次，分层次化的人力资源管理职能，可概括为四个方面：人力资源配置、培训与开发、工资福利和制度建设，使这些职能相互连接。原来由人事部门一揽子管理，现在由于内外环境变化，如社会专项服务业的发展，这些职能也出现分化，有的职能向社会服务转移，有的在组织部门各层次间分工，以达到其在特定环境下的最佳管理并降低成本。

再次，人力资源管理要柔性化、扁平化。所谓柔性化就是在新的历史条件下，劳动者文化素质日益提高，领导者与被领导者的知识差距日益缩小，并在整个劳动市场上实行双向选择，劳资双方的关系从"契约关系"渐渐演变为"盟约关系"，同时，由于信息的网络化，人们可以处于同一个信息平台上，改变了过去一项信息逐级下达、上多下少的局面。在这种情况下，管理出现新的特征，即内在重于外在，心理重于物理，身教重于言教，肯定重于否定，激励重于控制。因此，管理的柔性化被普遍地认可和接受，同时又带来组织结构的扁平化。原来领导指令逐级下传，基层反馈逐级上报，高层信息多，下级占有少，信息分配的多少，决定权利的大小，由此构建的多层组织形式在信息高速传递和竞争激烈、市场瞬息万变的情形下，极易造成反应滞后，错失良机。因此，精简中层，使组织扁平化成为一种潮流，如实行矩阵组织结构就是管理扁平化的表现形式。在下层建立成本利润中心也是为适应这种变化。

整个组织管理的柔性化、扁平化，必然使人力资源管理趋于柔性化、扁平化。适应发展趋势吸纳管理的新观念、新内容，对推行改革，实现模式创新和制度创新具有积极的推动作用。

五、中医药人力资源管理的文化创新

人力资源管理是企业文化的维护者，它以优势的企业文化吸引人和激励人是企业成功经营的关键。文化创新直接影响员工的观念意识和思维方式，并制约员工的行为，是人力资源管理创新的根本动力。

企业要建立与时俱进的学习型创新文化，最大限度地发挥员工潜能，体现人力资源管理的文化创新。学习型企业相对传统的科层制企业，具有结构扁平化、信息化、开放性的特点。学习型的创新文化以先进的文化理念为核心，充分尊重人的价值，调动每个员工自主学习的精神、创造潜质和主人翁责任感，在企业内部形成一种强烈的价值认同感和巨大的凝聚力，激发员工的积极性，并通过制度安排，实现员工在企业统一目标下的自主经营和自我管理，进而形成企业创新的动力和创新型管理方式。

☞思考题 >>>

1. 结合目前人民的中医药卫生需求，讨论从人力资源管理角度如何跟进。

2. 中医药人力资源管理应符合哪些基本原理？

3. 中医药人力资源管理体系包括哪几个部分？

本章案例请扫码

（申瑜洁）

参 考 文 献

白玉金，陈跃来，何星海 . 2010. 中医传承需重视传统文化素质的培养 . 上海中医药大学学报，24（6）：79-81.

王悦，熊季霞 . 2004. 医药人力资源管理 . 北京：科学出版社 .

王明强 . 2011. 古代医学教育模式与当前中医教育模式的建构 . 中华中医药学刊，29（8）：1827-1829.

张伯礼，石鹏建，洪净 . 2013. 中医药高等教育发展战略研究 . 北京：中国中医药出版社 .

朱家勇 . 2005. 医药人力资源管理学 . 北京：中国医药科技出版社 .

第六章 中医药行政监管

☆✦ *内容提要* ★☆

本章主要介绍中药的生产管理和流通管理，中医药的食品管理和药品管理，中医药器械的基本类型、生产管理、经营管理和使用管理，以及中医药行政监管的特点、基本原则和优缺点等内容。

第一节 中药的生产流通管理

一、中药的 GMP 生产管理

（一）中药概念

中药主要起源于中国，是在中医理论指导下用于预防、诊断、治疗疾病或调节人体机能的药物。中药多为植物药，也有动物药、矿物药及部分化学、生物制品类药物。中药按加工工艺分为中药材、中药饮片和中成药。中药作为中医防病治病的重要武器，数千年来保障着民众健康，维护着民族繁衍昌盛。

（二）生产管理的概念及任务

1. 生产管理的内涵及任务

生产管理是指为实现企业经营目标，有效利用生产资源，对企业的生产过程进行计划、组织、控制，生产出满足市场需要的产品或提供服务的管理活动的总称。主要内容包括：确定合适的生产组织形式，制定科学可行的生产计划并加以实施和控制。

生产管理的任务就是要按照生产目标，在确保产品质量的前提下，不断优化资源配置，尽量降低生产成本，提高经济效益。作为现代企业，更要遵循市场规律，运用科学的管理方法和手段，切实提高企业的生产效率。

2. GMP 简介

药品生产质量管理规范（good manufacturing practice，GMP），是一套适用于制药、食品等行业的强制性标准，要求企业从原料、人员、设施设备、生产过程、包装运输、质量控制等方面按国家有关法规达到卫生质量要求，形成一套可操作的作业规范帮助企业改善企业卫生环境，及时发现生产过程中存在的问题，加以改善。GMP 要求制药、食品等生产企业应具备良好的生产设备，合理的生产过程，完善的质量管理和严格的检测系统，确保最终产品质量（包括食品安全卫生）符合法规要求。

（三）中药生产管理实施 GMP 的总要求及主要内容

1. 中药生产管理的总要求

为了完善中药生产标准，提高中药的质量，必须对中药生产管理提出更高的要求。中药生产管理的总要求有三个方面：

（1）确保按现行经批准的文件进行生产。

（2）确保生产全过程受控。

（3）确保最终产品质量符合标准要求。

2. 中药生产管理的主要内容

根据生产管理的实际和需要，中药生产管理可归纳为生产文件管理、生产流程管理、生产过程管理等三个方面。

（1）生产文件管理：中药生产文件主要是指在中药生产过程中必须遵循的各类各级批准文件或流程标准、岗位操作流程规范、批生产记录等。在药品生产过程中，同时包含了两种本质区别的传递过程，即文件传递过程和物料传递过程，而传递过程中是通过对文件的控制来实现对物料的控制的。

1）工艺规程：一般是指规定为生产一定数量成品所需起始原料和包装材料的数量，以及工艺、加工说明、注意事项，包括生产过程中控制的一个或一套文件。该文件通常给出中药的品名，剂型，处方、生产工艺的操作要求，物料、中间产品、成品的质量标准和技术参数，及储存注意事项，物料平衡的计算方法，成品容器、包装材料的要求等。

实际应用中，对工艺规程有以下几个要求：工艺规程的数量应能满足企业产品生产要求，编制依据应符合法定药品标准要求；工艺规程内容应完整，提出的参数与指标等应确切，参数应经验证确认；工艺规程格式及参照文件应合理；工艺规程应完整，内容上包括制剂的三大工段，格式上包括工艺规程、岗位操作法、批生产记录。

2）岗位操作法或标准操作规程：岗位操作法是指经批准用以指示操作的通用性文件或管理办法，具体包括操作方法和要点，重点操作的复核、复查，中间生产产品质量标准及控制，安全和劳动保护，设备维修、清洗、异常情况处理和报告，工艺卫生和环境卫生等。

标准操作规程包括：题目、编号、制定人及制定日期、审核人及审核日期、批准人及批准日期、颁发部门、生效日期、分发部门、标题及正文。

3）批生产记录：是指一个批次的待包装品或成品的所有生产记录。批生产记录能提供该批产品的生产历史，以及与质量有关的情况。主要包括：名称，生产批号，生产日期，操作者、复核者的签名，有关操作与设备，相关生产阶段的产品数量，物料平衡的计算，生产过程的控制记录及特殊问题记录。

批生产记录的作用是：首先是批产品质量审计主要文件；第二，是追溯质量问题的信息来源；第三，能够为质量回顾性评价提供数据。

为了保证批生产记录的作用与质量，对批生产记录提出以下几个要求：批生产记录的设计原则应保证能反映药品生产全过程的全部作业活动，要求能反映出：生产是否按工序依次进行；各工序是否严格按标准操作程序（standard operating procedure，SOP）；记录填写是否符合要求；各工艺参数是否控制在要求范围内；物流传递是否有合格证；批生产记录是否具有质量的可追踪性等。

（2）生产流程管理：主要包括生产准备、生产操作、生产结束等几个方面。

1）生产准备：中药生产前主要检查如下三项：一是中药生产的各种文件，比如批生产指令、执行标准、岗位SOP、清洁规程、设备操作SOP以及所需的各种记录、单卡、标志等；二是中药生产所需各种物料，指的是本批生产所用物料品名、种类、数量、合格证等；三是中药生产现场的准备情况，通常是指生产现场清洁、卫生、设备完好、容器具齐备、计量器具符合要求，并有清洁、合格标志。检查之后还应做好相应记录，并且有专人复核并签名。

2）生产操作：首先要保证100%进行投料，不能有所偏差，主要包括炮炙的辅料加入量，净药材的混合粉碎，净药材提取的备料等。称量人核对称量前物料并称量，复核人核对称量后物料；分别填写记录，并签名，尤其要注意对毒、麻、精、贵等原料必须监控称量或备料。其次是生产岗位操作人员必须严格按指令和SOP操作，有偏差及时报告处理，并且要及时、准确地填写批生产记录，要做好岗位生产中的自检和互检工作，按规定对工序、质量控制点进行监督和检查，特别要注意防止环境污染、药物的混淆等事故的发生。

3）生产结束：在生产结束后要及时有效地做好清洁和清场工作。清场时间一般要在每批中药的每一生产阶段完成后，主要对生产场地、设备、容器具、物料、状态标志等进行清场，并且做好清场记录，以便检查；在批产品生产结束后，结算物料使用情况。余料经质量人员核对后，包封、标志、退库、记录，物料结算发生偏差时，执行偏差处理程序；最后还要整理批生产记录，车间管理人员要按工艺流程依次整理各岗位生产记录，封面、签名；车间负责人审核、签名；生产、技术部门审核、签名；质量检验部门审核、签名；质量管理部门负责人终审，并签发放行单。

（3）生产过程管理

1）状态标志管理：按照种类划分，可分为运行、卫生、质量、性能、流向等；按照对象分为操作间、设备、容器、物料、产品、介质等。相关制药企业拥有的"状态标志管理规程文件"中必须明确规定各类状态标志对象、内容、色标、文字、符号等内容，并在文件后附样张，同时明确规定状态标志的"全过程管理程序"，由生产管理部门统一规定，各主管部门分别管理，包括印制、登记、领用、签发、归档、处理等内容。例如，设备方面，要对每台设备无论处于何种状态，如使用、检修、清洗、待用、搁置等，都应有符合该状态的标志，并设在设备的明显位置。往往通过设置设备铭牌、企业设备管理牌、设备状态铭牌、设备检修状态铭牌、设备生产状态铭牌、设备停用或者搁置状态铭牌等加以提醒，明确各类设备状态，提升管理效率。物料方面也要明确状态，要求物料状态标志的名称应确切，保证是该物料（中间产品）搁置时的状态。物料状态标志的内容要完整，容器和数量应显示批量总数和本容器数，物料质量状态标志应标在醒目位置。

2）批号管理：分批原则是指在规定限度内具有同一性质和质量，并在同一连续生产周期中生产出来的一定数量的药品为一批。中药制剂批次的划分原则如下：第一，固体制剂在成型或分装前使用同一台混合设备一次混合量所生产的均质产品为一批。如采用分次混合，经验证，在规定限度内所生产的均质产品为一批；第二，液体制剂、膏滋、浸膏、流浸膏等以灌装（封）前经同一台混合设备最后一次混合的药液所生产的均质产品为一批；第三，中药材前处理的批号以同一批中药材在同一连续生产周期生产一定数量的相对均质的中间产品为一批。此外，企业应有"批号标准管理规程（standard management procedure，SMP）"分批应合理，应能通过批号追踪生产全过程和生产历史。

在批号管理过程中，还应遵循如下几个要求：第一，企业应有"药品批号管理规程"。规程中对药品批次划分应符合"规范"的分批原则。第二，企业生产药品批号编制规定应合理。应能通过批号追踪和审查该批药品的生产全过程和生产历史。第三，中药口服固体制剂如是分次总混定为一批时，应经验证确认，同时检查工艺验证项目文件，其结果的重现性和稳定性应可靠。第四，现场检查产品不同剂型的总混设备，其容量应能满足批量要求。第五，亚批、返工批、混合批等规定应符合要求，并能确保批量内药品质量的均一性。

3）不合格品管理：中药生产过程中经常会有部分不合格的药品出现，主要来自挑选时正常剔除过程监控中部分不合格品，质量问题造成的整批不合格品。对于不合格品，要严格做到不合格物料不投入生产，不合格中间产品不流入下工序，不合格成品不入库。

不合格品要坚决执行相关管理程序，首先要对不合格品进行标志、隔离、报告并查明原因，然后要提出处理申请、等待批准，最后要进行监督处理，记录处理情况，做好防止再发生措施。

4）偏差处理：中药生产的最终结果很难完全符合规范要求，这就允许存在一定的偏差，偏差的范围包括：收率超限，工艺条件变化，设备异常，质量偏差，物料问题及生产中一切异常情况。

出现偏差时要及时处理，且要遵循不影响最终产品质量，符合质量标准，安全有效的原则和要求。处理偏差的一般程序是：出偏差通知单，进行调查分析，明确处理措施，等待审核批准，最后实施纠偏，并且要进行现场监督、文字记录及签字确认等。

5）防污染和混淆：中药生产过程中的污染防治是重要环节之一，主要体现以下几个方面：

一是要做好防粉尘扩散。制药企业要保证设备密封性能好，有密封盖或密封罩，防尘设备局部围挡或安装捕吸尘装置，并采用局部排风（排风系统要有防倒灌措施），安装除尘系统，粉尘气流经过滤后排出或循环使用。

二是生产场地要区分对待。中药企业应有文件明确规定，不同产品品种、规格的生产操作不得在同一操作间同时进行。制剂生产应能做到单机单间，一室内有多台设备的，不能同时生产不同产品。粉碎生产最好能做到单机单间，如果一室内有多台设备的，应分时、分班生产。药材的拣选、洗涤、浸润、切制、干燥等应分时分室操作，或有有效措施防止交叉污染和混淆。

三是中药材操作要规范。应清楚企业生产管理文件中是否明确规定了中药材不得直接接触地面，生产现场任何操作都不允许出现中药材直接接触地面的情况，前处理（前处理一般包括：药材的挑选、洗药、润药、切药、干燥、粉碎等程序）中药材的加工环境与设施，应能满足生产要求。

四是严格规范毒性药材生产操作。首先中药生产企业应是符合国家的有关规定和要求，有饮片生产资格的企业，相关人员也应具备专业的知识和技能；其次对毒性药物应设专柜保存，外包装也应明显规定标识，其生产设备和生产线也应专用，工作人员要按规定着专业防护服；最后要对炮制过程进行有效监控，防止交叉感染。

6）缓冲设施，人物流向：中药生产过程中，人物流向要有区分和规范，不能穿越操作间或储存间，人和物都要有合理的净化设施与程序，并且保证物流符合工艺流程，且做到短捷、方便，不交叉，无往返等特征。

7）工艺用水：中药企业生产过程中通常要用水，不同用途和场合的用水质量要求有异，所以工艺用水应做到：明确水质要求和用途，按照工艺要求规定用水类别，遵守储罐、管道、容器具的清洁（消毒）规程，定期检验并有记录和检验报告。

中药企业工艺用水的要求：

A. 企业应建立"工艺用水管理规程"。

B. 根据产品工艺规程规定选用符合要求的工艺用水。

C. 根据水系统验证结果，规定检验周期，有水系统验证文件及"工艺用水监护规程"。

D. 应明确各类水质的检验周期，包括岗位自检、化验室检验及送药品检验机构检验等周期，所有检验都有检验报告书。

E. 按规定检验周期定期检验，检验记录包括岗位自检记录应完整。

F. 检验结果、显示工艺用水质量符合质量标准要求。

G. 用水车间或岗位配备了规定监测项目的监测仪器、器具。

H. 使用时符合 SOP 规定，确保水质不受污染。

除了上面几个要求外，还要求现场操作人员能正确地操作和监测。

（四）中药生产管理实施 GMP 的关键点、意义及发展趋势

1. 中药生产管理实施 GMP 的关键点

由于中药生产的特殊性，决定中药实施 GMP 决不是简单的"拿来主义"，要在对GMP 深刻理解的基础上，结合中药特点实施 GMP；中药实施 GMP 是东西方文化的对接，是传统经验管理向现代规范管理的转变；中药实施 GMP 的关键不是在外部条件（如厂房、设备、水、空气）的控制上，而是在内在质量的控制上；中药实施 GMP 必须建立在从原料来源、生产加工、质量检验全过程控制的基础上。中药实施 GMP 的关键点：

（1）药材质量如何保证稳定。

（2）炮制和提取过程如何规范。

（3）质量标准如何控制。

2. 中药生产管理实施 GMP 的意义

GMP 是英文"good manufacture practice"一词的缩写，可以直译为"良好制造规范"，我国的 GMP 全称为"药品生产质量管理规范"；GMP 是对药品质量和生产进行控制和管理的基本要求，适用于药材炮制加工、中药提取、制剂加工全过程，目的是确保持续稳定地生产出适用于预定用途、符合注册批准要求和质量标准的药品。中药生产管理实施 GMP的意义有以下几个方面：

（1）实施 GMP 向传统的经验管理提出了挑战，向规范化、科学化、制度化管理迈进。

（2）实施 GMP 是与国际接轨的必然要求，是药品国际贸易中的质量保证。

（3）实施 GMP 已走向法制化轨道，成为中药进入市场的先决条件。

（4）实施 GMP 强调全员、全过程管理，可以有效保证生产出百分之百合格的中药

产品。

3. 中药生产管理实施 GMP 的发展趋势

GMP 是一个动态的发展过程，又称 cGMP，21 世纪 ICH、FDA、EU 不断推出 GMP 新规范和实施指南，主要有以下几个方面：①质量源于设计（QbD），将药品质量的概念前提；②过程分析技术（PAT），鼓励创新，允许企业采用新技术、新装备；③注重检查效果的六大体系检查：厂房设施、物料管理、生产管理、质量管理、包装和标签体系、实验室控制体系；④在遵循规范的同时，注重过程的控制与结果，生产管理过程中的变更控制与偏差处理；⑤将风险管理与质量体系一体化以确保产品的质量——21 世纪 cGMP 的行动指南；⑥强化药品安全有效的前期控制，注册批准前现场检查；⑦确定受权人在执行药品GMP 中的核心地位；⑧无菌药品的保障措施要求越来越高；⑨验证工作不断扩展，检验方法、计算机。

（1）质量源于设计（QbD）——药物开发的新思路。

QbD 是 cGMP 的基本组成部分，是科学的、基于风险的全面主动的药物开发方法。从产品概念到工业化均精心设计，是对产品属性、生产工艺与产品性能之间关系的透彻理解。

设计空间概念。在药物开发阶段对产品属性、生产工艺与产品性能之间关系充分地研究和理解，并进行风险评估，确定的影响产品关键质量属性的工艺参数可以是一个范围。对此，申请者可以向 FDA 提出设计空间的申请，并将设计空间的详细研究信息与监管者分享，经监管部门评估和批准后，在生产过程中，申请者可以在已批准的设计空间内灵活操作，不用申请变更。

弹性监管的概念。对监管部门来说，希望了解工艺对产品的影响，理解变量的来源，通过评估认为企业对所有影响产品质量的关键参数都有很透彻的理解和控制，监管部门将减少监管的频次。

实施 QbD 的意义：

1）对产品质量高度保障，将药品质量的概念前提，在药物研发阶段就要考虑最终产品质量。

2）对药品生产企业来说，可以提高生产工艺的效率，降低生产成本和废品率，避免高额罚款和产品召回这样的潜在违规行为。

3）给新技术、新方法的应用提供空间。

4）QbD 是一个三赢结果：对于生产者来说，可以减少监管压力和降低生产成本；对于监管者来说，可以在不牺牲质量的前提下减小监管压力；对于病人来说，可以获得有效的药物，产品质量有更好的保证。

（2）过程分析技术（PAT）——生产控制的新手段。

PAT 是一个生产设计、分析和控制的体系，该体系通过对原始物料质量、中间物料质量和工艺的关键数据进行"实时"在线监控，以确保成品质量的系统。

1）PAT 的理念

A. 药品质量不是检验出来的，是建立在设计基础上的。

B. PTA 的关键是理解和控制生产工艺。

C. 应用科学技术及风险评估来达到 GMP 要求和符合监管要求。

D. 工艺参数的变更在可控的范围内。

2）PAT 的方法和手段。

A. 多变量数据采集与分析。在开发过程中找到关键工艺过程变量，利用统计分析确定变量之间的关系。

B. 工艺过程分析仪，利用光谱分析仪（近红外、中红外、紫外可见）、颗粒分析仪等控制工艺变量，实现产品质量的目标控制。

C. 不断改进工艺，用科学的数据来支持批准后的变化。

D. 在中药提取过程中，采用 PAT 技术，可实现生产过程的自动化、连续控制。

（3）变更控制与偏差处理——生产管理的新概念。

与企业现有规定发生变化的调整都可称其为变更，政策变化、工艺改进、标准提高都将导致变更。中药生产企业应建立变更控制系统，对所有影响产品质量的变更进行评估和管理。中药生产中任何变更都应评估其对产品质量的潜在影响。变更的依据应建立在充分研究和风险评估的基础上，生产工艺的变更不得导致药品基础物质的改变。企业可以根据变更的性质、范围、对产品质量潜在影响的程度将变更分类（如主要、次要、一般）。判断变更所需的验证、检验以及稳定性考察应有科学依据。任何与 GMP 有关的变更提出后，应由质量管理部门评估、审核和批准，制订变更实施的计划，明确实施的职责分工，并监督实施。

偏差：药品生产质量管理活动中，一切偏离规定的行为。由于中药生产的不确定性、复杂性、多变性，发生偏差的机会也多。企业应建立偏差处理的书面规程，规定偏差的报告、记录、调查、处理程序或所采取的措施，并有相应的记录。企业可以根据偏差的性质、范围、对产品质量潜在影响的程度将偏差分类（如重大、一般、微小）。任何偏离预定的生产工艺、物料平衡限度、质量标准、检验方法、规程等的情况均应立即报告并进行彻底调查，应有清楚的解释或说明，并采取充分的措施有效防止类似偏差的再次发生。偏差调查对查找原因、改进工艺、提高质量十分必要。

（4）质量风险分析（Q9）——质量管理的新理念。

美国、日本和欧盟三方的政府药品注册部门和制药行业在 1990 年发起成立了人用药物注册技术要求国际协调会议（ICH）。由于世界各国对药品注册的技术要求不同，不利于国际贸易及技术交流，造成人力、物力和资源的浪费。ICH 打破了国与国的界限，从病人利益出发，建立管理部门和企业对话和沟通的平台，制定出统一的技术标准，来保证新药的质量、安全性和有效性，促进新药的开发和应用。其技术信息不仅在成员国之间共享，而且尽量使信息传递到非 ICH 国家，使更多国家了解 ICH 的活动，并从中获益。ICH 的影响日趋广泛，其制定的技术文件被成员国采纳，并在世界范围内应用，较著名的文件有：Q7A（原料药 GMP）、Q8（药物开发指南）、Q9（质量风险管理）、Q10（药品质量保证体系）。Q9 是一个非强制性的指南，是建立在风险评估基础上的质量持续改进方法。

（5）质量受权人制度——药品监管新举措。

药品生产质量受权人（QP）制度由欧盟最先提出，得到世界卫生组织（WHO）的认同和推荐。WHO 颁布的 GMP 指南将"受权人"定义为：负责药品上市的人，是制药厂质量管理的关键人员之一。受权人制度是实施药品生产质量管理的一种模式，是强化药品生产企业内部质量控制的有效手段。受权人是获得药品生产许可的前提条件，受权人必须经过药品监督管理部门的批准或备案。

受权人不仅对企业负责，而且要对药品监督管理部门负责，受权人独立开展工作，不受企业的干扰。受权人要具有一定的资质条件和实践经验，并要定期接受药监部门的培训。受权人可以是企业质量负责人也可以独立任命。我国广东、湖北等省已开展药品质量受权人试点工作。

二、中药的 GSP 流通管理

中药材作为药品的一种，在治病救人方面起到很大作用，但由于长期以来人们对其管理属性与生产流通的认识存在误区，造成中药材的管理混乱，中药材质量水平不高，假劣中药材充斥市场。随着中药材、中药饮片的生产水平和人们用药安全意识的不断提高，中药材专业市场在影响中药材、中药饮片流通质量安全方面不断突显，在当前中药材、中药饮片流通监管法规不健全的情况下，中药材专业市场的负面影响不仅在一定程度上制约着中药产业的发展，而且给人们的用药安全有效带来很大的隐患。

20 世纪 90 年代初，全国自发形成了 100 多个药材市场，有很多演变成为药品集贸市场，甚至成为假劣药品集散地。经过多个部门多年来的共同努力，全国先后取缔了 116 个非法药品集贸市场，1996 年批准保留了目前的 17 个中药材专业市场。通过多年的培育发展，这些专业市场在搞活药材流通、增加农民收入、发展地方经济中发挥着重要作用。但落后的交易方式、经营的低门槛、开放式的监管、从业人员的低素质等市场弊端，造成长期以来市场内以假充真、以次充好、超范围经营中药饮片等严重问题，在社会上造成了一定的负面影响，一定程度上制约着中药产业的发展。

（一）GSP 简介

药品经营质量管理规范（good supply practice，GSP），是指在药品流通过程中，针对计划采购、购进验收、储存、销售及售后服务等环节而制定的保证药品符合质量标准的一项管理制度。其核心是通过严格的管理制度来约束企业的行为，对药品经营全过程进行质量控制，保证向用户提供优质的药品。

（二）中药流通存在的主要问题

1. 药材经营的低门槛和过分集中容易造成鱼目混珠，难以监管

多年来，中药材专业市场在促进中药材流通、调剂市场余缺等方面发挥了积极的作用。但是，由于中药材经营管理属于非许可类管理，造成中药材专业市场内中药材经营具有很大的流动性和隐蔽性。中药材专业市场大多都设在药材的集散地，经营相对集中，每个药市都有上万人从事药材经营。由于没有集中的药材库存条件，每个经营者所经营的中药材大多都存放在自己的家中和临时设置的仓库，不具备仓储保管条件，缺乏必要的管理，影响中药材质量，加之一些唯利是图的不法经营者，在中药材里掺杂使假，利用中药材专业市场这个销售平台销售假劣药材，超范围经营中药饮片，有的市场甚至成为假劣中药材和假劣药品的集散地，成为无证药品经营者的"乐园"。

纵观多年来中药材专业市场的监管，大多是一管就死、一放就乱的局面，这个问题一直困扰着各级政府管理部门，究其本质，这与目前的中药材、中药饮片的流通管理体制的缺陷和中药材专业市场自身的管理模式有很大的关系。中药材专业市场开放式的经营管理方式难以确保中药源头的质量安全，而且会给违法经营提供更大的便利。

2. 交易方式的落后滋生地下经营、非法收购等违法经营行为

目前，中药材专业市场的经营大多是集市贸易的经营方式，人员流动性很大，上市品种复杂多样，隐蔽性交易量大，造成一些地区滋生了地下生产、经营中药饮片的行为。有些涉药单位由于缺乏专业技术人员的管理，加之利益驱动，往往忽视中药饮片质量，直接从中药材专业市场滋生的地下经营场所购进中药饮片；也有一些经营者借着合法企业的庇护，非法从事中药饮片生产经营活动；还有一些质量安全意识较差的生产企业抵制不住地下非法生产、经营的恶劣竞争，无视人民生命安全，放弃正常的生产、经营活动，专业从事非法收购中药饮片。一些药品批发企业规避国家法律法规，以分装中药饮片形式，长期为地下生产、经营中药饮片提供便利，造成巨大的地下非法生产的中药饮片流入合法的药品流通渠道，从而给人们用药安全带来严重隐患。

3. 从业人员素质低及开放式的监管使中药材质量源头难以控制

从我国目前 17 个中药材专业市场从事中药材经营的人员看，经营人员药学知识贫乏，辨别中药材真伪的能力较差，质量意识淡薄，加之人员的流动性和不确定性，导致掺杂使假、以假充真等违法违规行为时有发生。虽然政府不断引导药商走诚信经营的道路，引导中药材专业市场走企业化道路，加强从事中药材人员的管理，但由于目前中药材的管理是属于非许可的开放式监管，对中药材专业市场监管属于开放式管理，很难实施有效监管。

4. 困惑的管理难解中药材专业市场之困

在实际监管中，监管部门面临着诸多的矛盾，如中药材属性不清，毒性药材流通体制不顺，中药材、中药饮片界定不明等问题。各级管理部门对中药材专业市场的管理大体都是通过专项整治而取得成效，但专项整治年年搞，问题还是年年出，每次整顿都取得过巨大的成果，但假劣中药材和非法经营中药饮片的行为还是屡禁不止。由于目前长效监管体制尚未建立，中药材专业市场一直困扰着中药材、中药饮片的流通监管，中药材、中药饮片整体质量一直上不去。专业市场"综合征"引发流通管理体系思考。中药材专业市场其实只是中药材、中药饮片流通体系的一个环节，中药材交易的一个平台，但是在这一环节矛盾比较集中，问题比较突出，带有普遍性和共有性。从本质来看，它却反映了中药材、中药饮片流通体系管理的整体水平。

（三）中药流通存在问题的原因

一是不能正确认识药品定义的中药材的真正内涵，造成管理属性不清。中药材具有农副产品和药品的双重属性。作为农副产品，《药品管理法》允许中药材集市贸易；但作为药品的中药材就应按照药品进行许可管理。《中国药典》2005 年（一部）也明确了作为药品的中药材的真正内涵，即"药材是指符合药品标准，一般指药材原植、动、矿物除去非药用部位的商品药材。药材未注明炮制要求的，均指生药材，应按照附录药材炮制通则的净制项进行处理"。国家食品药品监管局 2002 年 4 月 17 日颁布的《中药材生产质量管理规范（试行）》第五十五条对中药材定义指药用植物、动物的药用部分采收后经产地初加工形成的原料药材。因此，在严格意义上，药品范畴内的中药材仅指经过净制处理后的药材，对于未经净制处理的原药材不能列为药品定义下的中药材，只能是农副产品，不能进入药品流通渠道。由此可以得出，药品范畴内的中药材应是严格按照药品标准加工而成的商品，在生产上应严格按照许可管理进行生产，以区分其他农副产品。进入药品流通渠道后应完全具备药品的属性，这样才能从根本上控制作为药品的中药材质量，保证人民群众的用药安全有效。中药材专业市场设置因其具有药材经营的专属性和集中性，区别于一般的城乡集市贸易市场，所以在中药材专业市场内经营的中药材，都应该是中药材生产加工企业生产出来的合格中药材，按照药品属性实施许可管理。但长期以来，人们在管理时缺乏科学的分析，放任了药品定义下的中药材管理。

二是中药材、中药饮片流通监管忽视了中药材加工的许可管理。从科学的角度分析，作为药品的中药材整个生产流通顺序应为：药农种植→中药材加工企业（产地设置的中药饮片厂）加工生产→中药材经营企业经营（中药饮片厂加工成中药炮制品或用于中成药的生产）→使用环节。当前的情况并非如此，因缺乏中药材加工企业（产地设置的中药饮片厂）加工生产环节的入口控制，药农种植收购的中药材直接进入流通环节，大部分集中在中药材专业市场上，由于一个环节的失控造成整个中药材、中药饮片流通管理体系的混乱，这是造成中药材专业市场中药材质量不高的主要原因。

三是流通环节缺乏强效的法律法规作为支撑。从目前的法律法规体系看，中药材、中药饮片的监管是一个薄弱环节。《药品管理法》第一百零二条明确中药材是药品，而对其监管却有两种方式：一是《药品管理法》第二十一条第一款规定城乡集市贸易市场可以出售中药材，国务院另有规定的除外；二是《药品管理法》第三十四条规定药品生产企业、药品经营企业、医疗机构必须从具有药品生产、经营资格的企业购进药品，但是，购进没有实施批准文号管理的中药材除外。按法律的规定药品生产企业、药品经营企业、医疗机构可以直接从无《药品经营许可证》的个人手中购进中药材。正是流通环节缺乏科学分类和具体可操作性法规，实践中不能认识中药材作为药品的特殊地位和其在流通监管中的重要意义。

四是生产、使用环节缺乏引导、规范，企业产品质量意识差。"药材好，药才好"，这从根本上说明了中药产品质量与中药材的关系。但是，长期以来人们忽视中药材作为药品属性的质量管理，有的中成药生产企业为降低生产成本，在药材投料时从药材市场购进后不进行净制直接投料，有的甚至选择价格低廉的尾料、有效成分含量较低的药材进行投料。同时，由于长期以来忽视对使用环节的监管，有些医疗单位直接购进地下非法加工的中药饮片，有的直接购进中药材进行炮制加工。

（四）中药流通管理的措施

一要建立健全有关法规。国家应进一步明确中药材、中药饮片作为药品的法律地位，确保行政法规和技术法规的衔接。

二要加强中药材、中药饮片质量标准的建设。制定中药材、中药饮片标准，不仅是监管的需要，也是中医药发展自身的需要，更是中医药走向国际社会的需要。在标准的制定中，要强化药材的道地性，注意性状和有效成分的结合。要加大药理研究力度，加快指纹图谱在实际操作中的运用，努力改变目前这种"中医有见效之药，无可通之理"的现状。

　　三要提高原料药材准入门槛。进一步加强对饮片、中成药生产企业购进中药材的质量监管。中成药、中药饮片生产企业要按照国家标准进行净制处理，并按 GMP 的要求组织生产。严禁中药饮片生产企业购进非法饮片进行包装出售，严禁药品批发企业非法收购中药饮片进行分装销售。

　　四要进一步规范中药材、中药饮片的购销渠道。要求药品经营企业、医疗机构要从合法的中药饮片生产企业、药品经营企业购进中药饮片，药品经营企业必须按 GSP 的规定，如实填写中药饮片购销记录。

　　五要严禁药品经营企业分装饮片、医疗机构临方炮制（尤指炮炙）饮片行为。现行法规对临方炮炙的资格规定处于空白状态，特别是不少零售药店、诊所，几乎不具备任何临方炮炙条件，无法控制也无法追溯其饮片的炮炙质量。当前，随着饮片工业的不断发展，完全能够保证配方需求，药品经营企业、医疗机构已无临方炮制的需要。

　　六要加强从业人员管理。加强从业人员职业道德教育和法律知识教育，提高中药材、中药饮片经营管理人员的素质和准入门槛，提高监管人员的专业技术水平，提高监管效能；加强人才培养和科技开发，提高中药行业的整体水平，逐步实现中医药的标准化、现代化。

第二节　中医药食品药品管理

一、中医药食品管理

（一）中药与食品的关系

　　中药在我国有很悠久的历史，数千年来与中医学一体化发展，中药作为中医临床防病治病的一种武器发挥了重要作用。但由于药食同源，有许多中药材既是食品，又是药品，具有双重性质。随着时代的变迁，我国将药品和食品进行分类管理，依据管理标准，有些成为我们的保健食品，有些成为药品。

　　影响中药材质量的因素主要是基源、道地性、用药部位、采集季节、储存保管等。用于制药和用于食品其功效并没有绝对的差异，因为它们当中许多既可作为食品又可作为药品利用，故有药食兼用之说。这里列举一些既是食物又是药物的名单：丁香、小茴香、山药、山楂、乌梅、木瓜、白果、白扁豆、桂圆、百合、杏仁、赤小豆、阿胶、茯苓等。我国卫生部公布的既是食品又是药品的名单可以作为依据。它们有些是我们日常生活中常用的食品和调味品，有些可作为保健茶，更有些是我们可以作为零食的小中药。中药和食物都取自同一原药材，都生长于相同、相似的自然环境中，药食的理论都是四气、五味、升降、浮沉、归经等理论。探讨药食的这些理论对我们的具体使用有重要的指导意义。但是我国药品和食品管理有不同的标准和管理措施，中药材从采集到炮制到提取，到加工至保健食品，制造成药品都必须遵循严格的管理规范和工艺标准，这是现代企业都必须遵循的管理制度。

（二）完善相关标准，提升中医药食品管理的效率

第一是食品。通过对食品营养成分、天然功效成分、中药等植物提取物的有效营养成分进行科学合理的研究，建立与国际接轨的营养学分析方法体系、质量标准体系，特别是安全标准体系和计量标准溯源体系，为食品、中药材及其提取物的产品质量管理、控制和监督提供科学依据，确保食品、中药与天然药物中有效成分（含量）标示的准确可靠。

第二是中药材类保健食品中活性成分的安全限量标准。违法添加和超量添加是中药材类保健食品监管中存在的主要问题之一，因此制定有关中药材类保健食品中中药材、中药提取物及其活性成分使用安全限量的标准，有助于促进我国中药材类保健食品及食品添加剂使用的规范化管理。

第三是中药材外源性有害物质安全限量的技术标准。当前中药材等动植物物品及其提取物原料中的农药残留、重金属、霉菌、毒素及有害成分等导致的原料污染不容忽视，研究制定以中药材为原料产品有害物质安全限量标准，并结合我国中药材生产现状，逐步提升中药原料品质，有利于保障消费者的服用安全。

第四是功能食品的退出机制与标准。目前尚未针对保健食品设立明确的退出机制，往往是发生问题时的应急处理，缺乏连续性和规范性，有必要对此进行研究，规范管理。

二、中医药药品管理

（一）中药的种类

中药是指在中医基础理论指导下用以防病治病的药物。中药包含中药材、中药饮片、中成药。

1. 中药材

中药材是指药用植物、动物、矿物及化石类的药用部分采收后经产地初加工形成的原料药材。

2. 中药饮片

广义：凡是供中医临床配方用的全部药材统称"饮片"。

狭义：指切制成一定形状的药材，如片、块、丝、段等称为饮片。

3. 中成药

中成药指根据疗效确切、应用广泛的处方、验方或秘方，以中药材为原料配制加工而成的药品。

（二）中医药药品保管原则

第一，性能相互影响，容易串味，名称容易搞错的品种应分开存放。

第二，麻醉药品、精神药品的毒性药品应专库或专柜存放，指定专人保管。

第三，危险品应严格执行公安部颁发的"化学危险品储存管理暂行办法"、"爆炸物品管理规则"和"仓库防火安全管理规则"等规定，按其危险性质，分类存放于有专门设施的专用仓库。

第四，有效药品按效期远近，按批号，依次专码堆放，并按"中国医药公司医药商品调拨责任制"规定的期限，定期报告业务部门及时销售。

第五，长期储存的怕压商品定期翻码整垛，货垛间应采取必要的隔垫措施。

第六，退货商品应单独存放和标记，要查清原因，及时处理。因质量问题而退货的药品征得卫生行政部门同意返工后，必须重新检验合格后才能返回库存。退货要作记录（包括退货单位、日期、品名、规格、数量、退货理由、检查结果、处理日期及处理情况等内容）并保存两年。

第七，搬运和堆垛应严格遵守药品外包装标记的要求，安全操作，防止野蛮装卸。

(三) 中药管理的法律规定

1. 关于中药材的相关规定

"国家保护野生药材资源，鼓励培育中药材"。

"国家实行中药品种保护制度。具体办法由国务院制定"。

"新发现和从国外引种的药材必须经国家药品监督管理部门审核批准后，方可销售"。

"地区性民间习用药材的管理办法，由国务院药品监督管理部门会同国务院中医药管理部门制定"。

"中药材的种植、采集和饲养的管理办法，由国务院另行制定"。

"城乡集市贸易市场可以出售中药材、国家另有规定的除外"。

"城乡集贸市场不得出售中药材以外的药品"。

"药品经营企业销售中药材，必须标明产地"。

"实行批准文号管理的中药材、中药饮片品种目录由国务院药品监督管理部门会同国务院中医药管理部门制定"。

"必须从具有药品生产、经营资格的企业购进药品；但是，购进没有实施批准文号管理的中药材除外"。

2. 关于中药饮片的相关规定

"中药饮片的炮制，必须按照国家药品标准炮制，国家药品标准没有规定的，必须按照省、自治区、直辖市药品监督管理部门制定的炮制规范炮制"。

"生产新药或者已有国家标准的药品，须经国家药品监督管理部门批准，并发给批准文号；但是，生产没有实施批准文号管理的中药材和中药饮片除外"。

第三节 中医药器械管理

一、中医药器械的基本类型

中医药器械一般是指进行中医诊疗所应用的工具。通常主要包括以下几个方面：

(一) 基本设备

基本设备包括办公桌、办公椅、病人椅、脉枕、听诊器、血压计、诊查床、器械柜、出诊箱等。

(二) 中医设备

中医设备包括针灸治疗床、推拿治疗床、推拿治疗凳、针灸器具、火罐、TDP 神灯、中药雾化吸入设备、刮痧板、电针仪、艾灸仪、智能通络治疗仪、颈腰椎牵引设备、中药熏蒸设备等。

(三) 中药房设备

中药房设备包括中药饮片柜 (药斗)、药架 (药品柜)、调剂台、药戥、电子秤、消毒锅、标准筛、煎药机、包装机、冷藏柜等。

二、中医药器械的生产管理

为规范中医诊疗设备生产示范基地建设，提高管理水平，中医药器械的生产基地 (以下简称"基地") 应具有医疗器械生产许可证，符合国家医疗器械管理的相关要求。基地生产的中医诊疗设备应具有医疗器械注册证。基地研发、生产中医诊疗设备应遵循中医药理论的指导。

(一) 机构与人员配置

基地应当具备健全的组织机构，包括生产管理部门、质量管理部门、研发部门、销售服务部门等。

基地应具有 2 个以上技术合作或协作单位 (大专院校、科研院所、医院)。

基地人才队伍结构合理，初级以上技术人员占职工总数的比例不少于 15%，具有中医诊疗设备相关专业高级职称或本科以上学历的技术人员不少于 5 名。

基地负责人、生产负责人和质量负责人应熟悉医疗器械有关法规、规章制度和中医诊疗设备相关文件。基地生产负责人和质量负责人应具有大专以上学历或中级以上职称，所学专业应与基地生产产品的技术门类相近，并有中医诊疗设备生产和质量管理经验。生产负责人和质量负责人不得互相兼任。

基地技术负责人应具有本科以上学历或高级职称。基地质量体系内审员应不少于 2 人，并具备相关资质。

基地应具有结构合理的研发队伍，研发部门负责人应具有相关专业本科以上学历或高级职称，具有高级职称的研发人员不少于 2 人，具有本科以上学历的研发人员应占整个研发队伍的 40% 以上。

从事中医诊疗设备生产操作及质量检验的人员应经过专业技术培训和考核，具有基础理论知识和实际操作技能。

(二) 基础设施

基地生产场地面积原则上不小于 3000 平方米，研发场地面积原则上不小于 300 平方米。生产小型设备或精密设备的可适当降低要求。

基地应环境清洁、照明充足并与其生产的产品及规模相适应，生产区的温度和相对湿度以及通风应与中医诊疗设备生产工艺要求相适应并定期监测。

基地应具有库房管理制度及规范的标识，库房管理制度应包括库房"五防"要求、产品分类分区摆放要求、产品出入库要求、有毒或放射性物品存放要求、库存产品出现不良情况的处理方法等。实际工作中应当切实执行库房管理制度。

生产区和储存区应有适当的空间安置设备、物料，便于生产操作和存放物料、半成品、待验品、成品。

对有特殊要求的仪器、仪表，应安放在专门的仪器室内，并有防止静电、震动、潮湿或其他外界因素影响的设施。

(三) 生产能力

基地注册资金原则上不少于 1000 万，自产产品年销售额原则上在 3000 万元以上。

基地至少有 3 种产品属于中医诊疗设备，且具有专利，其中至少有 2 种产品纳入国家中医药管理局中医诊疗设备评估选型推荐品目。

基地应有生产管理、质量管理的各项制度和记录。

产品生产对环境有特殊要求的，应配备相应的环境检测设备。

生产、检验设备均应有使用、维修、保养记录，并由专人管理。

生产所用物料的购入、储存、发放、使用等应按照既定的管理制度切实执行，确保产品的安全、有效并符合医疗器械产品标准和国家强制执行的标准。

(四) 研发能力

基地研发部门应有独立的场地，能够满足中医诊疗设备的研发工作需要，通风、照明等应适应研发环境和基础设施要求。

基地研发部门应配备能够满足中医诊疗设备研发需要的研发设备、测试设备、实验设备和器具。

基地研发部门应建立中医诊疗设备研发制度，制定研发流程，做好相关记录（如试验记录、检测报告等）。自主研发或购买知识产权的产品应保留相关材料。

基地应取得相应的研究成果，如获得省部级以上的优秀新产品奖和科技成果奖等。

(五) 质量管理

基地应具备质量管理体系 ISO9000 或 ISO13485（医疗器械）等认证资质。

近三年来，基地应未发生重大安全问题。

基地应保存与中医诊疗设备生产、经营相关的法律法规、行政规章及规范性文件；应建立文件的起草、修订、审查、批准、撤销、印制及保管的管理制度；应保存所生产产品的国家标准、行业标准、产品标准以及与生产产品有关的技术标准。

基地的质量管理部门负责中医诊疗设备生产全过程的质量管理和检验，负责生产过程的识别、流程制订及内控标准和检验操作规程，制订质量管理和检验人员的职责，编制检验用设备仪器管理办法。对物料、半成品和成品进行取样、检验、留样，并出具检验报告。

基地应有中医诊疗设备生产管理、质量管理的各项管理制度和质量记录，包括生产工艺规程、检验记录、物料验收、不合格品处置等记录。生产记录应归档，保存三年。

基地应建立中医诊疗设备质量跟踪和不良事件监测报告制度，指定专门部门或人员负责管理。出现安全事故或重大质量问题时，应及时向国家中医药管理局和有关部门报告。

每批（台）成品均应有销售记录。根据销售记录能追溯每批（台）医疗器械的售出情况，必要时应能及时全部追回。应对缺陷产品进行主动召回，并建有退（换）货和召回的书面程序。

三、中医药器械的经营管理

为加强中医药医疗器械经营监督管理，规范中医药医疗器械经营行为，保证中医药医疗器械安全、有效，根据《医疗器械监督管理条例》的精神，提出对中医药医疗器械经营行为的总体要求。即由国家食品药品监督管理总局负责全国医疗器械经营监督管理工作。县级以上食品药品监督管理部门负责本行政区域的医疗器械经营监督管理工作。上级食品药品监督管理部门负责指导和监督下级食品药品监督管理部门开展医疗器械经营监督管理工作。按照医疗器械风险程度，医疗器械经营实施分类管理。经营第一类医疗器械不需许可和备案，经营第二类医疗器械实行备案管理，经营第三类医疗器械实行许可管理。国家食品药品监督管理总局制定医疗器械经营质量管理规范并监督实施。食品药品监督管理部门依法及时公布医疗器械经营许可和备案信息。申请人可以查询审批进度和审批结果，公众可以查阅审批结果。

（一）经营许可与备案管理

1. 从事中医药器械经营，应当具备以下条件

（1）具有与经营范围和经营规模相适应的质量管理机构或者质量管理人员，质量管理人员应当具有国家认可的相关专业学历或者职称。

（2）具有与经营范围和经营规模相适应的经营、储存场所。

（3）具有与经营范围和经营规模相适应的储存条件，全部委托其他医疗器械经营企业储存的可以不设立库房。

（4）具有与经营的医疗器械相适应的质量管理制度。

（5）具备与经营的医疗器械相适应的专业指导、技术培训和售后服务的能力，或者约定由相关机构提供技术支持。

从事第三类医疗器械经营的企业还应当具有符合医疗器械经营质量管理要求的计算机信息管理系统，保证经营的产品可追溯。鼓励从事第一类、第二类医疗器械经营的企业建立符合医疗器械经营质量管理要求的计算机信息管理系统。

2. 从事第三类医疗器械经营的，经营企业应当向所在地设区的市级食品药品监督管理部门提出申请，并提交以下资料（以下简称为"第2条"）

（1）营业执照和组织机构代码证复印件。

（2）法定代表人、企业负责人、质量负责人的身份证明、学历或者职称证明复印件。

（3）组织机构与部门设置说明。

(4) 经营范围、经营方式说明。

(5) 经营场所、库房地址的地理位置图、平面图、房屋产权证明文件或者租赁协议（附房屋产权证明文件）复印件。

(6) 经营设施、设备目录。

(7) 经营质量管理制度、工作程序等文件目录。

(8) 计算机信息管理系统基本情况介绍和功能说明。

(9) 经办人授权证明。

(10) 其他证明材料。

3. 对于申请人提出的第三类医疗器械经营许可申请，设区的市级食品药品监督管理部门应当根据下列情况分别作出处理

(1) 申请事项属于其职权范围，申请资料齐全、符合法定形式的，应当受理申请。

(2) 申请资料不齐全或者不符合法定形式的，应当当场或者在 5 个工作日内一次告知申请人需要补正的全部内容，逾期不告知的，自收到申请资料之日起即为受理。

(3) 申请资料存在可以当场更正的错误的，应当允许申请人当场更正。

(4) 申请事项不属于本部门职权范围的，应当即时作出不予受理的决定，并告知申请人向有关行政部门申请。

设区的市级食品药品监督管理部门受理或者不予受理医疗器械经营许可申请的，应当出具受理或者不予受理的通知书。

4. 设区的市级食品药品监督管理部门应当自受理之日起 30 个工作日内对申请资料进行审核，并按照医疗器械经营质量管理规范的要求开展现场核查（以下简称为"第 4 条"）

需要整改的，整改时间不计入审核时限。符合规定条件的，依法作出准予许可的书面决定，并于 10 个工作日内发给《医疗器械经营许可证》；不符合规定条件的，作出不予许可的书面决定，并说明理由。

5. 中医药器械经营许可与备案管理其他规定

(1) 医疗器械经营许可申请直接涉及申请人与他人之间重大利益关系的，食品药品监督管理部门应当告知申请人、利害关系人依照法律、法规以及国家食品药品监督管理总局的有关规定享有申请听证的权利；在对医疗器械经营许可进行审查时，食品药品监督管理部门认为涉及公共利益的重大许可事项，应当向社会公告，并举行听证。

(2) 从事第二类医疗器械经营的，经营企业应当向所在地设区的市级食品药品监督管理部门备案，填写第二类医疗器械经营备案表，并提交第 2 条规定的资料（第八项除外）。

(3) 食品药品监督管理部门应当当场对企业提交资料的完整性进行核对，符合规定的予以备案，发给第二类医疗器械经营备案凭证。

(4) 设区的市级食品药品监督管理部门应当在医疗器械经营企业备案之日起 3 个月内，按照医疗器械经营质量管理规范的要求对第二类医疗器械经营企业开展现场核查。

(5)《医疗器械经营许可证》有效期为 5 年，载明许可证编号、企业名称、法定代表人、企业负责人、住所、经营场所、经营方式、经营范围、库房地址、发证部门、发证日期和有效期限等事项。医疗器械经营备案凭证应当载明编号、企业名称、法定代表人、企业负责人、住所、经营场所、经营方式、经营范围、库房地址、备案部门、备案日期等事项。

（6）《医疗器械经营许可证》事项的变更分为许可事项变更和登记事项变更。许可事项变更包括经营场所、经营方式、经营范围、库房地址的变更。登记事项变更是指上述事项以外其他事项的变更。

（7）许可事项变更的，应当向原发证部门提出《医疗器械经营许可证》变更申请，并提交第 2 条规定中涉及变更内容的有关资料。跨行政区域设置库房的，应当向库房所在地设区的市级食品药品监督管理部门办理备案。

原发证部门应当自收到变更申请之日起 15 个工作日内进行审核，并作出准予变更或者不予变更的决定；需要按照医疗器械经营质量管理规范的要求开展现场核查的，自收到变更申请之日起 30 个工作日内作出准予变更或者不予变更的决定。不予变更的，应当书面说明理由并告知申请人。变更后的《医疗器械经营许可证》编号和有效期限不变。

（8）新设立独立经营场所的，应当单独申请医疗器械经营许可或者备案。

（9）登记事项变更的，医疗器械经营企业应当及时向设区的市级食品药品监督管理部门办理变更手续。

（10）因分立、合并而存续的医疗器械经营企业，应当依照本办法规定申请变更许可；因企业分立、合并而解散的，应当申请注销《医疗器械经营许可证》；因企业分立、合并而新设立的，应当申请办理《医疗器械经营许可证》。

（11）医疗器械注册人、备案人或者生产企业在其住所或者生产地址销售医疗器械，不需办理经营许可或者备案；在其他场所储存并现货销售医疗器械的，应当按照规定办理经营许可或者备案。

（12）《医疗器械经营许可证》有效期届满需要延续的，医疗器械经营企业应当在有效期届满 6 个月前，向原发证部门提出《医疗器械经营许可证》延续申请。

原发证部门应当按照第 4 条的规定对延续申请进行审核，必要时开展现场核查，在《医疗器械经营许可证》有效期届满前作出是否准予延续的决定。符合规定条件的，准予延续，延续后的《医疗器械经营许可证》编号不变。不符合规定条件的，责令限期整改；整改后仍不符合规定条件的，不予延续，并书面说明理由。逾期未作出决定的，视为准予延续。

（13）医疗器械经营备案凭证中企业名称、法定代表人、企业负责人、住所、经营场所、经营方式、经营范围、库房地址等备案事项发生变化的，应当及时变更备案。

（14）《医疗器械经营许可证》遗失的，医疗器械经营企业应当立即在原发证部门指定的媒体上登载遗失声明。自登载遗失声明之日起满 1 个月后，向原发证部门申请补发。原发证部门及时补发《医疗器械经营许可证》。补发的《医疗器械经营许可证》编号和有效期限与原证一致。

（15）医疗器械经营备案凭证遗失的，医疗器械经营企业应当及时向原备案部门办理补发手续。

（16）医疗器械经营企业因违法经营被食品药品监督管理部门立案调查但尚未结案的，或者收到行政处罚决定但尚未履行的，设区的市级食品药品监督管理部门应当中止许可，直至案件处理完毕。

（17）医疗器械经营企业有法律、法规规定应当注销的情形，或者有效期未满但企业主动提出注销的，设区的市级食品药品监督管理部门应当依法注销其《医疗器械经营许可证》，并在网站上予以公布。

（18）设区的市级食品药品监督管理部门应当建立《医疗器械经营许可证》核发、延续、变更、补发、撤销、注销等许可档案和医疗器械经营备案信息档案。

（19）任何单位以及个人不得伪造、变造、买卖、出租、出借《医疗器械经营许可证》和医疗器械经营备案凭证。

（二）经营质量管理

为保证和提升中医药器械经营的质量，必须遵循以下几个要求：

（1）医疗器械经营企业应当按照医疗器械经营质量管理规范要求，建立覆盖质量管理全过程的经营管理制度，并做好相关记录，保证经营条件和经营行为持续符合要求。

（2）医疗器械经营企业对其办事机构或者销售人员以本企业名义从事的医疗器械购销行为承担法律责任。医疗器械经营企业销售人员销售医疗器械，应当提供加盖本企业公章的授权书。授权书应当载明授权销售的品种、地域、期限，注明销售人员的身份证号码。

（3）医疗器械经营企业应当建立并执行进货查验记录制度。从事第二类、第三类医疗器械批发业务以及第三类医疗器械零售业务的经营企业应当建立销售记录制度。进货查验记录和销售记录信息应当真实、准确、完整。

从事医疗器械批发业务的企业，其购进、储存、销售等记录应当符合可追溯要求。

进货查验记录和销售记录应当保存至医疗器械有效期后 2 年；无有效期的，不得少于 5 年。植入类医疗器械进货查验记录和销售记录应当永久保存。

鼓励其他医疗器械经营企业建立销售记录制度。

（4）医疗器械经营企业应当从具有资质的生产企业或者经营企业购进医疗器械。

医疗器械经营企业应当与供货者约定质量责任和售后服务责任，保证医疗器械售后的安全使用。

与供货者或者相应机构约定由其负责产品安装、维修、技术培训服务的医疗器械经营企业，可以不设从事技术培训和售后服务的部门，但应当有相应的管理人员。

（5）医疗器械经营企业应当采取有效措施，确保医疗器械运输、储存过程符合医疗器械说明书或者标签标示要求，并做好相应记录，保证医疗器械质量安全。

说明书和标签标示要求低温、冷藏的，应当按照有关规定，使用低温、冷藏设施设备运输和储存。

（6）医疗器械经营企业委托其他单位运输医疗器械的，应当对承运方运输医疗器械的质量保障能力进行考核评估，明确运输过程中的质量责任，确保运输过程中的质量安全。

（7）医疗器械经营企业为其他医疗器械生产经营企业提供储存、配送服务的，应当与委托方签订书面协议，明确双方权利义务，并具有与产品储存配送条件和规模相适应的设备设施，具备与委托方开展实时电子数据交换和实现产品经营全过程可追溯的计算机信息管理平台和技术手段。

（8）从事医疗器械批发业务的经营企业应当销售给具有资质的经营企业或者使用单位。

（9）医疗器械经营企业应当配备专职或者兼职人员负责售后管理，对客户投诉的质量问题应当查明原因，采取有效措施及时处理和反馈，并做好记录，必要时应当通知供货者及医疗器械生产企业。

（10）医疗器械经营企业不具备原经营许可条件或者与备案信息不符且无法取得联系的，经原发证或者备案部门公示后，依法注销其《医疗器械经营许可证》或者在第二类医疗器械经营备案信息中予以标注，并向社会公告。

（11）第三类医疗器械经营企业应当建立质量管理自查制度，并按照医疗器械经营质量管理规范要求进行全项目自查，于每年年底前向所在地设区的市级食品药品监督管理部门提交年度自查报告。

（12）第三类医疗器械经营企业自行停业一年以上，重新经营时，应当提前书面报告所在地设区的市级食品药品监督管理部门，经核查符合要求后方可恢复经营。

（13）医疗器械经营企业不得经营未经注册或者备案、无合格证明文件以及过期、失效、淘汰的医疗器械。

（14）医疗器械经营企业经营的医疗器械发生重大质量事故的，应当在24小时内报告所在地省、自治区、直辖市食品药品监督管理部门，省、自治区、直辖市食品药品监督管理部门应当立即报告国家食品药品监督管理总局。

（三）监督管理

为了更好地促进中医药器械的经营管理，必须对中医药器械经营过程进行全程监督，一般要做好以下几个方面：

（1）食品药品监督管理部门应当定期或者不定期对医疗器械经营企业符合经营质量管理规范要求的情况进行监督检查，督促企业规范经营活动。对第三类医疗器械经营企业按照医疗器械经营质量管理规范要求进行全项目自查的年度自查报告，应当进行审查，必要时开展现场核查。

（2）省、自治区、直辖市食品药品监督管理部门应当编制本行政区域的医疗器械经营企业监督检查计划，并监督实施。设区的市级食品药品监督管理部门应当制定本行政区域的医疗器械经营企业的监管重点、检查频次和覆盖率，并组织实施。

（3）食品药品监督管理部门组织监督检查，应当制定检查方案，明确检查标准，如实记录现场检查情况，将检查结果书面告知被检查企业。需要整改的，应当明确整改内容及整改期限，并实施跟踪检查。

（4）食品药品监督管理部门应当加强对医疗器械的抽查检验。

省级以上食品药品监督管理部门应当根据抽查检验结论及时发布医疗器械质量公告。

（5）有下列情形之一的，食品药品监督管理部门应当加强现场检查：①上一年度监督检查中存在严重问题的；②因违反有关法律、法规受到行政处罚的；③新开办的第三类医疗器械经营企业；④食品药品监督管理部门认为需要进行现场检查的其他情形。

（6）食品药品监督管理部门应当建立医疗器械经营日常监督管理制度，加强对医疗器械经营企业的日常监督检查。

（7）对投诉举报或者其他信息显示以及日常监督检查发现可能存在产品安全隐患的医疗器械经营企业，或者有不良行为记录的医疗器械经营企业，食品药品监督管理部门可以实施飞行检查。

（8）有下列情形之一的，食品药品监督管理部门可以对医疗器械经营企业的法定代表人或者企业负责人进行责任约谈：①经营存在严重安全隐患的；②经营产品因质量问题被多次举报投诉或者媒体曝光的；③信用等级评定为不良信用企业的；④食品药品监督管理部门认为有必要开展责任约谈的其他情形。

（9）食品药品监督管理部门应当建立医疗器械经营企业监管档案，记录许可和备案信息、日常监督检查结果、违法行为查处等情况，并对有不良信用记录的医疗器械经营企业实施重点监管。

（四）法律责任

1. 有下列情形之一的，由县级以上食品药品监督管理部门责令限期改正，给予警告；拒不改正的，处5000元以上2万元以下罚款

（1）医疗器械经营企业未依照本办法规定办理登记事项变更的。

（2）医疗器械经营企业派出销售人员销售医疗器械，未按照本办法要求提供授权书的。

（3）第三类医疗器械经营企业未在每年年底前向食品药品监督管理部门提交年度自查报告的。

2. 有下列情形之一的，由县级以上食品药品监督管理部门责令改正，处1万元以上3万元以下罚款

（1）医疗器械经营企业经营条件发生变化，不再符合医疗器械经营质量管理规范要求，未按照规定进行整改的。

（2）医疗器械经营企业擅自变更经营场所或者库房地址、扩大经营范围或者擅自设立库房的。

（3）从事医疗器械批发业务的经营企业销售给不具有资质的经营企业或者使用单位的。

（4）医疗器械经营企业从不具有资质的生产、经营企业购进医疗器械的。

3. 有下列情形之一的，由县级以上食品药品监督管理部门责令限期改正，并按照《医疗器械监督管理条例》的规定予以处罚

（1）经营不符合强制性标准或者不符合经注册或者备案的产品技术要求的医疗器械的。

（2）经营无合格证明文件、过期、失效、淘汰的医疗器械的。

（3）食品药品监督管理部门责令停止经营后，仍拒不停止经营医疗器械的。

4. 有下列情形之一的，由县级以上食品药品监督管理部门责令改正，并按照《医疗器械监督管理条例》的规定予以处罚

（1）经营的医疗器械的说明书、标签不符合有关规定的。

（2）未按照医疗器械说明书和标签标示要求运输、储存医疗器械的。

5. 有下列情形之一的，由县级以上食品药品监督管理部门责令改正，并按照《医疗器械监督管理条例》的规定予以处罚

（1）经营企业未依照本办法规定建立并执行医疗器械进货查验记录制度的。

（2）从事第二类、第三类医疗器械批发业务以及第三类医疗器械零售业务的经营企业未依照本办法规定建立并执行销售记录制度的。

6. 其他相关规定

（1）未经许可从事医疗器械经营活动，或者《医疗器械经营许可证》有效期届满后未依法办理延续、仍继续从事医疗器械经营的，按照《医疗器械监督管理条例》第六十三条的规定予以处罚。

（2）提供虚假资料或者采取其他欺骗手段取得《医疗器械经营许可证》的，按照《医疗器械监督管理条例》第六十四条的规定予以处罚。

（3）伪造、变造、买卖、出租、出借《医疗器械经营许可证》的，按照《医疗器械监督管理条例》第六十四条的规定予以处罚。

伪造、变造、买卖、出租、出借医疗器械经营备案凭证的，由县级以上食品药品监督管理部门责令改正，并处1万元以下罚款。

（4）未依照规定备案或者备案时提供虚假资料的，按照《医疗器械监督管理条例》第六十五条的规定予以处罚。

四、中医药器械的使用管理

中医药器械在使用过程中要遵守如下相关规定：

（1）医疗器械使用单位应当有与在用医疗器械品种、数量相适应的储存场所和条件。

（2）医疗器械使用单位应当加强对工作人员的技术培训，按照产品说明书、技术操作规范等要求使用医疗器械。

（3）医疗器械使用单位对重复使用的医疗器械，应当按照国务院卫生计生主管部门制定的消毒和管理的规定进行处理。

一次性使用的医疗器械不得重复使用，对使用过的应当按照国家有关规定销毁并记录。

（4）医疗器械使用单位对需要定期检查、检验、校准、保养、维护的医疗器械，应当按照产品说明书的要求进行检查、检验、校准、保养、维护并予以记录，及时进行分析、评估，确保医疗器械处于良好状态，保障使用质量；对使用期限长的大型医疗器械，应当逐台建立使用档案，记录其使用、维护、转让、实际使用时间等事项。记录保存期限不得少于医疗器械规定使用期限终止后5年。

（5）医疗器械使用单位应当妥善保存购入第三类医疗器械的原始资料，并确保信息具有可追溯性。

使用大型医疗器械以及植入和介入类医疗器械的，应当将医疗器械的名称、关键性技术参数等信息以及与使用质量安全密切相关的必要信息记载到病历等相关记录中。

（6）发现使用的医疗器械存在安全隐患的，医疗器械使用单位应当立即停止使用，并通知生产企业或者其他负责产品质量的机构进行检修；经检修仍不能达到使用安全标准的医疗器械，不得继续使用。

（7）食品药品监督管理部门和卫生计生主管部门依据各自职责，分别对使用环节的医疗器械质量和医疗器械使用行为进行监督管理。

（8）医疗器械经营企业、使用单位不得经营、使用未依法注册、无合格证明文件以及过期、失效、淘汰的医疗器械。

（9）医疗器械使用单位之间转让在用医疗器械，转让方应当确保所转让的医疗器械安全、有效，不得转让过期、失效、淘汰以及检验不合格的医疗器械。

（10）进口的医疗器械应当是依照《医疗器械监督管理条例》第二章的规定已注册或者已备案的医疗器械。

进口的医疗器械应当有中文说明书、中文标签。说明书、标签应当符合本条例规定以及相关强制性标准的要求，并在说明书中载明医疗器械的原产地以及代理人的名称、地址、联系方式。没有中文说明书、中文标签或者说明书、标签不符合本条规定的，不得进口。

（11）出入境检验检疫机构依法对进口的医疗器械实施检验；检验不合格的，不得进口。

国务院食品药品监督管理部门应当及时向国家出入境检验检疫部门通报进口医疗器械的注册和备案情况。进口口岸所在地出入境检验检疫机构应当及时向所在地设区的市级人民政府食品药品监督管理部门通报进口医疗器械的通关情况。

（12）出口医疗器械的企业应当保证其出口的医疗器械符合进口国（地区）的要求。

（13）医疗器械广告应当真实合法，不得含有虚假、夸大、误导性的内容。

医疗器械广告应当经医疗器械生产企业或者进口医疗器械代理人所在地省、自治区、直辖市人民政府食品药品监督管理部门审查批准，并取得医疗器械广告批准文件。广告发布者发布医疗器械广告，应当事先核查广告的批准文件及其真实性；不得发布未取得批准文件、批准文件的真实性未经核实或者广告内容与批准文件不一致的医疗器械广告。省、自治区、直辖市人民政府食品药品监督管理部门应当公布并及时更新已经批准的医疗器械广告目录以及批准的广告内容。省级以上人民政府食品药品监督管理部门责令暂停生产、销售、进口和使用的医疗器械，在暂停期间不得发布涉及该医疗器械的广告。医疗器械广告的审查办法由国务院食品药品监督管理部门会同国务院工商行政管理部门制定。

第四节　中医药服务的行政监管

一、中医药服务行政监管的必要性与紧迫性

加强中医药服务监督管理工作是深化医改、维护居民健康、改善民生的需要。中医药事业是中国特色医疗卫生事业的重要组成部分，加强中医药服务监督管理工作不仅是促进中医药事业健康发展的重要保障，也是当前我国深化医改、完善基本医疗卫生制度的必然要求，对于保障人民群众享有安全有效的中医药服务、提高健康水平具有重要意义。

加强中医药服务监督管理工作是转变政府职能、提升中医药治理能力的需要。根据国务院关于简政放权、放管结合、优化服务和规范事中事后监管、加强市场活动监管等转变政府职能的要求，加强中医药服务监督管理工作，充分履行政府市场监管职能，规范引导中医药服务健康发展，已成为推进中医药治理能力建设的迫切需要。

加强中医药服务监督管理工作是做好卫生计生综合监督工作的需要。中医药服务监督

工作是卫生计生综合监督工作的重要内容。当前，各类不利健康的影响因素不断增加，危害群众健康的重大违法案件时有发生，卫生计生监督工作形势十分严峻。同时，中医药服务监督工作还存在着相关法律法规标准不够完善、监督体系不够健全、监督对象和内容不够明确、监督手段创新不足等问题。中医药监督与卫生计生综合监督行政执法体制机制亟需进一步统筹、协调和加强。

因此，各级卫生计生行政部门、中医药管理部门和卫生计生综合监督行政执法机构要充分认识加强中医药监督管理工作的重要性和紧迫性，从全局意识和责任意识出发，切实履行政府的监管职能，落实监管职责，维护好人民群众的健康权益。

二、中医药服务的行政监管的总体思路

（一）指导思想

坚持以马克思列宁主义、毛泽东思想、邓小平理论、"三个代表"重要思想、科学发展观为指导，以全面推进依法治国为纲领，按照简政放权、依法监管、公正透明、社会共治的原则和政府监管、企业自治、行业自律、社会监督的新思路，以完善中医药监管体系，健全中医药监管长效机制，以提高中医药监管能力和水平为抓手，进一步规范中医药服务和市场秩序，遏制非法行医等违法现象，净化中医医疗保健服务信息市场，维护人民群众健康权益，满足人民群众多层次多样化中医药健康服务需求。

（二）基本原则

坚持职权法定，执法有据。落实政府监管责任，规范监管与执法行为，确保中医药服务监管工作依法有序进行。

坚持以人为本，优化服务。提供政策咨询、业务指导、人员培训，促进中医药服务提供者实现良性发展。

坚持公开透明、公平公正。推进政务公开，明确检查事项，实行"双随机"抽查机制，保障市场主体权利平等、机会平等、规则平等。

坚持遵循规律、统筹兼顾。在法律法规制度范围内，以有利于中医药原创思维，有利于发挥中医药特色优势，有利于提升中医药健康服务能力为目标，对中医药实行差别化管理。

（三）主要目标

在卫生计生综合监督行政执法体系中，中医药监督行政执法体制机制建立健全；中医药监督管理和执法制度得到完善，工作内容和流程不断规范；卫生计生综合监督执法机构中医药监督能力全面提升；非法行医等违法违规现象得到有效遏制；养生保健服务内容和行为逐步规范。

三、推动中医药服务监督管理工作开展

(一) 完善中医药服务监督管理工作相关法规标准

总结梳理中医药服务监督管理相关法律法规依据，针对不同类别、级别中医医疗机构及中医药从业人员制定中医药监督管理规章、规范性文件，明确中医药监督管理与中医药执法监督的工作内容，完善中医药监督工作相关程序与制度。加强中医药监督管理空白、模糊地带的问题研究。

完善中医药有关技术标准；研究制定中医养生保健机构、人员和服务的标准、规范；加强中医药相关标准监督管理工作规范的制定。

(二) 加强中医医疗服务的监督管理

加强对开展中医医疗服务的各级各类医疗机构的监督管理。监督医疗机构对医疗卫生和中医药管理法律、法规、部门规章执行情况，重点加强医疗机构执业许可、诊疗科目设置、执业范围等情况的检查；监督医疗机构内部各项规章制度落实情况。

加强对中医医疗机构医师、护理人员、药学技术人员、医技人员及其他人员的监督管理。监督中医医疗机构从业人员行为规范情况，监督中医医疗服务从业人员的资质，特别是执业类别、资格、注册等情况。

加强对中医医疗机构执业活动和技术的监督管理。监督检查中医诊疗标准规范、护理规范、中药药事管理规范等执行情况。开展对中医药特色诊疗服务包括个性化的中医辨证论治、中药药事服务、非药物疗法等的监督管理。

整顿和规范中医医疗服务市场秩序，严厉打击各种非法行医和涉医违法行为，及时查处涉及中医医疗服务的大案要案，重点打击假借中医名义开展非法行医的各种机构。监督管理医疗气功活动。配合有关部门严厉打击"医托"等诈骗活动。

(三) 加强中医养生保健等服务的监督管理

规范中医养生保健服务健康发展。对中医养生保健的内涵及外延、监管主体及对象、从业规则等予以明确，对养生机构服务内容、技术手段进行规范，严肃查处中医养生保健服务机构未经许可开展医疗服务的违法行为。加强对中医健身、中医药健康检测和监测等相关产品，以及中医健康辨识和干预、功能康复等器械设备的管理。

加强对中医药养生保健服务文化全媒体传播的监督管理，重点监管利用中医药文化元素开展特色旅游路线、进行养生体验、设立观赏基地的行为以及各种中医药养生保健服务展览和会议。

(四) 加强中医医疗广告和中医医疗保健信息服务的监督管理

进一步强化中医医疗广告的审批制度，严格审查发布内容和发布形式。会同有关部门完善违法广告的案件移送制度和程序。规范"网络问诊"和"微博问诊"等服务的内容和范围。重点查处在互联网上发布虚假违法中医医疗保健信息的行为。

四、完善中医药服务监督管理行政执法机制

(一) 综合协调、密切配合

地方各级卫生计生行政部门、中医药管理部门和综合监督行政执法机构要将中医药监督管理工作纳入本部门工作规划并督促实施。卫生计生行政部门要协调中医药监督管理工作，做到与卫生计生监督管理工作同步落实。中医药管理部门要确定一位主管领导主抓中医药监督管理工作，要指定专人负责中医药监督管理工作。建立和落实中医药监督管理经费的保障机制，切实保障中医药监督管理的日常办公和执法监督工作需要。有条件的综合监督行政执法机构应设立独立的中医药监督科室，尚不具备条件的应指定专人负责中医药监督工作。

(二) 明确责任、各司其职

各级卫生计生、中医药管理部门应根据职能划分，加强对中医药监督工作的综合管理，重点做好行政监管措施的制定、中医药健康服务行为界定等工作。各级综合监督行政执法机构作为中医药监督工作的具体监督执法机构，负责中医药监督的具体执法任务，依据相关法律法规查处各类案件，严厉打击违法行为。同时中医药管理部门要加强与工商、食药监、公安等相关行业主管部门的协调配合，加强统筹协调，形成互为补充的中医药监管合力和风险处置能力。

五、加强中医药服务监督管理工作能力建设

(一) 创新监管方式

落实简政放权、放管结合、优化服务要求，大力推广随机抽查监管，切实加强事中事后监管，营造公平竞争的发展环境。要依照法律法规制定中医药监督检查事项目录，并定期向社会公布，法律法规没有规定的，一律不得擅自开展监督检查。充分发挥行业自律，开展第三方质量和安全检验、检测、认证、评估等服务，培育和发展第三方医疗服务认证、医疗管理服务认证等服务评价模式，建立和完善中医药检验、检测体系。探索针对不同信用等级的市场主体采取不同的监督检查方式，将检查结果与市场主体的社会信用挂钩，让失信者一处违规，处处受限。

(二) 强化服务意识

坚持监督执法与服务指导相结合，积极为中医药服务人员提供中医药政策、法律法规和相关知识的咨询服务和业务指导，增强其法制观念。通过网格化执法责任制建立与重点单位联系制度，加强日常沟通联系，不定期开展专门培训，提升中医药服务人员能力和水平。

（三）建立监管信息平台

促进信息资源的开放共享、互联互通，整合形成统一的监管信息平台，及时公开监管信息。逐步充实完善各类执法检查数据库，建立中医药健康服务机构的监管信息系统，建立不良执业记录制度、负面清单制度和失信联合惩戒机制。

（四）加强队伍建设

充实配备中医监督执法人员。加强中医药监督管理人员的法治教育、业务教育和廉政教育，全面提高其专业水平和业务能力。全方位、多角度、多形式加强中医药监督管理人员中医药知识培训，使其充分理解和尊重中医药特色优势，更好地为中医药的发展服务。

（五）提高舆情监测和处置能力

加强中医药相关信息的舆情监测，及时掌握社会信息动态，建立健全与中医药监督管理相关非常态信息的会商应对机制。要专人负责、随时监测、快速处理，做到早发现、早反馈、早处置，提高处理突发应急事件的能力水平，依法处置与中医药监督管理职责有关的突发事件。

☞思考题 》》》

1. 试论述中药的生产过程管理需要特别注重哪几个方面？为什么？
2. 简要阐述如何提升中医药食品管理的效率。
3. 中医药器械有哪些基本类型？为什么要加强中医药器械的使用管理？
4. 分析在中国老龄化背景下如何完善中医药服务的质量。

本章案例请扫码

（张惠东）

参 考 文 献

褚甜甜 . 2014. 中药流通环节监管问题及对策研究 . 济南：山东中医药大学 .

费文奇，郑力夫 . 2016. 吉林省中医药服务利用的影响因素 . 长春中医药大学学报，32（5）：117-119.

龚鹏，余小萍，王彦华，等 . 2015. 关于提升社区中医药服务能力的调查 . 中医药导报，21（9）：41-43.

郭晓燕，王俊平 . 2013. 我国功能性食品管理面临的问题与对策 . 食品研究与开发，34（4）：106-109.

林添松 . 2014. 我国药品流通业模式创新与价格监管改革研究 . 天津：南开大学 .

刘妍，聂青，陈晶 . 2015. 加强中药饮片质量管理的几点建议——基于中药饮片生产链 . 中国中药杂志，80（16）：3319-3322.

马秀璟，张永文，阳长明 . 2014. 中药新药申请生产药学审评中的常见问题及建议 . 中国中药杂志，39（17）：3395-3398.

乔玉山，周民民 . 2015. 提升基层中医药服务能力 筑牢农村医疗网底 . 湖南中医杂志，30（10）：201-203.

申俊龙，魏鲁霞，袁盼 . 2015. 中医药服务定价的理论与方法探讨 . 价格理论与实践，3：45-47.

司徒冰，赖永洪，肖国宏，等 . 2015. 建立医院药品质量问题监控体系的探索 . 中国医院药学杂志，35
（8）：739-741.

孙君社，郑志安，王民敬，等 . 2015. 现代道地中药材生产工程模式构建及评价 . 农 业 工 程 学 报，31
（17）：308-314.

王建凯 . 2013. 中药管理存在的问题及对策 . 实用中医内科杂志，27（2）：117-118.

王阶，乔夕瑶，林飞，等 . 2014. 中药饮片发展现状及质量管理中存在的问题与分析 . 中国中药杂志，39
（22）：4475-4478.

王莘，赵晓丽 . 2015. 现代医院中药管理现状总结与研究 . 药事管理，7：64-65.

第七章　中医药创新管理

内容提要

本章主要介绍中医药创新和中医药创新管理的基本概念、意义、职能，中医药继承与创新的关系，以及中医药技术创新管理、市场创新管理、组织创新管理等内容。

第一节　中医药创新与创新管理概述

创新是一个民族进步的灵魂，是一个国家兴旺发达的不竭动力，也是一项事业永葆活力的保障。中医药事业的发展需要继承与创新，需要通过科学有效的创新管理，实现中医药的传承和创新发展。

一、创新与中医药创新

(一) 创新

1. 创新的含义

创新 (innovation) 的概念最早起源于美籍奥地利经济学家约瑟夫·熊彼特 (Joseph Alois Schumpeter) 的创新理论。按照熊彼特的定义，创新是一种新的生产函数的建立，一种从未有过的"关于生产要素的新组合"。

创新的含义分为狭义和广义。狭义的创新，大多从"技术"的角度对创新进行界定，强调创新主要是从技术层面着手，对产品或生产工艺进行改进或变革，从而创造新的价值。

广义的创新并不局限于传统意义上狭义的技术范围，包括思维创新、知识创新和技术创新等。在这一含义中，创新既可以是有形的新产品、新工艺等，又可以是无形的新产品，尤其是新服务的产生和提供、更加有效的组织方式和运营模式、更加合理的管理策略和沟通方法，乃至新型的组织文化或经营战略等。广义的创新是对以上所有硬性和软性"技术"的创新，包括从最初的新思想、新观点，通过必要的试验或实践活动，逐渐成形并付诸实施，从而在企业、市场、或社会中实现价值这样一个完整的过程。

综上所述，本书所讲的创新不一定是技术上的变化，也不一定是一件单纯的物品。创新不仅广泛存在，而且形式多样。它可以是一种无形的东西，包括服务、规则和制度等。熊彼特就曾经指出，创新是一个经济概念，与技术上的新发明有着不同的内涵。"发明" (invention) 是新技术的发现，而"创新"则是将新发明应用到经济活动中去。美国的管理学家彼得·德鲁克 (Peter F. Drucker) 也认为创新有两种：一种是技术创新；另一种是社会创新。这些观点表明，创新是技术发明同社会经济相结合的过程。

2. 创新的特性

（1）创新的时效性。创新已成为经济和社会发展的动力，对于一个组织来说，率先创新可以优先控制关键资源，而且创新完成的时间越短，创新的盈利空间、潜在收益就越大。因此，创新管理必须运用时间管理促进创新，争取时间优势。

（2）创新的系统性。创新曾经在很长时间里被认为是少数人或企业家的个体行为，从而忽视了创新的系统性。在20世纪80年代，英国经济学家弗里曼首次运用系统的观点分析了日本的技术创新，并提出了国家创新系统，从此使人们对创新的认识发展到了一个新的阶段。弗里曼将国家创新系统定义为：公共、私有部门机构之间的网络，其活动对新技术有引入、启动、改进和扩散的作用。由此，创新管理应有利于创新的系统性形成。

（3）创新的学习性。创新是一个学习的过程，是通过学习获得创新的能力。创新的整个过程也可以看作是学习的过程，组织的学习能力越强，创新的能力就越强，创新管理的成效也就越好。

（4）创新的溢出性。由于创新领先者会因为创新获得超额收益，其他组织将会竞相模仿创新，这必将导致更激烈的竞争和创新收益的减少。如果创新领先者没有很好的反制手段，就会导致创新的外溢和扩散。创新管理就需要在保证创新者、创新组织核心利益不受侵犯的前提下，让创新适度外溢，从而使社会利益最大化。

（二）中医药创新

中医药是中华民族数千年在与疾病长期斗争的过程中积累的宝贵思想、知识和技术财富，其有效的临床实践经验和丰富的哲学智慧及理论知识中蕴含的深厚的和目前未知的科学内涵，成为中华民族优秀文化的重要组成部分，曾经为中华民族的繁衍昌盛和人类健康做出了不可磨灭的贡献。在以工业化和城市化推动的现代文明社会中，人类的疾病谱发生了巨大变化，而西方医学对这种因为社会生活状态、自然环境中多种原因引起的综合征类疾病缺乏认识和有效治疗措施。这给中医药新一轮的发展带来了机遇，我们必须在继承发扬中医药传统优势特色的基础上，充分吸收利用现代科学技术，推进中医药现代化和国际化发展，以满足时代发展和民众日益增长的医疗卫生、养生保健需求，这是历史赋予我们的责任。

建设创新型国家，实现中华民族伟大复兴，需要中国在科技创新方面有所突破并对世界有所贡献。中医药作为我国最具原始创新潜力的领域，中医药知识的整体性和复杂性本质的揭示，需要运用系统科学和复杂科学理论对中医药的关键问题进行突破，这将对生物医学、生命科学乃至整个现代科学的发展产生重大影响，将会促进多学科的跨界融合和新学科的产生，使人类对生命和疾病的认识得到深入，使健康维护和疾病治疗的技术水平得到进一步提高，促进具有医学人文关怀精神的传统医学和预防为主的"治未病"干预模式及治疗疾病中平衡、和谐共处的"扶正祛邪"治疗模式得到发扬光大，从而成为中华民族对人类的新贡献。

中医药创新的特点是在继承中创新，在创新中继承，必须是在继承发扬中医药优势特色的基础上，充分吸收利用现代科学知识和技术，努力证实、阐明中医药的科学内涵和防治疾病的科学机制，通过技术创新发现新物质、发明新产品，不断提高中医医疗服务能力和中药产业技术水平。由此可见，中医药创新是为了丰富和完善中医药理论体系，加快中医药现代化和国际化进程，全面提高我国的医疗卫生水平和防治重大疾病、解决疑难杂症的能力，不断满足广大民众的健康需求。

（三）中医药创新的意义

1. 中医药创新有利于中华民族的振兴

2015 年 12 月，习近平同志在致中国中医科学院成立 60 周年的贺信中指出："当前，中医药振兴发展迎来天时、地利、人和的大好时机，希望广大中医药工作者增强民族自信，勇攀医学高峰，深入发掘中医药宝库中的精华，充分发挥中医药的独特优势，推进中医药现代化，推动中医药走向世界，切实把中医药这一祖先留给我们的宝贵财富继承好、发展好、利用好，在建设健康中国、实现中国梦的伟大征程中谱写新的篇章。"

在当前激烈的国际竞争中，创新成为国家竞争力的关键因素。中华民族本身是富有创新精神的民族，近代的落伍主要是由制度落后导致技术落后，当今消除中国与发达国家的差距要依靠制度创新和技术创新。在中医药领域创新，能够确立我国在世界传统医药领域的领先优势地位，提高中医药的国际化能力和国际市场份额，为人类健康事业做出更大贡献。

2. 中医药创新有助于提升居民健康水平和幸福指数

在提高医疗保障水平和覆盖范围的同时降低医疗费用和成本是中国和世界面临的共同问题。解决我国广大民众"看病难，看病贵"的问题，需要进行医疗服务模式创新，需要充分发挥中医药"简、便、验、廉"的特点和作用。

传统中医药运用"望、闻、问、切"的大道至简原则诊断疾病，运用"一根针、一把草"的道法自然方法进行顺势治疗，运用治未病的整体观和三因制宜的辨证施治策略进行"预防、治疗、康复、保健"一体化的医疗防治模式，这种"简、便、验、廉"的中医药服务技术具有安全性、有效性、可及性和便捷性服务特色，同时能大幅降低防治疾病的成本和费用。可见，在中医药领域创新，充分发挥其特色优势将有可能为现代社会提供低成本高收益的医疗保健模式，提高居民的健康水平。

3. 中医药创新有助于创建世界一流的中医药品牌企业

中医药是我国拥有的独特"五大"资源（卫生资源、经济资源、科技资源、文化资源、生态资源），中医药产业是我国具有国际竞争力的传统产业。挖掘传统医药宝库，推动其创新发展，培育优良的中药基源，进行规范化栽培种植，运用传统加工炮制技术，创新制剂工艺，建设中药 GMP 管理规范企业，形成中药供应链和价值链，按照国际标准生产中药产品，创建中医药国际品牌，形成具有我国自主知识产权的大健康产业，是提高我国产业竞争力的重要举措。

在当前国际上医药企业的竞争过程中，我国医药企业处于劣势，在创新能力、产品价值、营销方式等方面，我国医药企业与大型跨国药企还存在相当大的差距。在中医药企业中开展创新，可以借助我国在中医药领域的原创先发优势，有助于形成中医药企业的核心竞争力，建设优秀的国际化企业，形成我国具有国际竞争力的品牌企业。

4. 中医药创新有助于转变我国医药经济发展方式、调整产业结构

在我国经济进入新常态的现实背景下，转变经济发展方式是目前我国经济发展的核心要务。转变经济发展方式，需要从生产粗放型、能源耗竭型、牺牲环境资源型经济发展方式向高质高效型、生态友好型、创新共享型经济发展方式发展。转变经济发展方式首先需要调整产业结构，调整产业结构必须推进企业转型升级。中医药企业转型升级需要创新驱动，中医药创新关键在于传统融入现代，利用现代科学技术挖掘传统中医药知识的合理、科学内涵，创造出新知识、新产品，在我国医药经济发展中发挥支撑和引领作用。

中医药产业领域的创新，可以更有效扩大产业链，发展中医药农业、中医药林业、中医药海洋业、中医药矿业、中医药器械业、中医药食品业、中医药精细化工业等。中医药产业链涉及面广，以新的思路发展中医药产业，走创新发展、绿色发展、共享发展之路，可以提高农民收入，扶助贫困地区，保护生态环境，提供健康绿色产品。中医药产业调整有助于调整我国医药产业和产品结构，对相关产业的发展产生综合带动作用，同时促进区域经济发展，并且可以通过龙头企业的带动，实现整个医药产业的转型升级。

二、中医药创新与继承的关系

(一) 中医药的继承

中医药创新的特征是继承式创新，创新首先必须系统有效地继承中医药的传统知识和经验，中医药传统理论和临床实践是中医药创新的源泉和基础。做好中医药继承工作的主要任务是：对中医药理论文献和临证案例进行系统整理和现代诠释，运用现代智能挖掘技术研究挖掘中医药科学文献和古典医籍及医案，构建中医药知识库；收集整理名老中医的学术思想、临床经验和用药方法并进行系统研究，建立名老中医专家规范化的中医药优势病种的诊疗体系，进行中医药学术流派诊疗思路和用药方法、传承方法及特色化、个体化诊治机制研究；对传统制药技术和老药工的经验进行深入研究，使之成为规范化、标准化的制药工艺技术；对民族、民间医药传统的单方、验方和经验技术开展系统的继承、整理和挖掘研究；在传统中医诊疗工具、经典中药中开发新产品。

(二) 中医药的创新

推动传统医学和现代医学的互补与协同发展，促进中国医学科学体系创新是中医药现代化的长远目标。推进中医药创新的主要任务是：充分运用中国所具有的中医、西医和中西医结合三支力量共同发展的历史积累和独特经验，以及现代系统科学与复杂科学等理论和方法，对中医药学蕴含的生命科学问题开展广泛深入的研究和探索，在丰富和发展中医药理论和方法学体系的同时，争取在与中医药科学内涵相关的若干重大问题上取得突破；加强中药作用的物质基础和作用机制的研究，运用现代科学方法和技术诠释中医药理论，并指导创新药物的开发；中医药创新必须探索建立系统和综合的新的中医学方法学体系，运用中西医结合方法，对个体生命的健康、亚健康和疾病发生、发展、演变、转归过程进行认知和干预，促进中西医药学的优势互补及相互融合，为创建具有中国特色的新医药学奠定基础。

(三) 中医药创新必须要继承与创新结合

中医药创新与西医药创新在路径方法上有很大差异，西医药是批判式、破坏式创新，一种新理论可以推倒旧理论，新方法可以推翻旧方法。中医药创新是一种融合式创新，创新的前提是继承，继承是中医药发展的基础，创新是中医药发展的动力。所以中医药创新，要在继承中医药的学术思想和临证经验、保持传统中医药优势特色的基础上，融合现代科技方法，保持中医药元素，探索中医药原创学术思想进行自主创新，挖掘中医药的复杂科学内涵，结合现代医学科学知识、信息网络技术创新传统中医药理论和服务技术体系，进而创造出新的医学理论和方法。中医药创新只有传承中医药的传统知识，创新才有源泉；只有运用现代科学技术，才能发展新思路；中医药创新要探索新方法、开展新实践、争取新突破。

三、创新管理与中医药创新管理

（一）创新管理

创新管理是对创新活动的管理，即管理者对创新活动进行筹划、激励、实施和控制，以使创新获得成功的一系列有机的活动。尽管创新能够带来高额的回报，但是由于在创新过程中充满了不确定性和风险，很多创新思想都不一定能最终转化为技术上可行的产品，即使技术上可行，也不一定能获得市场的认可。创新的过程中充满了不确定性，涉及技术因素、市场因素、社会因素、政治因素和其他因素。只有在整个创新过程中进行周密的管理，才能最终获得成功。

（二）中医药创新管理

中医药创新管理是对中医药创新活动的管理，即管理者坚持以人为本、为人类健康服务的根本宗旨，按照"自主创新，重点跨越，支撑发展，引领未来"的新时期科技工作方针，依据中医药知识、技术的特征，遵循中医药事业发展的规律，对中医药创新活动进行筹划、激励、实施和控制，以更好地促进中医药继承和创新过程的一系列系统的动态管理活动。

四、中医药创新管理的职能

（一）中医药创新管理的决策职能

中医药创新管理决策是为了达到中医药创新管理的目标，制订管理方案，并在若干可供选择的管理方案中，选择一个合适的方案的过程；中医药创新管理决策就是决策创新过程。中医药创新管理的决策职能，体现在经过科学的决策过程，准确选择出有利于保障中医药创新的方向和战略，有利于为中医药创新选择合适的目标和途径。

（二）中医药创新管理的计划职能

中医药创新管理计划是对中医药创新做出预测，以制订出管理行动方案。计划是创新管理的程序化与规范化，使中医药创新有效和可控，创新管理计划是中医药组织为了实现创新效果而确定的管理实施方案。中医药创新管理的计划职能，体现在对制订中医药创新的具体方案进行管理，使得中医药创新能够最终实现预定的目标。

（三）中医药创新管理的组织职能

中医药创新管理组织是指完成中医药创新计划所需的组织结构、规章制度、人和财物的配备等。创新管理组织把创新管理计划落到实处，运用所需资源更好地进行中医药创新。中医药创新管理的组织职能，是调配中医药创新所需要的各种资源，建立组织、制度保障，完成创新管理计划，最终实现中医药创新管理的目标。

（四）中医药创新管理的领导职能

中医药创新管理需要领导力，领导是指挥、带领、引导和鼓励团队成员为实现中医药创新管理的目标而努力的过程，创新管理领导是为了更好地对中医药创新进行管理，更好地进行创新。中医药创新管理的领导职能，是充分发挥领导者或核心成员的带动作用，通过凝聚集体的力量和智慧，发挥无限的创造力，实现中医药创新管理的目标。

（五）中医药创新管理的控制职能

中医药创新管理控制是促使组织的活动按照中医药创新管理计划规定的要求开展的过程。创新管理控制是为了创新管理计划有效地进行而采取的检查与核对，保证实现中医药创新管理的目标。中医药创新管理的控制职能，是关注中医药创新过程中是否出现与既定目标相冲突的行为，并且加以纠正，以保障中医药创新的顺利进行。

第二节　中医药技术创新管理

中医药技术创新是中医药创新的直观形式，也是中医药产品、服务等其他创新的基础。中医药技术创新管理，需要体现中医药自身特色，选择合适的创新模式。

一、中医药技术创新的定义与类型

（一）中医药技术

中医药技术是中医药理论的实践化，包括两大类技术。第一类是完善疾病认识和治疗手段的技术。前者主要是以中医传统的"望、闻、问、切"四诊法为代表的诊断技术，后者主要是以针灸、方药为代表的治疗技术。第二类是中药制作加工技术，包括中药加工炮制的技术、中成药技术等。

（二）中医药技术创新的定义

技术创新是以其构思新颖和成功实现为特征的有意义的非连续性事件，是技术概念和经济概念的结合。从管理学的角度看，技术创新是组织以市场为导向的一种经济技术活动，它是在技术创新构想的基础上，经过研究开发或技术组合、试制、生产制造到商业化应用的一系列过程。

中医药技术创新同样是技术概念和经济概念的结合，是以市场需求为导向，从已有中医药技术中提炼出新的构想，并且经过一系列创新环节，最终变成被市场认可的中医药产品。例如，第一支中药注射剂"柴胡注射液"的产生：在抗日战争期间，太行山根据地缺医少药，奎宁等药品异常缺乏，于是部队医务人员将目光转向中草药柴胡。柴胡汤药的治疗效果很好，但不方便储存和携带。他们为了解决这一问题，又制成了柴胡膏，但在临床应用中发现疗效不是太好。后来尝试将柴胡进行蒸馏提取制成针剂，发现其治疗疟疾及一般的发热疾病效果显著，且未发现有毒副反应，受到广泛欢迎。

(三) 技术创新的分类

根据创新程度的不同，中医药技术创新可以分为渐进性创新和突破性创新。

1. 渐进性创新

渐进性创新是在原有的技术轨迹下，对产品或工艺（流程）等进行的程度较小的改进和提升。一般认为，渐进性创新对现有产品的改变相对较小，对组织的技术能力、规模等要求较低。虽然单个创新所带来的变化很小，但它们的累计效果常常超过初始创新。近年来，由于人们普遍认为渐进的改变阻碍了真正的创新，渐进式创新开始遭到怀疑。渐进式创新很容易被竞争对手模仿，从而丧失领先优势。而且，如果组织一味追求渐进式创新，就很可能会忽略全新产品的开发。但是，突破性创新非常困难。因此，对于大部分组织来说还是致力于运用技术开拓新市场和开发新产品，采取不断改进技术的方法获得成功，渐进式创新也是一种有益有效的创新。

从历史的角度看，中医药一直在进行渐进式创新。由于传统中医药的理论体系特征，创新必须按照中医药的学术特点、治疗方法技术，对其蕴含的科学成分进行研究，对中医药理论进行丰富，对中医基础理论和各个学术流派及临床经验的本质、机制深化认识，对中药种类的扩充，对配伍量效关系的研究，对中药剂型的发展等在一贯的改进与发展中，从而形成了如今中医药博大精深、枝繁叶茂的体系。可以说，渐进式创新是中医药的发展常态，对中医药发展做出了不可磨灭的贡献。但是，从当今信息社会现实的角度看，由于人类社会信息、知识呈现爆炸式增长，人们健康需求的发展变化速度越来越快，古老的中医药单纯凭借渐进式创新，难以适应迅速变化的市场环境，这会限制中医药为人类健康做出更大贡献。

2. 突破性创新

突破性创新是导致产品性能主要指标发生巨大变化，或者对市场规则、竞争态势、产业版图具有重大影响，甚至可能导致产业重新洗牌的一类创新。突破性创新往往能创造出新理论，开辟全新的技术轨道。某种新产品、新服务或者新战略能够显著影响社会生活和防治疾病的方式，显著增加组织的收入或利润，就可以称为突破性创新。这类创新需要全新的概念与重大的技术突破。

对于中医药而言，突破性创新具有重大的理论意义和现实意义。人类社会发展至今，经历了多次生产、生活方式的重大变革，带来了人类社会的新图景。中医药也要适应人类社会的发展，利用中医药的特色优势，运用复杂科学方法和智能化技术实现突破性创新。

二、中医药技术创新的模式

（一）技术推动模式

中医药技术推动模式是指由于中医药创新主体拥有传统特色的技术，利用这种特色技术进行新的发明或发现，开展中医药技术创新活动。在中医药技术创新的过程中，继承传统特色技术是开展中医药基础科技研究的起点，学习吸收现代科学技术是关键，将现代科学技术与传统中医药知识技术相融合进行创新才能推动和实现中医药技术创新，如中药制剂技术创新既能创造出新剂型方便居民使用，又能创造出新产品适应居民防治疾病需要。中药炮制技术创新能规范炮制过程，有效控制和量化炮制的物理环境条件，研究中药材炮制后化学物质变化，发现新物质。

现代技术推动的创新过程代表了一种特殊的情形，对于某些领域（如计算机技术）而言有较好的解释力，而对大多数创新而言并非如此。由于技术创新面临许多不确定性和风险性，不是所有创新都能推动经济发展。对中医药研究开发与创新关系的实证研究表明，改革开放以来国家研究开发投入较多，但是所产生的创新成果不一定多。例如，当前中医药技术创新形成的科技成果有许多待转化，一些成果缺少市场认同难以形成生产力，所以在中医药科技创新时，必须注意中医药创新过程的技术方式和转化能力。以中药为例，因为中药的加工生产有其特殊性，需要有前处理过程、传统炮制工艺过程等，许多中草药需要提取、浓缩、制粒后再进行各种剂型生产，这些过程需要在化学药制造技术基础上进行大量技术创新。但有一些技术创新也存在没有商业价值或者距中药资源工程化技术要求太远的风险，从而可能导致科技创新投入越大，造成的损失越大。所以，中医药技术创新推动需要融会贯通，既要具有现代化学药、生物药的生产制造技术知识，又能理解中医药的性味功效、配伍特征、升降浮沉、十八反、十九畏特性，依据这些特殊理论进行创新才能符合中医药规律，才是有效技术创新。

（二）需求拉动模式

需求拉动模式是指由于客观存在的健康与治疗需求，导致中医药创新主体开展技术创新研究，并能应用现代技术成果从事中医药传统技术创新活动。在需求拉动模式中，需求主要来自于社会健康需求和企业生产需求，两者推动了中医药技术创新活动的开展，即由于市场存在的客观和潜在健康需求，创新主体着手进行研究开发，通过技术创新活动的开展，最终来满足市场需求。随着社会经济的发展、居民生活水平的提高、医疗保障水平的提升、老年社会的来临，社会对医药产品的需求日益增加并丰富多样，社会医疗卫生、中医药养生保健的一些特殊需求造成对新技术需求越来越多，中医药市场需求急剧扩大，中医药技术创新在创新中的作用越来越大。

我们需要注意的是，尽管市场需求可能会导致大量的中医药技术创新，但其创新的动力来源是不一样的，产生的创新模式是不同的。即渐进性创新往往来自需求拉动，而根本性创新更可能来源于新技术的推动。

(三) 双重驱动模式

双重驱动模式强调技术创新是由技术和市场双重因素驱动而发生的，即创新主体在全部拥有或部分拥有技术发现或发明的条件下，受到外部市场需求的诱发，并由此开展中医药技术创新活动。医药经济与各种新技术的发展使得中医药技术创新活动变得越来越复杂，其中所涉及的因素也越来越多。单纯依靠技术拉动或单纯依靠市场需求推动的技术创新活动已经越来越少，而由两种动力结合所引起的中医药技术创新活动不断增加，由此产生了双重驱动模式。

市场与技术合力驱动型创新改变了传统的从纯科学研究到销售的线性过程，也更新了以市场需求、销售作为技术创新起点的模型，其强调的是科技与市场在创新过程中共同作用下所形成的合力作用。双重驱动模式强调综合考虑技术和市场需求，认为中医药技术创新是在医学科学技术研究可能得到的成果和健康与医疗市场对此需求平衡的基础上产生的，即技术机会和市场机会合成的结果，导致了中医药技术创新的开展。

(四) 中医药技术创新的模式特征

从历史角度看，需求拉动模式一直是中医药不断发展创新的动力，努力丰富和完善自身体系建设是中医学发展的重要任务。随着我国经济发展、社会进步和居民生活水平的不断提高，人们的健康观念和医疗卫生产业已经发生重大变化。人类疾病谱的改变和老龄化社会的到来，使得传统的疾病防治模式和技术手段已不能适应日益增长的社会需求。中医药技术创新面临着东西方医学理论优势互补、技术互补、科技相互融合的趋势。但是中医药技术创新必须坚持以人为本、以健康为用、人与自然和谐共存的科学技术发展观，促进疾病防治战略的"前移"和重点的"下移"局面，中医药创新技术充分发挥整体观、辩证观、个体化诊疗的服务技术优势为居民提供安全、有效、方便、可及、价廉的服务技术。传统中医药适宜技术对疾病、亚健康状态进行防治和综合调理具有特色和优势，创新的中医药服务技术必须在延长人体生命周期的同时在提高生存质量的方面具有优势，同时中医药技术融合现代科学技术必须适应居民现代生活方式快节奏、高效率的要求。

从中医药科技发展的现实看，现代科技进步也逐渐成为中医药技术创新发展的直接动力。当前科学技术出现从分析向综合回归的发展趋势。随着人类对客观世界认识的不断深入，以还原论和分解分析为主的方法已经不能满足现实要求，导致科学技术出现了从分析向综合、局部向整体、结构向功能、静态向动态、简单向复杂的转变。尤其在生命科学领域，多学科交叉、各种技术相互渗透。中医药技术创新需要创建新理论、新技术，运用宏微观相结合的新方法探索认识生命规律和疾病现象，已成为中医药技术创新的新任务。21世纪中医药技术创新必须以生命科学、生物技术、信息科学、电子科学、材料科学、复杂科学和系统科学等前沿的科学技术为手段，发展传统医学，必须运用自然科学与人文科学间相互交叉、相互渗透、相互融合的智能化新技术，借助数据库技术、数据挖掘技术、基因技术，来证实和阐明中医药理论的复杂科学内涵及复杂适应进化问题。中西医、中西药技术的融合创新为解决现代社会需求问题、互联网技术为跨界发展中医药技术创新提供了新的方法和可能，为中医药的跨越式发展提供了可能。

三、中医药技术创新过程管理

一般而言，中医药创新过程可分为三个阶段：第一个阶段是新想法的概念化阶段，第二个阶段是产品技术阶段，第三个阶段是生产技术阶段。就第一个阶段，即新想法的概念化阶段而言，此阶段主要是用现代科学或技术的概念将传统中医药知识和技术的内涵表达出来，或者说是发现用以实现中西医学、中西药学融合的新想法的科学技术原理或手段。产品技术阶段是创新过程的第二个阶段，即实际地创造出一种按预想原理工作的中医药新产品，使中医药新产品的想法得以找到一种具体的实现途径。创新的第三个阶段是生产技术阶段，即开发一种中药资源生产过程，使之能产生出可盈利的数量-质量-价格联系，这是创新得以实现的重要阶段。具体而言，中医药技术创新的过程管理包括以下几个环节。

（一）需求分析

需求分析的基础是信息研究，信息研究包括技术信息研究和需求信息研究两大部分。技术信息主要是指中医药产品技术、工艺技术的资源、趋势及竞争信息；需求信息主要指公益性的国家需求信息和商业性的市场需求信息。真正的中医药技术创新不在于科技发明，而在于创新者能够用心灵感受消费者的健康需求，创造出具有中医药特色的新颖、有效的医疗卫生、预防保健的适宜产品，带给消费者全新的使用价值。

（二）创新形成

基于对市场需求的把握，中医药组织将从中找到创新思路，对原有产品进行改进或开发新产品，满足用户需求。因为创意是人类的纯思想活动，不受物质条件的限制，所以在新产品创意的产生阶段，最活跃的主体可能是中小企业，甚至是个人。在大众创业、万众创新的社会氛围下，中医药科技人员可以自由自愿地组织各种技术创新团队、开展多种形式的创意创新活动。

（三）产品研发

产品研发活动是创意形成后的直接延续，包括产品的总体设计、详细设计、技术攻关及产品创新、生产工艺创新等。在中医药产品创新过程中，计算机的使用会大大提高中医药产品设计和技术创新的效率。在当今电子信息产品的技术复杂度极高、社会分工极细的情况下，中医药产品研发过程就是一个系统集成的过程。在这种形势下需要进行协同创新，承担总体设计的研发公司只需要提出产品创意和系统技术，其中药材种植、中药材加工炮制、中药饮片质量测试检验、产品的临床试验、产品的社会推广等环节都可以由专业公司承担，进行全产业链的协同创新。

（四）生产工艺

产品研发活动确立了产品创新的技术要素，它完成的只是一个概念设计，即构成这个产品的图符、数据和规则。工艺活动则要把这个概念产品变成物质实体。以中药生产为例，中药工艺是从中药材到中成药的加工技艺，完成一个中药产品由概念到实体的转换，一般有多种方法可供选择。而选择一个高效率、低成本、保证中药产品临床疗效质量的工艺路线、工艺方法也是一种创新。由于社会分工日益细化，在工艺路线确定之后如何投资建设生产线也是一种创新，可以选择自建生产线、也可以选择自建部分生产线，也可以不建生产线而完全依靠社会协作。

（五）市场营销

产品研发成功距离产业化还有很长的距离，组织创新的目的是不断提供满足市场需求的新产品。因此，中医药创新成果商业价值的实现才是衡量中医药技术创新效果的最终指标。随着技术的进步、互联网技术的应用、电子商务和微商的出现，产品的生命周期逐渐缩短，这就需要组织能够在广阔的市场范围内销售产品，能够运用新技术、新的商务模式分摊生产成本，获得较高的利润空间来保证持续的成功。

四、中医药技术创新保护

在进行中医药技术创新管理时，一个非常重要的事项就是如何保护中医药技术创新，即对中医药技术创新所获得的知识产权进行保护。知识产权可分为两类：一类是创造性成果专利，包括发明专利权、中药资源新化合物发现权、植物新品种发现权、中药生产专有技术权（也称技术秘密权）、版权、中药生产智能化软件权等；另一类是识别性标记权利，包括商标权、商誉权、其他与制止不正当竞争有关的识别性标记权。目前主要保护中医药技术创新的方法有：专利、商标、版权和商业秘密。

（一）专利

专利（patent）从字面上讲，"专利"即是指专有的利益和权利。它指一项发明创造向国家审批机关提出专利申请，经依法审查合格后向专利申请人授予的在规定时间内对该发明创造享有的专有权。在我国专利法中规定有：发明专利、实用新型专利和外观设计专利。发明专利申请的审批程序包括受理、初审、公布、实审及授权五个阶段。因为实用新型专利和外观设计专利在审批中不进行早期公布和实质审查，所以其只有三个阶段。

中医药技术创新产品开发要投入资金、人力和设备，高技术开发更需要有高投入和承担高风险。申请专利保护，才能享有对自己技术创新成果的独占权，实现知识产权的保护。取得专利许可后，专利的主体才具备了市场竞争的主动权，能够获得丰厚的回报用以进行下一步的技术创新，促使技术创新活动形成良性循环。

（二）商标

商标（trademark）是商品的生产者、经营者在其生产、制造、加工、拣选或经销的商品上及服务的提供者在其提供的服务上采用的，用于区别商品或服务来源的，由文字、图形、字母、数字、三维标志、声音、颜色组合，或上述要素的组合而形成的，具有显著特征的标志，是现代经济的产物。经国家核准注册的商标为"注册商标"，受法律保护。通过确保商标注册人享有用于标明商品或服务，或许可他人使用以获取报酬的专用权，而使商标注册人受到保护。

驰名商标,是中国国家工商行政管理总局商标局根据企业的申请,官方认定的一种商标类型,在中国国内为公众广为知晓并享有较高声誉。对驰名商标的保护不仅局限于相同或类似商品和服务,不相同或不相类似的商品申请注册或使用时,都将不予注册并禁止使用,因此驰名商标被赋予了比较广泛的排他性权利。而且"驰名商标"持有企业的公司名及网址域名都会受到不同于普通商标的格外法律保护。

(三)版权

版权(copyright)是用来表述创作者因其文学和艺术作品而享有的权利的一个法律用语。版权即著作权,是指文学、艺术、科学作品的作者对其作品享有的权利(包括财产权、人身权)。版权是知识产权的一种类型,它是由自然科学、社会科学及文学、音乐、戏剧、绘画、雕塑、摄影和摄像等方面的作品组成。

版权是一种自动赋予的权利。创作者完成作品,并经任何形式的公开发表后,即自动成为该作品的版权拥有者,无须注册或办理任何手续,即可受法律保护。在学理上,根据性质不同,版权可以分为著作权及邻接权。简单来说,著作权是针对原创相关精神产品的人而言的,而邻接权的概念,是针对表演或协助传播作品载体的有关产业的参加者而言的,如表演者、录音录像制品制作者、广播电视台、出版社等。

(四)商业秘密

商业秘密(trade secrets),是指不为公众所知悉,能为权利人带来经济利益,具有实用性并经权利人采取保密措施的技术信息和经营信息。商业秘密是企业的财产权利,它关乎企业的竞争力,对企业的发展至关重要,有的甚至直接影响到企业的生存。

商业秘密和其他知识产权(专利权、商标权、著作权等)相比,有以下特点:

第一,商业秘密的前提是不为公众所知悉,而其他知识产权都是公开的,对专利权甚至有公开到相当程度的要求。

第二,商业秘密是一项相对的权利。商业秘密的专有性不是绝对的,不具有排他性。如果其他人以合法方式取得了同一内容的商业秘密,他们就和第一个人有着同样的地位。商业秘密的拥有者既不能阻止在他之前已经开发掌握该信息的人使用、转让该信息,也不能阻止在他之后开发掌握该信息的人使用、转让该信息。

第三,能使经营者获得利益,获得竞争优势,或具有潜在的商业利益。

第四,商业秘密的保护期不是法定的,取决于权利人的保密措施和其他人对此项秘密的公开。一项技术秘密可能由于权利人保密措施得力和技术本身的应用价值而延续很长时间,远远超过专利技术受保护的期限。

(五)中医药技术创新保护策略

商业秘密保护和专利保护各有利弊。商业秘密保护的优势是没有期限限制,保护客体范围较广,无须通过烦琐的审批程序,无须缴纳年费等。缺点是他人通过合法途径或自行开发研制出相同技术时,即可以自由使用,不存在对最初占有人的侵权问题。专利保护的优势是保护层次高,不仅仿制行为被禁止,而且独立开发相同的技术受到限制,可以有效地限制竞争对手;缺点一是受到保护期限限制,二是要首先公开其技术内容,过早地向竞争对手亮了底牌。

在不同的行业与产业，技术创新保护机制的有效性有着很大的差异。对技术创新成果采取何种保护方式，决策人员要进行分析比较。发明创造完成后申请专利无疑是一种非常有效的保护措施，但不利之处是申请专利就意味着要公开其技术内容，在期限届满时就成为自由公知技术，人们也可以根据其公开的技术内容另辟蹊径，研发出异曲同工的技术。因此，对于一些成分很难分析出来的物质发明或是外人无法了解到的生产方法、工艺技术来说，也可以考虑采取商业秘密的形式进行保护。在制药行业，专利可以非常有效地保护技术创新。然而，以专利形式保护生产流程是困难的，如果专利不能提供有效的保护，通常转而用商业秘密保护。

第三节　中医药市场创新管理

中医药市场创新是中医药创新的最终落脚点，可以最终实现创新的价值。中医药市场创新管理，需要从市场的角度出发，创造中医药价值实现的路径。

一、中医药市场创新的内涵

市场创新，完整地说，是指组织从微观的角度促进市场构成的变动和市场机制的创造，以及伴随新产品的开发，对新市场的开拓、占领，从而满足新需求的所有相关行为。市场创新不同于工艺创新和产品创新，它是一个综合性极强的整体概念，它包括各类市场要素及其关系的变化，而不仅指技术变化。

总的来说，中医药市场创新具有两个方面的含义，包括开拓新市场和在老市场提高顾客满意度。第一层含义是开拓新市场，不但要在地域空间上拓展原有中医药产品的消费领域，而且要关注潜在的市场需求，在产品的质量、性能等方面形成不同档次、不同特色，满足不同层次、不同消费群体的潜在需求；第二层含义是要创造"新的满意"和"新的需求"，以达到顾客满意，即不是通过消费需求来引导生产，而是中医药产品生产者根据自身技术水平的提高开发"全新的产品"。一旦全新的产品能够形成市场，其首创效应是巨大的。

二、中医药市场创新管理的主要内容

中医药市场创新管理就是中医药组织对市场创新活动进行的管理，要进行市场创新，就必须改变现有的市场供应状况、水平、要素及其组合关系等。采用新技术和开发新产品是实现市场创新的主要形式和有效途径，但不是实现市场创新的唯一方式。例如，通过改变市场定位、市场组织结构、市场需求状况、市场营销渠道和用户等方式，也可以改变现有市场状况及其特征，实现市场创新。

三、中医药营销战略创新管理

（一）营销战略创新管理的内容

中医药营销战略创新是指中医药组织在市场营销观念指导下，通过市场细分、选择目标市场、明确市场定位、规划市场发展、开展市场竞争、组合营销要素等一系列营销战略创新工作。中医药营销战略是从整体上规划制订营销战略目标以及实现此目标的营销策略和方案。

中医药营销战略创新管理主要从以下几个方面着手。

第一，营销理念创新。现代"社会营销观念"是营销概念的进一步发展，认为只满足顾客需求是不够的，组织应在满足顾客需求的同时，兼顾整个社会的利益。与社会营销观念相适应的各种促销手段也应运而生，除了产品、价格、销售渠道和促销手段外，政治权力、公共关系、绿色营销等也成为营销组合的重要组成部分，旨在树立良好的产品形象、组织形象。

第二，市场定位创新。消费者的多样性及其需求的多样化为特色市场定位的创新提供了广泛的空间，这种多样化市场的创新主要表现为新的区间市场、新的专业市场、新的营销群体等。

第三，营销方法创新。以中药企业为例，中药企业在营销实践中，一方面应善于把国际先进的营销做法创造性地加以应用；另一方面要大胆提出和实施新的营销方法。对营销方法创新的管理主要体现在运用柔性营销、网上营销、无缺陷营销、事件营销、微商营销、绿色营销等方法进行有效营销。

第四，营销组织创新。营销组织创新是营销战略创新的体制保障。在社会营销环境发生深刻变化之际，医疗卫生体制改革不断深入、医疗保障体系不断完善、医疗卫生政策不断变化、医药市场不断变化，中药企业应结合自身的条件和特点，及时灵活地调整相应的战术和策略，动态地设计相应的营销组织结构形式，进行营销组织的再造，提高中药企业的市场竞争力。

（二）云南白药牙膏的营销战略创新

2004 年，百年制药企业云南白药进入日化领域，开发出了云南白药牙膏。云南白药基于自身优势，实施差异化竞争策略，满足了消费者心理和生活的双层次需求，精准地进行产品与消费人群定位，在高端牙膏市场取得了巨大成功。

以其渠道战略为例，云南白药牙膏首先采用"药店＋商超"模式，基于自己原有的医药渠道优势，进入连锁药店销售，强化云南白药牙膏的专业品牌形象；同时选择性地进入大卖场进行产品推广，更有利于牙膏这种快速消费品销售。"药店＋商超"分销渠道策略，既让云南白药牙膏与其传统产品共享资源，又通过大卖场超级终端对目标市场进行全面覆盖。在电子商务兴起的今天，云南白药牙膏与时俱进，以企业网站直销方式搭建网络分销渠道，减少中间流通环节，降低营销成本。云南白药牙膏还与天猫、京东、1 号店等电子商务渠道合作，与消费者互动。

　　云南白药开发出牙膏产品本身就是一种市场创新，其营销战略中市场细分科学，选择目标市场准确，市场定位恰当，营销要素运用得当，最终取得了市场创新的成功。

四、中医药服务创新管理

（一）中医药服务创新管理的内容

　　服务创新管理是指在服务过程中服务机构应用新思想和新技术来改善和改革现有的服务流程和服务产品，提高现有的服务水平、服务质量和服务效率，为顾客创造新的价值，最终形成服务机构的竞争优势。

　　中医药服务创新管理是服务组织通过服务概念界定、服务传递方式革新、服务流程或服务运营系统等方面进行创新管理。中医药服务组织根据市场变化、进行服务模式、服务技术创新，向不同消费群体目标顾客提供更好的有效服务产品，满足不同群体的消费需求，增强顾客忠诚度，创造新的更大的服务价值和效用。

　　中医药服务创新管理一般没有常规的研发活动，没有专门的研发机构和稳定的研发投入，创新主体主要注重于改善服务流程、提高服务质量、降低运营成本等管理手段以提高管理效率。中医药服务业属于知识密集型服务业，需要对传统服务进行创新成为新兴健康服务业，依赖传统知识和传统技术并融合现代新技术和新医学专业知识，为客户提供高附加值服务。

　　中医药服务技术是"扶正祛邪"相结合的技术，是对健康进行服务的知识体系，是具有"简、便、验、廉"特色的服务业，这种"道法自然"的技术不会对人体产生伤害，故应该将这种传统服务技术发扬光大。在服务创新管理中，可以依托现有的中医药特色知识和技术，同各国医疗卫生相结合，创新国际化、规范化、标准化的服务流程，进行国际健康服务创新，从而为全世界人民提供更高的健康价值。

（二）深圳市中医院服务创新管理

　　借力"互联网+"，深圳市中医院以"无所不在"的网络，打造"无所不有""无所不能"的智慧医疗，从而带来便捷就诊体验。

　　深圳市中医院独立设计研发的一款电子地图系统，主要包含院区查看、位置标示、自助导航、触摸查询、信息发布和智能导诊等功能。在电子屏幕的下方，有一个扫码区域，患者只需将挂号单上的条码在此扫一扫，地图就会显示出前往该诊室的路线，引导用户从当前的位置行走到目的地，有效地解决了以往患者看病过程中来回寻找就诊科室遇到的麻烦问题。

　　在住院登记处，患者会分配到一个腕表。当患者佩戴腕表后，将得到各种人性化的智能提示，而且该系统与医院 HIS 同步，医生与护士可随时查看患者情况。当患者出现不适症状或需要更换药物时，按呼叫按钮就可以通知护士站的护士。另外，腕表还有定位、测量脉搏心率等功能，能显示患者的医生叮嘱和饮食护理等。

　　在深圳市中医院每个病房的病床床头，原始的纸质记录卡已被平板显示屏所取代，显示屏上有该床患者的姓名、年龄、病史、医嘱等信息。每天固定的时间段，显示屏还会播放院方的疾病防治宣讲、温馨提示等内容。此套护理信息屏系统还连接到护士站的护理记事栏，极大地方便了护士的工作，把护士从原先烦琐的记录、查询中解放出来，将护士还给患者。

2015 年，深圳市中医院开发了中医药知识库，将中药的经典方、古方、汤剂、中医理论知识录入其中，其内容涵盖了过敏人群、老人、儿童等特殊人群用药、特定诊断（糖尿病等）提示禁忌用药、剂量超标提醒、十八反和十九畏等其他配伍禁忌提醒、有无相互作用等，为临床医生提供了便利的中医药知识查询，让医生在工作中学习提高，保障了临床用药安全。

第四节 中医药组织创新管理

中医药组织创新是中医药创新的组织保障，在某种程度上是创新的先导。中医药组织创新管理，是将新的组织模式引入中医药事业，促进中医药的创新。

一、中医药组织创新的内涵

中医药组织创新即通过优化调整管理要素（人、财、物、时间、信息等资源）的配置结构，从而提高现有管理要素的效能。中医药组织创新管理的主要内容是全面系统地解决组织结构与组织运行矛盾、摩擦的问题，使组织创新适应环境变化的需要。

中医药组织创新是一个连续不断的过程，所以中医药组织创新管理要基于中医药组织的历史，结合现代组织变化特征进行组织创新，同时中医药组织创新管理要注意掌握适度的原则，过于频繁、大规模的组织变动会使组织经常陷于动荡状态，不利于组织的功能发挥及组织目标的实现。

（一）职能结构创新

中医药组织职能结构创新包含两个方面的含义：第一，中医药组织可以根据中医药事业发展、产业的特征和现代社会需要对其组织职能结构的一个或多个关键要素加以变革。第二，如果传统组织已经不能适应现代社会发展要求，应对实际的组织结构设计做出重大的变革。

（二）机构设置创新

近年来，组织机构设置朝着综合化、扁平化方向发展，中医药组织应适应这种发展趋势，对传统组织机构设置进行创新。通过创新可使各部门对其部门内的信息流、业务流和物流实现连续一贯、从头到尾的管理，达到信息畅通、管理过程连续、物流顺畅的目标。通过组织机构设置创新、精简层级机构，给予下级机构更多自主权、给员工更多自由创新空间。

二、中医药组织合作创新模式

中医药组织合作创新是指中药企业、医疗机构、研究机构、高等院校之间的联合创新行为。中医药组织合作创新通常以合作伙伴的共同利益为基础，以资源共享或优势互补为前提，有明确的合作目标、合作期限和合作规则，合作各方在技术创新的全过程或某些环节共同投入、共同参与、共享成果、共担风险。中医药合作创新的组织模式包括以下五种模式。

（一）契约合同创新模式

合同创新是指以合同形式确定的中医药组织合作创新模式。合同创新的一方主体是大学、独立研究机构和政府研究开发机构；另一方主体可能是企业、政府或研究机构。依据治理理论运用机制设计方法建立契约合同，促进和保障合作的有效进行。

（二）项目合伙创新模式

中医药项目合伙创新是中医药组织为完成某一特定技术项目的研究与开发，通过合伙投入与合作组织研发过程，共享研发成果的一种合作创新模式。

（三）基地合作创新模式

基地合作创新模式是中药企业、中医医疗机构在大学或研究机构建立共同技术创新基地的一种合作创新组织形式。

（四）基金合作创新模式

基金合作创新模式是指为促进中医药某一或某些技术领域的发展，以中药大企业为主体，联合中小企业及医疗机构共同出资建立一定规模的风险基金，通过风险基金资助的形式进行创新开发。

（五）研究公司合作创新模式

研究公司合作创新模式是中药企业合作创新的一种新形式，研究公司是由多个大企业为增进和加速某一或某些技术领域的创新而共同组建的股份制形式的合作创新组织。

三、中医药创新网络管理

中医药创新网络是合作创新方式的一种特殊形式，由多个中医药组织组成某种技术创新的网络关系。中医药创新网络形成各种组织之间复杂的交互关系。中医药创新网络是运用系统性创新的一种基本制度安排，网络架构的主要联结机制是中医药组织间的创新合作关系。创新网络可以看作是不同的创新参与者的协同群体。它们共同参加中医药新产品的形成、开发、生产和销售过程，共同参与创新的开发与扩散，通过交互作用建立科学、技术、市场之间的直接和间接、互惠和灵活的关系，参与者之间的这种联系可以通过合同制或非正式制度安排形成。

一般来说，中医药技术创新的创新过程具有知识密集、复杂、融合及不确定的特点，而创新网络有助于组织获得互补性资产，缩短开发周期，加强科学、技术与市场之间的结合，增加组织在创新过程中的柔性，提高中医药组织对市场及其他外部环境不确定性的应变能力，降低创新风险。广义的中医药创新网络应当包括联盟与集群，它们分别是中医药组织网络化发展在关系层面和地理层面的体现。

（一）中医药技术联盟管理

中医药技术联盟是指由两个或两个以上具有共同战略意义和对等经营实力的组织，为了达到技术创新而拥有市场、共同使用研发资源等战略目标，通过各种协议、契约而结合成的优势互补或优势相长、风险共担、生产要素水平式双向或多向流动的一种松散的合作模式。中医药技术联盟的管理要注意：

1. 明确联盟目的，避免盲目联盟

任何组织在建立技术联盟之前都必须有一个明确的目的，他们必须明确自己的核心知识和能力是什么，自己的技术优势和劣势在哪些地方。他们还需要明确在联盟中获取哪些技术资源，哪些潜在合作者具备这些技术资源，潜在合作者希望在联盟中获得什么，自己的联盟目的与潜在合作者的目的是否相吻合等。明确了这些问题的答案，他们才能确定与谁联盟和如何联盟。

2. 选择适宜的合作伙伴

根据不同的技术联盟合作形式，对联盟伙伴有不同的要求。在对伙伴进行选择时，需遵循资源匹配性原则和战略匹配性原则。

3. 选择在联盟中的最佳位置

中医药技术联盟是一个由多个节点相互联系构成的、内部充满知识流动的网络，每个组织就是网络上的节点。每个节点上组织获得的知识量不同，因而每个组织在网络上获取的技术利益也不同。组织可根据自己的实际情况，选择联盟网络中可获得最大知识量和技术利益的节点。

4. 保持联盟的核心稳定与持续发展

组织在建立技术联盟后，管理工作重点应集中在发挥联盟的协调效应、保持联盟的和谐稳定和实现联盟的持续发展上。主要措施有：

（1）共同创造和管理创新资产。

（2）平等合作、相互信任。

（3）融合组织文化和行为方式。

（4）发展本组织核心技术，培养技术力量。

（二）中医药产业集群管理

中医药产业集群是指中医药产业的主体大量聚集于某一特定地区，形成一个稳定、持续的区域性竞争优势集合体。中医药产业集群管理需要建立一种新的机制，形成一群既独立自主又彼此依赖，既具有专业分工、资源互补，又维持着一种长期的、非特定合约关系的中医药组织在一定地域范围内的集聚。

中医药产业集群有利于形成中医药集群创新网络，对集群网络管理需要在某一具体产业集群内，促进各具体产业行为主体自由组合，进行技术创新和制度创新，建立长期正式或非正式交流合作关系，能够促进集群内部协同进行知识和技术创造、存储、转移、共享及应用。中医药产业集群创新网络中的创新主体一般包括中医药企业、中医药大学、中医

药研究机构、地方政府部门、中医药中介服务机构等，它们之间相互协作，形成集群创新网络。

四、中医药协同创新管理

美国麻省理工学院斯隆商学院研究员 Peter Gloor 最早提出了协同创新（collaborative innovation）的概念。他认为协同创新就是"由自我激励的人员所组成的网络小组形成集体愿景，借助网络交流思路、信息及工作状况，合作实现共同的目标"。

中医药协同创新管理是通过国家意志的引导和机制安排，运用政策机制促进中医药企业、中医药大学、中医药研究机构及医科大学、药科大学、化学药研究机构、生物药研究机构等发挥各自的能力优势，整合互补性资源，实现各方的优势互补，加速中医药技术的开发、推广应用和产业化，协作开展中医药产业技术创新和科技成果产业化的活动，形成中国特色的科技创新的新范式。中医药协同创新管理注重异质性主体的协同创新，扩大协同创新范围，从原来的产学研的合作创新，到以中医药企业、中西医高校、中西医药科研院所、政府、金融机构、互联网组织、社会组织、中介服务机构等多主体的协同创新，从而实现协同主体的知识溢出与创新涌现，产生"1+1>2"的效果。

☞**思考题** 》》》

1. 如何处理好中医药创新中的继承与创新的关系？
2. 中医药技术创新适用于何种创新模式？
3. 如何理解中医药市场创新？
4. 如何通过中医药组织创新实现中医药创新？

本章案例请扫码

（彭　翔　申俊龙）

参 考 文 献

珀威茨·K·阿曼德，查尔斯·D·谢泼德.2014.创新管理：情境、战略、系统和流程［M］.陈劲译.
　北京：北京大学出版社.

乔·蒂德，约翰·贝赞特.2012.创新管理：技术变革、市场变革和组织变革的整合（第4版）［M］.
　陈劲译.北京：中国人民大学出版社.

保罗·特罗特.2015.创新管理与新产品开发［M］.陈劲译.北京：清华大学出版社.

陈劲，郑刚.2013.创新管理：赢得持续竞争优势（第2版）［M］.北京：北京大学出版社.

赵炎，等.2012.创新管理［M］.北京：北京大学出版社.

何颖，唐葆君，孙星.2009.创新管理［M］.北京：经济管理出版社.

约翰·E·艾特略.2008.创新管理：全球经济中的新技术、新产品和新服务［M］.王华丽，刘德勇，
　王彦鑫译.上海：上海财经大学出版社.

第八章　中医药文化管理

⭐ **内容提要** ⭐

中医药文化与中国传统文化一脉相承，是中华传统文化的瑰宝。中医药文化是中医药知识发生发展的源泉，因此中医药文化管理必然是中医药管理中的一项重要内容。一般文化管理在构成上可分为物质文化、精神文化、制度文化和行为文化四个层面。本章依据中医药文化的特征结合中医药医疗机构、中医药企业和中医药社会组织的具体情况，介绍中医药文化管理现状、中医药文化管理对组织的作用和意义以及提升中医药组织文化管理的路径。

第一节　中国传统文化与中医药文化

一、中国传统文化与中医药文化的形成及发展

（一）中国传统文化概述

文化的本义是"以文教化"，即按照人文进行教化。《易经·贲卦·象传》曰："刚柔交错，天文也。文明以止，人文也。观乎天文，以察时变；观乎人文，以化成天下"。中国传统文化是世界古代四大文明中唯一没有间断的优秀文化，是基于五千年文明史积淀而形成的社会群体在物质、社会、精神等层面的共同认知。它反映了中华民族的理论思维水平、思维模式、精神风貌、心理状态、审美情趣和价值取向。中国传统文化历史悠久、博大精深、兼收并蓄、源远流长，是中华民族赖以生存和发展的内在动力，是中华民族数千年来智慧和文明的结晶。

中国传统文化主要包括中国传统哲学、传统伦理道德、传统宗教、传统法文化、传统教育、传统文学、传统艺术、传统史学、传统礼仪、传统衣食住行和传统科技文化等。中国传统文化体现了中华民族刚健有为、自强不息的精神，人本主义精神，"人文"精神和"天人合一"与"天人和谐"等四大基本精神，是中华文明的核心。古人把伏羲、神农、黄帝称为"人文始祖"，可见"人文"二字道出了中华文明中人文精神的丰富内涵。《周易·贲象传》中说："小利有攸往，天文也；文明以止，人文也。观乎天文，以察时变；观乎人文，以化成天下。"这种用"人文"来解释"文明"，用人的"观、察"和"观、化"来说明人与人、人与自然和人类自身的三种关系，从而揭示了人类文明的真谛。人文精神首先依靠以人类本身（情感、人生价值、社会关系）及其活动为研究对象的人文社会科学，其次依靠以自然现象（自然物、人化自然）和人体为研究对象的自然技术科学。前

者是人文处世之本，后者是人文立世之基。

文化是一个民族风俗习惯、风土人情和价值观的高度概括和核心体现。文化是融入百姓生活中的民族特点、民族气质的生动体现。中华民族栖息繁衍于东亚大陆，这里幅员辽阔、腹里纵深，多样性的气候、丰富的自然资源构成了中华民族创造独具特色的历史与文化的基本条件。中华文化体系完备，绵延不绝，个性突出，兼收并蓄，崇尚中庸。中国传统文化显示出惊人的生命力和灿烂的文化奇观。在相当长的一段时间里，她像一座灯塔照亮了世界的东方，推动着世界文明的进程，在世界文化史上占有极其重要的地位，马克思精辟的概括道："火药、罗盘、印刷术——这是预兆资产阶级社会到来的三项伟大发明。火药把骑士阶层炸得粉碎，罗盘打开了世界市场并建立了殖民地。而印刷术却变成新教的工具，并且一般地说，变成科学复兴的手段，变成创造精神发展的必要前提的最强大的推动力。"

（二）中医药文化的形成与发展

1. 中医药文化的初步形成：医巫不分阶段

中医药文化发源于中华文明的土壤中，在漫长的形成发展过程中，不断融合新文化，不断传承创新，形成不同时期不同的文化特征。中医药文化是我们的祖先在生产和生活活动过程中慢慢形成的。在远古时期先人由于采食植物不可避免地引起某种生理反应和药效反应或中毒现象，从而逐渐懂得了在寻觅食物时有所辨别和选择，依据反应结果去推测植物的性味功效和升降浮沉作用。先人在狩猎中往往产生疲惫感或受伤，服用某些狩猎食品能够解除疲劳、运用石头等器具敲打身体某些部位感觉舒服、利用某些动植物敷在伤口能加快愈合，从这些现象中领悟出一些治疗技术和工具。同时，在同疾病做斗争的实际生活中获得了一些灵感和经验。上述经验积累到一定程度，会借助当时的文化知识去进行解释，在诠释中形成中医药的文化和理论知识。

中医药文化最初的形成与巫术文化紧密相关。早期中医药文化的形成与传统文化一样，最初与巫文化有千丝万缕的关系。所以学术界的"医源于巫说"和"医源于圣人说"便是对此的注释。中华文化中以神话传说为主要方式描述原始先祖活动的阶段，医巫不分是这个时期的特征。当时有文化知识的人同时就是"大巫"，如同其他的学问一样，医药学掌握在被称之为"圣人"、"大巫"、"帝王"的手中。"圣人"、"大巫"、"帝王"实际上都是在中华文化形成的初期阶段中一批杰出的原始先民的代表。传说中最为重大的知识创举都是这些人创造的。例如，伏羲画卦而建立《易经》，黄帝习云师而为导引，大禹为禹步，汤以身祷于桑林，神农尝百草，等等。此时的生命观建立在人神交流的灵感思维上，注重对生命现象的感知与体验，认为人的疾病源自超自然的鬼神魔怪，因而天人沟通、借助神的力量驱鬼除魔是治病强身获得健康生存的必要途径和方法。所以，此时的"医学"完全寄托于巫术活动中，生命的挽救最为重要的是对天事鬼神的交流感知。

随着中华历史和文化从传说阶段向夏商周时期的发展，政治、经济和社会各领域的规范化制度开始初步确立，原先承载了多项职能的巫术也开始了具体的职能分化。巫术中"医"的职能朝着独立的方向演变。这个过渡阶段的医学仍然需要借助巫的人神沟通的活动，但是已经将重点从人神交流转移到借助巫技的改良和提升而达到的对疾病的医治方式方法的提升上。在原先的巫术治疗的基础上逐步积累了一些特定的诊疗方式、技术和用药经验。

在医巫不分的阶段，产生了一批中华文化的经典，也是医学的经典，其中的代表是三坟五典。"三坟"指伏羲、黄帝、神农之书。五典的指称稍微复杂一些。孔子从上古文化的代表性上认为"五典"指尧、舜、禹、汤商、周文王。阴阳家提出的是五行化的"五典"，指伏羲、神农、黄帝、尧、舜。《吕氏春秋》亦以五行、五方规范古史，视"五典"为黄帝（居中，为土德）、伏羲（居东，为木德）、炎帝（居南，为火德）、少昊（居西，为金德）、颛顼（居北，为水德）。这一时期的经典已经高度体现了中医药文化的明显特征，它们都以天人之际的哲学文化为基础。例如，在中华文化史上有卓越地位的伏羲的《易经》，经后来的演化，体现的是一种以易礼为中心的天人思想，是原始质朴的科学和哲学的统一。被合称为三世医书的《神农本草》、《黄帝针灸》和《素女脉诀》则为医学体系的开创奠定了基础。

2. 中医药文化的转折：从多元走向一统的时期

从周秦到汉初，中华文化呈现出从多元向一统的发展趋势。从东周开始的百家争鸣到汉初的儒道墨三足鼎立，这是传统文化中各种思想发展、定型和完善的时期。这个阶段也是中医药文化的重要发展时期，中医药文化完成了与巫术文化的彻底分离是该阶段的中医学获得的一项重要进展。中医药文化理念和技术的逐渐成熟和阴阳五行文化学说化，使得中医药文化从原始的巫术中分离成为可能。同时，医学与哲学也开始出现了分化。《黄帝内经》是这种分化的标志与产物。从《黄帝内经》开始，在中国传统哲学的基础上，中医学提出了自己的哲学理论，开始形成以人及人体为核心的医道观，其内涵包括：以人为哲学的中心；强调宇宙的统一性（气一元论）；注重事物的功能、结构与平衡；但是这时某些哲学范畴也是中医范畴，如气、形、神、阴阳五行等。这一时期医学体系初步建立，医学文化与中华文化呈现一致的发展趋势，从百家争鸣转向医界的大一统。据《汉书·艺文志》载汉代刘向、刘歆父子《七略·方技略》记述，这时医经7家，经方11家，房中8家，神仙10家，共计36家，868卷。《黄帝内经》是结束百家争鸣转向汉代大一统文化精神的体现，既是对这一阶段医家学说的总结，又奠定了下一阶段医家学说的基础。

3. 中医药文化的大发展：大一统时代

从汉初董仲舒辈提出独尊儒术开始，中华文化开始进入大一统时期。董仲舒所阐释的儒术是儒家与阴阳家的融合，他的根本的学说是一个无所不包的五行宇宙图式：是把天时、物候、人体、政制、赏罚统统分门别类地列入一个异事而同形、异质而同构的五行图表中，组成一个相生相克的宇宙，也就是人事结构系统，并以之作为一统帝国行政的依据。董仲舒的目的主要是用这套宇宙系统确定君主的专制权力和社会的统治秩序。这套系统也是一套政治-教育合一的文官制度，这便使得政治和文化这两种组织力量结合起来，实现了一体化结构。中医药文化虽相对地游离于体制之外，但其基本原理的架构与中国社会运行的基本原理架构呈现出同样的一体性、稳定性及调节转变机制。中医药文化的稳定性的实现不是从不变性获得，而是通过内在的调节力量（如五行生克原理）来实现系统内部各部分之间相互调节、相互适应，以动态的发展平衡实现系统的稳定。当系统出现不稳定时，中医药文化通过自组织融合异质文化使内部发生适应性变化，用内在的调节力量进行结构转变将不稳定因素克服，并回到稳定状态。这种动态调整机制保证了中医药文化整体的系统的稳定而不受社会变革干扰，从而自动保持适应性平衡与进化。

二、中医药文化的思想基础及与中医药知识的关系

（一）传统哲学思想是中医药文化的核心

中医药文化受到传统哲学思想的深刻影响，中医药传统文化吸收了中国古代朴素的唯物论和自发的辩证法思想，如气一元论、阴阳学说和五行学说等思想。中医药文化在历史发展的过程中不断汲取当时的哲学思想和文化成果，同时融合文学、历史、军事学等其他人文学科和天文、地理、时令、生物等传统的自然科学的知识精华，使得中医药传统文化既具有人文科学特征，又具有自然科学特性。中医药文化主要采用传统哲学思想来阐述关于生命、健康、疾病等一系列医学文化问题，形成中医药独特而完整的文化体系。

首先，中医药文化的整体观是中医药文化体系中的一大基本特点，整体观来源于中国传统哲学。中国传统哲学最为基本的天人合一的整体观被中医药文化吸收，形成中医药文化的一大基本特点。在中医药文化理念的观照下，中医学既将人体看是一个有机的整体，也将人和外界环境看成是一个整体。在整体观影响下中医临证诊治中从人体的整体结构来思考分析问题，认为人体的脏、腑、皮、肉、筋、骨等形体组织，以及口、耳、鼻、舌、目等五官九窍间具有密切联系，中医药在防治疾病中应互相协调平衡，进行整体干预，运用各种药物共同作用调整人体统一的功能活动。在整体观指导下利用脏腑、组织、器官之间互相影响关系来防治疾病。此外，中医药文化整体观还体现肌体与情志的形神合一整体观，"气和而生，津液相生，神乃自生"；人体的形体发生变化会影响情志，情志也对肌体有调节作用，"志意者，所以御精神、收魂魄、适寒温、和喜怒者也"。

中医药文化认为人与天地万物一体，人是自然界整体的一部分。"人与天地相参"或"人与天地相应"，这是中国哲学的"天人相应观"在中医药文化中的体现。四季气候不同，疾病发生和流行的情况也各异。由于中医药文化认为人体系统与外界环境之间存在着密切的联系和相互的作用，所以中医在诊治疾病时，就要因时、因地、因人制宜，即"三因制宜"，这是中医诊治疾病的重要原则。因此，古代医家传承要求除研究医道外，还要"上知天文，下知地理，中知人事"，才能取得满意的治疗效果。

用药方面，中药学的整体观首先体现在治病不是仅用单方，而是依靠复方的共同或协同作用上。君臣佐使、七情合和、四气五味等药物学理论，这种整体性理论在中药学理论中占有极其重要的地位，方剂学是中药学整体观的具体体现。如《伤寒杂病论》中的方剂，就是在《内经》理论指导下遣方用药，立方严谨，用药精确恰当，化裁灵活，体现了君、臣、佐、使的组方原则。著名的麻黄汤是治疗伤寒表实证的代表方剂，用药仅四味，却君药、臣药、佐药、使药齐全，组方逻辑严谨，用药配伍十分恰当。

其次，中医药学理论体系的另一个基本特点是辨证论治。辨证论治是中医认识疾病、判断疾病和治疗疾病的基本规范，是中医药学对疾病的一种有效的思维和处理方法，包括辨证和论治两大内容，即分析、辨证疾病的证候而确立治疗的原则和方法。在中国古代的逻辑学方法中，其辨证逻辑远较形式逻辑发达。临床医生由于重视对个体具体病情的分析而发展了辨证思维；同时由于恒动观念和对人体所处时间、空间结构的重视，中医临床时，既有"病"的概念，又更重视"证"的诊断，因为"证"是某一阶段的病理表达状

态的抽象。由对症的归纳总结而为"证"，这种分析归纳过程形成辨证论治。辨证论治是从"症"着手，以证为核心运用藏象关系进行司外揣内的推理推导出"证"。其特点是区分了疾病的层次，把握了疾病的关键问题，可以在防治疾病时既重视疾病的"本"，又考虑病证的"标"；依据疾病的轻重缓急，急则治其标、缓则治其本，把理、法、方、药融汇运用于临证具体实践。在辨证的前提下，论治时就可以"同病异治"和"异病同治"。其中包含着丰富的辩证法思想，是中国古代科学、哲学在中医学中的独特运用。

再次，中医药理论特色表现为"平和"防治疾病的根本大法。中国传统文化基因中一贯蕴含着对立统一思维，在构造概念时也依据这种思路。这与西方文化构造概念大不一样，西方是分析思维，在同一类事物中寻找差别，以"属+种差"方式定义概念。中医药是综合思维，将不同事物融合在一起，将对立双方关联定义。如阴阳概念、五行概念在中医药理论中具有重要地位。就是将阴阳统合在一起思维，在中国文化之道中，从来没有极端的对立与冲突，阴阳观念绝不同于西方的善恶，它不是光明与黑暗、上帝与魔鬼的斗争，而是彼此依存、渗透互补的一对范畴。中医在认识生命的本质、规律问题上，有着不同于西方医学的鲜明的个性色彩，它不像西医文化那样一味地排斥或企图消灭对方。中医治疗法则是"以平为期"，手法有"调整阴阳"、"协调脏腑"、"调和气血"、"清热与温寒"、"补虚与泻实"等，就是以改善和恢复人体"阴平阳秘"的"和谐"为目的，以协调人体的阴阳平衡为宗旨，这充分体现中医药文化中和谐、平衡的"中庸"理念。如中医将"五行"看成是生命的五种元素和动力，将五行相生相克看成是生命的过程序列和相互制衡的存在方式。木火土金水每一"行"都内涵着阴阳，内部的变化和外部相生相克构成生命运动的复杂系统。可见中医学体现本民族的文化特征，是一种复杂科学，从某种意义上说，西医是一门简单科学。中医学中不仅是一门生命科学，也是一种生命文化。

（二）传统文化是中医药文化发生的基础

中国传统文化是在古代华夏民族所处的地理、气候环境，形成的生产、生活方式条件中孕育和产生的，古代文字、语言产生为传统文化形成提供了充分条件。文化一经形成就会相对固化，形成路径依赖，不断传承下去。文化会对各个领域产生潜移默化的影响作用。中医药学就是在古代文化影响下形成中医药学的朴素的唯物论和辩证法思想体系，通过长期医疗实践逐步融合形成并发展为独特的中医学理论体系。几千年来，中医学对中华民族的繁衍昌盛及人类的医疗、保健实践做出了巨大贡献，它之所以在科学发达的今天仍然保持极大的活力，其根本原因在于它深深地植根于中国传统文化的土壤，形成的医学理论具有开放性，能够不断吸收融合新知识，能够适应临床需要不断进化发展。中国传统文化对中医学发展的影响是"源"和"流"、"干"和"枝"的关系，从某种意义上讲，中国传统文化是中医保持生命力的根源所在，中国传统文化的盛衰决定着中医学发展的盛衰。但是中医药一经形成，又具有相对独立性，虽然近代以来中国传统文化遭到很多的破坏和打击，中医药也受到影响，新中国成立后受到党和国家保护支持后就体现强大的生命力。由于中医药文化是融合了多元素知识而形成的综合知识体，内含许多学科，有以阴阳五行为代表的哲学思想、以道家及道教理论为基础的养生学、以易学为旗帜的天文学和地理学及时间、空间医学、以儒学思想为指导的医学伦理学，以及各种传统学术相互融会而构成的复杂理论，构成了多学科理论与临证经验相结合的实践医学。中医药的文化的结构影响着中医药知识和技术的形成和发展。中国传统文化是中医文化的母体，中医文化则是组成中国传统文化、具有医学特色的中国文化。中医药文化又模塑出中医药知识技术，渗透在知识体系中。

中医学本质是实践与应用的学科，研究的对象是人，主要探讨人体生、长、壮、老、已的生命现象，阐述人体的形态结构、生理功能及疾病的发生发展和防治规律的学说。认为人不仅具有自然物质的属性，还有社会属性。人生活在社会中，必然受到社会环境和自然环境的影响。疾病的治疗实际上体现的是人与自然、人与疾病关系的处理，导致中医药防治疾病带有和谐人文文化的色彩。从更为广阔的角度上说，中医药文化与中国传统的人文文化具有同型同构的基因，都带有经验性与先验性特征，中医药文化则更重视以阴阳五行文化、道家养生文化、儒家中庸思想文化为内容，以伦理道德为特色的医药文化。所以中医药文化的出发点是人体生命，而中国传统文化的出发点是社会中的人。

但是两者在思维上是一脉相承的，古代上自帝王将相、下至走卒贩隶，各个阶层或多或少都能知医识药，由儒从医者、由官业医者更是不胜枚举。"秀才学医，笼中捉鸡"一方面形象地道出了具有传统文化知识背景的人学习中医相对容易之现象，另一方面也说明了中医与传统文化的密切关系。中国传统文化就像一片土地，中医药文化就如同这片土地上生长的树木。土地肥沃，营养丰富，树木就会枝繁叶茂，茁壮成长；土地贫瘠，树木生长难以茂盛。

三、中医药文化对中医药知识的影响

（一）中医药文化是中医药知识的源泉

中医药学是中国传统文化和中医药文化的产物，中医药文化是中国传统文化的一个分支，中医药知识是将中医药文化转化为实践操作知识和技术的学问，用于预防和治疗疾病、维护健康的实用技术体系，又是传统医药工作者经过几千年临证实践将临床经验提炼总结，不断丰富、补充和修正传统理论，将理论和实践相结合形成的复杂科学系统。中医药学中所承载的中医药文化是在中国传统文化的土壤中萌生、成长，产生和发展起来的中国特色的医药学文化，它既吸取了中华民族传统文化的特色和精华，是中国传统文化的一种典型的缩影和折射，又在发展中形成自身的特征和个性，丰富发展了我国传统文化，成为我国优秀民族传统文化中一颗璀璨的明珠。

中国古代并没有区分中医药文化和中医药知识，因为它们是一体两面。中医药文化和中医药学都诞生于中国传统文化土壤，中医药学作为人类医学文明具体形态之一，其成长既是一个医药知识发展过程，又是一个医药文化发展过程，其发生、发展与变化同样离不开在相应的时代文化知识中的前因后果的影响。中医药知识和中医药文化同步演进。中医药文化和中医药知识体系在其两千多年的发展过程中与中国古代文化始终保持着相互影响、相互促进同步演进的关系，这种"同步"主要包括两个内涵：首先是思想性质上的同步。如春秋战国秦汉时期的唯物论思想影响中医学，中医药形成元气学说、阴阳五行学说、藏象学说、精气神学说，在唯物论基础上认为生命奥秘可以由表知里、类比推理、司外揣内获得知识。宋元时期理学思想的理一分殊和理气学说广泛渗透到中医药文化和知识体系中，形成中医药临证实践"辨证论治"思想的全面推行；明清时期随着西方原子论哲学思想的东渐，形态医学、实验医学出现，中医药学产生中西医结合医学，探索宏微观医学的结合问题。其次，是高峰时相以及高度上的同步。每一次中国古代文化的高峰都伴随着一次中医药学的发展高峰，春秋战国秦汉时期是传统文化轴心时代，引发了中医药四大经典的问世，标示中医药学发展的第一次高峰，中医药从零星的知识、经验的积累走向体系的形成；晋、隋、唐时期，我国传统文化发展出现了第二次高峰，同样带来了中医学发展的第二次高峰，出现了医药学高度融合与综合及其伴生的分科兴盛局面等。

我国古代文化和知识之间往往相互交叉渗透，中医药理论体系构建过程中产生过重大影响的还有古代的天文学、气象学、地理学、农学、矿物学、数学，甚至酿酒、冶炼技术等。它们都曾对中医药理论体系的形成与发展起到过重要的促进作用，如气象学知识促进了六淫病因学说的产生，兵法知识奠定了治病原则与方法的形成，对四时物候变化的认识促成了"天人相应"思想的建立等。中医药还与文学密切相关，许多中医草药的命名富有饱满的诗意和美感，提供了视听觉上的一种享受。例如，当归、甘草、黄芪、灵芝、三七、百合、五加皮、何首乌，等等。

（二）中医药知识是中医药文化的产物

从实践论来看，中医药学根植于中国传统文化的土壤之上，在中医药文化视阈下进行医药临证实践，在实践中创造出针灸、中药、方剂、气功及推拿等防治疾病的知识和技术，在临床实践中产生了一系列的独特的医学发现。如在"气"文化观照下发现了"气"与人体经络现象，在天人相应文化模塑下形成人体脏器功能和自然节律相应的脏气法时的理论，在"阴阳"文化和"易经"文化视阈下发现人体体质禀赋不同在与疾病抗争中形成不同的病理证候：阴虚、阳虚、气滞、血瘀等，从藏象文化观念观察人体各种舌相、脉象与主病的生理、病理关系等。正是在中医药文化视角下形成整体的、辨证的思维方式，在临床具体实践中创立了很多流派纷呈的理论和学说，包括藏象学说、经络学说、阴阳五行学说、卫气营血学说、五运六气学说等。

从认识论上来说，中医药文化的"中和"观，知识化为中医药学以"和合"为核心防治技术。中医药学认为，人体是一个和谐的机体，身体各部分、组织、脏腑、经络之间，体表和体内之间等处于和谐、平衡才是健康的生命状态，不仅如此，人体还应当与自然界、社会实现和谐、平衡。《黄帝内经》中关于这方面的论述很多，诸如"法于阴阳，和于术数"；"阴平阳秘，精神乃治"；"调阴阳"，"以平为期"；"五行生克制化有度"；"少阳为枢，调和为顺"；"五脏以和为用"；"营卫气血以和为贵"等。人与自然要和谐，比如春三月要夜卧早起，冬三月要早卧晚起，天人合一，顺应自然；人与人之间要和谐，人我合一；人自己心身要和谐，形神合一，形与神俱，方能尽养天年。中医药学这种"和合"的思想还体现于临床治疗中，明显有别于现代医学对抗性的治疗思想。从大范围的治疗原则而言，中医学的治疗目的在于改变机体内环境，提高自愈、自修复的能力，达到阴阳和谐，气血调和的身体平衡状态。从具体治法而言，比如某些晚期癌症患者的治疗方案，西医着眼于病灶局部，手术、放疗、化疗，除之而后快，但同时也大大损伤了人体的正气，缩短了延长生命的可能，增加了病患的痛苦。中医学则辨证治疗，扶正祛邪并举，一方面提升正气，另一方面祛除邪气，让患者带瘤生存，往往能提高患者的生存时间和质量。

从医道伦理上而言，"仁"是中国传统文化和中医药文化中的重要范畴。"仁"，是古代对个人的道德要求，"仁者，爱人"，医药之事关乎生命，治病救人、救死扶伤乃是根本宗旨，在医药职业者这个社会角色上体现得最为显著。唐代著名医家孙思邈曾谓"人命至重，有贵千金"，正是基于此，才形成了中医药的职业道德修养。孙思邈所著《备急千金要方·大医精诚》最为透彻，曰"凡大医治病，必当安神定志，无欲无求，先发大慈恻隐之心，誓愿普救含灵之苦。若有疾厄来求救者，不得问其贵贱贫富，长幼妍蚩，怨亲善友，华夷愚智，普同一等，皆如至亲之想。"其他如《黄帝内经》的《疏五过论》、《征四失论》两篇，郭玉的"四难"，苏轼、沈括的"病有五难"，徐春甫的"医医五难"，万全的"十种利益"，陈实功的"医家五戒十要"，龚廷贤的"医家十要"、"病家十要"，缪希雍的"祝医五则"，程国彭的"医中百误"，齐有堂的"医门十劝"，张璐的"医门十戒"，徐灵胎的"名医不可为论""医非人人可学论"，吴鞠通的"医德论"，王孟英的"医家六误"，现代有干祖望的"医宗八德"等，均具有丰富多彩的中医药伦理论述。

从方法论上来说，中医药文化是以文化的包容性、开放性和融合为特征。中医药学也以"融汇"为特征。中医药学发生、发展的漫漫历程，就是不断吸收新知识、在实践中不断验证和总结经验形成新医派、新学说，推动中医药不断适应性进化发展。中医药学以临床疗效为目的，重视临证经验的总结，运用临证实践不断丰富中医药学理论的发展，同时注重广泛吸收每个时代的各种哲学思想、文化观念以及其他学科的科学文化知识，合理借鉴诸种外来文化与知识，如此才形成了兼容并包的中医药学体系，适应性进化是其强大生命力所在的重要原因。由此可见，中医药文化的融合是中医药知识"融汇"的动力，也是中医药文化和知识发展中最为显著的方法特点。中医药文化的融和性，使中医药文化可以不断地适应新环境，有选择地吸纳其他文化营养，并将其同化为自身文化特质。中医药文化兼具科学文化与人文文化，中医药知识兼具自然科学知识属性和人文科学知识属性。这种特征是当代世界上医学科学技术门类中最为可贵的特性，有助于克服医药学纯技术主义的倾向，推进技术与人文的融合。一个民族的兴衰，首要的是其民族文化的兴衰。中华民族要实现和平崛起的伟大中国梦，就必须振兴中华民族的优秀传统文化。问渠哪得清如许，为有源头活水来。中医药文化在新时期要取得实质性的新发展必然依托于中国传统文化的振兴。中医药文化发展必然促进中医药知识普及，中医药服务技术防治疾病效果的实践又进一步弘扬中医药文化，中医药事业发展必须继承与创新并重，遵循中医药文化和知识的发展规律，利用现代科技成果和先进技术丰富中医药知识，发挥中医药的特色和特长，为广大人民群众的健康服务作出更大贡献。从另外一个角度来说，中医药事业和中医药文化的新发展也必然能成为中国传统文化复兴的重要推动力。

第二节　中医药文化管理的特色与价值

一、中医药文化内涵和当代价值

(一) 中医药文化内涵

中医药文化是中华民族优秀传统文化中体现中医药本质与特色的精神文明和物质文明

的总和，它以中国传统哲学、文学、史学、天文、地理等知识为基础，指导中医药临证实践，形成中医药精神文化、行为文化、物质文化三个方面结构体系，包含中医药文化理念、文化实践、文化环境三个层面层次结构；体现中医药的人文属性和科学属性特征；具有塑造中医药知识、技术的文化核心理念和价值观念视阈，形成中医药学思维方式和认知的路径，影响和推动中医药事业传承与发展，增强医药工作者的中华民族文化认同与自信，促进救死扶伤、慈悲普渡的行为。

中医药文化内涵的概括从本质、基础、结构、属性和功能等五个方面进行界定。中医药文化与中国传统文化密切相关，中医药文化在本质上是一种文化，是中华民族优秀传统文化中体现中医药本质与特色的精神文明和物质文明的总和。就中医药文化的基础、结构和属性而言，中医药文化的基础主要是中国传统哲学，同时融合了文学、历史、军事学等其他人文学科和天文、地理、时令、生物形体等传统的自然科学的知识精华，构成中医药精神文化、行为文化、物质文化三个文化形态，体现出中医药生命文化理念、指导临床实践、适应疾病环境变化特性，具有以"文化中医人"成为"仁医"精神力量。

(二) 中医药文化的当代价值

中医药文化源于中国传统文化，产生以后成为中国传统文化的一个部分。中医药文化基本特点：道法自然和天人合一的顺应观和整体观，阴阳平衡和五行生克制衡的中和观和辩证观等。中医药文化多科性特征的传承培育出古代医家博学多才的特征，"证诸历代大医药家，实亦'儒'亦'医'，亦'道'亦'医'者"居多。中医药文化的基因内生地模塑中医药工作者的价值观和行为，古代名医除精于中医药知识技术外，更注意修炼医道之精神境界，从"天道"学习转化为"人道"和"医道"，进而达到"苍生大德"、"精诚技能"兼具的"仁医"境界。

当前中医药文化传播有利于我国社会主义核心价值体系的建构，发扬光大中医药传统文化精华，能汲取"与己养德修身"、"与自然友好和谐共存"、"与社会奉献的苍生大医"等传统中医药文化优秀价值观的丰厚养料，才能逐渐形成和丰满起当代医学人文精神。中医药文化与传统文化一脉相承具有同构性，其本质内涵可以形成社会主义核心价值体系的重要组成部分。中医药文化和中国传统文化，以其特有的东方智慧，对实现繁荣和发展社会主义先进文化，实现中国传统文化创新有着重要的启发价值和借鉴意义，对于建设当代社会主义核心价值体系具有得天独厚的资源优势和人文精神的指向价值。

中医药文化是建设社会主义核心价值体系的重要精神资源。中医药文化"天人合一"的整体观颇具绿色发展和协调发展特色。《素问·宝命全形论》说："人以天地之气生，四时之法成，天地合气，命之曰人"。人与天地自然是一个整体，人的一切生命活动与自然是息息相关的，因此人应该顺应自然，实现人与人之间、人与自然之间、人与社会之间平衡与和谐。"天人合一"整体观的价值对协调各种社会问题有积极意义。当今随着科学技术的迅猛发展，人际冲突、社会冲突、环境冲突日益凸显。全面系统梳理中医药传统文化中有关"道法自然"的"天人合一"的理念，进一步剖析其思想价值、提炼其科学精髓，赋予时代气息，予以现代语言表述，既是当前中医药文化建设的重中之重，也必将为建设社会主义核心价值体系提供丰富的精神资源。

《黄帝内经》提出："天复地载，万物备悉，莫贵于人"。医家的灵魂深处潜藏着关爱生命的使命。肖纲《劝医论》中写道："天地之中，惟人最灵，人之所重，莫过于命"。说明生命是人的存在价值的载体。唐代孙思邈在《千金要方》中强调"人命至重，有贵千金"。这些说明医家社会价值的本质的描述是中医药传统文化"关爱生命"的人文精神气质和文化品格的具体体现。一代代医家在这种"人贵自然"的道德观引领下养成顺应自然，调和致中，葆精毓神的思想理念，深刻地影响了几千年来医疗行为中的思维方式、处事方式、诊治习惯乃至价值取向。当前是建设社会主义核心价值体系的新时期，中医药文化"人贵自然"道德观能够引导当代中医药工作者在医疗卫生服务行为中尊重人格、理解人的情感、真诚帮助病人、精益服务，能够从根本上赢得广大人民群众真诚的情感共鸣和价值认同，使其医学精神转化为医药工作者的道德标准和价值取向，从而为践行社会主义核心价值观提供了科学的价值指向。

二、中医药文化管理的重要性

中医药文化与中国传统文化一脉相承，是中华传统文化的瑰宝。中医药文化管理在中医药管理中具有方向指导和价值引领的重要性已经为众多的中医药管理者所认识，如何进行中医药文化管理也成为了中医药管理中的一项重要内容。对于涉及中医药的各类形态的组织（中医药行政组织、各种医药机构、中医药企业和中医药社会组织）而言，在具体的管理实践中，如何真正发挥中医药文化在组织管理中的作用从而提升组织的服务效能，这成为中医药组织管理中的一个重要课题。在这个重要的课题中，首要解决的问题是如何将中医药文化转化成为一种有效的管理模式，而不是仅仅停留在目前许多中医药组织只注重建筑和装饰那样的层次上，将文化管理等同于建造几个有中国古典建筑风格的亭台楼阁或设计有中医药指向的室内装饰和徽章设计等等。从中医药管理学上看，中医药文化管理对于中医药组织科学管理是一种灵魂和对利益的超越，是真正落实以"人"为中心的一种管理思想。在大力推进中医药现代化和国际化发展的今天，中医药文化管理已成为中医药管理中不可或缺的一个重要部分。

三、中医药文化管理的内涵与构成

（一）文化管理的内涵

文化管理是一种以人为本，以组织文化为核心资源，以组织文化建设为管理工作中心的现代管理模式，或者指有关这一管理模式的思想、学说和理论。随着我国医疗卫生体制改革的深入发展，文化管理对医学人本价值的重要性已经越来越明显。文化管理与科学管理遵奉科学理性不同，文化管理在本质上反映了人的主体性，对管理的参与性（整体性）、管理的价值性和情感性诸特点。

文化管理坚持"以人为本"的基本原则，使人的主体性得以实现，让参与式管理成为必然。"以人为本"原则根本上是要维护人的主体性地位，它打破了科学管理将人物化为机器的管理模式，参与式管理也就成了文化管理的一项重要内容。文化管理开始真正直面管理对象的可变性，开始努力对待经验个别性，而不是固执于知识普遍性。文化管理认为

"以人为本"，就是要以关心人、尊重人、发展人作为根本目的，以追求价值真理为目的。可以说，文化管理的人文理性和价值目标，与实践智慧的道德理性是相一致的。情感意志等非理性能力是促使管理实现突破、飞越、升华的关键因素，文化管理通过组织文化建设，促进改善组织心智模式，有利于发挥情感、意志、想象等非理性因素在管理中的积极作用，并使管理的艺术性得到充分展现。文化管理将进一步把情意、人格和认知放在同等重要的地位，并作为重点领域进行研究。文化管理的非理性特征与实践智慧的非理性能力相一致。

（二）中医药文化管理的构成

按照许多现代文化管理研究达成的共识，文化管理可以具体分为物质文化、精神文化、制度文化和行为文化四个层面上的管理。中医药文化管理则是将传承了几千年的中医药文化在中医药组织中四个层面上进行有效的管理和建设。由于中医药文化和知识的特征，中医药组织外延较宽，组织类型差别较大，中医药文化管理需要具体探讨在中医药医疗服务机构、中医药产业的企业组织和中医药社会组织中的文化管理问题。

对于中医药医疗服务机构而言，中医药文化管理是其组织管理的精髓，中医药医疗服务组织的社会责任、社会价值和经营管理体现在医院的院训、院歌和院徽等组织的核心价值体系的建设中，运用文化管理促进形成相应的人文与科学融合的思维方式和行为方式，引导全体医护人员在长期的医疗服务实践中形成中医药文化大医精诚的理念，仁医精神，促进医院公益价值行为养成，塑造人文医院品牌，培育中医院可持续发展的动力源泉。

中医药物质文化管理主要是中医药医疗机构的物质形态文化表达管理，包括中医院建筑、院容院貌环境、诊疗设备、院徽院歌、文化设施等建设与管理，它是中医院文化最直接的载体，也是中医医院文化的表象，是展示与传播中医药文化的重要方面。良好的中医院物质文化管理，可以充分体现医院宗旨，优化中医医院的公众形象和品牌价值。

中医药精神文化管理主要是医院服务的愿景和使命的管理，包括中医医疗服务组织的价值取向、奋斗目标、服务理念、管理模式、道德规范等建设与管理，体现中医药服务的特色与优势，以引导中医药传承与创新，首先要继承中医药传统保健与养生服务、中医特色疗法与适宜技术服务等，其次要适应时代发展的要求，社会健康需求的变化，社会生活方式改变及疾病谱的变化进行服务理念和服务模式创新，中医药精神文化管理是中医医院文化建设的核心和灵魂。中医药制度文化管理主要是中医医疗机构的制度化建设，包括医院的规章制度、工作守则、管理目标、激励机制和奖惩措施等制度设计与管理。制度文化是中医医院文化建设的重点和基础。

中医药行为文化管理主要是中医医院的组织行为管理。包括医护人员在医疗服务中的言语仪表、服务流程、服务态度和患者的满意度进行管理。由于中医药文化知识和技术的特征，中医药的服务行为更能表达出人道主义精神。中医药组织在传承与创新运用团体主义、人文主义精神落实在医疗服务行为规范和流程中，规范医患交流与沟通、诊疗服务行为、健康教育与促进等方面的行为管理，中医院医护人员良好的员工服务行为可以提升患者对中医院的信任感，提升中医药医疗服务组织的社会价值。

中医药文化管理还包含着中医药产业的文化管理，对于中医药企业文化管理而言，除了具有一般医药企业文化管理制度，还需要确立中医药文化特色。中医药企业文化的文建设需要依据传统中医药文化的特征，结合现代企业制度，创新中医药文化管理。中医药企业文化经过全体中医药企业人员认同，制定出企业在生产运营实践中所遵循的价值观念、行为准则、道德规范、质量要求、技术标准等。

中医药企业物质文化管理是中医药企业文化管理的最表层，其不仅包括中医药企业的内外环境设计与管理，还包括中医药企业建筑、中医药企业标识、中医药企业的文化服务设施和生产设备的管理等。中医药企业精神文化管理的主要体现是中医药企业的独特价值观。中医药企业的价值观作为医药企业文化中最核心的部分内容，集中体现在中医药企业为其制定的愿景、使命等经营宗旨当中。中医药企业也具有企业经营利润的主要目标，但是又有不同于一般的医药企业的特点。由于中国传统文化"重义轻利"的特质，必然影响中医药企业行为。所以它的文化管理不仅仅是以盈利为主要目的，在追求经济利益的同时，不忘其应担负的社会责任，中药材的道地性、炮制的经验性对中药的质量影响很大，需要中医药企业时刻具有质量意识、时刻心系人民的生命安全与健康保障。

中医药企业制度文化管理是指通过中医药企业的组织形式、规章制度、生产方式、绩效管理、交往方式等表达出来的中医药文化管理理念，是维护中医药企业利益与社会责任平衡的机制，使其企业员工的生产与服务规范化的一种带有外部强制性的制度文化，形成中医药企业的硬件文化。运用中医药企业制度文化调节组织行为，制度文化使得中医药企业文化管理意愿的贯彻和执行得到了有力的支持。

中医药企业行为文化主要来自于企业管理层，管理者运用人文文化和科学文化进行员工行为管理的领导能力、决策能力，行为文化管理能激发员工的积极情绪，鼓励员工参与管理，诱导其主人公意识和创造行为，这些都对中医药企业的整体发展有着重大影响。中医药企业管理者是医药企业行为文化管理的核心，一个中医药企业文化管理的好坏成败，在很大程度上取决于其企业领导人的文化管理素质。

中医药社会组织的物质文化管理是包括组织所在地的建筑风格、组织 logo 等在内能展现组织文化的物质载体。中医药社会组织的精神文化管理是一种组织精神契约的建构，是组织与成员之间、成员与成员之间，以及组织作为社会的一分子向本组织或社会作出的价值观的承诺，这个承诺意味着组织成员将在组织内外的行为中履行所承诺的价值观。中医药社会组织的制度文化管理是能确保组织运转的规范化的规章制度中体现出的组织管理理念。中医药组织的行为文化管理是在成员的工作行为中将中医药组织文化外化的日常行为。

第三节　中医药医疗机构文化管理

一、中医药医疗机构文化管理的现状与问题

(一) 中医药文化特色缺失和淡化

中医药文化特色的淡化是当前中医药医疗机构文化建设和管理中最为突出的普遍现象。现在多数中医院都是按照西医院的管理体制与组织格局制定专业分科，走科学化、集

约化管理道路。这一管理方式有利于组织内部的分工协作，规范化、规模化服务，有利于节约服务成本开展大规模服务。但是这种管理模式不符合中医药知识和技术的特征，中医院组织模式制约了中医药按自身特点和内在客观发展规律成长的空间和能力。由于中西医文化、知识和技术体系的差异，仿照西医院的分科模式将整体观指导下的中医药学一体化的体制模式进行肢解，不但医药分离，各科分离，中药完全按西药化方式发展，中医按西医模式发展，使中医临床综合性技能被分解，中医药应用一体化被分离，中医临床疗效被削弱，中医药特色淡化，核心竞争力减弱。由于传统中医药知识体系与现代医药学知识体系差异，其防治疾病的思路不同，如果按照中医西医化、中药西药化、中医院管理西医院的管理模式发展，必然放弃传统医学的特色优势，不能传承中医药传统技术，出现中医药特色技术消失的现象。研究中医院改革，拓宽中医院发展道路和发展空间，提高中医院服务社会效益，就必须走适合中医药自身特色发展的道路。传统中医药文化是中医药医疗机构管理的灵魂，如何在中医药医疗机构的文化管理寻找出优秀传统中医药文化和现代医学文化的结合点，探索具有中医药文化特色的中医药医疗机构发展道路也成为了一个迫切需要解决的问题。

（二）中医药医疗机构文化管理的表面化

中医药医疗机构的中医药文化管理应包括物质文化、精神文化、制度文化和行为文化这四个层次的文化管理。这四个层次文化管理是逐层递进的管理关系，物质文化的管理是基础，精神文化是最终目标，是能将中医药的文化渗透进每个医疗机构人员的行为中，制度文化管理是保障，行为文化管理是表达。在目前中医药医疗机构的实际建设和管理中，有些管理者对中医药文化管理缺乏深刻透彻的认识，片面地认为中医医疗机构的文化管理等同于员工的业余活动的组织，只要丰富职工业余文化生活就是中医药文化管理体现。在实践中，中医医疗机构的文化管理也就变成了文艺活动、体育比赛、参观游览等的组织活动。还有一种较为普遍的片面认识是将医疗机构的文化管理简单理解为医院形象建设，而这种形象建设完成的主要方式就是通过在墙上贴标语口号或挂一些中医药名医的画像等，这就形成了中医医疗机构文化管理的表面化现象。

（三）中医药医疗机构文化管理的形式化

虽然一些中医药医疗机构的管理者认识到了中医药文化管理在中医疗机构管理中的重要性，同时设计并提出了中医医疗机构的宗旨、理念、价值观、愿景、使命等。但是这些口号式、文本化的文化需要通过制度设计才能实现。中医医疗机构的宗旨是要培养仁医精神具有大医精诚品格的中医药人才，需要运用文化管理将中医药文化人文情怀特色实实在在渗透进员工的行为文化中，让服务的接受者切切实实地感受到中医药医疗机构的人文服务体验，需要建构文化制度规范当代中医药医疗机构医护人员的行为，通过内外两种力量培育出中医药组织具有的独特人文关怀服务，培养人文精神不能采用经济绩效的方法来评价。现代许多中医药组织表面上讲文化，实质是追求经济利益，文化管理只是形式。在健康中国建设中，中医医疗机构必须要抓住机遇，真正实行中医药文化建设和管理，应回归"中医药文化核心价值"的内涵上，创新现代健康服务模式，通过中医药文化管理建立包括管理者和医护工作者所普遍认同并共同遵守的公益价值观念，制定出中医药人文特色的行为文化让全体员工的共同遵守。但现在不少的中医医疗机构正是缺乏这种共识性，以医院利益为主要目标用经济指标评价各个科室的绩效，当与自身利益发生冲突时，中医医疗机构的部分从业人员将舍弃公益性，追求经济利益导致言行不一、知行不一缺乏社会责任，失去患者信任进而导致医院的医患关系不和谐等问题。

（四）中医药医疗机构缺乏有效的信息化文化传播手段

中医药文化传播是中医药知识普及的前提和基础，在互联网时代是否有效利用新媒体向社会传播中医药文化是中医药事业发展是否能适应社会发展需要的重要保障。现在有部分中医药医疗机构文化建设和管理工作满足于平面媒体传播，虽然有些中医药医疗组织安排的内容较为丰富，但是往往专业性、知识性太强，专门化的概念术语普通群众不能理解，往往失去兴趣。中医药文化传播需要针对不同受众，利用适宜媒体，选择他们各自能够理解的内容进行传播，改善目前一些中医院的中医药文化科普宣传活动形式和媒体利用渠道的单调性。今后应建立互联网＋中医药文化的传播模式，将中医药医疗机构文化活动与新媒体进行链接，建构医患文化交流沟通的信息立交桥。在公众参与的模式下设计中医药医疗机构中医药文化传播的实施方案、中医药公益活动开展措施、中医药社会义诊活动场景、宣传中医药文化知识的电视节目等等。可是目前中医药医疗机构在网络媒体上投入的中医药文化宣传的力度不大、缺乏互动性和参与性。虽然，基本上每家中医院都有官方网站，但网站上中医药文化管理的信息不全面，更新不及时，缺乏可读性等问题普遍存在，针对中医药文化核心价值的宣传内容也是少之又少。信息化的网络媒体作为当前最流行的信息传播工具在中医院的文化建设和传播的作用应该充分发挥。

二、中医药医疗机构文化管理的作用和意义

（一）把握中医医疗机构发展方向的需要

中医药文化是几千年来中华民族创造的中医药物质财富、精神财富的总称，是中医药行业长期形成的医药服务的思想观念、行为规范、技术手段和人文精神。理解了中医药文化的核心价值就能判断中医院服务到底是姓"中"还是"西"，中医院的管理架构、文化建设、事业发展是否传承与创新了"中道平和"的中医药特色文化。中医药的发展从根本上而言属于文化问题，中医药服务业和中医药产业发展方向必须从整体上以中医药文化精神去引导。只有正确把握中医药机构的发展方向，才能保证中医药事业的可持续发展。中医药管理归根到底还是要以中医药文化来指导中医院的特色服务模式的构建与发展，传承和创新中医药服务技术，规范中医院的服务标准，大力提升中医院特色技术服务能力和水平。在中医药文化核心价值指导下建设的高层次高质量的中医药现代服务模式。

（二）解决当前突出的医患矛盾的需要

近年来我国医患矛盾凸显，医患关系日益紧张，医患关系不仅成为社会热门话题，也演化为严重的社会问题。各种伤医杀医事件不断映入人们眼帘，令人痛惜的同时也发人深思，这给健康中国与和谐社会建设带来了很大阻力。探究背后种种原因，除了政府补偿不

足，医疗机构利益导向问题外，中医药文化建设相对不足这一因素不可忽视。中医药文化是中医医院医疗卫生服务的内在精神和思想基础，其所包含的中国传统伦理思想，以"仁"为核心的医学职业道德、"天人合一"与"天人合德"思想境界等，无不对医院价值取向、医护行为规范和医患关系准则确立、医疗环境建设等具有重要指导意义。运用文化管理实现医患关系的改善、医院和谐发展，社会稳定平安都具有积极的现实作用。

（三）提高中医院管理水平的需要

博大精深的中医药文化中蕴含着许多中华文明与优秀管理思想，充分挖掘中医药文化内涵有利于中医院管理的传承与创新。中医药文化追求"仁者爱人"、"和谐统一"、"精诚至上"等思想，无不传达着平等、尊重、和谐、诚信的理念。将这些蕴含的优秀传统文化运用到中医院现代管理中，在科学管理的基础上运用中医药的文化培育医护工作者精神境界。中医药文化的思维方式有利于中医师在诊治病人疾病时形成推己及人的思维习惯，多站在患者的角度思考问题，怀着关爱之心，在治疗过程中多关心患者的物质生活和精神生活情况，以心怀至诚、言行诚谨等这些优良的中医药文化渗透到医护服务行为中，就体现了中医医院管理的特色和优势，能显著提升中医院的经营管理水平。

（四）促进中医药事业发展的需要

中医药文化主导着中医药服务的基本特征和基本方向，中医药事业发展必须在中医医院加强中医药文化建设，在管理中形成鲜明的中医药文化特征，把中医药文化核心价值融入到中医医院广大医护员工的医疗保健服务活动中，渗透在医院的日常管理工作当中，让广大医护员工树立文化自信，坚定对中医药事业发展的信心和奉献事业的决心，形成文化自觉。中医药管理就是要探索中医药的事业特征和发展规律，积极推进中医药继承与创新。在中医药管理中运用文化的力量促进事业发展是有效途径之一，在管理制度设计中注意提高医护员工文化素养，发挥中医药理论与技术特色与优势，使中医药整体思维、辨证论治和特色诊疗技术在中医药文化观照下得到更好的应用，使中医药服务更适应现代社会健康需求，更大的拓展中医药防治疾病的范围和空间，让中医药简、便、验、廉的健康服务的特色优势得到更充分的发挥。这样中医药文化就能为中医药事业发展起到引领作用。

（五）提升中医药健康服务质量的需要

当前，我国中医院的发展存在着健康服务特色不突出，中国优秀传统文化优势得不到很好发挥等诸多困难和问题。随着我国经济社会的发展和群众生活质量的不断提高，人们的医疗就医模式正在发生改变，单纯的医疗疾病的医院诊治模式将被多元化的社区医疗卫生新模式、"治未病"的"养生"保健模式和康复服务模式、医养结合的养老服务模式等共存发展所代替。中医药文化中的"天人合一"、"阴阳平和"、"调和致中"等健康生命文化精髓恰恰符合世界卫生组织对健康概念的定义，新的健康服务模式适应人民群众的现代健康需求。中医药文化管理有利于促进中医药健康服务的发展，有利于中医药服务技术在治病疗伤、养生保健服务中体现文化特色，使中医药健康事业发展更加适应人民群众健康需求。中医药医疗机构加强中医药文化建设和管理，通过中医药文化建设和管理带动和促进中医药特色技术的健康利用，使中医药能更好地为人民群众的健康服务。

三、中医药医疗机构文化管理提升路径

(一) 中医药物质文化管理提升路径

中医药医疗机构的物质文化是中医院医护员工创造的产品，是由各种物质设施构成的，通过对这些产品或服务的管理提升患者对中医药医疗机构服务产生满足感、信任感。中医药物质文化管理能力的提升主要通过对中医药物质文化产品的质量提升而实现。在具体途径上，运用管理提高核心服务产品质量，优化为病人提供的服务产品组合，医药资源有效配置以提升服务效用和利益；合理利用中医药诊疗设备以提高服务的质量，在仁医精神观照下进行科学诊断、合理治疗、合理检查、精心护理。在具体服务过程中能充分发挥中医药文化的特色优势，中医药医疗机构尽可能提供的各种适宜设备，利用中医药文化设计中医药医疗机构的物质环境。在关键性的物质环境因素上，例如中医院的建筑设施、中医院内环境的个性化装饰的标志等能充分展现中医药的特色。

有些中医药医疗机构对物质文化的管理的标识比较重视。例如，江苏省中医院的院徽整体图案以银杏叶为元素，是一个斜向上方变形的阴阳图，又似两颗心紧紧相连。构图的两片银杏叶体现医院中医药特色，中间的形状为英文字母"S"，代表了"苏"。院徽色彩是象征生命、希望的绿色和体现智慧、温馨的橙色。宿迁市中医院的院徽为圆环形，寓意负阴而抱阳，符合中医基本理论"阴阳互根、如环无端"，圆环形中央为红色方形，寓意"天圆地方，天人合一"、人与自然和谐发展。江西某中医院将医院标识的管理作为文化管理的重要组成部分，对先后获得的"全国重点建设中医医院"、"中国百强品牌医院"、"全国冬病夏治先进单位"、"全国名老中医师承工作管理先进单位"、"全国中医药文化建设先进单位"称号的标识进行了精心的制作和布局。

(二) 中医药精神文化管理提升路径

中医药精神文化管理能力提升路径主要是通过中医药医疗机构管理理念的提升，在管理中塑造"止于至善"的精神，体现毛泽东主席曾提出医学应实现"救死扶伤，实行革命的人道主义"的精神。将中医药精神文化落实在中医药服务中，充分体现热爱人民、服务人民的人道主义精神。中医药精神文化管理提升应以科学精神为基础，仁爱精神为核心，使医、药、技、护员工确立"以病人为中心"的医药职业道德思想。中医药精神文化管理提升的对象是广大医护员工，广大医护员工是中医院形象的载体，文化的具体体现者。因此中医药精神文化管理就是提升员工中医药职业道德素养，通过对医护工作者进行中医药文化方面素质的培养而达到医德建设的目的。中医药医德素养包括：一是文化知识素质，中医药职业工作者应有广博的多学科的基础文化知识、具有传统哲学素养、具备深厚的中医药文献理论、有效的现代医学科学知识，这些文化知识素质决定着中医药人员的思维方式和技术能力；二是品德素质，中医药工作者除了具备普通人应有的基本品质外，还必须有献身医学、救死扶伤、举止端庄、严守秘密、平等待人、团结协作等医德素养；三是情操素质，中医药工作人员更应该做到工作认真负责、作风谦虚谨慎、待人真诚实在、心灵纯洁美好。要通过中医药精神文化管理在医护人员和病人之间建立信赖关系，医生要用自己的情感、行为给病人营造家庭般温馨的人文环境，以促进病人战胜疾病的信心。

中医药医疗机构精神文化管理还可根据中医药养生保健的特点，通过中医师引导病人参与太极拳、气功、八段锦、五禽戏等中医药特色的健身活动，通过健康活动建立一种舒适、宁静、亲切、安闲、充满康复希望的中医药文化环境。

（三）　中医药制度文化管理提升路径

中医药医疗机构的制度文化管理的提升主要包括领导体制、组织体制、管理制度三个方面的有关制度和规则的建设。中医药医疗机构的制度文化是中医药医疗机构精神文化与物质文化的中介文化，既需要适应中医药物质文化的固定形式，又需要塑造中医药精神文化的实现机制。制度文化给人的行为以确定的预期，中医药医疗机构为实现管理目标对员工的行为给予一定的激励和限制的制度规范，具有重要的医药行为规范性作用。中医药医疗机构在进行制度文化建构时，应该重视对传统中医药文化的传承与创新，如借鉴明朝陈实功用《医家五戒十要》来训戒医家的医疗实践行为的思路，清初喻昌在《医门法律》中用《内经》和《伤寒论》的条例来规范医生诊治行为的方法。"医乃仁术"是我国古代中医药文化的精髓，通过制度文化促进继承古代医家自我约束、自我反省的自律思想，在医学科学高速发展的今天需要运用制度文化将传统医药学知识与现代科学知识相融通，建设中医药医疗机构的规范的制度文化，运用政策机制鼓励员工继传统、创特色、争优势、实施科技与文化兴院战略。

（四）　中医药行为文化管理提升路径

中医药行为文化管理的提升是对中医药医疗机构行为文化的塑造过程，将中医药精神文化渗透到医护人员的具体医护服务行为中，使中医药文化价值观折射到实践层面。中医药行为文化管理在中医药医疗管理实践中首先体现为领导者的行为文化，他们的行为直接影响着中医药医疗机构其他员工的行为；也体现在中医药医疗机构模范人物的树立，以及中医药医疗机构员工群体行为的塑造，通过中医药医疗机构全体员工的行为方式的塑造，物化中医药医疗机构的服务理念，提高中医药医疗机构的社会形象。中医药医疗机构的行为文化管理应该突出以人才为本，开发潜能的管理方针。这一医疗行为管理模式内在地要求中医药医疗机构建立优质、高效的柔性行为管理文化，柔性管理是建立在对员工心理和行为规律研究的基础上形成心理契约，采用非强制的方式在员工心理上产生一种潜在的说服力和影响力，从而把组织意志变为人们自觉的行动。柔性管理强调尊重人格，理解人、关心人，它的本质既体现了一般管理的特征，又体现了柔性管理的本质特征——"柔"原则与"软"控制，而且是在顺应人们心理和行为规律的基础上进行的心理默契。中医药医疗机构建立柔性管理模式是对中医药传统文化继承与弘扬，将传统中医药文化中哲理性、道德性、情感性、体悟性、超越性、境界性和亲和性思想贯穿在医疗行为中，通过中医药行为文化管理促进中医药医疗机构的服务人员能真正做到做中医人、立中医心、践中医行。

第四节 中医药企业文化管理

一、中医药企业文化管理的现状与问题

(一) 中医药企业文化管理缺乏规范

新中国成立以来中医药行业的企业自觉地开展企业文化建设工作是从 20 世纪 80 年代初开始的。到目前已经进入了自主管理的成长阶段，但总体上看中医药企业文化建设和管理状况很不规范和平衡。一些沿海开放城市的中医药企业和大中型中医药企业，对企业文化管理和建设有较深入的认识，将企业文化建设作为中医药企业全部工作的重要内容积极推进。一些大企业集团在组织结构管理中还设立了企业文化部、公共关系部、企划部或信息传播等专门机构，旨在协调和加强企业文化建设的管理，有的甚至将其列入企业发展规划。有部分中医药企业结合本企业的特点，形成了既能凸显中医药特色的又能展现自身独特性的比较成功的企业文化。但是也有不少中医药企业对企业文化建设和管理的意义和作用认识不足，建设不力，效果不明显。一些中小中医药企业没有能力进行合理的企业文化管理的规划，因此还处于初始的文化管理和建设阶段。中医药行业也没有制定出有效的中医药企业文化管理规范，统一和指导中医药企业文化建设。

(二) 中医药企业文化管理缺乏中医药文化的特质

一些中医药企业文化建设满足于"形式主义"，有些中医药企业管理者片面地追求企业文化的外在表现形式，如热衷于搞文艺活动，重广告宣传轻产品质量提升或者简单将中医药文化的几个词语当成口号宣传等等。根据埃德加·H·沙因教授的企业文化划分的层次，位于企业文化最核心的是基本假设，其次是价值层面，再次是行为规范和行为方式层面，位于最表层的才是企业文化的各种表现方式，包括各种符号、活动等。如果只有表层的形式而未表现出中医药企业文化的内在核心价值观，就不能有效指导企业员工的行为规范和行为方式，这样的企业文化是没有意义的，不能形成文化推动力，产生不了文化管理功能和持续深远的影响。

(三) 企业文化脱离中医药企业管理实践

一些中医药企业文化建设中出现"空想主义"文化。中医药企业文化应该是企业在继承传统中医药企业文化基础上，在长期生产经营中逐步形成的能够推动本企业发展壮大的群体意识，并能体现社会责任，获得社会认可的文化。中医药企业文化来源于传统、来源于企业员工的长期生产经营实践，来源于社会认同。而有些中医药企业把企业文化变成了少数几个领导杜撰出来的文字口号，使企业文化变成了企业家的口号文化。虽然企业家是企业的灵魂，但真正意义上的中医药企业文化需要传承中医药传统企业文化精神，形成全体员工共同的中医药特色的文化理念，渗透到企业组织的每一个细胞。中医药企业文化精神对企业内部的凝聚力、企业生产效率及企业社会发展有着重要的作用，中医药企业文化

管理需要把中医药文化渗透于企业管理的体制、激励机制、经营策略之中，并协同起作用。

（四）将企业文化建设等同于政治思想工作

一些中医药企业文化建设中形成"党派主义"。这里的"党派主义"是指将一个社会统治阶级的政治思想、纲领作为中医药企业文化。中医药企业文化管理离不开统治阶级的政治思想指导，但是，中医药企业文化管理不能等同于政治思想，它们的精神内涵有很大区别，其管理的体制机制有很大的不同。企业是一个经济主体，将中医药企业文化等同于政治思想工作，说明企业管理者至少存在两个问题，或是该企业管理者素质低，不懂企业文化管理的本质内涵，或是该企业管理者别有政治目的。

（五）中医药企业文化缺乏特色与个性

中医药企业的企业厂训是企业文化的浓缩和精神凝练，许多中医药企业的企业厂训、愿景都大体相似，如"团结、守纪、自强、实干、争先"、"优质、信誉、求实、创新"、"文明经商、优质服务、团结奉献、振兴药材"等等。这些企业厂训都缺乏鲜明的中医药文化个性特色和独特风格。其实，每个企业的愿景不同、发展历程不同，企业的产品构成不同、技术水平不同，面对的细分市场不同、竞争压力也不同，所以完全可以凝练出彰显企业文化个性的训语。

二、中医药企业文化管理的作用和意义

（一）中医药企业文化管理的重要性

中医药企业不仅是商品生产者和销售者，更重要的是中医药传统文化和传统科技的传承者，生产的是维护人类健康、抵御疾病保护生命质量的人道主义产品，中医药企业具有重要的历史责任和社会责任。中医药企业文化管理就是引领企业在其长期生产、经营过程中，建构由企业群体所认可的医药企业特有的具有中医药文化个性的共同信仰、价值观念、行为规范和奖惩规则，需要企业领导者和经营者依据中医药文化特质和中医药产品的健康价值提炼和总结出一种适合于本企业特点的中医药文化管理理论和管理方法，对中医药企业的生产、服务劳动进行社会价值的凝结和升华，让中医药企业文化能产生良好的社会综合效应，发挥企业文化的导向作用，引导中医药企业和职工为实现崇高的人类目标而共同奋斗；约束企业和员工的过度功利思想，以文化的无形的力量，规范企业及职工的思想和行为；以人命贵天的意识产生质量和责任使命，以"救人一命胜造七级浮屠"的精神凝聚员工的精神情怀，形成巨大的心理引力，把职工紧紧团结在一起达到共同认知，激励、激发出职工内在的为人类健康事业作出重大贡献的积极性和创造性，使中医药文化管理的效应产生辐射作用，在社会上产生重大影响。因此，中医药企业加强企业文化建设与管理，就能给企业注入汩汩活力，不断增强企业的影响力和竞争实力，使其在经济全球化的浪潮中，在竞争激烈的形势下永远立于不败之地。

（二） 中医药企业文化管理思想的作用

中医药企业文化管理是由中医药企业管理思想和管理实践两个部分构成的。从管理思想的角度看，中医药企业文化管理思想是企业管理部门通过自己的管理实践，精心培植、倡导、塑造的一种为全体成员共同遵守和奉行的价值观念、基本信念和行为准则。加强中医药企业文化建设，就要随着时代的变迁更新和创新中医药企业文化管理思想。当代中医药企业文化管理思想来源于企业对社会发展方向的把握、来源于对中医药传统文化的继承与创新、来源于对外来优秀文化的积极回应以及对当代社会文化变迁过程的深刻理解。中医药企业必须将先进的文化管理思想渗透到企业员工思想中，向他们传达符合大局和社会责任的观念准则，以产生强大的企业凝聚力，充分调动人的积极性。新的中医药企业文化的管理理念必须比传统企业管理的命令、监督、惩罚更人性化，更符合现代人群的特点，同时也更有约束力和弹性力度。制度强制人可以达到最低行为标准，文化引导人则可以达到最高标准。现代中医药企业文化管理思想必须赋予员工以理想憧憬，给日常繁琐的工作以高远意义，形成中医药企业组织员工思想、行为的依据，成为激发其创造力的源头活水。中医药企业管理思想能够在员工中潜移默化形成共同认知，使得员工知道企业提倡什么反对什么，怎样做才能符合组织的内在规范要求，怎么做可能违背企业的宗旨和目标。在这种文化氛围中，即使持守相悖的人也会慢慢身不由己地融入这一企业文化中。伴随着中医药企业文化管理理念的不断更新与企业文化管理实践的不断深入，中医药企业的发展才行之久远。

（三） 中医药企业文化管理实践的作用

中医药企业文化主要包含企业宗旨、价值观念、行为规则、道德规范、人员素质、企业形象等要素，而这些文化要素必须通过实践表达出来，中医药企业文化管理实践是为企业的生存和发展服务的。中医药企业的生存就是为了实现自身价值，而企业的价值实现必须更多地为社会做出贡献，如果企业生产的产品得不到社会认可，不能为消费者接受，企业的产品在竞争中很容易被淘汰或被其他产品替代，那企业就失去了生存的意义。中医药企业文化管理实践就是要把中医药文化理念、大医精诚精神凝聚在产品和服务中，为人类的健康事业、为维护生命质量、为治疗患者的疾病创造更大的消费者剩余，在这种情景下中医药企业的生产经营就赋予了社会价值，同时实现了自身的价值。中医药企业文化管理实践就必须将传统技术与现代技术相融合，盈利性和公益性相结合，企业责任与社会责任相结合，创造出高品牌价值，并促使企业中的每个团队和个人致力于追求更高的集体价值和社会价值来实现个人价值。

中医药企业如何才能实现更高的价值？问题的答案就是"关于价值的观点"，也就是中医药企业价值观——中医药企业文化的核心。中医药企业文化管理实践必须能够反映企业的关键文化价值要素，把企业的价值提升、员工的价值提升与社会价值有机结合，这是中医药企业管理人员最需要解决的问题。如果中医药企业只能以其创造的经济成果来证明自己存在的价值，若未能创造社会成果，就是中医药文化管理实践的失败。归根结底，中医药企业文化管理实践的作用，在于能够运用中医药文化的力量增强企业的凝聚力，提高企业的核心竞争力，同时可以推动社会主义物质文明和精神文明建设。中医药企业文化管理实践的绩效不仅是体现在企业文化的体系和手册上，而且也体现在解决企业可持续发展的实际问题上，其本质是为持续提升企业核心竞争力服务的。加强中医药企业文化建设，更重要的是从实践上解决企业与社会的关系，从而更好地解决企业价值和员工价值的关系，从而使中医药企业实现可持续发展。

三、中医药企业文化管理提升路径

（一）中医药企业物质文化管理提升路径

中医药企业文化决定企业经营的思维方式、行为模式、行动规范和最终经营成果。它为全体企业成员所分享，并深埋在每个成员思想意识的深处。中医药企业文化管理也需要具有一定的物质文化基础，既有自然物质也有人工物质。中医药企业在物质文化的建设上要能折射出中医药企业的经营思想、管理哲学、工作作风和审美意识。这些物质文化的载体主要有：如企业名称、标志、标识，包括如工厂建筑风格、造型、纪念性建筑等在内的企业自然环境，也包括生产设施、院容院貌、员工服装、工作语言等在内的企业工作环境，企业文化传播媒介等等。这些是中医药企业给内部员工和客户的第一印象，独特新颖的设计会给中医药企业带来意想不到的效益。中医药企业物质文化管理的提升需要系统规划设计整个企业的有形建筑与设备及标识产品，以提高中医药企业生产和运营活动的社会影响力。

（二）中医药企业精神文化管理提升路径

中医药企业精神文化管理的目的是解决企业管理在战略制定、文化建设、生产运营管理、团队激励等方面的问题。中医药企业精神文化管理可以确立"以人为本、全面发展、共享经济"等企业发展理念，有效弥补了科学管理的缺陷与不足。中医药企业精神文化管理提升更要体现以人为本的核心价值，运用文化的力量将人力资源转化为人力资本，形成中医药企业管理者与员工的心理契约。中医药企业是由人构成的，人既是企业发展的手段，同时又是企业发展的目的。目的和手段的统一，就能充分挖掘人的创造力。如果中医药企业文化不能以人为本，这样一个企业就不能称其为中医药企业。以人为本的中医药企业文化精神体现在五个方面：一是中医药企业文化要保障员工的权益；二是中医药企业文化构建过程中尊重员工的意愿；三是中医药企业文化鼓励满足员工的需求；四是中医药企业文化具有激励士气的作用；五是中医药企业文化建设的最终目标是实现员工的自我管理。成功的精神文化管理往往能起到上述五个方面的作用。中医药企业精神文化往往通过大道至简，精心诚意的标志性训语体现出来。

例如，北京同仁堂在300多年的发展过程中，始终秉持着"同修仁德，济世养生"的生存发展观，"炮制虽繁必不敢省人工"的工艺道德观，"品味虽贵必不敢减物力"的生产经营道德观，"修和无人见，存心有天知"的自律道德观，"做人以德为先，待人亲和友善"的行为道德观。胡庆余堂以"戒欺"饮誉"江南药王"120余年。著名的"戒欺"匾额系胡雪岩清光绪四年四月亲笔所写店训，它告诫属下："凡百贸易均着不得欺字，药业关系性命，尤为万不可欺"。戒欺的理念，反映在经营上，首推的是"真不二价"，即做生意讲诚信，老少无欺，贫富无欺，不能有丝毫掺假，"采办务真，修制务精"。成立时间相对较晚的中医药企业也有不少典型的例子。如，江苏康缘药业集团的"精品国药，康缘创造"，河南省宛西制药的"让老中医放心，让老百姓放心，让老祖宗放心"，西安利君制药的"复兴民族中药，呵护国人健康"，重庆太极集团的"光大太极，振兴中华"，宛西制药的"药材好，药才好"深刻地反映了中药制药行业对患者负责的职业道德和企业精神。中药是防病治病的重要商品，关系到人民群众的身体健康和生命安危，所以中医药行业企业精神文化建设更有着特殊的社会意义。

(三) 中医药企业制度文化管理提升路径

中医药企业制度文化建设也有与西药企业一样的普适性的制度文化活动，更有中医药企业独特的制度文化，中医药企业需要制定科学的、人文的、具有中医药文化元素的中医药企业独特文化特色的各种规章制度、道德规范和员工行为准则等。随着 GMP（《药品生产质量管理规范》）、GSP（《药品经营质量管理规范》）认证在医药生产、经营企业的推广，中医药企业应结合各项国家法律法规科学地制定各种规章制度、员工行为准则。中医药企业不仅要建立科学的管理制度，还要通过培训、宣传和激励等措施来保证制度的执行，以保障在可以实行规范化、标准化的管理领域，以及所有以机器设备为主要管理对象的领域是科学而高效的。同时中医药企业制度文化管理还要充分体现中医药文化精神，"动乎以情，止乎以礼"，充分理解和尊重人的品格，通过规章制度激发人的"苍生大医"、"护佑众生"的神圣使命感，促进员工实现对人的生命尊重，对生命负责的内在精神动能。中医药企业制度文化的有效管理，就能使企业即使在面临风险和不确定性危机时获得社会的理解和支持，只有中医药文化制度建立在这样的哲学基础上才能保障中医药企业的永久生存和不断发展。

(四) 中医药企业行为文化管理提升路径

中医药企业行为文化管理是中医药文化的实践，优秀中医药企业文化是企业的管理者和全体员工的精神家园。在这个家园里，中医药企业管理者是企业文化的传承者、创新者，也是中医药文化的倡导者、创立者和实践者。由于他们在企业中处于管理的核心地位，能够总揽全局，在发挥企业文化优势、有效调动员工积极性和增强企业凝聚力方面起着重要作用。中医药企业文化建设必须由他们亲临其境、身体力行、首先参与、率先垂范，实现中医药企业文化建设与中医药企业经营管理相互结合，充分发挥中医药文化在中医药企业发展中的灵魂作用。但是优秀的中医药企业行为文化实践更需要发挥全体员工的聪明才智、发挥主体作用积极参与企业文化实践、在文化自觉意识下共同遵守企业文化规则和自觉贯彻文化理念，否则，建设优秀中医药企业文化就无从谈起。因为员工是中医药企业文化主体，在他们中间蕴藏着极为丰富的企业文化素材，特别是他们中间的先进模范人物，在企业的经营实践中表现出来的中医药文化思想观念和思维方式等，集中地反映了先进的中医药企业价值观。因此必须充分发挥全体员工的积极性和创造力，使中医药企业的目标、信念等文化深深扎根于每个员工的心性中，形成共识，变成共同的信念，就会使他们产生强烈的使命感、荣誉感和责任感，从而自觉地把自身利益、工作职责和企业的整体利益联结在一起，把个人力量融汇于集体之中，树立集体观念，使员工尽心尽力地做好本职工作，为实现共同的目标和利益而奋斗。

第五节 中医药社会组织的文化管理

一、中医药社会组织文化管理的现状与问题

（一）中医药社会组织的文化管理在行业整体上服务不足

中医药社会组织作为非营利性、公益性组织是服务和规范中医药企业和事业组织发展的服务机构，目前大部分中医药社会组织的职能是为中医药医疗机构和中医药企业的发展提供中医药咨询、协调、规范和评价等服务。中医药社会组织的性质决定了其在中医药服务的领域中是作为在政府和医疗机构及医药企业之外的一种补充力量发挥作用和影响。随着近年来社会公众对健康关注度的整体提升和对健康产品需求的持续增长，中医药医疗机构和中医药企业在发展中面临许多复杂的社会问题，需要中医药社会组织在这些社会服务中发挥越来越重要的作用，起到政府和医疗机构及企业无法替代的独立功能和作用。但是目前正如其他领域的社会组织一样，大部分的中医药社会组织在运转机制上缺乏自治能力、存在功能不足、运行不畅的情况。与其他领域的社会组织类似，我国目前的中医药社会组织大部分是由政府职能转型而来或者新中国成立后国家统一的人民团体的延续，有些甚至还有行政或事业编制，需要国家财政拨款，在组织观念、管理体制、运作机制等方面大多附属于政府机构。相当一部分中医药社会组织和其他社会组织一样面临相似的管理问题和运行障碍：资金人才严重缺乏、能力（筹款、组织、管理活动等）建设不足等，资源的匮乏又与其能力局限形成恶性循环，最终导致灵活性、效率性大大降低，不能很好地发挥公益性的职能。这些管理问题和运行障碍实际上涉及的是组织的生存问题，在这样的"刚性"的危机面前，大部分组织对于"柔性"的组织文化管理的关注度和服务能力非常有限。

（二）中医药社会组织文化管理功能定位不足

我国目前的中医药社会组织类型众多，其功能定位、组织形态、管理水平和方式、资金来源等涉及组织制度和机制方面基本因素的差异性很大，这就决定了作为组织管理一个方面的文化管理，在内涵定位、管理机制、管理水平、管理成效等方面呈现出的现实状况较复杂。部分的中医药社会组织是纯粹的学术性机构，主要的功能是进行中医药领域学术会议的组织、学科建设方面的研究和学术水平的评价及专业能力的培训等，为社会公众的服务主要体现的科研成果上。这部分组织的文化管理与从事其他领域研究的一般性的学术机构并无太大差异，除了研究领域与中医药相关外，中医药社会组织对行业文化管理的"中医药文化特色"并不规范、也不深入。中医药社团组织及基金组织是学术研究和人才培养的主导性和资助性组织，在推动中医药领域知识传承与发展和人才培养及储备方面，这些组织还没有发挥应有的作用，没有能够有效推进中医药理论和中医药传统文化的传承与创新，没有以中医药文化管理为重点，以中医药领域精神文化的建设为核心，系统推动

中医药物质文化、制度文化、行为文化体系的建设，导致在管理上与其他领域的知识和人才支持类的组织并无太大差别。有部分中医药社会组织本身或其分支机构变成营利性机构，去直接进行经营性活动，向社会提供中医药健康服务或者中医药医疗服务。这些社会组织转变为在学会或研究会的招牌下的社会各类国医馆、名医堂、诊所等治疗疾病、养生保健的营利性机构，它们提供的社会服务产品范围涵盖广泛，涉及保健推拿、自然疗法、适宜技术、罐疗、灸疗、美容和各类疾病的中医诊治等，健康人群、亚健康人群和患病人群的社会需求都能包含。这部分社会组织的文化管理是为了盈利，与中医药社会组织文化管理对行业的引领与促进服务完全不同。

二、中医药社会组织文化管理的作用和意义

（一）中医药社会组织的组织特征对文化智慧力的诉求

我国大部分的中医药社会组织在性质上属于非营利组织。目前，国际上关于非营利组织的定义可谓仁者见仁，智者见智，甚至在不同国家还有不同的称谓或相关的术语，如"非营利组织"、"独立部门"、"慈善组织"、"志愿者组织"、"公民社会组织"、"民间组织"、"免税组织"、"非政府组织"等等。由莱斯特·M·萨拉蒙主持的非营利组织比较研究项目认为，非营利组织应具备如下特征：组织性（formal organization）、民间性（nongovernmental）、非营利性（nonprofit-distributing）、自治性（self-governing）和志愿性（voluntary）。由上述组织特征可见，非营利组织不以营利为目的，具有很高自治性和一定志愿性的组织，利润或其他经济利益的追逐不能够形成组织行为的根本动力。因此，中医药社会组织的管理者应真正发挥社会组织的功能，充分尊重和珍视社会组织的社会价值，组织管理内部的发展资源和形成动力机制，运用社会组织的力量积极推进中医药行业的可持续发展。中医药社会组织必须发扬中医药文化的特色和优势，在行业管理中利用中医药文化的智慧力，成为政府或企事业组织的智囊平台，发挥专家的集体智慧，帮助政府或企事业组织提供政策和决策依据。所以中医药社会组织的非营利组织的组织特征中蕴含着对组织文化智慧力的诉求。

（二）中医药社会组织应确立公益性

我国中医药社会组织是非盈利性的公益性组织，对中医药企事业组织的引导和管理要体现公益精神。中医药企业和事业组织提供的健康和治疗产品在性质上都属于介于公共产品和私人产品之间的准公共产品或准公共消费品，具有无形性、可物化性、生产与消费的同步性和可传递性。众多中医药准公共产品的质量都难以精确量化，一是由中医药产品本身复杂性特点决定，二是由于大多数产品质量在于受益人感受和主观评价，同受益者个人消费文化意识相关。中医药准公共产品的特性对产品供给方的非营利组织成员的道德水平和自律性提出了更高要求，要求组织员工除了要拥有专门的中医药知识和技能外，还要有一颗为他人生命负责和对社会无私奉献的精神，有很强的健康服务意识和自律意识，这是需要中医药社会组织运用文化管理中中医药人文精神去引导和规范中医药企事业组织的文化管理。在支持帮助中医药企事业组织规范的文化管理中，突出中医药文化中人文精神的

核心价值观，塑造中医药企事业组织中广大员工心灵深处的信念、理性、情趣、想象力、创造力，形成中医组织的精神凝聚力，传承和创新大医精诚的中医药职业道德化的追求，提升广大员工的健康服务意识、社会责任意识和自律意识。中医药社会组织对中医药企事业组织的文化管理引导必须符合中医药文化的人文精神要义，才能更加合理与具有社会价值。

中医药社会组织文化管理的有效性体现在引导和规范中医药企事业组织将苍生大医愿景化为组织成员的内心信念，将当代中医药的社会使命变成组织成员自身对真、善、美的追求，促进中医药工作者更加自觉维护中医药组织的公益性，提供简便验廉的适宜服务，生产出更高质量的健康和治疗疾病的准公共产品。中医药社会组织在引导和规范中医药企事业组织文化管理的同时，必须重视自治自律，首先建设中医药社会组织的文化管理能力：包括中医药文化管理引导能力、中医药文化管理咨询服务能力、中医药文化管理规范和效果评价能力。其次中医药社会组织要有示范效应，使中医药文化的核心价值观成为组织中个体成员的行为准则，专家成员文化自律性在中医药文化管理活动中具有示范效应，专家所表现出来的社会责任意识、崇尚生命行为能够被中医药企事业组织员工体会和仿效。

（三）有效的社会组织管理模式应符合中医药文化管理特征

中医药社会组织的特点决定了其有效管理模式不是传统的金字塔式，而应是倒金字塔式。倒金字塔管理模式是一种扁平式管理，需要多中心治理，发挥第一线专家的主体作用，后方要有强大的平台支撑。这种管理模式要求将专家作为社会组织最重要的资源，充分发挥专家的主观能动性，激发专家的创新潜能，使其成为前线中医药文化管理的主体。中医药社会组织中成功的非营利组织都重视、教育与授权给专家，并且要让每个专家致力于提供使中医药企事业组织满意的中医药文化管理的咨询服务。如果不这么做，中医药社会组织将失去吸引力、不再拥有顾客。这种管理方式恰恰符合中医药文化管理"以人为中心"、"尊重生命"、"三因制宜"、"以激发人的自我价值实现为主要手段"、"突出人的主体地位"的特征。中医药文化管理是高于经验管理和制度管理的先进的管理方式，在中医药文化管理视阈下，中医药社会组织的专家更能够认同组织，增加主动性，如对中医药文化管理工作持有明确、主动的态度，有利于专家为中医药企事业组织提供有效服务，为同一目标团结一心，共同奋斗。中医药社会组织作为非营利组织应该确立"天人合一"、"阴阳平衡"、"五行生克制衡"及"道法自然"文化管理理念，并形成组织的基本价值观和文化行为管理规范，不断促进组织管理创新，使组织充满活力，运用中医药文化的力量成为组织可持续发展的内在源泉。中医药社会组织在新的历史条件下面对各种不确定性必须以共同价值观为指引，统一全体专家的思想和意志、规范专家文化管理行为，引导专家完成社会组织使命。这样才能在非营利组织中创造出一个能产生新构想的组织气候，实行有效的倒金字塔式管理。

三、中医药社会组织文化管理提升路径

（一）中医药社会组织物质文化管理提升路径

中医药社会组织的物质文化是由其创造的产品（服务）和各种物质设施构成的，通过这些产品（服务）而导致产品的接受者对其产生的满足感和认同感。中医药社会组织物质文化管理提升主要通过对中医药社会组织能向社会提供的中医药文化管理产品（服务）的质量提升而实现。在具体途径上，例如，开发中医药文化管理咨询产品（服务）的类型，强化中医药文化管理咨询服务质量，形成中医药文化管理核心服务的规范和标准体系，在为中医药企事业组织提供服务的过程中能体现中医药文化的特点或优势。中医药服务组织的物质环境建设也是提供文化管理服务中的重要环节。在基本的物质环境因素上，例如组织的建筑设施，器材设备，组织 logo、口号、训语，组织成员的制服等上既能充分展现中医药文化的特征，又能表现出组织自身的个性，营造组织特有的物质文化环境。

（二）中医药社会组织精神文化管理提升路径

对于中医药社会组织而言，其社会功能是利用专家资源和学术的影响力及社会评价功能引导和规范中医药企事业组织可持续发展。由于我国目前种种因素的限制，中医药社会组织整体上对中医药企事业组织文化管理关注不足。在我国经济发展进入新常态，中医药医疗卫生体制改革，中医药企业需要转型升级的当下，政府和中医药企事业组织更需要中医药社会组织的支持和帮助，所以中医药社会组织当前必须高度重视引导和规范中医药企事业组织的中医药文化管理。中医药社会组织应该认真研究中医药文化管理的内涵与外延，掌握中医药文化管理的特征与发展规律，科学有效地指导中医药企事业组织进行中医药文化管理。中医药文化管理中精神文化的管理是核心，中医药社会组织应帮助中医药企事业组织培育中医药文化核心价值及其承载的传统中医药文化精神，并使得这种精神成为中医药企事业组织进行中医药产品研发、生产和服务时的灵魂和力量来源。

中医药社会组织推进中医药企事业组织中医药精神文化的形成和价值观的培育是一项长期性和复杂性的任务，也是社会赋予的重要任务。培养中医药传统文化的精神的核心是培养价值观，使人们心灵深处产生中医药传统文化的信念、情趣和信心，产生中医药文化想象力、创造力、形成中医药文化凝聚力，塑造道德化的追求，借助这种精神培养起成员的服务意识、民本意识和自律意识。中医药文化管理形成的健康服务意识是一种比较崇高的思想境界，它能让人们走出功利的陷阱，合理平衡市场经济的影响，实现职业意识的觉醒。中医药文化管理形成的民本意识，能使中医药企事业组织在管理中充分发挥被管理者的作用，使每个人的价值和才华都能得到充分的展现，最大限度地发挥出人力资源潜能，树立主人翁的思想，只有这样才能上下一心同舟共济。中医药文化管理养成的自律意识能够自我约束、自我服务、自我激励、自我管理。如果人人自觉、自愿地努力工作，以职业道德和岗位要求来严格约束自己，那么，中医药社会组织一定能取得很好的社会信誉。

（三）中医药社会组织制度和行为文化管理提升路径

现代性的中医药社会组织管理需要的是一种刚柔相济的管理，是软管理和硬管理相互配合、优势互补的管理模式。因此中医药社会组织文化管理的现代转换也有一个如何刚柔相济、软硬结合的问题。中医药社会组织的文化管理也需要进行制度文化管理和行为文化管理，不能只要软管理、排斥硬管理或只要硬管理、不要软管理。相反中医药社会组织更应当制定出中医药制度文化管理和行为文化管理制度，有效推进规范化的中医药文化制度建设。但是与中医药医疗机构和企业不同的是，中医药社会组织性质上属于非营利组织，是一种民间组织，主要是公益性服务。所以中医药社会组织的文化管理提升应当更加强调和重视制度和行为文化的融合。中医药社会组织在制度层面上应当既体现中医药文化精神，又建立完善的硬性制度及行为规范，更为重要的是要提升组织成员对制度的认可程度，让规章制度内化为组织成员的自愿和自觉行动。从技术层面上讲，行为文化（也包括精神文化）的提升也借助一些行为"符号"来进行固化。例如，定期的为成员组织具有中医药文化特色的太极拳、八段锦、五禽戏等健身活动和相关的学术活动，组织内部的中医药传统文化的传承、传播及中医药传统学术流派的讨论与交流活动等。

☞**思考题** ≫≫

1. 为什么说中医药文化和中国传统文化是一脉相承的？
2. 中医药文化当代价值的体现是什么？
3. 谈谈你所熟悉的一类中医药组织的文化管理现状。

（沈秋欢）

参 考 文 献

代兴军，2013. 关于企业文化管理若干问题的思考 [J]. 经济纵横，(4)：53-56.

杜锦，2013. 打造优秀的医药企业文化 [J]. 人力资源管理，(11)：240-241.

官翠玲，2013. 中医药文化建设路径探析 [J]. 医学与哲学，34 (11A)：75-77.

虢剑波，肖新云，2015. 中医药文化在中医院管理中的作用及对策 [J]. 湖南中医杂志，31 (2)：172-174.

胡真，王华，2013. 中医药文化的内涵与外延 [J]. 中医杂志，54 (3)：192-194.

黄前程，2012. 文化管理在管理发展史中的定位——以管理思维的性质为视角加以探讨 [J]. 中国中医基础医学杂志，279 (11)：15-19.

孔杰，曾维和，2004. 非营利组织的文化管理及机制转换 [J]. 学术研究，(11)：84-88.

李长江，2008. 我国企业文化管理的困惑、误区及发展路径 [J]. 经济社会体制比较，140 (6)：172-175.

李峰，郭艳幸，何清湖，2014. 中国传统文化现状与中医发展策略 [J]. 中华中医药杂志，29 (5)：1499-1501.

李和伟等，2014. 试论中医药文化在建设社会主义核心价值体系中的价值及其实现路径 [J]. 山西师范大学学报（自然科学版），28 (12)：117-119.

李如辉等，2015. 论中医学、中医文化与中国传统文化的关系 [J]. 中华中医药杂志，30 (6)：1931-1933.

李霞，干胜道，2014. 非营利组织文化协同治理研究［J］. 长春工业大学学报（社会科学版），26（1）：29-32.

刘波，景浩，2016. 我国医药企业文化的研究现状探析［J］. 中国市场，871（4）：112-113.

彭树智，2007. 彰显《人文杂志》的人文精神［J］. 人文杂志，（5）：7-8.

申俊龙，王希泉，2015. 中医药文化传承与传播的知识创新［M］. 北京：科学出版社：30-70.

申俊龙，曾智，2015. 中医药文化传承与传播的哲学智慧［M］. 北京：科学出版社：21-62.

孙晓珍，曹晓萍，2013. 基层医院中医药文化宣传与推广策略［J］. 中国农村卫生事业管理，33（4）：412-414.

田季生，贺润坤，2012. 中国传统文化概观［M］. 北京：科技出版社：12-83.

王斌，2008. 略论企业文化管理的构建与意义［J］. 理论月刊，（4）：153-156.

王艳姿，2015. 加强中医医院文化建设促进中医医院全面发展［J］. 湖南中医杂志，31（7）：201-202.

文常明，王倩，2009. 关于中国传统文化和中医药文化的思考［J］. 学理论，（16）：95. 132.

吴萍等，2013. 中医院进行中医药文化建设方法初探［J］. 北方经贸，（9）：147-149.

滕野，张宗明，2015. 中医院中医药文化建设探讨［J］. 中国医药导报，12（28）：72-76.

杨乾婷，杨洁心，杨世民，2014. 医药企业家创业案例研究［J］. 西北药学杂志，29（4）：417-420.

于健慧，王绘，2014. 社会转型中农村社会组织文化建设探析—以农村专业经济协会为例［J］. 行政论坛，（6）：88-91.

赵宗辽，2014. 论中国传统文化与中医药文化［J］. 中医药导报，20（2）：4-7.

朱伯玉，王凤，2009. 社会学视野下的非政府组织相关问题探析［J］. 山东理工大学学报（社会科学版），25（3）：15-18.

朱玲，崔蒙，2012. 中医药文化传承与中华传统文化复兴［J］. 中医杂志，53（17）：1449-1451.

第九章 中医药知识管理

内容提要

本章主要介绍中医药知识的特征、中医药知识管理的模式、中医药知识管理的科学范式、中医药隐性知识的管理、中医药知识创新的影响因素及创新机制等内容。

第一节 中医药知识管理概论

一、中医药知识特征

中医药知识按照不同分类方法可以分为不同的知识，按照知识的层次性可分为常识性知识、逻辑性知识和智慧性知识，按照知识的性质可以分为显性知识和隐性知识等。本文主要针对中医药知识的特殊性，从显性知识和隐性知识视角，重点分析隐性知识。

（一）隐性知识的概念和特征

20 世纪 60 年代迈克尔·波兰尼（Polanyi）在著作《个人知识》中首次提出"隐性知识"（tacit knowledge）的概念：在某种环境下，人们所知道的、所意识到的东西与他们所表达的东西之间存在着隐含的未编码的知识，而这种知识的价值是不可估量的。这一理论提出后，在国际学术界引起了巨大反响，有人将其誉为继笛卡儿、康德以后认识论发展史上的"第三次哥白尼式革命"。至此，从知识类型的角度可将知识分为两类。一种是以书面文字、地图和数学公式加以表述的知识，称为显性知识；另一种相对于显性知识，存在于所有者潜在的素质中，与所有者的经历、修养、知识层次、创新意识等抽象的内在因素有关系，是个人或者个体长期积累和创造的结果，是一种难以用语言表达也难以收集、交流和传播的知识，称为隐性知识。

隐性知识具有如下特征：①隐性知识不能被编码，因而难以表达、传播、沟通与共享；②隐性知识与特定的环境和背景相关联；③隐性知识是个体在长期实践过程中逐步积累起来的经验性知识，具有较强的个体依附性；④隐性知识在使用时是不自觉的、无意识的，如某种心智模式等。显性知识与隐性知识之间的异同，我们可以将其理解为"能做""知道怎样做"与"会"之间的差异。在现实生活中，人们对"能做""知道怎样做"及"会做"未能明确加以区分开来。事实上，"会做"不仅"能做"，而且"知道怎样做"，但"知道怎样做"不一定"会做"。

（二）中医药知识特征

用波兰尼关于隐性知识的理论来分析中医药知识，不难发现，就知识的个人性、默会性和经验性而言，许多中医药知识符合波兰尼关于隐性知识的标准。在中医药的知识体系中，有着大量的隐性知识。中医药中的隐性知识大致可以分为两类。一是理论认知方面的隐性知识。中医历来有"医者意也"的"意会"认知方式。意会性是中医的知识认知的重要方面。中医药理论中的很多知识，是无法用语言、文字、图表等来清晰表达的。一个学中医的人，即使把课本或者医书记忆得非常熟练，但是，不一定临床能力就强。因为这不是知识的全部，而只是所要表达的医学知识的一部分——显性知识，而在显性知识之外，还存在着另一类不能或很难用语言、文字或符号表达的隐性知识。中医药知识和技能是在中医药文化观照下或塑模下形成的，每一代医家运用自己的知识结构、理解能力和临床经验去诠释经典。这也就是中医的学术发展不断地以"注疏经典"的方式发展出不同流派的原因。学习经典是中医药知识传承的主要方法之一，但是读完相同数量的经典的医生所施展出的医术水平却相差很大，很多医生的诊治特点、处方用药也有很大差异，很难把他的医术用规范化、标准化的方法很好地传承下来，因为在临床实践中每个医生的知识禀赋和心智模式不同，即隐性知识不同，对经典的理解和体悟就有差异。二是技术操作方面的隐性知识。隐性知识储存在潜意识中，不能用意识加以保持和提取，但能在适当的情景下自动激活、自行发挥作用但是往往无法用语言来表述。中医药中的许多学术思想都是和文化体验分不开的。在临床上，储存的知识在隐性知识的调动下自动地激活和整合，它是隐性知识的一致性集结，这种集结达到一定的程度就产生顿悟。人的许多高级心理活动，如创造、灵感、顿悟等都离不开这种隐性知识的支撑。很多高明的中医医生在临诊时所施展的医术背后，已经是调动和激活了大量的隐性知识。而并不高明的医生，虽然在显性知识中掌握了很多，但是之所以用不好，就是隐性知识辅助能力差，无法为显性知识的应用提供一个基础和心智模式。

因此，认识到中医药中的隐性知识的特点，对于认识中医药学这一学科体系的特点有着十分重大的意义。在中医药临床中，病与证的判断、病因病机分析、治法选择、方剂的配伍组成、药物的道地性和炮制方法选择、用法用量确定，以及它的有效剂型选择等，都是既有可以编码的知识，较易用文字语言表达内容，又有较容易共享和传播的显性知识。但是，在这些显性知识背后隐藏着更多的隐性知识，病证的精准把握、对病因病机规律的认识、遣方用药的精准加减、每味药的剂量的变化，这些才体现医生的真正水平高低。在临床中都知道"同病异治、异病同治"和"三因制宜"等思维原则，到临床的具体应用中每个医生的理法方药操作能力是大不一样的，这属于隐性知识。可见隐性知识能力，是中医药在实际应用中能否有效的关键所在，是构成中医药知识的重要因素，是中医传承的命脉，是中医药发展的基本动力和不断创造的源泉。中医师的水平主要取决于其对隐性知识的把握和运用能力。

总结来看，中医药知识的特征包括：①中医药知识中既有显性知识，也有隐性知识，与其他知识相比中医药存在更多隐性知识。中医药隐性知识不能像显性知识那样被直接编码，因而其难以表达、传播和沟通，也难以共享。②中医药隐性知识与特定的环境和背景相关联。一旦脱离特定的环境和背景，隐性知识将失去存在的基础或发生改变。中医药在发展过程中，其理论模式、思维方法、诊疗手段、价值取向等与中国传统文化思想一脉相承，相互融合。因此，中医药知识的传承必须有中国传统文化背景作支撑，才能在历史发展中保持其稳定性、整体性和延续性。③中医药隐性知识是个性化的知识，是一种与认知者个体无法分离的知识。即中医药隐性知识的存续以传承人承载为主，相关著作为辅。传统传承主要依靠师带徒模式，传承效果主要靠弟子的领会和感悟，经典文献能够通过文字、书籍等载体传播，但是也要依靠学习者的理解力和悟性去诠释和把握。④中医药隐性知识有时是不自觉、无意识地被使用的。这要求隐性知识的继承者，首先要有足够的时间面对面地跟师学习并在实践中领悟，以保证潜移默化地接触认知隐性知识；其次要求继承者的知识结构必须合理，有一定的中医药文化知识、古代天文历法、地理堪舆、历史文学、儒释道学知识，深厚的中医药知识基础和较为丰富的临床经验，当遇到问题时，形成焦点意识，隐性知识被激发无意识使用时，继承者能够触发调动自己原有的认知图式以及时捕捉并领悟到隐性知识，将隐性知识链接融通产生灵感，创造出新知识。这样通过原有认知图式的完善和新认知图式的构建纳入到继承者的知识体系中，从而完成隐性知识的传承。⑤中医药隐性知识大部分可以显性化，从而转化成显性知识，隐性知识显性化能力取决于继承者领悟力、洞察力和表达力。

二、中医药知识管理的模式

（一）基于师承的中医药知识传承与转移

中医药知识的传承与创新的过程是在传统的师承教育中实现的。中医药师承教育是以师承家传为主要形式，在跟师临证中口授心传、观摩体验、反复实践中将理论与实践结合在一起引起认识的飞跃。

在师承中不仅包括师徒对文献的理解，还包括师徒的相互沟通并通过临证实践证明。师承中老师传递的是自己的中医药学的学术思想和临证经验。老师是学生学习和模仿的范本，老师的临证过程、语言风格、与患者的交流方式、对疾病的判断逻辑和遣方用药的思路风格是学生理解的具象。所以，中医药师承首先是继承，继承必须对老师的学术思想有很好的把握和理解；其次是创新，学生的知识结构和水平、理解能力、个人的兴趣爱好、信念信心、观察领悟能力都是影响其学习效果的重要因素。学生不可能百分之百继承老师的经验和知识，但是学生在学习过程中常常会产生新的理解、新的体会、新的临证经验，形成与老师不同的知识点，慢慢形成自己的医学观点、临证思路和学术风格。这就形成创新即中医药学文化与知识技能的重构过程。

知识的师徒相授是我国传统教育的主要模式，也是中国古代中医药教育的最重要形式。它形成较早，早在先秦时期已经基本成熟；数千年来培养了一大批优秀的中医药学家，如扁鹊、张仲景、华佗、陶弘景、孙思邈、李时珍等中医药学大家均受惠于此种学术传承方式。由于这种传承没有统一的规范和固定的标准，中医师承在发展中容易形成不同的学派。例如，易水学派创始人张元素，他在继承《内经》和《中藏经》的脏腑辨证的基础上，通过自己的理解、根据自己的临床实践，以脏腑的寒热虚实来分析疾病的发生和演变，创新了一套脏腑辨证理论体系。李东垣在继承张元素的脏腑辨证理论基础上，按照自己的临证实践创立"脾胃论"体系，形成"补土"派，深化了脾胃辨证理论和实践；王好古则在继承老师学术思想的基础上，创立"阴证论"，突出肝、脾、肾三阴虚在病变中的作用，有利于对主脏本质的深刻理解。

（二）基于家传模式的中医药知识传承与转移

家族相传属于师徒相传的范畴。但它是特殊形式的师徒相传，因为老师就是家人。除了具有师徒相传的优点外，家族相传还有其他的优点，一是受家族的影响，受教育者从小就接触到中医药学，家人的一举一动都深深地影响到他。因为从小就耳濡目染，容易养成学医的兴趣、信心和信念，受教育者往往打下了很深的童子功，这为以后的成才打下了良好基础。二是因为血缘关系，传授教育者往往更用心、更无私。因此，在师承家传模式中，师徒父子形影相随，朝夕相处，讲授和提问互动，形成"传道、授业、解惑"一体化的教授方法，对学生的记忆、思辨、实践能力系统培养很有效果。学生在长期的诊疗实践中，经过耳濡目染，持续进行理论和实践的互动，在不断的互动中形成继承和创新。一般家传都以对某一种或某一类疾病治疗为擅长，以某一验方、某一剂型为特色和特效，在某一地区有较好的社会影响，导致在每一代人的师承中，许多知识接受者不仅延续了上一辈的学术思想临证经验，更在此基础上进一步创新。

中医药学传承的家族相传出现得比较早，《礼记·曲礼》有"医不三世，不服其药"的记载。《汉书·游侠传》记载："楼护字君卿，齐人，父世医也。护少随父为医长安，出入贵戚家。护诵医经、本草、方术数十万言，长者咸爱重之。"可见，在汉代，世医已经很普遍。从此以后，世医大量出现，甚至有些绵延八百多年之久，如著名中医学家何时希所在的青浦何氏医学已经延续近 30 世。何氏医学始于南宋，经元、明、清至今，计八百余年而不衰，可谓世界医学史上少见少闻的奇迹。

魏晋南北朝时期，门阀士族得到了充分发展，形成了士族与皇权的共治局面，即所谓"王与马共天下"。在这种情况下，虽经王朝更迭，异族入侵，他们的地位并没有受到影响。其中原因之一就是他们除了在政治、经济上享有特权外，还有其他的优势。陈寅恪先生说："夫士族之特点既在其门风之优美，不同于凡庶，而优美之门风实基于学业之因袭。"在此情况下，出现了文化世家。医学也是如此，其中最著名的是东海徐氏家族，出现了徐熙、徐秋夫、徐文伯、徐之才等名医。再如，吴兴姚氏也是医学世家，《周书》卷四十七有《姚僧垣传附姚最》详细记载了这个医学世家的形成过程。除了徐氏、姚氏，还有其他医学世家，《南史》所载有刘澄、刘聪父子。《北史》所载更多，列举如下：李亮、李修、李元孙父子三人；王安上、王显父子；褚该、褚则父子；许道幼、许智藏祖孙；许智藏族人许奭、许澄父子；崔彧（祖）、崔景哲（父）、崔冏、崔景风三代四人；许遵、许晖父子等。

到元明时期，形成了医户制度，促进了中医药知识的传承和传播。元代是中国历史上第一个由少数民族建立的大一统帝国，它实行严格的民族歧视和职业歧视制度。郑思肖在《铁函心史·大义略叙》中记道："鞑法：一官、二吏、三僧、四道、五医、六工、七猎、八民、九儒、十丐，各有所统辖。"对于医生这个职业，元代制定了一系列管理制度。首先，医生要归属于医户籍，否则不让行业。元武宗至大四年闰七月丁卯，元仁宗下诏："禁医人非选试及著籍者，毋行医药。"当然，非医户籍弟子也可以学医，但学习成功后转为医户并不容易，如太原宋超因为治愈世祖的爱将哈剌出拔都之疾才得以把原来的兵改为医籍。再次，原则上，医户籍首选职业是行医，而且其行医要考核。《元史·刑法志》载："诸医人于十三科内不能精通一科者不得行医。"当然，在保障一人行医的前提下，其他人可以不行医。如元代著名剧作家关汉卿，就是医户籍，但并不行医或者并不以行医为主职业。

明朝延续元代的户籍制度，只是更加严格，出台了处罚措施。《明会典》有大量的记载："国初核实天下户口，具有定籍，令各务所业""凡军、民、医、匠、阴阳诸色户，许各以原报抄籍为定，不得妄行变乱，违者治罪，仍从原籍""凡军、民、驿、灶、医、卜、工、乐诸色人户，并以籍为定，若诈冒脱免避重就轻者杖八十，其官司妄准脱免及变乱板籍者罪同"（卷二十《户部五》）"凡医家子弟旧例选入本院教习医术"（卷一百七十六《太医院》）。

元明的医户制度一定程度上保障了医学的家族相传，对于医疗经验的继承与发展有着促进作用。但和其他的家族相传一样，由于过早确定职业，缺少多方面的阅历和尝试，往往限制其视野与眼光，不能从其他学科汲取营养，不利于成为大医、名医。像李杲、朱丹溪、张介宾等都是先学儒经历过一系列挫折困难，后来转向医学才得以成为大家。这种生活的阅历与磨练对于从医人员来说，是最大的财富。

（三）基于文本的中医知识传承和转移

中医知识传承与创新都离不开对古典文献的理解和解释，但是中医古代文献浩如烟海，每一个人、每一代人对古文献的理解和解释都不一样，产生一种多元含混的效应。名家之间解释的差异也很大，甚至常常形成尖锐的对立和矛盾形成学派和学术争鸣。但也体现了中医药知识文本中隐性知识在诠释中不断演化的重要作用，中医药经典知识是一种原创性知识，属于轴心知识，包含了巨大的信息，能打开后人无限之眼界、无限之风光，所以古代中国学术传承采用注疏学的方法，每一代人依据自己的知识结构、认知水平和能力，对经典文献不断丰富，促进了中医药在数千年中的诠释发展。

中国古代对经典的理解主要采用注疏的方法，是从汉代的经学兴盛引起的。台湾大学李明辉以焦循《孟子注》为例，认为："焦循等汉学家总以为汉人去古未远，又有家法，通过汉人的训诂才能掌握先秦典籍的原义，然而汉人的方法'由文字（确定字义）而训诂（疏解词句、语法）而义理（阐释思想意涵）'的单向活动，只能由文字决定训诂，再由训诂决定义理，而不能反向而行。"然而，到东汉末魏晋时，情况已发生变化。台湾大学林丽真认为，到王弼《老子注》时，一个新时代的思想家在运思其天人哲学和历史思维时，总是凭借着传统经典透过注疏的方式，试图建立一种足以排解疑惑、引发共鸣的学说。王弼运用"崇本息末""得意忘言""辨名析理"建立"贵无"的哲学体系。郭象在《庄子注》的基础上将"崇本息末"创新为"迹与所以迹"，用以表达事物内在本性与外在表象的关系，将"得意忘言"创新为"寄言出意"，为忽略《庄子》原意自由发挥己见服务。可见西汉时，"六经注我"试图遵循文本的本意去理解和解释文本。魏晋时以玄学大家王弼、郭象为代表走向"我注六经"，充分发挥诠释者的想象力、创造力去发挥弘扬经典思想。中医药深受其影响，不断在"六经注我"与"我注六经"的学术传承中发展。

张仲景的《伤寒杂病论》就是对《内经》的理解和解释，这种过程就是"我注六经"式的传承与创新互动循环的结晶，如施莱尔马赫所说，越了解部分，就越了解整体，越了解整体，就越了解部分。张仲景对《内经》的把握实际上是这个过程的体现。由于《内经》语言是格言式的，不是逻辑式的语言体系，给后学提供了无限的想象力和无限拓展的空间。《内经》的部分与整体是一脉相承的，只要理解整体就可以了解部分，再透过部分把握整体，所以能创作出千古不朽的《伤寒杂病论》。张仲景对《内经》的把握还在于对《内经》时代历史语境的把握，正是从历史语境的基础上深刻把握和领悟《内经》整体的意义。

(四) 基于官办教育的中医药知识传承和传播

人之所系，莫大乎生死。医药学关系着芸芸众生的生死，也影响到社会的安定和王朝的统治。故历代统治者非常重视医学，中医药学人才的培养与教育也是政府要考虑的重要问题之一。

与师承、家传相比，有文献记载的官办教育出现较晚。一般认为，始于魏晋南北朝时期。《唐六典》卷十四注记载："晋代，以上手医子弟代习者，令助教部教之。"这表明，早在晋代，政府已经设置医学教育。南朝宋也曾开办，但时间较短。隋唐五代时期，官办教育蓬勃发展。隋朝的官办医学由太医署主管，分为医学教育和药学教育两部分。《隋书·百官志》记载："太医署有主药2人，药园师2人，医博士2人，助教2人，医师200人，按摩博士2人，祝禁博士2人等。"可见，已经具有相当规模。唐朝继承了隋朝官办医学教育的制度，仍由太医署主管，由博士负责教育。宋代政府医学教育继续发展，且与隋唐的医学教育相比，宋代将医政管理与医学教育分开，太医署仅主持以医学教授生徒，而另设翰林医官局掌医事政令。元代政府也比较重视医学教育，负责医户管理的医学提举司也是医学教育的主管机构。另外，元代医学教育的突出特点是医学校与三皇庙合一。元黄溍《文献集》卷七上《浦江县三皇庙记》载："医有学，三皇有庙，尚矣！合庙学为一，而俾医师领其祠事，有司以春秋之季发公帑，具祭料，而折俎升觞焉，今制也。"这种比照儒学的设置有利于医学教育的开展。明清时期官办教育逐渐衰落，均没有专门的教育机构，太医院负责兼管。明代重视世医，官办特别是中央医学教育不受重视。到了清代，官办教育规模进一步缩小。

但就实际的传承效果来看，官办医学教育的实际效果不佳。由于医学被视为"仁术"，历朝统治者为了显示"仁政"，出台了大量的政策与文件推广医学和医学教育，正史用大量的笔墨记载这些政策。但实际情况如何？笔记小说给出了截然不同的答案。以最重视医学的宋代而言，宋俞文豹《吹剑录外集》载："所谓太医局生者，始以赂隶名籍，每年则随铨闱公试。题目以士经为主，程文以一义为限，考试以五日为期，考官则判局选差。率皆市井盘药、合药、货生药之徒，捐数百缗赂判局即得之。其就试者亦是赂判局指授。考官临去取，不看文字，惟寻暗号，钱到则虽乳臭小儿，庸鄙粗材，不识方脉，不识医书，姓名亦皆上榜，监者视为文具，率不经意。"到了中国古代官方教育的末期清代更是如此。《清朝野史大观·清宫遗闻》卷二载："仁和米侍郎尝奉命试太医院官学生，侍郎自以不解岐黄，乃浼精医学者恭拟一题。袖至院，题纸既下，见诸生皆袖手默坐若未得题者。侍郎怪之，遣人询问，则同辞对曰：'向来题目皆出御制《医宗金鉴》，今非是，故不敢作。'侍郎大窘，乃求得《医宗金鉴》，匆促摘一二语命题，不意诸生犹袖手如故。又问之，则曰：'向来出题，只是在首卷中捡取，今尚未合例也。'亟如其言改题，始得终试事。"清朝王士禛《香祖笔记》卷十曾言："野史传奇，往往存三代之直，反胜秽史曲笔者倍蓰。"

这句话值得深思。而中国历史上的名医几乎无一出自官学也从一个方面证明了这一点。

（五）基于书院教育的中医药知识传承与传播

与师承、家学等其他传承模式不同，书院教育出现较晚，存在时间较短，培养规模也不大。但在古代中医药教育中却抹下了重重一笔，值得探讨。

开创医学书院教育的是明末清初名医卢之颐。卢之颐（1599～1664），字子繇，号晋公，又自称芦中人，钱塘人。名医卢复之子。卢之颐在编著《本草乘雅半偈》时，当地医生汇聚其家，研讨医学，后因为讲学影响时间而放弃。卢之颐《本草乘雅半偈自序》言："岁在庚午，武林诸君子大集余舍，举仲景两论及灵素秘奥，期余一人为之阐发。余谢不能，然亦不欲自秘其师承也。于是时计此书之成：自丙寅至庚午，仅得十之二。自庚午至癸酉，仅得十之三，而以诵说，故几不能竣事。会春风座中狂拂面，余遂绝念世纷，专意笔墨。自丙寅至癸未，几历十八春秋，而此书始成。"崇祯庚午即崇祯三年，即公元1630年，崇祯癸酉年即1633年。虽然时间不长，但已经开创了一个模式。更为重要的是，名医张志聪继承并发扬光大了这种传承模式。

张志聪师事名医张卿子，学医行医数十年，穷研医理，医术高明，医学博洽。于《内经》、《伤寒论》、《神农本草经》颇有心得。他构侣山堂于杭州胥山（即吴山），招同道、弟子数十人，讲论医学，培养学者。张志聪通过侣山堂培养弟子众多，姓名可考的有"王弘义、王庭桂、莫昌善、徐永时、倪大昌、朱输、朱景韩、计圣公、张二中、董惟圆、赵瑾叔、曾玉楷及其长子张兆璜和次子张应略等"。而先是同学后是弟子的高世栻为佼佼者。张志聪主讲30年，过世后，由高氏主讲侣山堂。

卢之颐、张志聪、高世栻三人先后相继，聚众讲学。虽然总共时间不长，不到四十年。但这种模式由于打破了师承、家学的封闭性与私密性，重视研讨，很快就使钱塘医学声名鹊起，领时代之风。王琦《侣山堂类辩·跋》称："闻之耆老，自顺治至康熙之初，四十年间，外郡人称武林为医薮。盖其时，卢君晋公，以禅理参证医理，治奇辄效，名动一时。张君隐庵继之而起，名与相埒，构侣山堂，招同学友生及诸门弟子，讲论其中，参考经论之同异，而辨其是非。于是，谈轩岐之学者，咸向往于两君之门，称极盛焉。"更为重要的是，由于参加研讨学习的学生多已学成，他们与老师共同研讨，参与老师的著述，使很多著作汇集了集体的智慧和成果，达到了极高的学术水平。

三、中医药知识管理的当代使命

（一）运用中医药健康知识推进中医药特色健康社区管理

中医药知识的特征具有综合性、生活性、自然性，最适宜于在社区和乡村开展。政府推进中医药服务资源进社区，对社区健康管理具有很大的促进作用，社区是中医药服务价值实现的前沿阵地，是中医药文化知识传承和传播的社会基础，是中医特色技术充分发挥作用的主要场所，是最能为老百姓提供方便快捷服务的地方。建设中国特色的健康社区，必然离不开中医药，中医药知识和技术最能在社区发挥预防保健作用及疾病干预作用。政府在社区健康管理过程中，可依据新公共管理理论、新公共服务理论以及多中心治理理论等公共管理理论的新进展，建立健康社区治理模式，在这个模式中政府应发挥领航掌舵的作用，组织协同各方主体，以群众健康需求为导向，制订基础性健康供给服务政策机制。调动政（政府）、产（中医药产业）、校（中医药院校）、院（中医医院）的健康服务积极性，使多主体的健康资源在社区优化配置。

具体来说，"政产校院"多主体的作用主要表现在以下几方面：一是政府发挥战略导向作用，进行长期及短期社区健康服务发展的政策制订，为各主体积极参与社区健康服务提供良好的制度环境，调动各方的积极性，有利于健康社会治理的实现。二是充分发挥社会资源投入的主体作用，弥补政府资金投入不足，充分利用民间资本投入社区健康服务。政府、医院、高校、企业应进行合作，在全社会优化配置健康服务资源，政府和企业保障健康资金投入、高校和医院进行订单式社区医疗卫生人力资源培养、培训与协作等，这样有利于中医药特色健康社区的可持续发展。三是社会组织发挥最重要的行业管理与服务技术监督作用，制订和完善社区医护人员健康服务质量管理与监督评价体系，在业务上保障提供的健康服务的质量，以人为本，以居民健康为目标，以群众满意度为测度，运用评价机制激励与规制各方行为，有利于规范社区健康服务行为。

（二）应用中医药知识建设社会多元共治的中医药特色健康社区模式

中医药知识技术具有整体性特征，"天人合一"的健康理念、辨证施治的思维方式，用药的道地性、采集时间的特定性、用药部位的选择性，加工炮制的经验性及复方用药的组合性，治疗技术的顺应性并突出扶助正气、调动人体自身免疫系统的特征，要求社区服务中必须建构社会多元共治的健康社区模式。中医药特色的健康社区建设，政府不应是唯一的治理中心，政府、企业、非政府组织、居民应形成既竞争又合作的社区健康自主共同治理新体制，以居民健康为中心，协调多元知识资源共享，实现管理主体和权力中心的多元化，推行"权力分散、管理交叠和政府市场社会多元共治"模式。非政府机构发挥社团组织功能，运用专家和学术平台参与社区中医药健康管理，中医药院校和中医药组织利用知识教育和知识实践优势为社区提供了广阔健康教育和健康技术服务空间，实现公共服务社会化，社会治理最大的优势是各方都能发挥自身最优势力量，相互整合、相互弥补、资源互补、协同增效，提高供给效率，最大限度地满足居民健康服务需求。

（三）动用中医药文化与知识的协同效应实现社区健康服务价值增值

中医药文化包含着中医药知识，中医药知识中渗透着中医药文化，中医药文化与知识具有相互促进作用，中医药文化传播有利于中医药知识普及，中医药知识、技术的服务产生的健康效果有利于中医药文化传播。中医药文化是中医药知识产生的土壤和元素，中医药知识是中医药文化的具体化，将中医药哲学思想转化为可操作的服务技术及产品，在社区健康服务中应进行一体化传播。进行中医药文化传播促进居民健康意识形成，中医药知识普及可以提高居民防治疾病认知意识、改善居民的生活方式。

（四）社会组织发挥中医药知识管理社会功能，支持政府健康知识社区传播

中医药相关社会组织是中国特色的健康社区建设中非常重要的力量。社会组织更能在健康社区建设中发挥的知识管理功能是不可忽视的，中医药行业协会和学会平台有利于组

织高校、医院及中医药企业的知识技术资源和产品知识资源，社会组织中各社会团体等非政府组织应当充分发挥各自知识资源优势，相互协作，发挥健康知识的作用，在服务健康社区的同时实现自身知识的价值。高校，尤其是中医药类高等院校，既是中医药文化、知识继承创新和发展的重要平台，也是中医知识和智慧培育的源泉之地。其社会功能不仅仅是教书育人之地，不能仅仅局限于校园范围内搞实验和学术研究，更应该服务社会，师生应当走出校园，深入社区群众，采取各种服务方式及活动，给社区提供中医药健康知识和技术，将中医药理论应用于社区服务，帮助居民用中医药知识改善膳食和生活方式。这不仅造福百姓，同时能够更好地让中医药获得百姓认同，进一步促进中医药文化和知识的传承和传播，促进高校的社会影响力。中医医院同样是知识密集、人才聚集的地方，公立性中医院应该承担社会责任，以公益性社会价值为导向，与社区进行协作支持社区中医药服务门诊、共同举行各类义诊活动、共同开展中医药健康教育和文化传播活动等，将中医药文化及技术传播到基层。中医药行业协会、学会的知识管理可以发挥促进、支持各类社会团体在健康社区建设中的知识服务功能，并为中医药健康社区建设起引领、制订、规范、评价及监督作用，充分发挥行业组织的公益性作用。

（五）中医药企业利用产品知识发挥服务功能

在中医药特色健康社区建设中除政府主导、非政府组织积极发挥自身优势外，中医药企业也是建设具有中医药特色的健康社区的重要资源，中医药企业可以充分发挥市场机制优势，发展社群经济，传播健康价值观，创新中医药健康产品在居民中发挥预防保健和防治疾病作用，企业可为群众提供差异化、多样化和圈层性的健康产品，适应不同层次居民健康需求。市场可以发挥健康资源优化配置的优势，将一些重要健康资源配置到最有偏好需求的人群中，提高资源配置的价值和效率。企业可以组建健康俱乐部，设定合适的不同的准入制度，既提升企业的利润和发展空间，又促进中医药知识的传承与传播，满足特定人群的健康服务需求，在整体上增进社会健康福利价值。企业可依据消费者的偏好、品味、收入、阶层等因素对不同消费者设置不同的价格，根据消费者的不同情况收取不同费用，使消费者都能以合适的价格获得产品或服务。中医药特殊服务应以这种市场制度提供健康服务，取得较大经济效益和社会效益。

第二节 中医药知识管理的科学范式

一、传承中医药知识注疏的经典范式

（一）经传注疏式的治学范式

范式概念是科学哲学家库恩在研究科学革命的结构时提出的，一方面范式代表着某一科学共同体的成员所共同分享的信念、价值、技术以及诸如此类东西的集合；另一方面，范式又是指集合中的一种特殊要素——作为模型或范例的具体解决问题的方法。

我国古代治学方法以格义方法为主，在学习经典古籍中，前人大多通过注疏方式进行

解释与学习。自秦始皇焚书坑儒后，图书及学术文献被集中到咸阳城，而项羽焚烧咸阳这一举动致使大量先秦书籍消失。而后西汉文、景时期开始重新让民间献书来收集古籍，学者们凭借记忆口述摘录补充一部分古籍，同时随着一部分书籍被找出，原初的学问以文字典籍方式得以传承下来。然而先秦的典籍传到汉代，由于文字语言的进化，汉人已经不能完全的读懂古籍，于是有一学者专门为这些古书做注解。注解经书的学问应运而生。这一时期出现了很多著名的注解家，如毛亨、孔安国、马融、郑玄等，正是由于他们的努力，才使得后人能够了解先秦的经典。从汉代学者注经开始，其后魏晋南北朝各代，注解古书的学风都有所深入和扩展。但是随着时代的发展先秦经书的注解一般人都比较难读懂，这是因为注解家数目繁多，看法各有侧重，同时注文大多数也比较简略。于是到了唐代，唐人也不能完全理解汉人的注解，由此出现了一种新的注解方式，即对注解的解释。这种注释方式即为"疏"，又称"正义"。在南宋以前，注和疏本来都是单独成书的。到了绍熙年间开始将十三经之汉注唐疏合刊，形成一整套经书及其注文，由此注疏学之称始流行。

　　故"注疏"是注和疏的并称，指注解和解释注解的文字。自汉以来的释经之书称为"注"，又称传、笺、解、章句；而唐代出现的对注释的解释称"疏"，又称义疏、正义、疏义。注、疏的内容包括经书中文字正假、语词意义、音读正讹、语法修辞及名物、典制、史实等。唐人不仅为先秦的古书进行注疏，同时也为汉以后的其他经书做注解，如司马迁的《史记》在唐代就有司马贞的《史记索隐》和张守节的《史记正义》等注文。之后宋代的学者也为古书的注解做了很大的贡献，其中的代表人物朱熹对部分儒家经典整理、分类并做了注释。到了清代，学者们继续钻研先人的注解，去其糟粕，取其精华，攻克了很多注疏方面的难题，解决了古代经书注释中的疑难杂症。历代解释十三经的著作很多，其中就属清代嘉庆年间由阮元主持校刻的《十三经注疏》最为完善，最为世人所看重。

　　现今最为通行的《十三经注疏》即为方便后人查阅十三经（《易》、《诗》、《书》、《周礼》、《礼记》、《仪礼》、《左传》、《公羊传》、《谷梁传》、《孝经》、《论语》、《尔雅》、《孟子》）的注和疏及唐陆德明《经典释文》的注而合刊成的一部书，其大部分是由汉朝人或魏晋人做的注，唐宋人做的疏。例如，《周易正义》就是由魏朝的王弼、韩康伯做的注，唐代的孔颖达做的疏。《十三经注疏》是文史研究工作者经常要查检的书，是华夏文明的核心典籍。中国文籍浩如烟海，目前存世十多万种，《四库全书》是这些文籍的精华，其经史子集四部中，经部又是其精华，而《十三经注疏》则冠列于其经部之首。注疏学一方面解释了古籍；另一方面也传承了文化。在这一过程中，它映射了中国社会特别是文化习俗的各个方面，是文化的载体，同时其具有的实证精神也符合当今学术专业化和精细化的趋势。

（二）中医药传承创新的现代诠释学范式

　　库恩认为，历史上的科学革命就是一种范式转换过程，旧的范式不断被突破，新的范式重构而成。中医药知识的创新也需要不断进行重构。

　　诠释学，又称释义学，是一个解释和了解文本的哲学技术。它的词根 Hermes 源于古希腊语，其意为"神之消息"，这是由希腊神话中诸神的信使赫尔墨斯的名字而来，传说他是一位天性机敏、专司向人们传递诸神信息的信使之神。由此可见，早期的诠释学和对神的信仰是分不开的。

　　从古希腊人解释荷马的史诗和其他诗作开始，欧洲的古典学者就有注释古代文献的传统。中世纪后期形成了有关《圣经》经文和法律条文解释的"古典注释学"和考证古代典籍的文献学。一般解释学是对本文的理解和解释的一般方法论研究。它不同于各种局部形式的解释学，其目的在于建立以连贯一致的理解哲学为基础的一般而普遍的方法论。代表人物为施莱尔马赫、狄尔泰和意大利哲学家埃米里奥·贝蒂。埃米里奥·贝蒂为了响应伽达默尔的《真理与方法》，发表《作为精神科学的普遍方法的释义学》和《普遍解释是人文科学的方法》（1967）两书，试图建立以考察多学科中解释的模式为基础的普遍"理解"方法，规定一套解释的标准。哲学解释学泛指对理解和解释的现象的各个层次和各种情况的研究，它不是一种方法论，而是对方法论、对理解中意识形态的作用以及对不同形式的解释范围和假定等的哲学"反思"。

　　近代，中医诠释学在国内逐渐发展起来，一些专家们开始审视，并着手以诠释学的方法对中医学进行研究。但是由于"西学东渐"的影响，科学主义成为话语权威，一些中医药研究领域的诠释学都以反向格义方法进行，学者们采用西方的科学主义思维模式、概念定义、标准方法等对中医药学进行阐释，使其脱离了中国传统文化的语境氛围，肢解了中医药学的原生体系。鉴于上述情况，我们应秉承着中华民族优秀的传统文化，在此基础上，以我为主将诠释学应用于中医药学中，对中医药学进行深入的、系统的、细致的研究，建立一套中国的诠释学体系来研究中医药学。将诠释学作为中医药研究的切入点，将复杂性系统科学作为中医药理论基础研究的突破口，用现代科学和哲学相结合的方法阐释中医药学中所蕴含的复杂科学原理、规律，为中医在临床诊疗、教学、科研等方面注入新的元素。

　　例如，在中医基础理论方面，中医基础理论是中医临床学科的基础性知识，在中医药学中占有极其重要的地位。随着现代科学技术的快速发展，学科间知识的跨界渗透与交叉也日益增多，所以对中医学基础理论中的一些概念、专有名词术语进行阐释显得越来越重要。其一，对中医基础理论中专有名词的诠释。中医专有名词，是指在中医基础理论指导下确定的具有中医学学术特点，并构成学科概念体系的特有的关于人体生理病理的名词、名称、用语，如阴阳、五行、藏象、经络、阴节、髓海、消渴、萎黄、肾风、癃闭、命门、虚热、实邪、痰饮等。中医专有名词具有其自身的内涵、特点、应用范畴，若不能对其进行准确的解释，必然会影响人们对它的把握准确度，也会影响现代中医理论体系的构建。借助诠释学及历代医家对这些术语的解释，采用现代文献学、考据学等方法，全面收集查阅相关医学文献，并结合临床经验，分析术语原构造者当时所处的历史背景、文化环境及认知角度，进而对这些专有术语进行多层次、多角度的理解和认识，将其转换成科学语言，矫正部分古代医学专业术语、明晰隐喻性和模糊性的概念，找到其现代意义属性，发现传统中医与现代医学在生命系统中的内在联系。其二，对中医临床理论的诠释。诠释学三要素之一——应用，说明实践也是一种诠释。因此，诠释中医基础理论应与临床实践紧密结合，坚持以实践为基础，进行流行病学调查，采用数据统计等现代化方法，建立符合时代发展的现代中医诠释体系和中医理论临床应用模型，用模型证明中医诠释学的科学性和在实践中的可行性。

　　要完整把握中医药学的概念，应对中医药经典注疏格义的历史发展进行总结归纳，中医药学历史悠久，典籍浩瀚，自古就有注释经典的传统和经验。走进中医文献宝库，不难发现，很多中医药学的概念、理论是基于格义学的方法建立起来的。历代学者对中医药经典的研究，不外乎就是校勘、注释、翻译、考证等几个方面，这种研究基本按照两种思路进行，一种是"六经注我"的思路方法；一种是"我注六经"的思路方法。基本符合我们今天所说的诠释过程。为什么历代医家都要对中医药古籍进行诠释研究呢？首先，中医药经典是以语言文字形式传承的，由于年代不同，环境改变，所以含义和使用特点也会有所不同。很多古代的语言文字对于现在而言，是难以理解的。其次，中医经典中会有一些中医药的专门的术语，如命门、癃闭、消渴、脏燥、萎黄、四气五味、升降浮沉、七情和合等，这些专有术语有其自身的含义和范畴，若不对其进行清楚的解释，必然会影响人们对经典的理解和把握。再次，语言文字往往是作者的思想，是时代的观念及文化的背景的一种表现，因此，不同的时期，不同的解释，也反映出了不同的价值观念和语境。中医药经典之所以成为经典，一是历代医家学习后在临证中具有有效性；二是由于后人不断传承总结前人的经验，然后结合当时的科学发展水平，对前人的古籍、理论、学说进行理解、诠释、不断创新。正是由于历代医家对经典的不同诠释，不同的传承与创新，才使得中医药学理论体系有了今天的繁荣。

中医药知识范式管理需要促进中医诠释学的发展，中医诠释学对中医的现代化发展也有着重要的意义与不可替代的作用。首先，中医诠释学对中医基础理论的研究起了很大的作用。中医基础理论的产生发展是人对自然界和人本身不断认知和理解的过程。对中医药学进行诠释学研究，实际上就是要揭示前人是如何理解和认知自然现象和人体生理病理现象的，了解前人的思维方式及观念，以现代的眼光对中医理论进行审视、解析，促进中医学理论的现代构建。其次，中医诠释学是将中医学的传统理论转换成现代语言的最好方式。中医经历了由古至今几千年的发展与传承，是延绵了几千年的文化和知识的结晶，现在面临的是一种文化的蜕变与语言的转化。就如同之前一直说汉语，现在要说英语一样，中医药诠释学对语境的分析是理解问题的一个关键。中医诠释学问题的实质就是如何将中医药传统语言转换成现代通俗易懂的语言，这就要求诠释者要掌握语言逻辑，了解语境，对传统中医理论中的类比性和隐喻性的描述进行现代语言的转换。可见，中医诠释学是对中医传统理论理解的关键技术，是对其进行现代解读的钥匙。正是由于历代医家的不同诠释，才使得中医理论体系发展成一个有血有肉的丰满框架，而不单单只是一个空架子。所以，必须发展中医诠释学，进行中医药传统理论的现代转换和重塑。

（三）推进新科学主义视角下中医药学的诠释与数据挖掘的方法的结合

诠释学作为理解与解释的学科，在西方已有了漫长的历史。在经历了一系列发展之后，于20世纪60年代出现了哲学诠释学，它所强调的是经典解释方法的先进性、实践性和创造性，被许多学科借鉴引用，其影响波及西方人文科学，甚至自然科学。而中国也有与之相似的理解与解释经典的传统，注疏学就是其中的代表，表现在医学上即为历代医家对经典中医文献的注解。但现在看来，古代医家的注解仍有不足，而哲学诠释学对当今研究经典中医文献无疑极具启发性。所以对经典中医文献的研究可以借鉴诠释学的方法。伽达默尔认为诠释学是"理解、解释和应用"三位一体的科学。在这一思路的引导下，以这三个要素作为切入点，对诠释学在中医药理论研究中的应用进行探索。

首先，对于理解。只有理解了所要诠释的对象，勾勒出相应的框架，才能发现框架的不足之处，并提出针对性建议。根据目前中医药学发展的需要，我们需要在当代复杂系统科学理论的基础上对经典中医药文献进行创造性诠释，必须对中医药学概念、学说和理论进行深入细致而透彻的理解。在熟读精读古典文献的基础上，勾勒出文献的重心，发现并超越文献的边界，在重心与边界之间，揉和聚内的向心力和向外的离心力：当向心力足够大，或许能丰富原来体系框架的内容；当离心力足够大，或许能创新一种新思维，阐释出一种新观点、新概念和新理论，如此，可以说完成了一个完美的诠释动作。

其次，关于解释。要利用现代复杂科学理论和方法对经典中医药文献进行解释，可以借助现代科学技术方法，采取图示、计算机模拟等方法，使其更加形象化，易于被其他学科和现代人所认识和掌握。此外，要尽可能采用现代科学语言进行相应概念和内容的描述，使其更加明确易懂。在传统解释的基础上，运用现代科学原理对其进行阐释和说明，进而实现中医药理论在传承的过程中突破与创新。

再次，与一般的人文学科相比，经典的中医药文献还具有一个显著特征，即强烈的实践性。经典中医药文献的内容主要包含两个方面：一是理论内容；二是实践内容，其实有些内容就是对古人临床实际的直接描述。就中医药经典而言，之所以能够成为经典，一是在于其实践的有效性；二是在于后人不断的诠释，丰富理论内涵与创新学说，赋予其新的生命意义。

我国传统的中医药学经历了几千年的发展历程，至今仍在传承与创新发展中，在现代西方医学大行其道的背景下传统中医药仍然具有强大生命力，主要是因为一方面临床实践不断验证了中医学理论的正确性和合理性；另一方面实践的复杂适应性特征通过经验又反作用于中医药学的发展，不断丰富和推动着中医药学的完善与创新。因此，临床实践也是一种诠释，既是诠释的基本手段，也是诠释的目的之所在。由此可见，经典与诠释原本就是一体的，诠释也是经典本身的内在要求与含义。

数据挖掘是指从数据库的大量数据中揭示出隐含的、具有潜在价值的信息和知识，如趋势、特征及相关性的过程。数据挖掘是知识发现中的一个步骤，其通过对查询内容进行模式的总结和内在规律的搜索，帮助决策者分析历史数据及当前数据，并从中发现隐藏的关系和模式，进而预测未来可能发生的行为。数据挖掘是从数据库的大量数据中挖掘有用知识的过程，其主要基于人工智能、机器学习、模式识别、统计学习、数据库、可视化技术等，高度自动化地分析数据，做出归纳性的推理，从中挖掘出潜在的模式，支持决策者做出正确的决策。与传统的数据分析相比，数据挖掘是在没有明确假设的前提下去挖掘信息、发现知识。因此，数据挖掘实际上是对源数据库的进一步分析。通过数据挖掘所得到的信息，具有未知、有效和实用三个特征。同理，我们可以借鉴数据挖掘技术在其他领域中的应用，将数据挖掘技术运用到中医药学领域中。通过建立与中医药学知识相关的数据库，将当前探索到的中医药各方面的信息放入数据库中，为后人了解中医药学的相关知识提供便捷性，使得中医药学的知识能够挖掘出一些隐性知识和规律性知识，保障中医药学进一步的传承下去。因此，当代知识管理需要将诠释方法与数据挖掘技术相结合，运用科学的思维和手段进行综合研究。将先进方法引入到中医药学知识领域，可以帮助后来者了解到更为实用且有效的信息，为中医药知识的创新传承提供可能性。

(四) 以新科学主义系统观研究中医药学诠释的内涵与规律

随着诠释学研究的不断深入，研究中国传统理论的现代化构建已经得到了广泛的重视。中医药学作为一个将人文社会科学与自然科学等诸多学科融合在一起的传统医学理论体系，一直孕育于中国传统文化的母体中，它拥有两千多年对经典进行注释的传统和经验，与诠释学较为接近，中医药诠释学研究作为中医理论传承与建构的现代研究的分支自然应运而生。

中医药诠释学是一门对中医药理论进行理解、解释、应用的学科，是在中医传统的注疏学、注解学等研究方法的基础上，将现代的诠释思想和方法引入与融合到中医药理论体系中。现代中医药诠释学不同于传统意义上的注疏方法，它不仅是方法，更是一种方法论和思辨体系。它与传统的中医文献学和注疏学的区别在于，它的侧重点不是在于理解和解释什么，而是在于如何理解和诠释。简单地说，就是其他学科的重点是对经典文献文本本身的研究，而现代中医药诠释学不仅要对文本进行研究，还要对其如何运用诠释方法对传统中医药知识文本以外的相关内容进行精细化研究。

现代规范的中医诠释应有科学理性主义精神中医诠释学应遵照以下几个方面：一是诠释学的基本特点是客观主义。因为中医临床具有复杂性，因此诠释时要遵守逻辑一致性和外在客观性原则，具有一定的中医药理论知识和临床诊疗验证经验进行支撑，而不能随意解释。二是中医药诠释要有普适的价值。诠释学是集理解、解释、应用"三位一体"的实践哲学，因此具有广泛的应用价值，同时可以指导我们的临床实践，从而提供比过去更稳定、更安全的医疗服务，惠及大众，这就是普适的价值。三是中医药诠释学具有可检验性。中医药诠释学应该经得起实践的检验。他人依据你的诠释可以在临床实践中进行运用，并取得理想的效果，这就是诠释学的可检验性，也是基本功能之一。四是中医药诠释学应有创新性。诠释就是创新。想创新就要进行探索和尝试，进行最优的诠释。对中医进行继承与发展，并应用现代科学方法加以研究和发扬，创立新的学说，赋予其当代的价值，同时扬弃不合理、不科学的内容。所以说中医诠释的过程就是中医学创新、发展的过程。五是中医药诠释学要有美学的成分。中医药的诠释应做到顺畅自然，与传统的理论进行良好的融合，符合当代的主流价值观，能被大众广泛接受。

二、中医药知识创新的方式

(一) 支持中医临证实践经验的提炼

中医药知识体系包含了科学性和人文社会性，但是与其他人文学科相比，中医经典文献知识具有一个非常显著的特征，即具有强烈的实践性。中医理论体系的形成与发展，本身也是在实践经验基础上形成的。根据经典中记载的前人的临床实际描述，以及对经典著作不断阐释来实现知识的适应性进化。因此，临床实践也是一种诠释，它既是诠释的基本手段，也是诠释目的所在，通过诠释发现实践经验背后的逻辑与规律。

中医药学之所以经过了几千年的发展历程，在现代医药学冲击下至今仍在不断传承与发展中，其中重要的原因之一就是在于临床实践的有效性。一般情况下中医药学者都是一边学习中医药基础知识，一边进行临床实践，在实践中理解中医药理论知识，在实践中取得疗效后，进行归纳总结进而上升到理论，这样既使得中医药的理论得到了检验，又可以使中医药理论进行不断丰富、创新与完善。中医药学的生命力在于临床实践，在中医药理论指导下，本着三因制宜的原则，中医师可以因人、因时、因地进行个性化诊疗，在实践中才能发现问题，解决问题，可以更好地传承与创新、进化与发展。临床实践经验的提炼需要借助现代的科学方法，将理解的知识解释清楚，有利于现代人的知识分享。

（二）促进运用诠释加体悟方式理解经典文献

西方诠释学的基本要素之一是理解，只有深入理解了所要研究的对象，针对传统文本搭建出合理的诠释框架，分析发现传统框架的欠缺之处，从而补充和融入新的科学理论。就传统中医药知识而言，需要运用诠释学方法对中医药学的相关概念、理论、学说进行科学准确的诠释，必须对这些概念、理论和学说产生的时代背景、语境进行语言学、语义学的阐释。由于中医药学概念具有直觉性、综合性，所以注意在诠释理解的基础上运用悟性思维。将理解的文献知识进行实践检验，在实践中体悟文献的蕴含意义，所以古代医家都要熟读经典文献，不仅要读懂，还要读熟、读透，这样他们才能在临证中深刻地理解其主旨与精髓。正如古语所言："书读百遍，其义自见。"只有在熟读的基础上，才能把握文献的重心，在实践中体悟，就可以进行科学、有效的诠释。历代涌现出的中医药大家，大都是熟读经典、具有悟性，能够深刻理解和诠释经典的大家。正是得益于他们深厚的文化底蕴和精通的理论知识，再具有丰富的临床经验才持续推动了中医药理论的传承与创新。

（三）推进学科间的交叉研究

科学知识发展经过专业化阶段后，开始起向综合化时代，其必须进行交叉学科知识研究。信息化时代，网络技术的发展为多种知识交叉融合提供可能的技术。在大数据时代，中医药知识要发展，就要跟上时代步伐，需要利用信息技术、网络技术、数据库技术对古代和现代医案、古代文献和现代文献进行知识库建设，运用数据挖掘技术，寻找中医药知识和技术的内在逻辑和规律，运用复杂科学理论和方法进行多学科融合分析，对中医药知识进行深层次研究，可将社会医学、临床流行病学、心理学、气象、地理、历史、信息技术等学科融入中医药知识，进行多角度、多层次的整合研究，促进中医药理论的创新与发展，使中医药走出现代困境，走向世界。

第三节　中医药隐性知识的管理

一、中医药隐性知识的形成与发展路径

波兰尼提出隐性知识概念后，1995 年，野中郁次郎（Ikujiro Nonaka）与竹内弘局（Hirotaka Takeuchi）提出了知识创新循环转换模式，即著名的 SECI 模式，详细阐述了隐性知识转换创新的过程，具体包括了以下四种转换程序。

外化（externalize）：内隐知识向外显知识转化的过程，即通过个体直接记录或者由别人观察、分析、测试、记录等把隐性知识转化为明确具体的显性知识。

综合化（combine）：外显知识向外显知识综合转化的过程，即把一种显性知识组合设计为方法、程序、数据库等另一种显性知识，是通过不同知识要素之间的重构而得到新知识。

内化（internalize）：外显知识转化为内隐知识的过程，通过浏览阅读建立起来的数据库、文件、程序、报告等显性知识，将其转化为自己的经验、习惯等隐性知识。

社会化（socialize）：内隐知识转化为内隐知识的过程，如中医药研究人员、医疗人员之间通过学习经典文献、临床实践体会或者相互交流中的体悟认知，在潜移默化中获得隐性知识。

从野中郁次郎的 SECI 模式知道，隐性知识是可以通过一系列的程序转化为显性知识的，这就为中医药隐性知识的显性化提供了解决路径，进而促进中医药知识的创新与升华。在 SECI 模式中知识由隐性知识转化为显性知识，显性知识转化为隐性知识的不断循环的四个转化过程中，隐性知识的显性化过程是决定中医药知识在这一螺旋前进的过程中是否能够创新的最为关键的过程，只有实现了这种类型的转化，才是使得中医药知识有了得以广泛传播和创新的起点。这也成为了中医药知识创新的突破口，中医药知识创新管理就是为中医药隐性知识显性化设计的促进机制，促进中医药工作者隐性知识显性化，推进中医药的知识的不断创新。

二、建构中医药隐性知识的测评指标

（一）发现价值观维度的隐性知识

在中医药知识管理中注意中医药知识中的价值问题。价值观维度的隐性知识包括个人的信念、动机、爱好、选择、价值取向等内容，它是隐性地存在于个体内心最本质的观念，对个体的其他知识起着决定和指导作用。这类知识潜移默化地影响着中医医者的行为，对中医医者的诊疗水平起着间接的制约作用。根据文献研究可以设置六项具体指标：人生观、价值取向、对中医的信念、对中医的兴趣、医德、学习中医的动机与主动性。人生观体现的是中医医者个体对自身的人生价值、人生目的和人生意义的基本看法和态度。价值取向体现的是中医医者个体在实际生活中追求价值的方向，是医者个体在自身意识或诊疗活动中所渗透的价值指向。对中医的信念体现的是医者个体在一定的认识基础上确立的对中医的思想坚信不疑并身体力行的心理态度和精神状态，信念一旦形成，将无时无刻不支配着医者个体的各种行为。对中医的兴趣体现的是医者个体对待中医学习和工作的态度，对中医临床教学或临床工作的适应能力，对中医的兴趣会增加中医医者的工作满意度、职业稳定性和职业成就感。医德体现的是医者个体在帮助患者同疾病做斗争的过程中逐步形成的医患人际道德，是一般社会道德在医疗卫生领域中的特殊表现。高尚的医德是中医医者开发智力、努力学习、勤奋工作、追求真理、发展科学的积极促进力量。学习中医的动机与主动性，体现的是个体具有主动学习中医的一种内部动力，可以按照自己设定的目标而非依赖外力推动去探索和学习中医知识的能力。

（二）了解情感维度的隐性知识的测评

情感维度的隐性知识是指中医医者在生活和工作实践中领会到的关于如何认识、调控和激励自己与他人的情感的知识。这类隐性知识可设置六项指标：情绪自控能力、自我减压能力、对患者的同情心、与同事交流的能力、团队合作能力、师徒关系的亲密度。情绪自控能力指的是中医医者个体在实践中约束、控制和调节自己情绪的能力。自我减压能力指的是中医医者个体在面对外界环境的挑战时能够有技巧性地自我缓解压力的能力。对患者的同情心，体现的是中医医者个体对患者的态度和爱心，对患者有同情心的医者在感情上能够对患者的疾病遭遇产生共鸣。与同事交流的能力指的是中医医者个体在与同事的相处过程中总结和体会到的交流技巧。团队合作能力指的是中医医者个体在自身所处的团队中能够做到与他人密切合作、配合默契、共同决策和与他人协商的能力。师徒关系的亲密度指的是中医医者在长期与师傅相处的过程中与师傅产生的感情的深厚程度，也就是在教学与生活中师徒彼此间相互交流、相互信任和相互理解的程度。

（三）理解认知思维维度的隐性知识

认知思维维度的隐性知识可以通过中医医者个体在生活和实践中的心智模式与思维模式来反映。该维度可设置八项指标：逻辑思维能力、形象思维能力、对中医药知识的悟性、中医知识结构、对中医就诊情境的观察能力、对疾病的直觉判断能力、解决中医诊疗问题的能力、创新中医药知识的能力。逻辑思维能力指的是中医医者个体把感性认识阶段获得的对中医药及其他事物认识的信息材料抽象成概念，运用概念来进行判断，按一定逻辑关系进行推理而对中医及其他事物产生新认识的能力。形象思维能力指的是中医医者个体在对形象的信息所传递的隐性知识进行感受、储存的基础上，结合主观认识与情感进行识别，并运用隐喻、类比等方法表达隐性知识的能力，也包括了中医象思维中的立象尽意、取象比类和寄言出意的思维能力。对中医药的悟性就是个人的智慧与中医药的实践相撞击而产生的灵感，是指中医医者个体在一定的传统文化知识、中医药知识和综合实践能力的基础上突发性地发现、预见、提出和解决中医药问题的心理现象。医者个体掌握的中医隐性知识越深刻，其对中医的悟性就越强。

中医知识结构反映的是中医医者个体知识的深度与广度。这里的知识不仅是医学知识，还包括医者个体在文、史、哲等传统文化素养与现代医学等方面所具备的知识。医者个体的知识结构越全面，其表达隐性知识的能力就越强。对中医就诊情境的观察能力指的是中医医者个体在就诊工作中积极启动感觉器官，有意识、有目的地考察某个患者、某个症状的知觉能力。也可以理解为中医四诊中的望诊、闻诊、问诊和切脉能力。对疾病的直觉判断能力指的是中医医者个体在诊疗工作中根据患者的症状，运用个人所掌握的哲学与医学知识及实践经验判断和把握疾病的本质与规律的能力。解决中医诊疗问题的能力指的是中医医者个体在诊疗工作中能够运用理法方药对症下药，以最有效的方式解决患者的疾病问题的能力。而心智技能是思维能力在解决中医诊疗问题中所表现的隐性技能。创新中医的能力指的是中医医者个体在继承前人的理论和自身实践的基础上，运用多学科知识对中医药进行研究，取得突破性或显著性成果，为中医药学提供有价值的新思想、新理论、新方法和新经验的能力。

（四）洞察经验技能维度的隐性知识测评

经验技能维度的隐性知识指的是中医医者个体在中医临床实践工作中所掌握和运用的经验、技巧、诀窍和能力性知识，反映的是中医医者个体的临床操作能力和诊疗水平。该维度可设置五项指标：中医的辨证能力、中医临床经验的丰富程度、中医临床技术诀窍、掌握和运用中医技能的熟练程度、完成中医技能的效果。中医的辨证能力是中医医者个体在中医理论指导下，对临床病情资料进行综合分析，判断证候为论治提供依据的能力。中医临床经验的丰富程度指的是中医医者个体在临床工作中亲身体验积累指导性和可借鉴性知识的情况。中医临床技术诀窍主要是中医医者个体在长期的临床实践中积累的个体性、经验性、技巧性的知识和能力。掌握和运用中医技能的熟练程度指的是中医医者个体在辨证施治过程中对自己所掌握的中医技能的记忆和操作的熟练程度。完成中医技能的效果指的是中医医者个体将在长期反复的试验和操作中所形成的个人技术运用于临床诊疗时的水平。

第四节 中医药知识创新管理

一、中医药知识创新的影响因素

（一）经济因素

现代社会是市场经济主导的社会，中医药知识传承创新必须要有经济后盾。在市场经济环境中市场运用价格机制发挥资源优化配置作用，能够将一些重要资源配置到有偏好的人群手中，提高资源配置的效率。但是，中医药知识传承创新属于公共品，必须依靠政府的补偿机制和政策调节机制，通过减税、补贴措施引导企业的"选择性进入"。市场可以利用企业使中医药文化知识价值资源在传承创新中实现价值增加和效率提高。企业组织依据市场对中医药知识和技术的传承创新价值的不同需求，进行服务模式创新，充分满足不同层次的服务需求和尊重特定主体对传统服务和创新服务的选择性，以人为本，以健康为目标设定具体内容。市场和企业相互作用，既服务社会，满足特定人群的服务需求，又促进中医药文化和知识的传承与传播与创新。

（二）文化因素

1. 保护传统文化保持中医药传承创新的土壤

任何知识和技术都是一定历史文化的产物，中医药知识是在数千年的中国传统文化的基础上产生和发展起来的知识体系，中医药的现代发展离不开传统文化土壤，离不开传承前人的知识技能，更需要站在巨人的肩膀上发展创新。中医药的发展和创新源泉在于继承，要在继承中求创新发展，在创新中继承中医药文化知识的精髓。中国近代以来在西方文化和医学的冲击下，陷入取缔中医或者废医存药的困境之中。中医药事业发展必须回归中华文化的核心价值，利用新媒体传承传播优秀中医药文化，在中医药知识传承创新中做到继承不泥古、创新不离宗。只有这样才有可能跻身于世界医学之林，为人类健康做出应有的贡献。

2. 传承国医大师们的学术思想和临证经验

21世纪以来我国已经评出两批国医大师，国医大师成为中医药文化和知识的象征和符号，成为中医药知识传承创新的核心资源。国医大师在几十年的临床实践中，不断学习中医药经典文献，将经典文献理论应用于临证实践中，传承古代医家学术思想，借鉴各学术流派的宝贵独特诊治方式，学习体悟古代名医医案，在实践中总结自己的临证经验，逐渐成长为一代宗师。他们做到了"承古而不泥于古，立足于创新"发展。他们在长期的临床实践中认真学习和思考，吸收了现代医学的一些理论和方法，忠实于中医药的特色技术，创新和丰富了中医药理论。国医大师邓铁涛教授认为，"中医理论的创新是中医创新中的关键和难点"。周仲瑛教授结合自己岐黄之路的切身心得，将其长期治学思想集中而概括地表达为："古为今用，根深则叶茂；西为中用，老干发新芽；知常达变，法外求法臻化境；学以致用，实践创新绽奇葩。"当前传承国医大师的文化理念、学术思想、临床经验尤为重要。

3. 建设中医药文化基地和塑造中医医院文化

中医药文化是中国传统文化的典型和范例，其在数千年传承和传播过程中，不断汲取中国传统文化的优秀成分，融合各学科的文化思维方式，形成中医药文化独特的宇宙观、健康观、生命观和疾病观。中医药文化既是中医医德不断实现的精神力量，又是中医药知识和技术不断传承创新进步的文化源泉。为了传承和弘扬中医药文化，国家中医药管理局2011年计划推进中医药文化基地的建设，并制定了《"十二五"中医药文化宣传教育基地建设工作方案》和《全国中医药文化宣传教育基地建设标准》，在随后的五年内，组织建设了34个全国中医药文化宣传教育基地和众多省级中医药文化宣传教育基地。

中医医院作为一个特殊的社会医疗组织，应具有公益性，中医院组织在长期医疗服务和经营活动中逐步形成的具有中医药特色的基本信念、价值观念、道德规范、规章制度、人文环境。为了更好地促进中医药文化的传承和创新，国家中医药管理局早在2009年8月就在总结部分中医医院开展中医药文化建设试点经验基础上，组织制定了《中医医院中医药文化建设指南》（以下简称《指南》），随后，各省级中医药管理部门都根据《指南》的要求，加强对中医医院中医药文化建设工作的指导和督促。各中医医院也根据《指南》结合本院实际情况，组织实施中医药文化建设工作。

（三）社会因素

社会因素包括社会制度、社会群体、社会资源、道德规范、社会舆论及风俗习惯等，对中医知识创新能力起到基础性的支撑作用。中医药知识传承与创新总是在一定社会环境中进行，名老中医药专家在一定的组织氛围中进行传授，其传授动机也受到社会文化环境、人际关系和组织支持的影响，中医药知识转移需要在良好环境中教学相长、师徒互动以及临床实践中理解体会；社会组织和学术团体在学术会议的组织、学术水平评价方面有利于促进中医药知识的传承与创新，能促使中医药知识体系的完善和理论水平的提高，在良好的学术交流和竞争中促进中医药知识创新。

可以说，中医药是一门实践经验医学，长期临证中要遵循"纸上得来终觉浅，绝知此事要躬行"的原则。一代代中医名医遵循"读经典、拜名师、做临床"的路线，在临床操作中检验文献理论，在不断的临床实践中进行知识创新。总之，中医是在一定社会环境中进行临床实践，各种社会因素影响着他们在临床实践中的价值观、服务理念和临床行为。随着社会的发展，中医药知识管理需要适应社会发展的需求，指导医生提供适宜知识和技术。

（四）政治因素

政府的支持政策往往对于中医知识传承创新能力起到很好的保障作用。国家对于创新已经上升到国家战略的高度，并设立了专门的管理部门，对创新行为进行指导，同时注重综合利用法律和财税政策手段给予支持，这些举措都极大地促进了知识创新能力的提高。实际上，政策因素对于创新的主要作用机制在于，通过为企事业组织营造公平、法制和竞争的环境，来激发企事业组织的创新潜能。在中医药服务中，国家重视中医药服务在中医医疗机构中比例，重视中医药适宜技术推广的行为，重视将部分中医药服务纳入医保中，这些都对于中医知识的创新发挥了保障功效。

知识的创新离不开国家政策的支持。政府管理部门在政策上的倾斜和支持成为中医知识创新能力中最强的一个环节。只有在政策的大环境下，中医药知识药创新才能得以顺利开展和进行。另外，法律条款的制定、财政税收的支持也能影响到知识创新的进步，这一点毋庸置疑。

（五）技术因素

在近现代社会发展中，技术创新是推动社会发展进步的根本动力。在中医药知识传承创新过程中，中医药的传统技术必须和现代医疗技术和信息技术相结合。现代医学技术和信息技术因素都是中医药知识技术创新思想的重要来源和支持系统，又是在现代社会创新成功的基本保证。要提升中医药知识传承创新能力，必须学习现代医学的技术方法，对传统中医药知识和技术进行规范化、标准化创新设计，必须利用现代信息和通信技术，使中医药传统技术发扬光大、在国内外迅速传播。

进入 21 世纪，传统服务经济开始向知识密集型服务经济转变，整个服务业的知识化和专业化趋势在不断增强，而这个过程必然伴随着新技术的推广和普及。在这种社会背景下，中医药知识的传承创新必须发展传统技术因素在创新能力形成中的作用，让中医药特色技术发挥绿色、无伤害和调节机体免疫系统作用的优势，为广大居民健康提供替代医学服务功能。

（六）其他因素

除了经济、文化、社会、政治和技术等方面的因素之外，微观层面的医患关系也会影响到中医药传统知识传承和创新。

从医者方面看，广大中医药工作者在第一线直接给患者服务，他们的诊疗行为就是中医药文化和知识的传播过程，直接影响患者的情绪、认知和依从性。中医药工作者与患者之间的长期动态交流互动，能够增加相互之间的友谊和信任。中医药文化的慈悲普渡情怀、救死扶伤的人道主义精神通过中医药工作者的行为能够感染和影响患者。患者的疾病痛苦和心理压力通过与中医药工作者的交流得到释放和缓解，中医药工作者要善于捕捉患者心理情绪，利用中医药形神一体的思路采取心、药同治，这就真正传承和创新了中医药传统文化和知识。

从患者方面看，患者在医疗服务中的主体性作用更加凸显，他们有可能直接参与到中医药医疗机构的服务实践中，直接参与中医药服务新产品、新服务的传承、挖掘和创新过程，从而提升中医药服务传承创新能力和提高患者满意程度。另外，患者在参与中医药知识传承创新的服务过程中，可以有效改善当前的医患紧张关系，回归传统的医患友谊传统状态。

二、中医药知识创新管理机制

（一）促进表意与逻辑相结合的创新

中国古代表意为主的汉字形成了中医的藏象思维方法。

由于汉字不是纯粹表音的抽象符号，而是以表意为主的形、音、义统一体，中医药学必须运用汉字语言去建构医学理论，汉字的象形字、形声字、会意字等以形寻义的特征影响了中医的思维方法所谓"医者，意也"。医生需要通过"望闻问切"获得的表象信息推测内部问题。把这种意象思维的方法运用于治疗实践，得到灵感的体验。《后汉书·郭玉传》有："医之为言意也。腠理至微，随气用巧，针石之间，毫芒即乖，神传于心手之际，可得解而不可得言也。"

可见"意象"的形成与文化相关，中医形成形而上之道的思维方式，采取由现象到本质的认识方法。中医认为，身体内部的状态及其变化，一定会通过某种方式，在体表层面表现出来，通过望闻问切了解机体外部的表象，则可以推测认识体内的变化，有诸内，必形诸外。这就形成中医的藏象学说。藏是指藏于体内的器官；象就是脏腑表现于外的生理、病理现象，藏象学说认为，借助对体外生理、病理现象的观察，可以推定体内脏腑的性质与功能状态。

受这种中国传统思维方式的影响，中医学将道气的形上观变成中医药理论中的方法论，通过意象概念和意象符号去发现蕴含着丰富的内涵和信息，启示人们可以通过表象去揣摩、推测其本质意义。医家需要发挥想象力、理解力，由表及里、由外而内、由浅入深地进行思考，从中获得启发，不断发现它的新价值。中医文本中记载的临证语言的概念形成意象思维元素，构成极丰富的意蕴。这种思维在当今社会具有一定的局限性，很难传播和普及，需要结合现代科学方法进行理解、诠释，可借鉴现代科学方法进行传承与创新，如运用数理逻辑方法结合意象思维进行创新，将意象与符号关系进行规范。数理逻辑就是用数学的方法研究关于推理、证明等问题，是精确化、数学化的形式逻辑。它是现代计算机技术的基础。

（二）推动整体思维与分析思维相结合进行创新

中国汉字具有结构性特点，可成独立系统，独立表达意思。许多汉字可代表一个词，导致在使用中灵活多变，对形态要求不严格常可用词法代替语法，用一些语助词来帮助表现语法。中文由于词法灵活，动词、名词表达主语、谓语、宾语不严格，它需要在整体句法中进行定格，所以在理解时需要从上下文句法的情景结构中去理解词性、理解语法的主谓动宾等。钱基博在《国文法研究》中说："中国文章，字之精神，寄于句；句之精神，寄于篇章。"黎锦熙把汉语"章法决定句法"作为语言分析的一个重要原则。由此可见，汉语中的字、词蕴含的文化内涵和美学意韵是线性拼音文字难以企及的。

汉语言文字的特点，形成了中国人的整体思维方式，也影响了中医药学的整体思维观，这是中医药的知识优势，但是这种思维缺乏分析思维没有形成微观基础的认识，在现代科学主义的实验医学、分子生物学微观医学视域下，这种优势就成为劣势。现代中医的整体观需要与微观医学相结合，在整体视阈下结合分子生物学、基因医学来认识生命现象，将更加科学合理。

（三）推进两种医学方法的融合

中国古代学说注疏为主的解释方法需要借助现代实验医学方法，传统医学的思想和经验通过现代医学方法来证明形成两种方法融合，互相取长补短构建新的创造式思维方法和新的实验方法。

由于汉字和汉语言的特点，中国古代思维意象具有体验构建特点，不是区分不同体质，而是将不同事物进行类比，寻找共同或相似成分、相似关系进而形成一种生成性思维。正如李约瑟所说："当希腊人和印度人很早就仔细地考虑形式逻辑的时候，中国人一直倾向于发展辩证逻辑。"中国古人的学术发展路径是以注疏方式开展的。魏晋时期我国学术界改变两汉时期"六经注我"的注疏方式，形成"我注六经"的创新思维方式，如王弼通过《老子注》建立了自己贵无论的哲学体系，以其辩证思维来辨析有、无的生成关系；郭象则通过《庄子注》表述事物内在本性与外在表象的关系，形成崇本息末的思想体系。中医学也是按照这种学术思路发展的，这种学术思想有利于融合当代医学知识，运用中西医结合建立中国精准医学理论体系。中西医的研究对象都是人的生理、病理现象，将两种医学融合要比单纯的一种医学研究更为系统、精深、准确，在实践中更有利于全面认识复杂的生命规律和解决复杂的医学科学问题。

☞ **思考题** 》》》

1. 比较五种中医药知识传承方式的优劣。

2. 阐述中医药知识创新的影响因素。

3. 说明中医药隐性知识的测评指标。

（杨　宇）

本章案例请扫码

参 考 文 献

常富业，王永炎．2010．浅谈诠释学方法在中医学中的应用［J］．天津中医药，27（4）：267-270．

谌章俊，蒋智刚．2007．基于数据挖掘技术的知识发现系统［J］．现代情报，5：35-36，40．

范宇鹏，杨志敏，老膺荣，等．2010．基于中医知识特点，引入知识管理，探索中医传承新模式［J］．科技管理研究，16：161-163．

伽达默尔．2007．诠释学Ⅱ——真理与方法［M］．洪汉鼎译．北京：商务印书馆，243-244．

伽达默尔．2007．诠释学Ⅰ——真理与方法［M］．洪汉鼎译．北京：商务印书馆，417．

郭蕾，张俊龙．2006．论诠释学在中医理论基础研究中的意义和价值［J］．中医药信息，23（3）：1-3．

蒋礼鸿，任铭善．1984．古汉语通论［M］．杭州：浙江教育出版社，610-614．

金凌，马洪瑶，王中越，等．2014．中医药文化核心价值传承与传播的困境分析及时代机遇［J］．辽宁中医药大学学报，06：120-122．

李明辉．2007．中国经典诠释传统（二）：儒学篇［M］．上海：华东师范大学出版社，175．

李婷，杨坚，申俊龙．2013．基于隐性知识管理的中医知识创新促进机制研究［J］．湖北中医药大学学报，04：79-81．

李婷，赵宁，李艳，等．2013．中医知识创新的影响因素及实证分析［J］．现代生物医学进展，03：578-585．

林丽真．2005．经典的诠释与理统的建构——从王弼的"有无"、"动静"二论谈起［C］．中国哲学与文化（第2辑）．桂林：广西师范大学出版社，75-76．

刘艳，申俊龙，赵宁．2012．中医医者个体隐性知识的测评指标研究［J］．价值工程，17：285-286．

潘德荣．2003．文字·诠释·传统——中国诠释传统的现代转化［M］．上海：上海译文出版社．

王永炎，郭蕾，张俊龙，等．2010．论诠释学与中医学创新［J］．中医杂志，51（7）：587-589．

王永炎，王飞，杨晗，等．2011．诠释学在中医内科学研究中的应用［J］．中医杂志，52（7）：541-544．

魏鲁霞，申俊龙，叶盛平．2013．中医药隐性知识创造式思维的根源及内在发展逻辑［J］．医学与哲学，06：68-76．

夏登杰．2007．缄默知识与中医教育［J］．学术论坛，11：188-191．

夏登杰．2008．中医的缄默知识特征及其在教育中的实现途径［J］．青海社会科学，06：134-138．

第十章 中医药健康社区管理

内容提要

本章主要介绍中医药健康社区管理的理论基础、相关概念与内涵及中医药特色的健康社区服务模式，中医药特色的健康管理在慢性病社区综合防治中的应用，治未病与健康体检如何有机结合等内容。

第一节 中医药特色的健康社区服务理论基础

一、健康管理的相关概念

（一）健康管理的定义

随着我国城乡居民生活水平的提高，人们的健康意识也不断增强，人们已不再满足于"有病才求医"的传统医疗服务模式。同时，社会经济的高速发展和城乡人口老龄化的进程加快，导致老年性疾病等各类疾病患病率上升，从而对健康维护及改善的医疗需求日益增长。国际经验表明，实施健康管理是"提高居民健康水平，总体控制医疗总费用"的关键环节，而社区健康管理是实施这一关键环节的重要平台。随着当今社会科学技术的不断发展，人们对生活质量的要求不断提高，养生保健越来越被广大居民所关注，中医中药参与社区健康服务及管理更能体现祖国医药简、便、验、廉的优越性。早在2000多年前，中医就认识到了预防疾病的重要性，《内经》中提出了"治未病"的预防保健思想，且指出："圣人不治已病治未病，不治已乱治未乱，夫病已成而后药之，乱已成而后治之，譬如渴而穿井，斗而铸锥，不亦晚乎？"我们的祖先早就认识到防患于未然的重要意义。

健康管理是指对个人或人群的健康危险因素进行全面监测、分析、评估及预测和预防的全面管理过程。它从遗传、生活习惯、饮食、生活环境、职业行为等方面出发，对影响身体健康的各种因素进行跟踪预测，对疾病早期进行预警，全方位地进行健康干预的前瞻性理念，结合先进完善的医疗保健服务与信息技术手段，以各层次医疗机构为依托，为居民提供科学、系统及人性化的全方位的健康服务，以此调动个人与家庭自我保健的积极性，充分有效地利用有限的医疗卫生资源来达到最大的健康改善效果，达到防治疾病发生、控制疾病的发展、降低医疗费用、提高生命质量的目的。

（二）健康管理的性质与内容

1. 性质

健康管理，就是针对健康需求对健康资源进行计划、组织、指挥、协调和控制的过程，也就是对个体和群体健康进行全面监测、分析、评估、提供健康咨询和指导及对健康危险因素进行干预的过程。

2. 内容

健康管理的内容主要包括对个体和群体健康进行全面监测、分析、评估、提供健康咨询和指导及对健康危险因素进行干预。

(三) 健康管理的宗旨和特点

1. 宗旨

健康管理的宗旨是调动个体和群体及整个社会的积极性，有效地利用有限的资源来达到最大的健康效果。健康管理的具体做法就是为个体和群体（包括政府）提供有针对性的科学健康信息并创造条件采取行动来改善健康。

2. 标准化、量化、个体化和系统化的特点

健康管理的具体服务内容和工作流程必须依据循证医学和循证公共卫生的标准和学术界已经公认的预防和控制指南及规范等来确定和实施。

二、社区健康管理的内涵

(一) 社区健康管理的内涵

社区健康管理是以社区全体居民为服务对象，对全社区居民的生命全过程进行系统的监控、指导和维护服务，将预防保健、健康教育和疾病治疗结合到一起，落实"小病在社区、大病进医院、康复回社区"的服务模式，真正实现"治未病"的目标，有效地分流患者，减轻大医院的压力，逐步缓解"看病难、看病贵"的问题。

(二) 发展社区健康管理的意义

随着经济的发展、健康意识的提高以及在医改进程中各种矛盾的凸显，发展社区健康管理具有十分重要的意义。

1. 社区健康管理是解决"看病贵、看病难"问题的最有效办法

慢性病威胁和医疗负担加重是引发当前社区健康管理"热潮"的直接原因和最大需求。只有实施战略前移（从疾病发生的"上游"入手，即对疾病发生的危险因素实行有效地控制与管理，从以患者为中心转向健康、亚健康人群为中心）和重心下移（即将卫生防病工作的重点放在社区、农村和家庭），才是解决民众"看病贵、看病难"问题的最有效办法和举措。通过发展社区健康管理，能够引导社区居民的一般诊疗下移到基层，解决"看病贵、看病难"的问题，逐步实现社区首诊、分级医疗和双向转诊。

2. 发展社区健康管理是社区群众越来越迫切的需要

WHO 认为所有就诊患者中，只有 10% 左右的患者需要专科医生诊治，而人群中 80%～90% 的基本健康问题，可以通过以训练有素的全科医生和社区健康管理师为骨干的社区卫生服务工作人员来解决。社区卫生服务以维护社区居民健康为中心，提供疾病预防控制等公共卫生服务、一般常见病及多发病的初级诊疗服务、慢性病管理和康复服务。社区健管理的制度化、有序化能够使得社区卫生服务机构逐步承担起居民健康"守门人"的职责。

3. 发展社区健康管理有利于适应疾病谱改变的需要

随着医疗卫生技术的进步,人类的疾病谱发生了很大改变,恶性肿瘤、脑血管病、心脏病、呼吸系统疾病、损伤及中毒、内分泌营养和代谢疾病、消化系统疾病、泌尿生殖系统疾病、神经系统疾病、精神障碍等发病率逐年上升成为威胁人类健康的主要因素。WHO 发布的健康公式(健康=15% 遗传+10% 社会因素+8% 医疗+7% 气候因素+60% 生活方式)也明确显示,影响健康的主要因素是生活方式,而生活方式不当引起的疾病是可以通过健康管理有效地进行防治。

4. 发展社区健康管理有利于充分发挥中医药的作用

中医药文化内涵博大精深,但是源于人类生活的哲学理念,适合于对社区居民进行健康教育,特别是中医的"治未病"思想更是切合社区健康管理的预防保健理念。中医诊治疾病的望闻问切方式适合于在社区开展健康服务。因此以发展社区健康管理为契机,可以充分促进中医药在社区的发展和普及,使中医药在疾病预防控制、应对突发公共卫生事件、医疗服务中的作用更加凸显。

三、中医药服务的特色与优势

(一) 中医药学的健康观念体现了现代医学发展趋势

中医药学从认识和掌握人体功能状态的变化规律入手,揭示了人体生命活动的变化规律,创立了一种研究人体复杂系统的科学思维和研究方法。中医药学作为我国疾病防治和健康保障体系中的重要组成部分,其不仅有重视预防的理论,还有许多行之有效的养生、保健和预防疾病的药物、方法和技术,其在养生保健和疾病的三级预防中均具优势。千百年来大量的医疗实践证明,中医药对于促进人类健康方面具有独特的优势。中医在整体上对个人的健康状态进行衡量,是一种整体医学,同时中医药针对个体体质禀赋不同,同一种病源引起的证候表现不同,依据这种证候中医进行个性化治疗,这是真正意义上的个体化健康管理,可以将中医药"治未病"的思想和技术与健康管理的规范流程相结合,创建具有中国特色的社区健康管理。

按照 WHO 的健康定义,健康不只是没有器质和功能性病变,同时也应包括精力充沛、精神饱满、心情舒畅、饮食睡眠正常、社会适应能力强等。中医学认为生命活动是一种复杂的动态平衡的过程,自然环境、社会因素、心理状态及人体各组织器官的功能状况等异常变化,都能引起人体生理平衡的相对失调,都会出现人体不健康的表现。所以,中医药学在预防保健治疗中强调天人合一、整体观念,重视六淫七情等致病因素的相关性和系统性理论,体现了现代医学模式发展的方向。

(二) 中医药在防治重大疾病上的优势

中医药"天人相应"的理论将环境中的"邪气""戾气""瘴气"和不良生活方式、生活习惯等内外要素作为疾病的原因,在防治时详细分析环境正气和邪气及改善生活习惯,并根据个体差异进行辨证施治,依据疾病性质和病变发生发展环节不同,采取不同的辨证方法。如温病采用卫气营血辨证、三焦辨证，脏腑病变采取脏腑阴阳五行辨证，一般慢性病采用八纲辨证方法进行证型判断，利用天然的药物，进行君臣佐使配合的复方进行调治。中医药有数千年的临床实践，对疑难杂症的每一种证型的治疗方法或方药配伍都经历了数千年的不可计数的临床验证和调整。所以在防治重大疾病和疑难杂症疾病上，中医药都有其特色和优势。尤其在肿瘤、心脑血管疾病、难治性消化系统疾病、胶原病、免疫缺陷及自身免疫性疾病等现代医学难以解决的疾病的治疗中可以发挥作用，可与西医结合相互补充提高疗效。

（三）中医药在社区基本医疗服务中拥有特色和优势

中医药以其简、便、验、廉的诊治特点可以惠及越来越多的城乡社区居民。中医药的传统诊疗方式在社区卫生服务中具有独特优势和作用。首先，中医药人员在社区内开展工作的适应性较强，在基本医疗服务中可运用中西医结合方法有效防病治病，老百姓也乐于接受。其次，中医的望闻问切诊疗技术简便，不需要大型医疗仪器设备支持，可以就近利用当地中药资源，成本相对低廉，适合于在社区开展诊疗活动。再次，中医药文化在社区有着深厚的群众基础，尤其是适宜于基层社区中老年居民防治老年病、发挥"治未病"特色，有效促进居民开展养生保健活动。最后，随着化学合成药物对人体的毒副反应被人们重视，中草药对人体的毒副反应相对较小，为了追求身心健康，自然疗法和天然药物越来越受到人们的青睐。中医药采用植物、动物、矿物等天然的药材来防治疾病，顺应了当今世界回归自然的潮流。因此，在开展社区医疗卫生服务工作中，使中医药融入社区基本医疗服务中，参与到预防、医疗、保健、康复、健康教育等各项工作中，开展中医药的综合健康服务，使中医药在社区卫生服务中发挥应有的作用，以满足老百姓的健康需求。因此，在社区卫生服务中中医药必将得到广泛的利用，也必将更受人们的欢迎和接受。

第二节 中医药特色的健康社区服务模式

一、中医药特色的健康社区服务的目的与内容

（一）中医药特色的健康社区服务的目的

早在 2000 多年前，《内经》就有"圣人不治已病治未病"的说法，我国在那时就已经有许多健康管理的思想火花，这也为中医药特色的健康管理提供了理论基础。很多发达国家和一些发展中国家的经验都已证明了以社区卫生服务机构为平台开展健康管理的经济有效性。我国社区卫生服务集预防、医疗、保健、康复、健康教育、计划生育指导六位一体，其宗旨在于给社区居民提供经济、方便、有效、综合、连续的卫生服务，其服务对象不仅是患者，还要包括亚健康人群和健康人群。社区卫生服务机构的服务内容和对象与健康管理有着密切的联系。同时健康管理实施过程的连续性、长期性等特点，也适合以社区卫生服务机构为平台稳步可持续发展。结合社区医疗卫生服务的特点和需求，健康管理可在以下方面提供帮助和支持：建立健康档案，识别、控制健康危险因素，实施健康教育，

进行健康和医疗需求指导，搭建个人健康信息网络平台，方便社区和指定大医院之间的患者信息共享。我国现代的健康管理是最近十年才有的一个新兴管理服务，处于探索和起步阶段，很多人关注到了健康管理这一行业的良好发展前景，各种健康管理机构纷纷建立，但从事工作的方法与内容存在很大差别，大家"各自为政"，很多机构甚至不顾国情完全照搬外国的健康管理模式，出现水土不服。

中医药特色健康管理社区以"健管家"服务团队为单位，以中医全科医师为核心；以中医药特色健康干预及慢性病管理为重点，通过开展为社区居民建立个人电子健康档案、签订健康管理协议、开展中医体质测评、培养家庭保健员、举办中医药预防慢性病宣传讲座等系列活动而创建的健康社区。中医药特色健康管理社区将全面实施以健康管理为目标，以中医药为特色，以机构合作为途径，以社区居民广泛参与为基础的健康管理社区战略，使广大人民群众了解中医、认识中医、使用中医、享受中医，不断提高社区居民健康水平。通过多种形式的中医健康教育活动，向社区居民普及中医药基本知识与养生保健技术，增强社区居民的健康意识和自我保健能力，促进人们自觉采纳有益于健康的运动方法、起居规律、饮食习惯、环境保护与利用方式等。东汉末年著名医学家华佗就创造了"五禽戏"来用于人们增强体质，中医药"治未病"理念和技术对消除或减轻影响健康的危险因素、预防疾病、促进健康、提高生活质量具有科学性、有效性和经济性的作用。

（二）中医药特色的健康社区服务的内容

中医药特色健康社区可以通过建立健康档案的方式，对老年慢性支气管炎、高血压、糖尿病、脑卒中后遗症、残障人员、精神病和孕妇保健，儿童和亚健康人群及健康人群进行健康管理。以资深中医师为重点形成中医药社区服务团队，组织服务网络，重点针对亚健康人群和慢性病患者，通过中西医结合诊断，收集相关健康和病史资料。运用中医体质学说辨识人群的体质类型，从健康管理方案制订入手，设计个性化饮食、运动、起居及环境方案，指导居民进行中医药健康活动，并对亚健康人群和慢性病人群制订四季调养的饮食、运动、起居、卫生环境管理方案，对居民进行体质调养、慢性病中医防治措施，定期和不定期对重点人群进行电话随访或上门指导，切实有效提供慢病治疗、养生保健、食疗药膳、情志调摄、运动功法和体质调养的方案及中医药健康处方。

（三）中医药特色的健康社区服务的方法

中医药特色健康社区最重要的是发挥中医药文化的健康促进作用，运用各种媒体开展社区中医药文化传播和中医药健康教育知识讲座；以社区中医类别全科医师为骨干，依托全科医师团队，聘请中医药院校和中医医院的中医药专家成立健康教育讲师队伍，在各责任社区向群众传播中医药文化、普及中医药知识。在社区建设中医药健康咨询平台：全科医师团队在各责任社区组织知名专家进行义诊咨询，利用专家权威话语引导居民进行合理营养、改进生活方式等各种慢性病的防治知识，或心理疏导教育，克服居民的暴饮暴食、偏食、抽烟、酗酒等不良嗜好等行为。利用中医药文化的传统认识基础，发挥民间长期形成的养生保健传统方法作用，开展以家庭为单位的中医药健康教育；挖掘传统文化中的食疗药膳方，利用药食两用中药材进行冬令进补，冬病夏治的食疗活动，形成健康生活习惯，结合现代社会的"世界结核病日""全国肿瘤防治宣传周""世界无烟日""高血压病日""糖尿病日""世界艾滋病日"等各种主题日宣传，配合开展相应的中医药健康教育与促进活动。

二、中医药特色的健康社区服务的经营机制与运作方式

（一）政府主导实施中医药特色社区健康管理

中医药特色健康社区建设首先需要政府资源，政府发挥主导力量，以中医药特色社区健康管理基本要求为准则，以中医药文化理念和技术为手段，以群众需求为导向，组织医疗机构、高校、社会团体、企业、居民共同参与治理，形成政府推动、市场补充，既有学术力量，又有经济发展的激励，建立健全、合理、长效的健康管理运行机制，保障中医药特色社区健康管理的可持续发展。

政府在健康社区建设中可以下放部分职能，发挥社会组织的社会治理功能，政府可以集中资源和精力投入到社区基础性的建设工作中。中医药特色社区健康管理，政府的主要任务在于：①发挥战略导向作用，制订中医药特色社区健康管理的发展方向、政策、规划、标准及其他主体进入的准则等，发挥监督和考核作用，激励与规制各方行为，为各主体的参与提供良好的制度环境，调动各方积极性。②政府发挥宣传和引导作用，组织专家队伍向群众普及健康管理知识和中医药文化知识，采取各种方式进行健康教育与健康促进，促进人们对中医药文化理念的领悟及对简便验廉的中医药技能的推广，促进居民健康行为养成，提升群众的健康素养。③强化社区健康管理的主导投入作用，保障和加大政府资金投入，建设社区卫生服务基本硬件设施，大力培养优秀的中医全科医生，同时做好社区群众健康档案建设中居民健康信息的采集、监测、评价等基础性工作。

（二）市场发挥资源配置的优化机制，提高效率

为充分满足不同层次、不同偏好社区人群的健康需求，应当让市场发挥资源配置的优化效应，将一些重要资源配置到最有偏好的人群中，提高资源的健康价值和配置效率。中医药特色健康社区建设中可以引入市场机制，因为中医药企业能够针对特定目标人群的需求，依托资本力量提供社区健康服务设施、健康管理人力资源投入、创新中医药健康产品和服务。中医药企业可以与政府和社会组织合作创新中医药文化特色健康俱乐部形式，中医药企业利用价格歧视经济原理，设定合适的健康俱乐部准入制度，以"选择性进入"措施使中医药健康资源更体现价值和效率。企业发挥市场机制作用，以人为本设定不同群体的具体服务内容，充分满足和尊重特定主体的选择性，提供不同层次、不同群体的不同服务模式。既能推动中医药企业自身发展，又能推动社区中医药知识和技术的传承传播，同时创造经济效益和社会效益，提高整体社会福利水平。

（三）推进社会组织参与中医药特色社区建设

中医药特色社区健康管理除政府部门领航掌舵、市场发挥资源配置的优势外，中医药高校、中医医院、中医药行业协会、中医药行业学会等社会团体组织应当发挥各自资源优势，相互协作，进行社会服务，实现公益的价值。高校尤其是中医药类高等院校，是中医

药知识和智慧的源泉之地。其功能不仅是教书育人，而且不能仅仅局限于科研范围内搞实验和学术研究。应当鼓励师生走出校园，深入社区群众，理论联系实际采取各种方式及活动，给社区居民提供实用知识和技术，从而普及中医药文化知识。中医药可以在社区发挥特殊作用，如指导社区群众在自家种植一些药食两用的中草药，不仅可以美化百姓的生活环境，而且能够指导居民科学利用这些中草药防治疾病，使居民更好地学习中医药知识，切实感受和认同中医药功效，在造福百姓的同时实现高校的社会价值，促进高校的学科内涵与外延建设发展。中医院同样是知识密集的地方，公立性中医院应建立短期及长期的社区服务规划，采取多种措施，指导和支持社区中医药服务的开展，可开设社区中医服务专科门诊、帮助社区举行各类义诊活动等，将中医药文化及技术传播到基层。各类社会团体都应在中医药特色健康社区建设中充分发挥公益性作用，以各种形式服务社会。

（四）以居民为主体，主权在民，共同治理

中医药特色健康社区建设，需要多元主体共同治理下实行中医药特色社区健康服务，健康管理的核心就是实现社区健康资源供给与需求的相对吻合，促进人的健康和社会和谐。社区健康管理实行公民自主化参与，让群众有自主治理的机会，充分调动民众的积极性，才能取得更好的健康管理效果。政府应推进中医药特色健康社区自治模式创新，引导群众积极参与健康管理。群众亦可自主建立中医药特色健康俱乐部或健康小屋。让相同健康活动偏好者共同组建自主治理的中医药特色健康管理俱乐部，共同研习和交流中医药的健康生活方式和方法，真正激发居民对中医药的热爱。在这种健康管理模式下政府可提供一定的人力、财力、物力的支持，高校、医院、社会团体等可提供技术指导，促进自组织的实现。

总之，应从我国国情出发，在社区健康管理体系的构建过程中充分发挥中医药的作用。中国特色的健康管理不拘泥于具体形式的限制，政府、社会组织、企业、居民个人等共同努力，不断探索中医药特色社区健康管理的多元化治理模式，保障政府投入机制、完善企业利益分配机制、建立社会组织监督评价机制及调动居民积极参与治理，发挥多元共治以提高群众的健康水平，促进社会的和谐。

三、中医药特色的健康社区服务的流程与步骤

（一）中医药服务参与健康管理的服务流程

中医药服务积极参与健康管理的流程，发挥中医药特色健康服务，为居民进行定期体检和体质辨识，注意见微知著及早发现健康危险因素：重视疾病先兆，提前干预预防；掌握疾病发生发展规律，安其未病，防其所传，采取必要措施截断逆转，这样可以突出中医药先时而治，依据三因制宜规则，各司法度进行个性化干预。在社区健康服务中重点对常见病、慢性病、多发病进行防治，对诊断明确的慢性病，坚持科学适宜原则，发挥中医药特色，以患者为中心，以家庭为单位，开展常见病、慢性病的中医药防治，因人施教，突出防治重点。利用中医药文化传播影响，积极应用中医药适宜技术，形式多样服务，建立社区中医药健康管理的社区卫生服务机构，合理分工，密切协作。

（二）中医药特色的健康社区服务的步骤

1. 建立社区居民健康档案

居民健康档案是健康管理的基础，以社区为片、街道区域为点、家庭为单位，建立居民健康档案信息，并根据个人不同体质进行体质辨识，与病史记录，慢性病普查结合详细记载每个人的健康信息，建构区域健康网络系统，有利于进行居民中医药健康指导。

2. 制订出中医药健康管理计划

根据居民健康档案信息，在社区制订居民群体健康管理计划。对于健康人群和亚健康人群依据中医体质普查情况进行人群聚类分析，对不同的体质类型制订针对性的调理方案，依据中医药"治未病"方法在不同季节予以不同的健康干预，如冬季养阳、秋季养阴等；对于慢性病患者依据疾病特征制订特殊病种俱乐部，如糖尿病俱乐部健康管理计划、原发性高血压俱乐部健康管理计划、肾病健康管理规划等；制订特殊节日健康活动计划，如三八妇女节健康促进活动、九九重阳节老年健康活动、六一儿童节健康宝宝活动等；制订中医药健康大讲堂活动计划，结合每年流行病种如非典型肺炎、甲型 H1N1 流感、手足口病等进行中西医防治教育，结合慢性病的防治制订出慢病健康管理课程表，在社区内通过各种新媒体进行宣传教育。组织编写各种健康管理小手册分发给在社区内居民，采取学习竞赛奖励优秀学习者，选择通俗易懂的内容，通过各种视听工具进行传播，并及时根据反馈的意见加以修改补充。

3. 开展各种健康活动

在制订科学健康管理计划的基础上，在社区建设健康管理网络，落实各项健康管理活动。首先健康教育要先行，采取口头交谈、健康咨询、专题讲座、医患（或群众）座谈等方法宣传中医药预防保健知识；利用平面媒体制做标语、宣传单、宣传画、宣传册、墙报、专栏、登载中医药健康膳食处方、运动处方等；结合图片、照片、中药标本、模型、示范和开展中草药知识趣味活动，中医药运动健身表演活动、中医药文化知识竞赛活动等营造中医药文化环境，在社区卫生服务机构显著位置张贴古代名中医人物画像、古代健康养生诗词、中医药食疗挂图和牌匾等。

4. 实施自我健康管理

我们国家的人力、物力和财力毕竟是有限的，中医药特色社区健康管理的最高境界是使广大民众掌握健康知识，进行"自我健康管理"，做到少生病、不生病。中医药是健康医学，在预防保健、慢病防治等方面具有经济、安全、有效、可及的优势，居民可以学习一些简单的针灸推拿技术，学习当地的一些中草药知识，对一些小病小痛可以自我治疗。中医药也是一种健康生活医学，"治未病"是中医预防保健学术思想的高度概括，数千年来对疾病预防、控制、康复起着重要作用，被国际上评为"最先进最超前的预防医学"，社区居民依据自己的体质类型进行一些营养饮食调理、食疗药膳干预，开展健康运动如太极拳、八段锦、五禽戏等运动养生，进行心理养生、音乐养生等。中医药又是天人合一的医学，顺应春夏秋冬、二十四节气的气候环境变化进行四时养生，并注意营造养生环境，如利用家庭阳台居室种植药食两用的新鲜草药，在美化居室的同时，随时可以利用制作药茶、药酒和药膳，既学习了中医药知识，又促进自己的健康。社区卫生中心可以帮助居民学习自我养生保健知识，辅助居民自己制订一套适合自己的养生保健方案，促进其养成健康的生活方式并持之以恒，在不知不觉中即可达到"自我健康管理"的目的，从而真正地节省医药费，节约医疗卫生的人力、物力和财力资源。

第三节　中医药特色的健康社区服务途径

一、中医药特色的健康管理与慢性病社区综合防治

（一）建立中医药特色健康管理与慢性病防治有机结合的基础

中医药学是中国古代先人数千年与疾病斗争的实践智慧结晶，其思想本源是天地万物一体、天人相应、道法自然的东方哲学思想。中医学认为万物同源，天人同构，皆由道生，说明人是大自然的产物之一，人体内的变化规律必然符合自然界的基本规律，四时五行等自然变化对疾病有重要影响。中医药理论中天人合一的整体观，道法自然的宇宙观、自然观，重视正气、中和平衡的生命观、生活观、治疗观，燮理阴阳、身心共养、动静相宜、重视预防的顺势适时养生观等引领中医药技术发展，指导着人的健康观念和健康行为的养成。尤其是中医的"治未病"思想，具有科学性和前瞻性，对中医药特色社区健康管理中的防病、养生、保健等干预措施的实施有重要的指导意义，"未病"包括"无疾之身""疾病隐而未发""发而未传"三种健康与疾病状态。"治未病"采取"未病先防""既病防变""瘥后防复"的干预方案，中医药"治未病"可以以体质辨识为依据、以养生保健为基础，重点关注高危人群进行干预、发现发病先兆和干预亚健康状态。中医药的疾病预防观、治疗观，机体的保健、康复观具有科学性和实用性，对当代社区慢性病防治有重要指导价值，应在社区群众中广泛传播，促进人们健康素养的提升，使人们在日常生活中形成健康意识，培养健康行为，为社区健康管理的推进打下基础。

随着社会经济的发展，医疗卫生技术的进步，人民生活水平的日益提高和人口老龄化进程的加快，人类疾病谱发生重大改变，急性传染性疾病对人类的威胁下降，与社会和人类行为因素相关的慢性疾病日趋增多，给国家、社会、家庭和个人都带来了沉重的经济负担和心理负担，慢性病的防治已经刻不容缓。社区卫生服务是集预防、保健、康复、医疗、健康教育、计划生育指导六位一体的服务，因此社区医疗卫生机构在慢性病的预防与控制工作中责无旁贷。中医药适宜在社区预防保健中发挥重要作用，有效利用中医药资源针对慢性疾病开展健康管理，及时发现亚健康人群，积极进行一、二级预防，利用中医药适宜技术和中草药资源对健康危险因素进行综合干预，利用中医药文化传播促使人们改变不良的生活行为习惯，养成健康的生活方式，这对提高整个社会的健康水平、解决群众"看病难、看病贵"的问题具有重要的意义。社区卫生机构在慢性病健康管理方面应充分发挥中医药简便验廉的功能，发挥中医药卫生服务适宜技术的安全、有效、方便、可及的特点，方能取得费用低、效果好的理想效果。

慢性病大多是由于不良生活方式引发的慢性疾病，主要为非传染性疾病，慢性病主要有心脑血管疾病、癌症、慢性呼吸道疾病和糖尿病四大类慢性病，慢性病已成为我国居民

健康的头号杀手，慢性病防控已上升为一项国家行动，慢性病防治是社区卫生服务的重要组成部分。已经出台的《中共中央、国务院关于卫生改革与发展的决定》提出了改革城市卫生服务体系和积极发展社区卫生服务等相关策略，为社区开展慢性病防治工作提供了强有力的政策支持。

（二）我国慢性病的特点

慢性病的病因复杂，病程缓慢，其病理变化常具有交互性、综合性、退行性、不可逆性特征，严重慢性病可引起功能障碍而需长期治疗、保健和康复，治疗不及时也可能导致死亡。在发病机制上与社会心理、行为方式、生活环境、生活习惯等有因果关系。我国常见慢性病包括心脑血管疾病、恶性肿瘤、代谢疾病、慢性呼吸系统疾病、心理异常和精神病等。

我国慢性病具有以下特点：①由于我国人口众多，老龄化发展迅速，病死率呈上升趋势。②慢性病在人群、地区的分布不平衡，沿海地区和大城市的慢性病发病率及病死率远高于边远地区，但是农村和边远地区最近慢性病发生率迅速上升。③慢性病致病因素复杂多样，往往是多种因素共同作用的结果。④多数慢性病发病后常留下功能障碍，导致高致残率。⑤整体上我国发病率逐年增高，具有年轻化趋势。

（三）运用传统中医药知识、技术和资源进行慢性病防控

中医药传统文化知识中蕴藏着丰富的养生保健理念、理论和技术，中医药文化吸收了传统道家养生文化理念采取未病先防方法，按照"道法自然"的大道原则进行养生。《素问·上古天真论篇》云："其知道者，法于阴阳，和于术数，食饮有节，起居有常不妄作劳，故能形与神俱，而尽终其天年，度百岁乃去。"中医药吸收古代道教延年益寿方法和长生技术，在日常养生保健中注意顺应自然规律，形成四时养生的理念，遵循时间、空间的变化特征调整生活起居，主张动静结合的运动养生，运用调身、调息、调心的养身技术对慢性病防治有较好的效果。中医药理论认为药食同源，平常进行饮食调理，补其不足、泻其有余，养成良好的饮食规律，节制饮食也能起到防治疾病的作用。中医药理论也注意吸收古代儒家思想，提倡"仁者寿"调摄精神，在适应社会的过程中特别注重内心的净虚，在《素问·上古天真论篇》云："恬淡虚无，真气从之，精神内守，病安从来……正气存内，邪不可干。"虽然中医强调未病先防，非现代预防医学针对单一疾病提出具体特异性防治措施，然而《素问》中"不治已病治未病"的思维与现代医学一、二级预防的观念不谋而合，唐代孙思邈将疾病分为"未病""欲病""已病"三个层次，提出"消未起之患""治未病之疾""医之于无事之前"，在一千多年前这种对身体状况的分类非常先进，至今仍被预防医学借鉴运用。表面上分析中医养生观对单一慢性病防控针对性不强、无优势可言，但对所有慢性病群体均有指导意义，如清代著名医家徐大椿在《医学源流论》提出"五谷为养，五果为助，五畜为益，五菜为充"，充分阐明了膳食平衡的重要性，并对饮食结构与权重做出规定，对指导心血管疾病、癌症、慢性呼吸道疾病和糖尿病患者的膳食结构组合具有重要的指导意义。

（四）发挥中医药整体观优势进行慢性病防控

慢性病是由于不良生活方式引发的慢性疾病，无论是癌症、糖尿病，还是心血管疾

病、慢性呼吸道疾病等慢性病的致病因素都离不开人口老年化、不良的生活方式、有害的行为习惯，如吸烟、嗜酒等危险因素。慢性病发生是综合性因素导致的，具体因果关系不明晰，中医药理论的整体观认知有利于对慢性病的认识，在整体观念指导下，可以全面动态地把握人体的生理、病理信息，中医药防治慢性病的"中和"思想及综合干预技术有利于慢性病的治疗和康复。所以中医用药时注重"以平为期"恢复人体阴阳平衡，特别重视"扶正祛邪"保养身体，培养和顾护正气，提高机体的抗邪能力，防止病情的进一步发展。因为中医学认为，人体是一个有机的整体，构成人体的各个脏腑，在功能上相互协调，相互为用，病理上也是相互影响的。所以，中医倡导防治疾病采用综合干预技术，可以产生协同效应，多靶点发挥作用，有效地运用生命系统的网络传导功能以维护健康、防病治病的目的。当前各种老年病、慢性病，表明机体脏腑气血已衰，生命系统整体上处于虚弱状态，治宜缓图，不可速胜。针对个体的具体情况中医药在治疗上遵循"急则治标，缓则治本"的法则，辨证施治。

（五）传播中医药文化进行健康教育干预

从总体上来说，不良生活行为是我国居民健康最大的危害，健康教育是促进人们改变不良生活行为的有效方法。对于医疗、康复服务过程来说，健康教育也能发挥事半功倍的效果。可以根据中医药传统文化的特色、社区特点，利用各种媒体传播中医药文化，积极开展各类慢性病的健康教育与促进健康活动，提升居民中医药文化及中医药健康保健知识知晓率。街道办事处应发挥主导作用，积极动员和利用中医药高校和中医医院的专家在社区范围内开展各种中医药文化知识的宣传活动，尤其针对重点人群进行健康教育，宣教内容包括合理营养、控制体重、适宜运动、戒烟限酒、心理平衡、改善睡眠、低盐饮食和合理用药等；根据社区卫生服务中心健康档案所记载的本社区居民主要健康问题，重点开展中医药防治高血压、糖尿病、冠心病、老慢支、乳腺癌、结核病和流感等疾病的健康宣教。

中医药文化中"天人相应"的思想有利于社区健康卫生工作的开展，全科团队、预防保健科各条线医护人员可以经过中医药院校的中医药文化知识培训，然后经常深入社区，运用中西医结合知识开展突发性公共卫生事件预防以及食品卫生、饮水卫生、环境卫生、职业卫生、放射卫生、戒毒和计划生育等公共卫生问题的健康宣教。健康教育形式多样，包括中西医健康教育处方及资料发放、音像资料播放、宣传栏、健康讲座与咨询和中医药义诊活动，中医药社区文化周活动等形式，积极倡导以"治未病"为先导的中医药养生保健理念，推广慢性病自我管理模式，努力推进中医药适宜技术进社区。

（六）规范和推广中医药"治未病"干预技术

中医药"治未病"不仅是理念，还是一门预防保健技术，中医药行业机构和学术组织应对中医药"治未病"进行深入研究，形成规范化和标准体系。促进社区全科医护人员将更多的时间和精力用中医药"治未病"规范技术服务社区的慢性病患者、老年人等重点人群，将中医体质辨识、中医药膳食调养、中医药运动养生技术、中医药七情和合方法用于慢性病管理，建设社区卫生服务网络系统，制定家庭医生签约服务制度，针对每个家庭制订健康管理计划，落实在慢性病发展的不同阶段分别给予中医药不同的预防、治疗和保健措施。在社区开展各类中医药特色技术、适宜技术服务活动，依据不同层次的居民健康需求设计应用针灸、推拿、火罐、理疗技术和手法进行服务。我国社区有中医药文化基础，可以推广"治未病"理念和技术，积极探索和完善融中医药健康文化、现代健康管理为一体的中国特色的社区卫生服务新模式。

总之，在中医药特色社区卫生服务中，要充分发挥中医药文化知识在防治慢性病中的特色优势，在健康管理中坚持以居民健康需求为导向，传播中医药文化、普及中医药知识，在社区卫生服务网络建设中合理和优化配置中医药资源，充分利用中医药服务技术，让中医药服务走进社区和乡村，提高中医药进社区服务的可及性，提升中医药在社区卫生服务中的参与率，把中医药各项适宜技术有机融入各项社区卫生服务工作中，强化中医药在社区卫生服务中的作用和地位，积极推广和应用中医药"治未病"技术防治慢性病，为社区居民提供安全、有效、廉价和便利的中医药服务，不断提高人民群众健康水平。

二、重点人群的中医药健康管理

（一）重点人群的概念及其中医药健康管理措施

重点人群是指具有特殊生理、心理特点或处于一定特殊环境中，容易受到各种有害因素的作用，患病率较高的人群，主要包括老年人、妇女、儿童等人群。健康管理主要措施包括：①开展以特殊家庭为单位的健康教育，对一些健康意识不强的家庭传播中医药文化知识，以中医整体观和中医药文化生命观、生活观改变其认知方式，发挥整体功能调节的特征并从具体生活方式教育帮助其改善健康意识，体现中医药文化知识健康教育功能，有效改善居民家庭的健康理念。②针对妇女和老人开展情志调摄：喜怒忧思悲恐惊七情是人体对事物的不同反映，健康管理中运用中医的形神统一思想调节心身关系，保持"神"的自然稳定和主动调节作用，利用中医的七情和合方法移情易性，以情解情，以理化情，避免妇女、老人容易为七情所伤，防止心身疾病发生。③定期开展中老年人健康检查和健康状况评价，重点做到"五早"，即早发现、早诊断、早治疗、早隔离和早报告，积极控制和改变不良行为因素和生活方式。④充分利用中医药适宜技术，推广中药、针灸、推拿、按摩、拔罐、刮痧、气功、食疗、药膳、保健运动等自然疗法，激发机体的免疫力提高抗病能力。⑤充分利用中草药资源，对慢性病患者开展中草药干预，制订相应的中医药保健药物和保健食品防治疾病的应用指南，尽量减少化学药应用的毒副反应，改善慢性病患者的生活质量。⑥根据一年四季老年人、妇女、儿童各自生理特点，提供相关的中医药预防、保健、治疗及康复知识的咨询和简单易行的保健技术训练和指导。⑦针对不同对象、不同类型群体，举办各种疾病的俱乐部培训，提高中医药预防治疗保健效果。

（二）老年人中医药健康管理

人到老年，机体功能退化，老年人的健康管理应依据中医的证型进行调整。中医认为老年人体质的总特点是虚，开始是以气虚、血虚为主，最后是以阴虚、阳虚为主。①气虚：气能化精运行经络，血能内养脏腑，外濡皮毛筋骨，从而共同维持人体各脏腑组织器官的正常功能活动，老人退行性变，开始出现各个器官的功能下降，首先是消化功能下降，气化能力降低出现气血不足，就会在人体各方面的功能表现出运动时气短、气促、面色少华、易于疲倦等现象。②血虚：即人体的血液达不到一个正常人的血液质量和血容量，血虚导致身体营养不足容易生病，血虚的人脉象大都细小，皮肤颜色都成呈黄色，出现面色萎黄。③阴虚：人体整体的血液、津液、营养处于相对减少的状态，会出现阴虚生内热，阴虚生火，阴虚阳亢的现象，如高血压、冠心病的一些证候。④阳虚：阳虚生寒，会导致寒症的出现，常出现畏寒怕冷，四肢不温，手足发凉，肢倦无力，风寒湿痹，肢体浮肿，畏寒冷痛，肠寒腹痛，肠鸣泄泻，心率过缓，血压下降等症状。这种老年人的健康管理遵循中医养生宗旨，依据个体证候辨证施治，气虚者补中益气，血虚者补血养血，气血虚者益气生血，阴虚者滋阴潜阳，阳虚者阴中求阳、补阳升阳最后达到阴平阳和。

1. 饮食调养

老年人健康饮食管理应依据个体体质类型进行调理，在中医师的指导下可常食党参、黄芪、西洋参、枸杞、桑葚、山楂、桂圆、莲子、核桃仁、薏仁、芡实、生姜、荔枝、松子、黑木耳、菠菜、胡萝卜、猪肉、羊肉、牛肝、羊肝、甲鱼、海参等食物。这些食物都具有补气行血、补血养血、滋阴补阳的作用。

2. 慎防"久视伤血"

老年人的健康行为管理特别注意养眼，中医认为适度与平衡是最好的养生方法，提出"久躺伤气、久坐伤肉、久视伤血、就走伤胫"并认为"目得血而能视"，因此知识经济时代需要终身学习，但是长时间看书、看报、看电视、看电脑等，不仅会损伤眼睛的视物功能，还会使本来就不足的血更虚。一般目视一个小时左右，应适当活动一下，使眼部肌肉得到放松，以恢复目之疲劳，亦可在医生指导下服用枸杞、菊花、桑葚、决明子、石斛等进行预防。

3. 不要劳心过度

老年人健康管理注意用脑有度，人的血液循环与心有关，大脑的血液靠心脏源源不断供给，若思虑过度，就会耗伤心血，因此老年人，尤其是血虚体质的老年人不可用脑过度。一旦感到大脑疲劳时，就要调节一下，适度运动一下、观赏一阵风景，使心情愉快起来，就能很快消除脑的疲劳。

4. 保持乐观情绪

老年人健康管理注意情绪管理，老年人易于气血虚，时常精神不振、失眠、健忘、注意力不集中，故应保持乐观情绪、振奋精神。当烦闷不安、情绪不佳时，可以找老朋友谈谈心、听听音乐、看看幽默剧、进行户外运动或参加旅游活动等，争取主动排解忧愁，使精神尽快振奋起来。

5. 积极参加体育运动

老年人健康管理注意适度运动，老人必然退行性变，经常感到这里痛那里不舒服，各种慢性病随时会发生。有规律的生活、时常参加适度体育运动，就能加强气血运行，促进新陈代谢，这样可减少疾病发生或避免疼痛，但老年人注意运动量不宜太大，运动项目的选择也应以传统的健身运动为佳，如太极拳、易筋经、八段锦等，还可进行郊游、踏青、听泉观瀑等，这样既能呼吸新鲜空气，又能活动筋骨。

（三）妇女中医药健康管理

1. 经期健康管理

妇女健康管理有其特殊规律，《景岳全书·妇人规》论月经病的病因时说："盖其病之肇端，则或思虑，或由郁怒，或以积劳，或以六淫饮食。"可见，女子以肝肾为先天，精神情绪、过度劳累对其影响较大，尤其在经期应当于饮食、精神、生活起居各方面谨慎调摄。

（1）保持清洁卫生：行经期间，血室正开，经血减少，免疫力下降，邪毒易于入侵致病，必须保持外阴、内裤、月经带、垫纸的清洁，勤洗勤换内裤、月经带，并置于日光下晒干，月经纸要柔软清洁、勤换。洗浴宜淋浴，不可盆浴、游泳，严禁房事、阴道检查，如因诊断必须做阴道检查者，应在消毒情况下进行。

（2）寒温适宜：《女科经论》说，"寒温不适，经脉则虚，如有风冷，虚则乘之。邪搏于血，或寒或温，寒则血结，温则血消，故月经乍多乍少，为不调也"。指出了经期宜加强寒温调摄，尤当注意保暖，避免受寒，切勿涉水、淋雨、冒雪、坐卧湿地、下水田劳动，严禁游泳、冷水浴，忌在烈日高温下劳动，否则，可致月经失调、痛经、闭经等症。

（3）饮食宜忌：月经期间，经血溢泄，多有乳房胀痛，小腹坠胀，纳少便溏等肝强脾弱现象，应摄取清淡而富有营养之食品。月经期间，忌食生冷、酸辣辛热香燥制品，因为多食酸辣辛热香燥之品，每助阳耗阴，致血分蕴热，迫血妄行，令月经过多；过食生冷则经脉凝涩，血行受阻，致使经行不畅，引起痛经、闭经等症。月经期间也不宜过量饮酒，以免刺激胞宫，扰动气血，影响经血的正常进行。

（4）调和情志：《校注妇人良方》指出，"积想在心，思虑过度，多致劳损。盖忧愁思虑则伤心，而血逆竭，神色失散，月经先闭，若五脏伤遍则死。自能改易心志，用药扶持，庶可保生"。中医强调情志因素对月经的影响极大。经期，经血下泄，阴血偏虚，肝失濡养，不得正常疏泄，每产生紧张忧郁、烦闷易怒之心理，出现乳房胀痛、腰酸疲乏、小腹坠胀等症，因此，在经前和经期都应保持心情舒畅，避免七情过度，否则，会引起脏腑功能失调，气血运行逆乱，轻则加重经间不适感，导致月经失调，重则闭经、患癥瘕等症。

（5）活动适量：经期以溢泻经血为主，需要气血调畅。适当活动，有利于经行畅利，减少腹痛，但不宜过劳，尤其要避免过度紧张疲劳、剧烈运动及重体力劳动，若劳倦过度则耗气动血，可致月经过多，经期延长、崩漏等证。

2. 产褥期健康管理

妇女产后6~8周属产褥期。健康管理尤为重要由于分娩时耗气失血，机体处于虚弱多瘀的状态，需要较长时间的精心调养。《备急千金要方·求子》指出，"妇人产褥，五脏虚羸""所以妇人产后百日以来，极须殷勤、忧畏，勿纵心犯触，及即便行房，若有所犯，必身反强直，犹如角弓反张，名曰褥风"，产后调养对于产妇的身体恢复、婴儿的哺乳具有积极意义。

（1）休息静养，劳逸适度：产后充分休息静养，有利于生理功能的恢复。产妇的休息环境必须清洁安静，室内要温暖舒适、空气流通。冬季宜注意保暖，预防感冒或煤气中毒。夏季不宜紧闭门窗、衣着过厚，以免发生中暑。但是，夏天亦不宜卧于当风之处，以免邪风乘虚侵袭。产后 24 小时必须卧床休息，以恢复分娩时的疲劳及盆底肌肉的张力。不宜过早操劳负重，避免发生产后血崩、阴挺下脱等病。睡眠要充足，要经常变换卧位，不宜长期仰卧，以免子宫后倾。然而，静养绝非完全卧床，除难产或手术产外，一般顺产可在产后 24 小时起床活动，并且逐渐增加活动范围，以促进恶露畅流、子宫复元，恢复肠蠕动，令二便通畅，有利于身体康复。

（2）增加营养，饮食有节：产妇于分娩时，身体受到一定耗损，产后又需哺乳，加强营养，实为必要。然而，必须注意食不碍胃、补不留瘀。当忌食过度油腻和生冷瓜果，以防损伤脾胃肝失疏泄恶露留滞不下，也不宜吃辛热伤津耗阴之食，预防大便困难和恶露过多。产妇的饮食宜清淡可口、易于消化吸收，又富有营养及足够的热量和水分。产后 1~3 天的新产妇可食小米粥、鲫鱼汤、黑鱼汤、炖蛋和瘦肉汤等，此后，凡蛋、奶、肉、骨头汤、豆制品、粗粮、蔬菜均可食用，但需精心细做，水果可放在热水内温热后再吃，另外，可辅佐食疗进补，以助机体恢复。如脾胃虚弱者可服山药扁豆粳米粥，肾虚腰疼者食用猪腰子菜末粥，产后恶露不畅者可服生化汤、当归生姜羊肉汤或益母草红糖水、米糟等。饮食宜少量多餐，每日可进餐 4~5 次，不可过饥过饱。

（3）讲究卫生，保持清洁：产褥期因有恶露排出，产后汗液较多，且宫室正开，易感邪毒，故宜经常擦浴淋浴，更需特别注意外阴清洁，预防感染。每晚宜用温开水洗涤外阴，勤换会阴垫，如有伤口，应使用消毒敷料，亦可用药液熏洗，有利于消肿止痛，内衣裤、月经带要常洗晒，产后百日之内严禁房事，产后四周不能盆浴，以防邪毒入侵引发其他疾病，不利于胞宫恢复。产褥期应注意二便通畅，分娩后往往缺乏尿感，应设法使产妇于产后 4~6 小时排尿，以防胀大的膀胱影响子宫收缩，如若产后 4~8 小时仍不能自解小便，应采取措施。产后应卧床休息，如应肠蠕动减弱，加之会阴疼痛，常有便秘，可给番泻叶促使排便。

此外，产妇分娩已重伤元气，家人需给予关心体贴，令其情怀舒畅，可以防止产后病的发生。

3. 哺乳期健康管理

哺乳期的妇女处于产后机体康复的过程，又要承担哺育婴儿的重任，健康管理在该期按照西医保健对母子都很重要。

（1）哺乳卫生：产后将乳头洗净，在乳头上涂抹植物油，使乳头的积垢及痂皮软化，然后用肥皂水及清水洗净。产后 8~12 小时即可开奶。每次哺乳前，乳母要洗手，用温开水清洗乳头，避免婴儿吸入不洁之物。哺乳后也要保持乳头清洁和干燥，不要让婴儿含着乳头入睡。如仍有余乳，可用手将乳汁挤出，或用吸奶器吸空，以防乳汁淤积而影响乳汁分泌或发生乳痈。刚开始哺乳时，可出现蒸乳反应，乳房往往胀硬疼痛，可做局部热敷，使乳络通畅，乳汁得行，也可用中药促其通乳。若出现乳头皲裂成乳痈，应及时医治。哺乳要定时，这样可预防婴儿消化不良，有利于母亲的休息，一般每隔 3~4 小时一次，哺乳时间为 15~20 分钟，哺乳至 10 个月左右可考虑断奶。

（2）饮食营养：《类证治裁》说，"乳汁为气血所化，而源出于胃，实水谷之精华也"。产后乳汁充足与否、质量如何，与脾胃盛衰及饮食营养密切相关。乳母应加强饮食营养，增进食欲，多喝汤水，以保证乳汁的质量和分泌量。忌食刺激性食品，勿滥用补品。如乳汁不足，可多喝鱼汤、鸡汤、猪蹄汤等。若乳汁自出或过少，需求医诊治。

（3）起居保健：疲劳过度、情志郁结，均可影响乳汁的正常分泌。乳母必须保持心情舒畅，起居有时，劳逸适度，还要注意避孕。用延长哺乳作为避孕的措施是不可靠的。最好用避孕工具，勿服避孕药，以免抑制乳汁的分泌。

（4）慎服药物：许多药物可以经过乳母的血循环进入乳汁。例如，乳母服大黄可使婴儿泄泻。现代研究表明，阿托品、四环素、红霉素、苯巴比妥及磺胺类，都可从乳腺排出，如长期或大量服用，可使婴儿发生中毒，因此，乳母于哺乳期应慎服药物。

4. 更年期健康管理

妇女在 45～50 岁进入更年期。更年期是女性生理功能从成熟到衰退的一个转变时期，亦是从生育功能旺盛转为衰退乃至丧失的过渡时期。运用健康管理进行调节，既有利于治疗更年期综合征，又有利于抗衰益寿。肾气渐衰，冲任二脉虚惫，可致阴阳失调，出现头晕目眩、头痛耳鸣、心悸失眠、烦躁易怒或忧郁、月经紊乱、燥热汗出等症，称更年期综合征，轻重因人而异。如果调摄适当，可避免或减轻更年期综合征，或缩短反应时间。健康管理应帮助更年期的妇女解决几个问题。

（1）自我稳定情绪：更年期妇女应当正确认识自己的生理变化，解除不必要的思想负担，排除紧张恐惧、消极焦虑的心理和无端的猜疑，避免不良的精神刺激，遇事不怒，心中若有不快，可与亲朋倾诉宣泄。可根据自己的性格爱好选择适当的方式怡情养性，要保持乐观情绪，胸怀开阔，树立信心，度过短暂的更年期，又会重新步入人生坦途。

（2）饮食调养：更年期妇女的饮食营养和调节重点是固护脾肾、充养肾气，调节恰当可以从根本上预防或调治其生理功能的紊乱。更年期妇女其肾气衰，天癸将竭，月经频繁，经血量多，经期延长，往往出现贫血，可选食鸡蛋、动物内脏、瘦肉、牛奶等高蛋白食物及菠菜、油菜、西红柿、桃、橘等蔬菜和水果纠正贫血。患有阴虚阳亢型的高血压患者，可摄食粗粮（小米、玉米渣、麦片等）、蕈类（蘑菇、香菇等）、芹菜、苹果、山楂、酸枣、桑葚、绿茶等以降压安神，应当少吃盐，不要吃刺激性食品，如酒、咖啡、浓茶、胡椒等，平时可选食黑木耳、黑芝麻、胡桃等补肾食品。

（3）劳逸结合：更年期妇女应注重劳逸结合，保证睡眠和休息，但是过分贪睡反致懒散萎靡，不利于健康。更年期妇女只要身体状况好，就应从事正常的工作，还应参加散步、太极拳、气功等运动量不大的体育活动及力所能及的劳动，以调节生活，改善睡眠和休息，避免体重过度增加。更年期妇女还要注意个人卫生。

（4）定期做好身体检查：对于更年期综合征患者，除了帮助改善情志、饮食、起居、劳逸外，适当对症合理用药是必要的，可以改善症状，尤其要注意定期检查。女性更年期常有月经紊乱，也是女性生殖器官肿瘤的好发年龄，若出现月经来潮持续 10 天以上仍不停止，或月经过多而引起贫血趋势时，则需就医诊治。若绝经后阴道出血或白带增多，应及时就诊做有关检查，及时处理。在更年期阶段，最好每隔半年至一年做一次体检，包括防癌刮片，以便及早发现疾病，早期治疗。

（四）儿童中医药健康管理

儿童是祖国的未来，一定要搞好健康管理。儿童体质特点：①脏腑娇嫩，形气未充。儿童体格与成人有明显的不同，机体各器官的形态、位置随着年龄的增长而不断变化，机体各器官的生理功能也都未成熟完善，历代儿科医家把这种现象称脏腑娇嫩，形气未充。

例如，隋《诸病源候论》提出"小儿脏腑娇弱"；宋《小儿药证直诀》说"五脏六腑，成而未全……全而未壮"；明《育婴家秘》也说"血气未充……肠胃脆薄，精神怯弱"等，这些都指出小儿时期的机体与生理功能均未成熟完善，清《温病条辨·解儿难》更进一步认为小儿时期机体柔嫩、气血未充、经脉未盛、神气怯弱、精气未足等特点是"稚阴稚阳"的表现，这里的"阴"，一般是指体内精、血、津液等物质；"阳"，是指体内脏腑的各种生理功能活动，故"稚阴稚阳"的观点更充分说明了小儿在物质基础与生理功能上，都是幼稚和不完善的，这是小儿生理特点之一。②生机蓬勃，发育迅速。这和上述的特点是一个问题的两个方面。由于脏腑娇嫩，形气未充，所以在生长发育过程中，体格、智力以至脏腑功能均不断向完善、成熟方面快速发展，年龄越小，生长发育的速度也越快，好比旭日初生，草木方萌，蒸蒸日上，欣欣向荣，古代医家把这种现象称为"纯阳"，如《颅囟经》首先提出"凡孩子三岁以下，呼为纯阳"，《温病条辨·解儿难》更阐明所谓纯阳，并非有阳无阴的盛阳，是指小儿生机旺盛及对水谷精气、营养物需的需求，相对地感到更加迫切。

由于生理上既有脏腑功能未全的一面，又有生机旺盛、发育迅速的一面，所以在病理上造成小儿容易发病，"易虚易实"和"易于传化"的特点，加上小儿寒温不知自调，饮食不知自节，且从脏腑功能状态与疾病的关系来说，又突出地表现在"脾常不足"（指消化功能薄弱），"肝常有余"（指神经系统并发症多），"卫外不固"（指易患呼吸系统疾病）等，而在病情的发展、变化上，往往较成人迅猛而重笃，所以古人特别重视"防患于未然"，一旦发现疾病，要求把握病机，及时治疗，避免损伤正气。小儿对药物的敏感程度较高，往往可以"随拨随应，但能确得其本而摄取之，则一药可愈"，说明只要调治及时得当，疾病的康复过程比成人来得快。在儿童健康管理中运用中医保健方面要注意以下几点。

1. 合理喂养节饮食

小儿生长发育迅速，体格、智力及脏腑功能均不断地趋向完善成熟、对各种营养物质的需要量较多，质量要求高。《幼幼集成·初生护持》指出"盖儿初生，借乳为命"，母乳是婴儿最理想的天然食品，对六个月以下的小儿更适合，若无母乳或其他原因不能哺乳，可采用人工喂养，通常予以牛奶、羊奶、奶糕、豆浆等代乳品，鲜牛奶可作首选，若母乳不足或其他原因，不能全部用母乳喂养，可采用混合喂养。少儿不同阶段的食品应以营养充足、适应并促进发育为原则，及时添加辅食，并逐渐向成人膳食过渡，要注意食物品种的多样化及粗细粮、荤素菜的合理搭配，要特别注重提高幼童膳食中优质蛋白质的比重，让孩子食用足量的鱼、肉、蛋及豆类食物。肾气对人的生长发育起着极为重要的作用，幼童的肾气未充，牙齿、骨骼、脑髓均处于发育中，因而不要忽视补肾食品的供给，如动物的肝、肾、脑髓及核桃仁、黑芝麻、桑葚、黑豆等，然而小儿为"纯阳之体"，宜少食或忌食温补滋腻厚味的食品，如羊肉、鸡肉、火腿、海参等。脾胃为后天之本，但是小儿"肠胃脆弱""脾常不足"，饮食又不能自节，喂养稍有不当，就会损伤脾胃，妨碍营养物质的消化吸收，影响生长发育，因而，幼儿的喂养应着眼于保护脾胃。其饮食应以易于消化吸收为原则，辅食的添加应该由流质到半流质再到固体，由少到多，由细到粗，增加辅食的数量、种类和速度，要视小儿消化吸收的情况而定，宜随时观察孩子的大便以取得了解，食物的烹调宜细碎软烂、色香味美，通常采用煮、煨、烧、蒸等方法，不宜油炸。要使孩子从小养成良好的饮食习惯，尤应注重节食，《幼幼集成·初生护持》强调"忍三分饥，吃七分饱，频揉肚"，随着人民生活水平的提高和电冰箱的使用，现代儿童要防止营养过剩、过食生冷、零食过多过杂。

2. 寒温调适

要顺应天时寒温变化增减衣衫，令小儿冷热适度，以小儿的手足暖而不出汗，体温以保持在 36.5～37.3℃ 为宜，保暖要点是头宜凉，背、足宜暖，小儿衣被特忌厚热，平时穿衣不宜过多，《诸病源候论》指出，"薄衣之法，当以秋习之"，使小儿慢慢适应寒冷刺激。

3. 安全防护

小儿精神怯弱，易受惊吓，大惊卒恐可致疾病，此外，小儿求知欲强，勇于探索，但是缺乏社会生活经验，对外界危险事物没有识别能力，容易发生意外事故，成人必须谨慎看护，事事留意，正面引导，切勿以粗暴态度或恐吓手段对待。《育婴家秘》指出"小儿能坐能行则扶持之，勿使倾跌也"；又谓"凡小儿嬉戏，不可妄指它物作虫、作蛇；小儿啼哭，不可令装扮欺诈以止其啼，使神志昏乱""小儿玩弄嬉戏常在目前之物不可去之，但勿使之弄刀剑、唧铜钱、近水火"等措施皆为经验之谈，值得借鉴。此外，要防止触电、车祸、溺水等意外事故的发生，冬天取暖要防止煤气中毒。

4. 体格锻炼

《备急千金要方·初生出腹论》指出："凡天和暖无风之日，令母将儿于日中嬉戏，数见风日，则血盈气刚，肌肉牢密，堪耐风寒，不致疾病。"要鼓励孩子到户外活动，要充分利用大自然的日光、空气进行体格锻炼。10 岁以内儿童，每天至少保证 2～3 小时的户外活动，增强机体抗病能力，要让孩子积极参加体育锻炼，但是不宜进行过多的力量练习，以体操、游泳、游戏、短跑、武术、跳绳和球类运动为宜。

三、治未病与中医健康体检

（一）中医健康体检在"治未病"体系中的作用

随着现代社会健康体检及健康管理事业的蓬勃发展，独具特色的中医健康体检、风险评估、健康干预和效果评估为一体的中医"治未病"体系应运而生。中医健康体检是在中医理论的指导下，将中医诊察疾病的方法针对性地用于未病人群进行体质、证候及经络等健康状态辨识，并指导其自助和医助调理，达到强身健体、防治疾病、益寿延年的目的。中医健康体检是中医理论和方法在健康体检领域即中医"治未病"领域的开拓性应用，在中医"治未病"体系中有重要的基础性和引领性作用。

现代医学健康体检是以物理和仪器检测的客观指标为依据，对受检者主观感受注重不足，所以，有诸多心身不适症状或已发展成功能性疾病却体检指标正常的亚健康人群从中受益很少。而中医体检既重视阳性体征，又重视主观感受，更注重受检者自身的因素和自然的方法预防疾病，因此，可使更多的人从中受益。中医健康体检和"治未病"重点适用人群包括：①中医体质偏颇人群；②亚健康人群；③病前状态人群；④慢性疾病需实施健康管理的人群；⑤其他关注健康的特殊人群，如育龄妇女（孕前调理）、男性（育前保健）、老年人（延年益寿）等，涉及未病先防、欲病救萌、已病防变、瘥后防复多阶段人群。有病治病，无病养生，从这个意义上说，中医健康体检对非急性期疾病的人群都是适宜的。中医健康体检对中医"治未病"有着非常重要的作用，对建设小康社会促进健康中国实现有着深远的意义。

中医健康体检是"治未病"的首要环节，发挥着重要的基础性作用。疾病形成是多种致病因素长期积累的过程，一旦被确诊，病情往往已发展到中晚期。一般而言，在疾病形成之前，西医体检指标多在正常范围或属良性增生，得到的建议只是临床观察，过一段时间再检查，这种局部、静态和机械的等待的思维方法势必导致疾病不断进展。这时，中医健康体检会给这些表面健康者提供一个了解自己亚健康状态的警告，并进行健康养生预防保健的干预措施，防止错过最佳干预时机，把一些危险因素消除在萌芽之中。中医"治未病"理论和方法起源于《内经》，内容丰富。对未病人群开展"治未病"的第一个环节就是中医健康体检。与疾病体检不同的是，中医健康体检是在未病、欲病时或慢性病稳定时期主动进行或接受健康干预，而疾病体检是已病时或病重时被动进行或接受疾病治疗。

随着现代医学模式由以疾病为中心转变为以健康为中心，以及中医"治未病"理念的不断普及，国民健康意识和社会公共卫生服务水平的日益提高，主动获取养生防病指导和健康干预的未病人群也日益增多。通过接受中医健康体检和健康管理，了解自己的健康状态，才有机会被引领接受中医特色健康教育并进行中医药健康干预。中医药健康教育是健康干预的重要一环，健康管理首先抓好中医药健康教育，运用传统医学文化和知识，结合现代医学理论给社区居民提供健康养生建议，利用健康大讲堂和健康小屋给特定人群讲授健康知识，如平衡饮食、平和心态、适度运动、戒烟限酒等知识，发挥中医药特色健康养生文化优势，传播中医药平衡阴阳、安和五脏、调理体质、疏通经络、扶正排毒、防病传变、形神一体、饮食宜忌、四季养生、虚邪贼风避之有时等知识。由于中医药养生保健干预方法需要在健康体检、体质辨识的基础上进行，社区居民必须在中医师的指导下应用，在日常不断改善生活方式基础上实现。中医药的干预方式丰富多样，通过健康教育给予因人而异的四季饮食、情志、运动及起居等自助养生保健指导，给予药物包括中药汤剂、药茶、食疗、药膳、膏方和药物外敷及非药物包括针刺、艾灸、按摩、火罐、刮痧、放血、砭石、熏蒸、耳针及足疗等综合疗法。同时，中医健康体检作为干预的依据指导居民整体预防，突出整体提升功能状态，合理运用中医"异病同治"，可以做到"异病同防"。因为依据冰山理论，在未病时期或疾病前期，细胞和组织器官没有发生器质性病理改变，只是组织功能发生紊乱，这一阶段通过体质调理、经络调理就可整体预防众多慢性疾病，不能也不用分科分病预防；即使在慢性病早期、稳定期，也不必分科分病论治。因此，中医健康体检在"治未病"体系中的引领性作用至关重要。

（二）中医健康体检在"治未病"体系中的具体应用

中医健康体检是为"治未病"干预服务的，必须在中医理论指导下，根据人体的时间生命信息，运用"天人合一"，人体阴阳平衡、五脏五行相生相克的原理，采用传统的望闻问切四诊合参辨证，再进行体质辨识，确定被检者的先天禀赋、体质状况及身体健康状态，针对不同体质和健康状况给出中医治疗的对策和日常养生调理的指导，包括饮食禁忌、食疗建议、健康习惯培养、音乐治疗、环境养护、色彩调理、四季进补注意事宜等。

中医体检的应用适宜人群包括：①少年儿童：了解孩子的身体健康状况，以便有针对性地呵护孩子，使孩子少生病、不生病。②主动健康者：希望了解自己身体状况的健康人群。③亚健康人群：身体有明显不适，西医体检又无明显指标异常者。④西医检查正常的老病号：患者身体感觉不适，疲倦、气短、多汗、怕冷或怕热、口干或口淡，但经西医检查结果正常，或虽有异常但治疗效果不佳。⑤打算进补的人：进补需要根据自己的体质来辨证地进补，所以进补前做中医体检，可以更好更准确地进补。中医师通过体检可从总体上把握患者的身心状况及环境对他的影响，发现健康隐患，提出个性化的养生防病方案。

（三）以"治未病"为框架，构建具有中医药特色的健康管理体系

健康管理是一项系统工程，其核心是促进人们养成健康的行为和生活方式。健康管理大致包括收集个人健康信息、评估健康状况、制订健康促进计划，其基本模式为"个人健康信息管理-个人健康与慢性病危险性评价-个人健康计划及改善的指导"。中医药"治未病"的理念和方法在数千年的实践中积累中已经完善了该理论体系，积累了宝贵的疾病预防及养生保健的经验，这是我国在健康管理方面有着其他国家不能比拟的独特健康资源优势。我国借鉴国际新的健康管理理念、知识及管理体系的基础上开展中国特色的"治未病"健康管理工程，充分将健康管理的各个要素融入到"治未病"的整个工程建设之中，形成中国特色健康管理，更容易被国民接受，更容易服务于大众。因此，我国的健康管理体系建设及战略规划可以以"治未病"工程为框架，中西医结合构建具有中医药特色的健康管理体系。

1. 运用网络信息技术采集、整理与加工中医药健康管理档案信息

在健康管理工作中，除了一般现代医学信息的记录以外，还要引入中医学基本理论和诊断方法，通过望闻问切四诊合参，对人体做出全面、整体的检查和评估，设计专用的中医体检表，基本内容包括：①望诊：神、色、形态；面色、头颅五官九窍、络脉；舌质、舌苔。②闻诊：声音、气味。③问诊：记录居民主诉的一般身体情况、生活习惯、家族史、既往史、当前症状。④切诊：肌肤、手足、胸腹、脉象等。以上这些信息经过采集、整理与加工，形成健康档案，为健康管理的前提条件。

2. 应用体质测量表对居民进行中医体质辨析

中医的人体体质学说，在《内经》中就已阐述，根据观察收集的人体先天禀赋的基本信息，运用四诊合参辨别个体的体质类型。关于中医体质类型，从古至今有各种不同的分类，如古代有二十五型分类。现代中医体质研究从临床应用角度出发，比较有代表性的有国医大师王琦九分法、匡调元的六分法、母国光的九分法、何裕民的六分法、田代华的十二分法、胡文俊的四分法等。王琦等研究的体质九分法较为成熟，并建立了规范的测量量表，具体包括：平和质、气虚质、阳虚质、阴虚质、痰湿质、湿热质、血瘀质、气郁质、特禀质这九种基本类型。在实践中可根据古代和现代不同的研究分类方法与体质评价方法，进行深入的挖掘和整合，形成适合国人的、有中医特色的体质评价方法。应用这些有效方法对人体基本状况进行科学评估，可以为疾病预防提供依据和辨证施治奠定基础。

3. 设计有中医药特色的健康风险评价体系

在中医体质辨析基础上，结合现代健康管理中健康风险评估的理论和方法，将个体的健康危险状况、个人的不良生活习惯、心理压力等各种健康危险因素进行评价，确定疾病风险表达方法，形成疾病危险因素评价报告，并在一定范围内进行试评价，以检验其评价的内容及方法的理论意义及实践价值，在实践中不断完善，形成中国特色的健康风险评价

体系，能够有效地补充西方健康管理中健康评价之不足，使之更加符合中国国人的实际情况，更加适合我国国民的生理、病理特点。这种中医学与现代健康管理的有机结合，将更大地提升中医药健康管理对国人健康水平的贡献率。

4. 研究有中医药特色的健康风险干预方式

在健康风险评价基础上，研究建立适合当代中国人群需求的健康干预方式，提供适合政府引导、企事业单位和个人积极参与、符合市场运作模式的健康服务具体方法。运用多主体协作、各种健康资源优化组合的健康干预方式。中医药特色的健康风险干预的宗旨是提供一种中医药元素的现代健康管理方法的服务系统，其服务技术应包括现代中西医健康管理所有方法在内。在健康服务提供中应努力采用中医药学的相关适宜技术，这类技术已被数千年临证实践证明疗效确切，而且方法简便易行，适合于在社区开展，老百姓乐于接受。中医药特色的健康风险干预方式可针对不同的体质类型提出健康管理计划并对居民进行相应的指导，这些方式主要包括：中医辨证膳食（食疗、药膳）干预指导、情志调节干预指导、运动干预指导、生活方式调整干预指导等，在社区形成以"治未病"理念为先导，将"治未病"方法融入健康风险监测、分析、评估，并建立干预维护方案的全过程。

5. 创建有中医药特色的健康管理模式

在形成各种健康服务措施的基础上创新健康管理模式，科学组合服务技术，合理制订整个健康管理流程。在收集健康信息、开展健康体检、形成健康档案、进行健康状况评价及健康危险因素评价后，根据科学健康管理理论与方法创新有中医药特色的健康管理模式。模式具有系统性，整体与部分形成结构和关系特征。模式具有特色，中医药特色的健康管理模式应用辨体质方法及中医药健康干预的技术手段，由中医健康管理师针对不同类型的体质的人群给予指导。模式具有程序化规则，在特定人群健康管理中进行定期随访、健康咨询、心理辅导及就医指导等系列服务。模式具有比较优势设计有中医药特色的、全程化的、组合化的流程和技术以提高健康管理效益、效率、降低服务成本，减轻居民负担。总之，中医药特色的健康管理模式，使其中医药健康资源更加广泛地服务于普通百姓，中医药特色技术更安全、有效、方便可及和简便验廉地为基层居民服务，中医药健康管理以提高广大人民群众的整体健康水平为目标。

☞ **思考题** »»»

1. 如何理解中医药服务在社区健康管理中的特色与优势？

2. 试述中医药特色的健康社区服务的流程与步骤。

3. 中医药特色的健康社区服务途径有哪些？

（徐　州）

本章案例请扫码

参 考 文 献

洪倩 . 2015. 社区健康风险干预与管理 ［M］. 北京：人民卫生出版社，68-71.

马洪瑶，申俊龙，徐浩，等 . 2014. 中医药特色社区健康管理的理论依据与路径创新 ［J］. 中国全科医学，13（17）：1543-1546.

田惠光，张建宁 . 2015. 健康管理与慢病防控 ［M］. 北京：人民卫生出版社，49-64.

张开金，夏俊杰 . 2013. 健康管理理论与实践 ［M］. 南京：东南大学出版社，23.

祝友元，赵影，潘毅慧，等 . 2012. 社区健康管理服务模式的研究与实践 ［J］. 中国全科医学，15（7）：2202.

第十一章　中医药管理道德与社会责任

内容提要

本章主要介绍了伦理道德、社会责任与医学伦理道德的相关内容，我国中医药道德观的演变、发展，中医药道德管理的特征和影响因素，以及中医药组织社会责任内涵、特征、影响因素和未来发展的有关内容。

第一节　伦理道德与社会责任

一、伦理道德概述

伦理或道德（ethics or morality）是指内在的价值理想或外在的行为规范。在中西领域中均可做两个层面上的解释，当代伦理的概念蕴含着西方文化的理性、科学、公共意志等属性，道德的概念蕴含着更多的东方文化的情性、人文、个人修养等色彩。中、西伦理与道德概念经过碰撞、竞争和融合，二者的划界与范畴日益清晰。伦理是伦理学中的一级概念，而道德是伦理概念下的二级概念。二者不能相互替代，有着各自的概念范畴和使用区域。

伦理中的"伦"，即人伦，指人与人之间的关系，"理"是指道理、规则。"伦理"则是人们处理相互关系应遵循的道理和规则。社会生活中的人与人之间存在着各种社会关系，由此必然派生出种种矛盾和问题，需要有一定的道理、规则或规范来约束人们的行为，调整人们相互之间的关系。

道是万物万法之源，创造一切的力量，德是为顺应自然、社会和人类客观需要去做事的行为，不违背自然发展规律，去发展自然、发展社会，提升自己的践行方式。因此，道德是一种社会意识形态，它是人们共同生活及其行为的准则与规范，具有认识功能、调节功能、教育功能、评价功能和平衡功能。同时，道德也具有共同性和民族性。道德的共同性是指同一社会的不同阶级，甚至不同社会的不同阶级的道德之间，由于类似或相同的经济条件、文化背景和民族心理而存在着某类相似或相同的特性。而道德的民族性是指一个民族区别于其他民族的个性特征，包括民族的精神、气质、心理、感情、性格、语言、风俗、习惯、理想、传统及生活方式和理解事物的方式等诸多方面，不同民族间道德的原则标准亦有所不同。

从伦理学角度看，如果不求科学准确性的话，伦理与道德可以在同一意义上使用，人们也一般是把伦理、道德界定为："其是由一定的社会经济关系决定的，依靠社会舆论、传统习俗和人们的内心信念来维系的，表现为善恶对立的心理意识、原则规范和行为活动的总和。"

二、社会责任概述

(一) 社会责任的概念

"社会责任"一词最早由美国学者谢尔顿提出，并因雷蒙德·鲍恩的《企业家的社会责任》一书的出版而广为人知。国外学者约瑟夫·麦奎尔、阿尔奇·卡罗尔，国内学者刘俊海、卢代富等都对企业社会责任做了界定。尽管这些学者的表述不同，但都基本指出了社会责任的精神，即组织在营利以外最大限度地增进和维护社会利益的责任。组织社会责任是20世纪初以来西方学术界开始探讨的一个重要的社会热点问题，目前经济学、管理学、法学和社会学等学科的专家对此都进行了研究。

(二) 社会责任的相关理论

虽然社会责任的理论相对于其他成熟学科的理论来说其成果不多，但依然有很多学者从各种学科角度提出各种社会责任理论，这些理论大多是从企业社会责任的研究中衍生出来的。比较重要的理论包括伦理理论、社会契约理论、利益相关者理论、市场经济理论、控制权理论、社会资本理论、企业文化理论、经济全球化理论、战略理论、社会责任层级理论、企业公民理论等。下面将主要介绍其中的五种理论。

1. 利益相关者理论

利益相关者理论（stakeholder theory）是在20世纪60年代左右，在美国、英国等长期奉行外部控制型公司治理模式的国家中逐步发展起来的。它改变了传统的股东至上主义，认为任何一个公司的发展都离不开各种利益相关者的投入或参与，这些利益相关方包括股东、债权人、雇员、供应商、顾客等交易伙伴，也包括政府部门、本地居民、社区、媒体、环保主义等压力集团，甚至包括生态环境、人类后代等受到企业经营活动直接或间接影响的客体。从这个意义上讲，企业可看作是一种治理和管理专业化投资的制度安排，它要履行对其他各利益相关方的社会责任，而不仅仅关注股东的利益。

2. 社会契约理论

社会契约不是一种正式的书面契约，而是一种关于行为准则和规范的非正式协议。社会契约理论是17世纪以来西方国家极有影响的一种社会学说，而在经济学领域，把社会契约理论运用于企业理论研究开始于科斯。1937年科斯发表的论文《企业的性质》，提出了企业契约理论。之后，越来越多的学者把企业理解为一个由物质资本所有者、人力资本所有者及债权人等利益相关者间的一系列契约的组合，具有不同资本的各利益相关者通过谈判来分配各自的责任、权利和利益，确定彼此间的合作方式，形成一份有约束力的企业契约。从这个意义上说，企业并不只是股东的企业，债权人、员工、经营管理者、顾客和社区等都对企业做了投入。发展的企业社会契约理论认为，企业追求经济发展不会自动导致社会进步，相反可能会导致环境的退化、工作条件的恶化及其他社会问题，企业有责任为社会和经济的改善而工作。企业或组织与社会提出了一个契约：企业或组织应对为它的存在而提供条件的社会承担社会责任，社会应对企业的发展承担责任。

不管在何时，企业或组织都无法脱离社会而存在。企业、组织和社会之间都存在着某种契约，即企业与社会各种利益集团之间有一系列自愿同意并相互受益的契约，而企业或组织的责任就是履行与社会各种利益集团的合同义务。

3. 战略理论

在西方有关企业社会责任的研究中，利用企业社会责任中的机会来谋求竞争优势的战略，就是企业社会战略。战略性企业或组织社会责任认为，如果企业或组织社会责任能给企业带来大量商业利益，就是战略性的，并且提出了战略性企业或组织社会责任的五个维度：企业或组织社会责任项目与企业或组织使命和目标的一致性、企业或组织社会责任项目的专用性、按环境趋势来规划行为的前瞻性、不受外部制约而自由决策的自愿性及赢得认可的可见性。

波特提出要从战略的高度去看待社会责任，他从组织战略的角度来研究组织的社会责任、强调改造价值链活动、开展战略性慈善事业，以改善竞争环境中突出的社会问题，并强化组织战略。也就是说，要将承担社会责任纳入组织战略体系中，通过承载社会责任来提升组织的竞争优势。

将社会责任作为组织战略，就是将组织利益和社会利益有机联系起来，使组织获得竞争优势，从而使组织的社会利益与经济利益有更明确的正相关关系。

4. 社会责任层级理论

社会责任层级理论主要是解决了社会责任有哪些内容，这些内容之间的关系是什么的问题。1971 年由美国主要企业领导人组成的经济发展委员会用三个责任同心圈来说明企业社会责任的层级性：最里圈，包括明确而有效履行经济职能的基本责任，如产品、就业及经济增长等基本的责任；中间一圈，包括在执行经济职能时对社会价值观和优先权的变化要采取积极态度的责任，如环境保护、尊重雇员，以及消费者希望得到更多的信息、公平对待和避免受到伤害等；最外圈，包括新出现的及还不明确的责任，也就是企业必须保证越来越多地参与到改善社会环境的活动中来。

阿尔奇·卡罗尔（Archie Carroll）作为企业社会责任领域享有声望的一位学者，对企业社会责任进行了长达近二十年的研究，于 1979 年首先对企业社会责任进行了概括形成了社会责任的四个类别：经济责任、法律责任、伦理责任和自觉责任。卡罗尔于 1991 年对企业社会责任类别模型进行了更改，把自觉责任改为慈善责任，提出企业社会责任的金字塔模型，认为企业社会责任中位于最基础的是经济责任；位于第二层的是企业的法律责任，社会不仅按照利益驱动来约束企业，而且同时也期望企业遵纪守法；位于第三层的是企业的道德责任，包括道德标准、规范，反映消费者、员工、股东和社区关于公平公正的期望，以及对利益相关者道德权利的尊重和保护等；位于最高层次的是慈善责任，包括开展行动或项目来促进人类福利发展。

兰托斯（Lantos）在卡罗尔的企业社会责任分类思想的基础上，从责任性质（必须还是自愿）和责任动机（为了利益相关者的利益、为了企业的利益或两者兼顾）两个方面，将企业社会责任划分为战略性、伦理性和利他性三种类型。

5. 企业公民理论

企业公民理论诞生于 20 世纪 70 年代，由英国公民会社首先提出了企业公民的概念，将企业看作是一个不仅要创造利润，还要承担对环境和社会责任的社会公民。认为企业公民有三种表现形式：参与慈善活动、社会投资或与当地社区承担的某些责任相近的企业；

努力创造利润、遵守法律、有道德的企业；对社区、合作者、环境都要履行一定的义务和责任的企业。企业公民强调企业作为社会中的经济实体必须承担与个人类似的、应有的权利和义务，实现了经济行为与更广泛的社会信任的沟通与互联、服务于双方利益。理论认为企业公民是企业与社会的第四契约，企业要向全社会承诺做一个愿意自觉履行其道德责任的企业公民。

三、医学伦理道德概述

伦理是处理人与人之间道德关系所应遵循的基本原理和准则。正确的医学伦理道德观是：医务人员与患者是平等的相互合作的关系，医务人员对患者服务的目的不是谋取私利，而是为了患者身心健康，医务人员与社会是随时随地无条件地为社会尽义务，全心全意为人类的健康服务的关系。

（一）医学伦理道德的概念

在内涵上，医学伦理和医学道德是两个相互区别又有联系的概念。"伦""理""道"广义上通常可以互释，但"伦"倾向于表达同类之间也就是人与人之间的次序之道，"理"倾向于表达人与天然之间的顺应之道，伦理合称，其研究对象应该是人与人、人与自然、人与各种事物之间的和谐有序的关系。先哲更多地将人与人之间的次序之道称为"人伦"，在人与自然之"道"的层面的论述则常说是"天伦"或"伦常"，符合伦常之道的行为或行为的结果就是道德的，不符合则为不道德。

关于道德的概念，各个学派的定义都基本一致，大概包括以下六方面要素：①在人类社会实践中形成；②由经济关系决定；③以善恶为标准来评价；④依靠社会舆论、传统习俗、内心信念维系；⑤调整人与人、人与社会、人与自然相互关系；⑥是一种行为准则或是行为规范的总和。关于道德的问题有道德的起源、道德的决定因素、道德的评价标准、道德的约束机制、道德的适用范围、道德的原则和道德规范等。医学伦理道德所涉及的研究内容和道德的内涵基本一致，一般认为"伦理"一词的中心词在"理"上，道德概念的落脚点应该在"德"上，理是普遍规律，因而可以称"学"，德是每个人内在的一种精神品格，通过具体的态度、行为表现出来，有鲜明的个性特征。因而医学伦理道德是一个理论体系的概念，其研究的对象是道德，关于道德的学说就构成了伦理和思想。

目前，学界对医学伦理道德的定义都不尽相同，如中国中医药出版社 2008 年 10 月出版的，由奚红主编的新世纪全国中医药高职高专教材《医学伦理学》中指出"医学伦理道德研究的是道德起源、本质、作用及其发展规律"。人民卫生出版社 2005 年 10 月出版的，由王彩霞等主编的高等医药院校教材《医学伦理学教程》中认为"医学伦理道德是人们行为的是与非、好与坏、善与恶、正义与非正义的标准，而人们的这些行为规范的总和就是道德"。郑州大学出版社 2008 年 5 月出版的高等教育医学专科系列规范化教材《医学伦理学》认为"对医学伦理道德的研究是人类对道德生活进行系统思考和研究从而揭示道德的产生、发展、本质、规律"。从以上定义可以看出，尽管各家论述角度和用词不同，但总体来说，认为医学伦理道德是围绕道德的种种问题展开的。

（二）市场经济下传统医学伦理道德的自我演变

随着市场经济的发展，传统的医学伦理道德正在接受前所未有的挑战，促使人们多角度、多层次地审视医学伦理道德的内涵，使得传统的医学伦理道德在受到洗礼后而发生自我演变。

首先，市场经济对传统医学伦理道德中的儒家架构形成巨大压力。作为传统医学伦理文化观念架构的儒家伦理，既承受着思想批判的压力，又承受着社会拒斥的压力。人们意识到，真正的道德良心，不只是作为一种崇高规范制约人的行为，而且是能推动人全面发展自我的各种动力的汇集代称。在市场经济中的医疗行为应不以欺诈而获益、不以虚伪而待人、不以富裕而凌人、不以名誉发达而忘人。

其次，市场经济对传统医学伦理道德中"重义轻利"观点造成冲击。传统医学伦理道德体系中着重强调医者的"义"，片面强调道德的力量至高无上。而这种观点与市场经济体制不相适应，市场经济下要求具有正确的利义关系道德观，承认医生个人的正当利益，按劳取酬是符合医德标准的。现如今正确的利益关系应该为"以义为本，利义兼顾"。

再次，市场经济中传统医学伦理道德中"人命至重"观点不断演进。传统医学伦理道德体系强调"人命至重""生命神圣"的观点。但随着市场经济的不断冲击，这种只注重生命的量的观点也随之演进，强调要优化生命的质。现如今先进的医疗科学技术给人类带来了健康、延续生命、低死亡率的同时，也对传统的"人命至重"提出新的挑战。如果一个生命经现代高科技的医疗抢救后，保住了其生命，但生存质量并不高，则生命的神圣受到冲击。这在浪费有限的医疗资源的同时，也是对社会的不负责任。市场经济下的医学伦理道德不仅是要抢救患者生命，更应消除疾病、恢复患者身心健康、提高群众身体素质。

四、伦理道德与社会责任对中医药管理的作用和意义

伦理道德和社会责任产生于一定社会物质生活条件之中，产生于人类的劳动活动、社会交往和社会关系之中，并随着这种物质生活条件的变化而变化，它们依靠社会舆论、传统习俗、内心信念的力量，而不是依靠强制力量来协调和处理社会与个人的关系，以协调和处理社会与个人的关系的范畴来作为善恶的评价。伦理道德和社会责任有着丰富的内容和复杂的结构，它们不仅是协调和处理社会关系的精神力量和社会意识形态，还是协调和处理社会关系的心理意识形式，也是人与人之间在实践活动中所生成的伦理和责任关系。正是由于伦理道德和社会责任是一个有着丰富内容和复杂结构的协调和处理人与自身、人与人之间关系的行为规范，这就决定了它们所特有的管理功能，对中医药管理也有重要的意义和作用。

伦理道德和社会责任是中医药管理的重要方式。就中医药管理的渠道而言，"它包括整个中医药集体有意识地对其成员的行为进行指导、约束或制裁；中医药集体成员之间自发的互相影响、互相监督和互相批评；中医药集体成员自觉地按社会规范选择、约束和检点自身的行为这三个方面"。在这三个方面中，伦理道德和社会责任都是不可或缺的力量和方式，对中医药管理起着特殊的管理作用。具体说来，这些作用集中体现为如下几点：

第一是弥补中医药管理规章制度之不足，并克服其局限性。众所周知，管理离不开一

定的规章制度，规章制度是管理活动的规范。但是，中医药管理规章制度的制订和实施总是会有一定的局限性和不足。因为中医药管理规章制度一般是单位、部门的领导和群众自己制订的。尽管它也具有一定的强制性，是必须遵从的，因而也可以看作是一种"法"，但是它和正式的"法"比较起来，则是一种较低层次的"法"，它缺乏国家法律的严肃性和权威性。它所起的作用大小在更大程度上决定于人们的思想觉悟和对规章制度的认可程度。中医药管理规章制度的制订必须力求合理，规章制度制订过宽，容易导致放任自流；规章制度制订过严，会束缚人们的手脚，使人们不愿意去承担必要的甚至有一定风险的工作。中医药管理规章制度从其主要的方面来说是面向大多数下属和群众的，因而要考虑多数群众的可接受性，只有群众乐意接受，才会自觉遵守。中医药管理规章制度的这种群众性，一方面表明它是靠一定的道德舆论力量作为前提的，另一方面表明它对单位或组织的先进分子是一种较低层次的要求，他们还需要遵循更高的道德行为规范。还应该看到，中医药管理规章制度是为实现规划目标服务的，因而其具体内容也是随着客观形势或规划目标的变化而变化的。一般地说，中医药管理规章制度总是落后于客观事物的发展，在这种情况下，事业的维持和发展还必须依赖于伦理道德和社会责任的力量。从以上分析不难看出，伦理道德和社会责任有助于弥补规章制度之不足，并克服其局限性。

第二是提高中医药组织的有效性。合理的伦理道德和社会责任是组织有效性的基础。从本质上说，伦理是指导人类相互交往的原则和标准，它既包括人们与他人交往时应遵循的标准和诚信、信赖与公平等伦理观念，也包括勾勒出社会关系的结构框架的伦理理念如权利、义务和责任等，尤其是权利、义务和责任已成为当今人们普遍认同的伦理问题的核心。合理的伦理道德理念有助于人们彻底地发挥自身的潜能，它不仅可以为主体提供一个必备的指引行动和树立期望的目标，而且可以促进合作和相互信任，以提高组织的有效性。伦理价值体系不仅有利于组织的运作和控制，有助于组织与主要利益相关者建立起牢固的关系，而且有利于组织建立起优秀的组织形象，享有很高的信誉，在利益相关者群体中拥有较高的社会地位。伦理价值体系是组织力量的中心，也是组织个性的源泉。这种组织个性能够带来组织及其成员的自豪感和满足感，帮助组织适应环境，有利于组织的长期生存、繁荣和发展。而在逆境中，伦理道德和社会责任体系则是抵抗短期诱惑的缓冲区，可以避免损伤长期利益。这是从众多组织的中医药管理实践中得到证明的经验和结论。

第三是提高中医药组织管理效率。适应经济发展要求的伦理道德和社会责任在促进中医药组织管理效率提高方面，主要表现在通过降低中医药组织管理成本来提高效率。任何管理都是要支付一定的成本或费用的，如管理信息的获取费用，人际关系的协调费用，制度、契约的签订、实施和监督费用，制度运行费用等。现代新制度经济学一般把这种成本称为"交易成本"或"交易费用"，认为"交易成本"是现代经济成本的重要组成部分，其高低往往决定着经济效率的高低以至经济活动的成败。因此，在物质生产成本不变的条件下，尽可能降低交易费用，是经济效率提高的根本途径。而交易费用一般说来取决于交易双方利益的冲突程度、交易的确定性程度和信息的完全性、对称性程度等因素。如果交易双方利益冲突小，交易过程确定有序，信息完全、对称，那么交易费用较低，否则，交易费用较高。而在降低交易费用或管理成本上，伦理道德和社会责任的作用十分突出。因为伦理道德和社会责任为人们确立起行为边界，提供"应该如何"的价值信念上的共识，使人们的行为变得可以合理预期，降低了交易过程中的不确定性、偶然性，减少了人们利益上的冲突和摩擦，使决策过程简单明了。不仅如此，它还能遏制和克服"搭便车"、投机取巧等机会主义行为，减少制度规则的执行、监督等运行成本，从而提高中医药组织的管理效率。

第四是通过克服"外部性"来提高中医药组织管理效率。所谓"外部性"，是新制度经济学用来描述经济活动中个别收益（或成本）与社会收益（或成本）不一致的现象的概念，意指一定经济活动的收益或成本溢出活动主体之外，被他人分享或要他人承担的现象。这种"外部性"现象既有经济活动主体"无意"造成的，也有经济活动主体"故意"造成的。从根本上说，这种现象是由于制度安排不完善、中医药组织管理不到位、经济活动主体"搭便车"等原因造成的。因此，"外部性"现象的克服，必须依靠各种完善的制度设置、到位的管理措施及伦理道德和社会责任观念的引导和规约。在克服"外部性"上，伦理道德和社会责任观念具有很重要的作用。因为伦理道德和社会责任能借助于舆论评价、教育引导、典型示范等方式，唤起人们的知耻之心，约束人们的越界冲动，有效地遏制和克服人的"搭便车"和机会主义行为倾向，从而克服"外部性"。同时，伦理道德和社会责任还可以内化于人们的交易活动理性之中，培养起交易主体的较高的适应交易活动的道德水准和交易活动规则意识，成为人们交易活动的引导和激励因素，从而将"外部性"在一定程度上内部化，促进中医药组织管理效率的提高。

第五是伦理道德和社会责任作为一种精神动力，推动中医药组织管理实践和理论的发展。从根本上说，中医药组织管理实践和理论发展的主要动因是生产力的发展。但是，在伦理道德和社会责任指引下人的创造性潜能的发挥，同样是推动管理实践及其理论发展的重要动力。这是因为管理不但有技术属性，而且还具有社会属性。管理的技术属性是管理活动所具有的自然属性，它是随着生产力的发展而不断变化的，这些技术性内容的变化推动着管理方式和理论的不断发展，使其更加现代化和科学化。管理又是一种社会活动，是一种在社会中进行的活动。一切管理活动，都必须在一定的社会历史条件下和一定的社会关系中进行，因而也必然采取一定的社会组织形式、制度、法规等来承担、执行管理职能，同时，管理活动还受到一定的价值观念、伦理道德和社会责任观念的影响和指导。作为上层建筑的一部分，伦理道德和社会责任对管理活动具有一定的导向性，这一点集中地体现在进步道德的作用上。这就是进步的道德为管理的变革与创新鸣锣开道。进步的道德通过社会舆论进行评价，论证管理创新及其相应的行为的正义性、合理性，破除旧的、落后的道德观念对创新的束缚，为创新开辟道路，扫清创新道路上的思想障碍。另外，伦理道德和社会责任还是管理法规制定的指导思想。管理法规的制定，不但受社会制度、生产力发展水平和科学技术的制约，同时也受伦理道德和社会责任的影响。从宏观上讲，人既是管理的主体，又是管理的客体。法规要人制定，人去执行。因此，管理法规从制定的形式到内容都要充分发扬民主和体现人的主动性、积极性、创造性，在这里伦理道德和社会责任的作用是不容忽视的。

总之，现代管理的实践证明，随着中医药管理现代化的进行，作为调节、指导人们之间及个人与社会之间关系的行为规范的伦理道德和社会责任，在现代中医药管理中日益显示出它的必要和现实的价值。

第二节 中国中医药的道德观

一、中国古代道德观的演变

（一）古代道德的含义

"道德"一词产生得很早。在汉语中，"道德"一词最早是分开使用的。诸子各家对道德观都有相应的阐述，老子的《道德经》内容分为《道经》和《德经》。《道德经》曰："有物混成，先天地生，可以为天下母。吾不知其名，强字之曰道。""道"，指宇宙万物的本体、本原。在《荀子·劝学篇》中"道"与"德"二字始连用，"故学至乎礼而止矣，夫是之谓道德之极"。

道的初义为道路之道。道字不见于甲骨，而见于金文。许慎《说文解字》："道，所行道也。"即人所行走的道路；又云："一达谓之道。"即通达一定目的地的道路。世上本无路，经人不断踩蹈行走，地上显露出一条路线来，成为人们往来的交通路线，便成为一条道路。道的价值在满足人的交通需要中得到了体现，初始的价值表现为人对器物的需求。换言之，人需要获得衣、食、住、行等人的生命生存世界所必需的现实环境和实践，这是先决的，然后才有为什么生存和怎样生存的价值和意义的追求。《周易》、《诗经》所说之道，主要是指道路、方法、言说，而《尚书》所讲的道，便有向名词化转变的意蕴。这种转变，使道逐渐度越生存世界生命活动的视听言动应然的价值层面，而上升到意义世界生命活动的原则原理必然的价值层面。这个动态的变化过程，预示着道分殊为天道、地道、人道的演化。《左传》和《国语》中道被诠释为天道，是人对天道价值的体认。天道人道既相依不离，又相分不杂。天道作为宇宙自然的规则、原理，是人事所依的根据，具有形而上的品格。它是人事背后的一种指导性原则，不可违背。人道既是人之所以为人的根据和原则，也是人之所以有价值意义的根据。它是人的自然情性的体现，也是国家的典章制度、政治组织原则、伦理道德规范。

从天道与人道的联系而言，《左》、《国》认为其中介环节是"德"。德作为联系天道与人道、国与国、人与人之间的中间环节，体现了德的内得于己，外得于人的价值。孔子所讲的道涵盖天道与人道两方面。指向人文世界的人道其内涵与仁大致相当，天道则指向与人道相对的形上本体界，乃是宇宙万有之本真的呈现。不同于对仁的具体表述，孔子对于天道从来不做正面直接的阐释，可以总结为，天道之于人道，是更高一级的范畴。人道本于天道而生，天道为人道之体，人道为天道之用。老子的道论是宇宙生成论，是对自然无限性的概括和提炼，是要把自然的奇妙性加以本体化，用以和现实的社会形成一种启示性的对照。老子的道与万物，不具有形上和形下的意义，只能看作是老子对客观世界发生关系的具体描述。庄子认为"道"是有无限潜能的，作为本体的"道"，一方面不存在于经验世界，另一方面，作为本真的显示，又不能离开现实的世界去把握它。是故，悟道的途径是一种神秘经验，称为直觉认识论。庄子的认识论不是系统的认识论建构，而是对认识的反叛。

"德"，得也。循道所得。甲骨文"德"字之象形取意与"中国"帝王垄断正历法、方位等天学宗教事务有关。由天学事象衍生出了德伐、正德、经德、明德等名词称谓，此种意义上的"德"观念，三代一以贯之。西周时的礼乐制度建设又赋予了"德"字新的人文内涵，就其具体而言，意味着不同等级的贵族所获得的官爵俸禄、配享之礼乐及其所应承担的政治义务。而就其抽象性而言，则意味着亲亲、尊尊、尚贤之类的伦理原则和道德情感，它是政治意义上的"德"的精神支撑。

孔子认为德性源于天道，直接生成于天道。此一思想构成了孔子哲学的前提。从逻辑上说，这是孔子哲学的第一个环节。把外在的天道内化为德，成为人的内在之性，则是孔子哲学的第二个环节。具有了仁德，成为圣人君子之后，如何把自己的内在之性实现出来，是孔子哲学的第三个环节。这一环节的核心就是实现自己的内在之性（仁德），"施于民而能济众"，这是孔子哲学的最终目的和归宿。在实践中，孔子一方面勤奋修德并以有德声闻，另一方面孔子亦积极求位。孔子的努力以"无位"而终。老子把"道"当作了宇宙创生的本源、天地运行的法则、万物繁衍的规律之后，"德"的引入为了体现"道"的作用，是"道"在人内心世界的投射，只有得"道"的人才算是真正地有"德"。老子把"人"与"道"、"天"与"地"相互并列，言为"四大"，在这"四大"之中，"人"是宇宙天地万物的灵长和精英。这个精英仰观天象，俯采地源，对"道"的顺应就应该算是有"德"，而这种"德"的实现和贯彻又应该是无形无为的，自然化育的。

（二）古代道德观的演变

1. 先秦时期

中国伦理道德思想孕育发展于先秦时期。上古神话和《周易》构建了中国伦理道德的基本框架：天人合一的宇宙论体系，自强不息、厚德载物的精神，善恶报应的信念等。这是中国伦理道德思想的源头，给后世的中国伦理道德思想的发展以深刻而永恒的影响。西周时期，为适应氏族社会向文明社会转换的需要，确立了一个适合其转换需要的伦理秩序和意识形态的周礼。这为日后中国社会建立了伦理生活范式。西周以后，开始了春秋战国社会大变动时期及思想意识形态的百家争鸣。以此为契机，中国伦理道德思想孕育、发展起来。它吸收了儒家、道家、墨家、法家等各家思想。其中儒家的伦理道德思想是中国古代伦理道德思想发展的主流。"仁"是孔子对中国伦理道德思想最为突出的贡献，是中国伦理精神由自发走向自觉的标志，是一切德性的生命根源和发端，又是最高层次的品德和德性的最高境界，同时还是道德行为的推动力。孟子继承和发展了孔子的伦理道德思想，并将其系统化。他提出的"父子""夫妇""兄弟""君臣""朋友""五伦说""性善论""修养论"及"仁""义""礼""智""信"的价值体系，成为整个伦理道德思想不可或缺的重要组成部分和核心内容，为中国伦理道德思想的发展打下了基本的框架。

2. 汉唐时期

先秦时期，中国伦理道德思想的基本内容已经形成，但并没有占据主导和统治地位。到汉代，董仲舒提出"罢黜百家，独尊儒术"，儒家伦理道德成为正统的思想。董仲舒改造孔孟的伦理道德思想，提出了适合大一统封建社会需要的"三纲五常"，即"君为臣纲，父为子纲，夫为妻纲"和"仁"、"义"、"礼"、"智"、"信"五常的封建伦理思想。

至此，影响中国长达几百年的封建伦理体系初步形成。魏晋南北朝时期，产生了玄学伦理。它企图将道家的"自然"价值观和儒家的"道德"价值观相结合，以克服人的精神和伦理生活的矛盾。隋唐时期，特别是唐朝，中国封建社会处于稳定发展时期。与这种社会环境相适应，中国伦理道德思想又出现了新的精神形态：隋唐佛学。隋唐佛学以"生死轮回""因果报应"的虚幻的形式克服了传统伦理中"德"和"得"、道德和命运的内在矛盾。在基本精神取向上与儒家伦理道德思想相契合。特别是禅宗的顿悟、体验的修行方式与儒家修身养性理论实践有相通之处。因此，它又成为向儒家伦理回归的中间环节。

3. 宋元明清时期

随着中国封建社会的发展，单一的儒家伦理与儒道释相结合的伦理道德思想已经不能适应封建社会的需要。于是，一种融合了孔孟儒学、董仲舒官方儒学及玄学、道家思想、佛学伦理的"新儒学"伦理——宋明理学伦理诞生了。新儒学伦理以程朱理学与陆王心学最具代表性。程朱理学建立了以"天理"为核心的伦理道德思想体系。"天理"是以伦理纲常为核心的伦理道德本体。"人伦者，天理也"（二程《外书》），"理者，五常而已"（朱熹《庵文集》），也就是说，人伦五常即天理，这是"天道"与"人道"的统一。这样一来，人间的伦常之理便上升到天道的法则。纲常名教不仅具有了本然的根据，而且具有了神圣性与永恒性。宋明理学伦理在沦为封建专制主义的工具之后，就失去了存在的必然性，被新的伦理道德所取代是历史的必然。

二、中国中医药道德观的发展

中华民族历来为礼仪之邦，在行为中重规范、讲道德为人称道，医学行为也不例外。"医乃仁术"，医术、医德互相啮合，是中医学发展的基本特征。研究中医药道德发展情况是把握中医学发展的重要方面。对中医药道德的研究既有益于中医学理论、临床进步，并推动医学伦理学学科的建设，又对我们今天协调医德关系，建设健康向上的医风、医貌有参考作用。

（一）明代以前我国中医药道德观发展概要

中医药道德与医学历史一样久远，把握中医药道德历史是研究医学发展全貌不可或缺的部分。因为医学本身就是道德的体现，医学与道德浑然一体。

1. 殷周到春秋：中医药道德观的孕育

原始社会后期原始医学诞生，此时作为调整医学活动各主体关系的医药道德就混沌在原始医学中了，人们对疾病的认识较为低下，医德观念比较原始，最初的医生——巫医，其对医患关系流露出的关心也只能被宗教神学模糊起来。

商代后期社会矛盾尖锐，周武王推翻殷商建立周朝。武王执政后吸取商殷亡国教训，进行改革。周王仁爱于民，以德、孝观念建立周礼体系维系社会秩序。《庄子·天下》中说"周人以天为宗，以德为本"把"天命"放在首位，"德"仅仅是天的配角，用以"克配上帝""以德配天"。周朝统治者相信巫术，建立了卜、祝、巫等官方建制，周代发现了人的存在，神学一统出现裂缝，医巫开始分家。

春秋时期，思想解放加快了经验医学的独立，出现了医缓、医和等著名医家。在病因学上已开始抛弃鬼神作祟论，在诊断和治疗上也有了科学观念。春秋时新兴起的儒家学说对医学的影响促成了中医学人道主义的萌芽，出现了最早的中医药道德规范。围绕"仁学"理想，儒学先驱者提出许多零碎而经典的医德片断。

2. 战国到秦汉：中医药道德观的形成

战国时期，新的社会经济和意识为医学彻底摆脱巫术，建立独立的医学体系带来了机遇。战国时期，医学经验的大量积累、诸子百家学术争鸣，为整理、规范中医道德理论营造了环境。

战国时期，就自然、社会、伦理等而言，诸子百家代表不同阶层提出各自的观点，这些观点不仅刺激了中医学体系的形成，而且为中医药道德体系的建设提供了思想源泉。战国时期，学派林立，其中对中医药道德最具影响的有儒、墨、道、法四家。孟子是儒家代表，他说，"无恻隐之心，非人也……恻隐之心，仁之端也"（《孟子·公孙丑上》），"无伤也，是乃仁术"（《孟子·梁惠王上》）。但孟子的思想对中医药道德体系建设也有局限，如他说"男女授受不亲""身体发肤，受之父母，不敢毁伤"（《孝经》）。墨子是墨家的代表，他提出"兼爱互利"的道德原则。在实现这一原则方面，他指出人要各敬其业，尽职尽责，"怪人医治天下为是事事也，如医之工人之疾者然，必知疾之所起，焉能攻之，不知疾之所自起，则弗能攻"（《墨子·兼爱上》）。老子、庄子是道家学派的创始人，他们提倡服从天道，顺应万物变化，知足寡欲等道德信条。"我有三宝，持而有之，一曰慈，二曰俭，三曰不敢为天下先。慈故能勇，俭故能广，不敢为天下先，故能成器长"（《老子》）。法家的代表人物是荀子，他反对孟子的"性善论"天赋道德观，认为好的德行不是先天就有的，"注错习俗""化性起伪"。他提倡"君子博学而日参省乎己，则知明而行无过也""积善成德，而神明自得，圣心备焉"（《劝学》）。

战国是我国经验医学发展最快的时期。《内经》是战国医学的代表作，它的问世标志着中医学体系的初步完成。《内经》对中医药道德理论的探讨使黄帝成为最早的中医药道德理论家。战国末期，秦国逐渐强盛，统一为强大的国家，优越的社会环境使医学、医德的进一步完善成为可能。医学的发展和药学相关，随着中医理论的完善，中药学在秦汉也接近形成。汉代推崇儒学，以"仁爱"为人格理想的儒医进一步发展了《内经》中医药道德理论。中医药道德体系的形成还表现在医德形象的创建上。医德形象是一定社会的医德理想人格，秦汉创建的医德形象主要有神化的华佗和物化的杏林橘井。

3. 魏晋到唐宋：中医药道德观的发展与成熟

魏晋到隋唐之前近四百年，战争引起的民族融合，战时需要和局部社会的相对安定也为该时期科学技术及医学进步提供了条件，医学与中医药道德在汉代基础上得到进一步发展。该时期医学发展有两个特点：一是临证医学发展迅速，二是中医药基础理论得到进一步阐述与补充。

东汉末年，阶级矛盾尖锐，统治阶级以天人感应的谶纬神学麻痹人民已失去作用。新兴统治者掌权后，一方面顺应形势，打破儒教约束，崇尚自然，信奉老庄，另一方面为了维护封建统治又不能完全放弃儒学伦理规范，于是把道、儒糅合一起建立玄学，空谈玄理，辩论名教与自然的是非得失。到了南朝，佛教得到统治者重视，梁武帝协调儒、佛、道关系，创三教同源说，试图以佛教为主，儒道为辅统一三家。总之，该时期主流社会意识的轻浮决定了统治者中医药道德意识的低下，但尽管如此，官方中医药道德实践还是有所发展。首先是中央医官设置更加细化，其次是官办医学教育起步。该时期的医家既有受时代主流社会意识影响，崇尚服石、炼丹、成仙飞天的一面，又有受传统医学人道主义影响，面对战乱，疾疫横行，而立志于医、济世济人的一面，总体而言该时期医家中医药道德观念还是进步的。第一，精心医学、济世救人成为该时期诸多医家的共同信念。第二，重视实践，反对空谈。第三，淡于名利，一心医道。第四，认真负责，勤奋治学。第五，重视养生和疾病预防。

唐宋时期是我国封建社会的鼎盛时期，国家统一，经济发达，文化繁荣，封建社会发展到成熟阶段，唐宋时代医学也空前成熟。首先，整理前人医学资料，汇集成册，药物学体系达到成熟。其次，临床医学分科细化，唐宋时临床医学均在分科基础上建立了自己特有的理论和技术。各科理论和临床技术达到新的高度，其著作出版也超过前代。

唐宋时期的社会意识尽管不乏佛、道内容，但儒家思想从唐中期韩愈倡"道统"说开始到宋代理学兴起，逐步成为官方主导意识形态，这决定了唐宋政府中医药道德观高于前代。唐宋政府的中医药道德实践反映了这一事实。第一，建立医疗机构，创办医学。唐代建立了面向不同人群的医疗机构。一是为帝王服务的尚药局；二是为太子服务的药藏局；三是为百官、群众医疗服务兼教育的太医署及地方医疗机构。宋代不但建立了管理宫廷和全国医疗、医药的翰林医官院、尚药局、管理地方医疗的州郡医官制度，政府还设立官方药厂、药店来统一管理药品质量、规范市场价格，建立太医局主持国家医学教育。第二，发展医学，规范医学，提高医学水平。唐代无论中央还是地方都建立了医学管理制度。第三，立法保护民众医学、卫生利益。唐宋相承，在公众医药、囚犯医药、饮食卫生等方面制定有国家法令。第四，唐宋朝廷极为重视整编医书。第五，仁爱、济民，建立名目繁多的疾病救助机构。唐代重视百姓医药，朝廷每年给药于民以防民疾，并于各县、镇、村榜示良方。对贫民和孤寡，朝廷建立养病坊、悲田坊等。宋代在唐代基础上又有较大发展，建立了不同性质的救助机构，如安济坊、保寿粹和馆、养济院、福田院、慈幼院、漏泽园、病囚院等。

唐宋医家重视对中医药道德的认识与实践。在中医药道德的诸多方面形成了颇为完善的观点，使封建中医药道德在理论和实践上达到成熟。首先，生命神圣、救死扶伤成为医家自愿遵循的中医药道德原则。其次，提出颇为全面的中医药道德规范。再次，对医患关系有了深刻认识。孙思邈指出医生对患者要"普同一等，皆如至亲"。但不可否认，成熟的中医药道德体系中潜在不适和危机，对医学的发展已构成威胁。

(二) 明代我国中医药道德观发展概要

作为意识形态的内容，中医药道德是有阶级性的。明代官方中医药道德观的主导原则是皇室至上，这一原则与封建社会的医药价值规律是一致的。但明代政府在优先皇室、官僚的基础上，对军队、民众的医药要求也给予了充分的重视，在许多方面，其官方医德高于前代。

明代皇帝在军队医疗抚恤方面积累诸多经验，所建医疗抚恤制度优越于前代各朝，为后世军队医疗抚恤提供了借鉴。明代皇帝重视疫情防治，明政府召令大规模掩埋朽骨、散药、减捐、减税，明世宗亲制防疫"小饮子"，并筹资兴建养济院，收养老弱病残，树立了明朝的亲民形象。明多位皇帝对神仙巫术持否定态度，提倡禁止妖术，对迷信活动进行打击。明代皇帝重视继承太祖制定的有效政策和法令制度，大搞祭祀先医活动和依法规范医药活动，对扫清医学发展中的障碍，强化民众医药观念有积极作用。明代中央医药规模不大，但对医学生的要求却十分严格，这对医学发展是有益的。明政府对社会用医的需要和管理采用世医制度和地方医学相结合形式，对发展医学、普及医学有促进作用。世医制度一方面稳定了医生队伍，另一方面使医药技术和传统医学得到较好承传。地方医学一方面可扩大医生队伍，另一方面又使地方医事活动得到规范。

但是，明代政府的医德实践也有另外一面。第一，随着都城的北迁，南京太医院已成虚设，但明政府并不撤除，一方面纳银增加，另一方面也浪费国家医生资源。第二，明代军队医疗抚恤尽管得到规范，有较大发展，但军中医士只有万分之一，边防军缺医少药现象十分严重。第三，太祖、成祖制定的好的军士医疗抚恤规章未被后续皇帝延用下来。第四，明代在防治疫病方面，各皇帝态度并非一样坚定，除嘉靖、万历两朝主动出击，施药和减税并重，措施得力外，其他朝廷多只是被动地减税而已。第五，明代朝廷反对巫术和炼丹活动，但是它并未有形成制度或祖训。第六，明代朝廷在对医学生的选拔、考试可谓严格，但明代多个朝廷又实行医官捐征制度，使庸医大量混进医官队伍。第七，明代严格的世医制度使一些有志学医的人挡在医学之外，同时明政府给予医官的待遇的低下又使一些医家子弟无心学医。第八，明中央医学的发展无论其水平还是规模都落后于唐宋时期，既影响了其地方医学的发展，也对明代总体医学水平的提升带来负面作用。第九，明皇室成员喜欢医药学，关心医药学发展，但他们多是出钱支持，亲自实践不多。

（三）清代我国中医药道德观发展概要

清代前期政府中医药道德观具有较强的民族倾向和政治倾向。在保证医学皇室至上基础上十分重视中医学对皇权的意义。皇权高于一切，中医学服从政治，决定了清代政府中医药道德观水准。但在如此的中医药道德原则下，清代政府中医药道德观客观上也有进步的一面。

清代前期政府不断探索宫廷医政机构的改革。这些改革压缩了开支、协调了机制、增强了功能，对国家医药卫生进步有积极作用。清政府重视民族药材资源保护，还把编著医学教科书、由政府主持校对、整理医籍作为政府的一件大事，他们投入较大财力、人力从事这项工作，这对保存经典医籍，促进医药事业发展有积极意义。清代前期几位皇帝重视医学，但对与医学相关的邪术持拒斥态度。他们不但对邪教、医卜、星相加以革除，而且对隋唐以来各朝设为官方医学的祝由、书禁也给予否定。由此可知清政府医学态度有一定进步性。

清代政府中医药道德观在经济繁荣、东西文化急需交流情况下表现出诸多不适。第一，社会抚恤、军队抚恤缺乏一贯政策，或成为祖训，随意性大，致使到乾隆后期、嘉庆、道光时，前期的抚恤组织已不复存在，饥民、灾民和受伤兵士得不到安抚。第二，防治流行病不力。整个清朝前期由于经济繁荣、城市无限制扩大、卫生条件差，致使流行性疾病不断暴发。第三，政府干涉医学学术，以政治观点裁定医学著作，一定程度上制约了医学发展。第四，清廷在吸收西方医学方面持一种矛盾态度，一方面在宫廷接受西方医学，另一方面竭力阻止西方医学向民间传播，致使在近代科技革命影响下的近代医学不能及时传入中国，促成中国医学革命。第五，清廷不重视医学教育。

总体上讲，清廷以皇权需要处理中医药卫生事业，但其做法尽管客观上或许表现出有益于社会的一面，但实质上是为了巩固皇权，不利于医学事业发展，不利于社会进步。

（四）近代中国中医药道德观向近代医学伦理学发展

自从鸦片战争侵略者打开中国的大门，列强的文化侵略和传教士来华，大量的西医专科学校、西医诊所和医院的建立使西医学在中国迅速发展起来。加上北洋政府 1912 年制订的"中国医学校标准课程""废止旧医以扫除医事卫生障碍案"，将中医排除在外，1929 年国民党政府提出"废止旧医案"使中医面临生死存亡的危机。当时的中医方"团结起来，为保护祖国传统医药的生存权利而斗争"。传统的中医药道德思想开始向近代医学伦理学发展，如裘吉生《医药杂著》一方面指出该如何行医，另一方面丰富和发展中医，如何择医。裘庆元在《医过面士道》中提出"当以治病救人为天职"，针对时医积习、庸医误病提出了医生所当所戒。宋国宾在 1932 年出版了我国第一部系统的医学伦理学专著《医业伦理学》，对医生的品德、规范等有非常详细的论述，标志着中医药道德观进入近代医学伦理学阶段。战争时期，国际人道主义深深影响中国医疗界，白求恩"毫不利己，专门利人"，印度医生柯棣华为救中国伤病员夜以继日、忘我工作，英国医生哈里森忠于职守、献身人民革命事业等事迹成为当时医学道德观的最高代表，1941 年毛泽东同志提出的"救死扶伤，实行革命的人道主义"确立了医务人员的中医药道德准则。

（五）新中国成立以来现代医学伦理学主导中医药道德观

新中国成立以来，党和政府倡导社会主义、共产主义道德风尚。1981 年 6 月第一次全国医学伦理道德学术讨论会在上海举行，确定了"防病治病、救死扶伤、全心全意为人民服务的医学伦理思想和中医药道德观"，倡议全国医学院校开设医学伦理学课程，同年 9 月，人民卫生出版社出版了新中国成立以来的第一部医学伦理学教材，即上海第二医科大学编写的《医德学概论》。1995 年国家颁布《执业医师法》，从立法目的、医师素质、执业规则、考核和培训、法律责任等多方面对医学伦理学问题加以立法，标志我国卫生事业已进入法制化轨道。

三、中国中医药道德管理的特征和影响因素

（一）中国中医药道德管理的特征

在儒家、道家道德至上原则的引领下，中国古代中医药道德管理者们自觉致力于道德建设，完善自身的品行。看待、理解或者评价中国古代中医药道德管理，应从整体上着手，在中国古代道德管理的大环境中去学习。儒家、道家道德处于一种互补的、动态的平衡状态，道德在很大程度上体现了低层面的生命追求，而且培养了中国人的艺术情怀与生命情结，形成一种良性的道德生态系统。和中国古代道德管理相似，中国古代中医药道德管理具有多样性、层次性、平衡性、制约性、整体性等特点。

第一，中国中医药道德管理具有多样性。中国的文化思想的主流儒家道家学说虽在一定程度上具有说教的意味，但缺少绝对的威权，缺少绝对的控制。道家尤其是庄子的学

说，是在解构儒家学说的基础上产生的，更易使儒家的说教产生分离。所以，中国文化中具备使道德生态和中医药道德生态呈现多样性的基础。其实，人类社会本就千姿百态，人情世态也不可能整齐划一，中医药道德管理状况亦理应如此。中医药道德管理的多样性是建立良性中医药道德生态的基础，是社会包容性的首要特征。

中国古代道德管理生态虽以儒家、道家道德为主干、主流，但有主干也有旁支，有主流也有支流。汉武帝"罢黜百家，独尊儒术"之后，道家潜润滋长，阴阳家、法家甚至兵家也都有自己的"市场"，形成道德多元的格局。儒家虽坚持人伦道德，但不讳言对富贵的追求，不讳言人的基本欲求，如孔子说"富与贵，是人之所欲也，不以其道得之，不处也"。在老子、庄子中，道家的道本就是玄妙幽远的，其不确定性正为道德的多样性提供了契机。《庄子·天地》中，东郭子问道于庄子，庄子以道在蝼蚁、在稊稗、在瓦甓、在屎溺来阐明道之无所不在，世间万物皆有道，道及其所依附的德自然呈现出多样性的特征。在中国历史发展的进程中，不同民族的道德管理也不断与儒家、道家道德相融合，尤其是曾经一统华夏的蒙古族、满族，他们的道德在中国古代道德生态中也占有一席之地，同时也对中医药道德管理产生了一定的影响。就外来的宗教而言，佛教在汉时传入中国，伊斯兰教在唐代传入中国，基督教在明代传入中国，中国文化以开放性的胸襟包容了它们。尤其是佛教，因其与道家学说相契合，渐渐融入中国文化，成为一部分中国人的人生信仰，伊斯兰教在唐宋、基督教在明清以后也是渐次在中国扎根、发展。佛教、伊斯兰教、基督教丰富了中国古代中医药道德管理生态系统。

第二，中国中医药道德管理具有层次性。自然界中大大小小无数个生态系统都有着明显的层次性，中国古代道德生态亦是如此。儒家强调人伦，重视德的层面。但在儒家的学说里面，却鲜明地存在着一个道字，如天道、天命、命，即大都是从道的层面着眼的。它如儒家人伦之上的一双眼睛，紧紧盯着人间的世态与人情。孔子"五十而知天命"（《论语·为政》），或许所谓的天命即是他五十岁时彻底明悟了的人生——人生不过是一个自然而然的过程，《论语·季氏》中所说的君子"三畏"之"畏天命"也不过是告诫人们敬畏生命这个过程。

道家道德的层次性更是明显。《老子》中所谓"人法地，地法天，天法道，道法自然"，人有人道，地有地道，天有天道，而道的最高层次即自然。《老子》七十七章中说"天之道，损有余而补不足。人之道则不然，损不足以奉有余"，强调的则是天道与人道的不同。庄子的天道观与老子一脉相承，但庄子赋予人道以更大的灵活性，强调随时处顺，不得已时甚至主张处于"材与不材之间"（《庄子·山木篇》）。

第三，中国中医药道德管理具有平衡性。在中医药道德管理思维观念中存在一个近于二元论的传统。阴阳的观念影响甚为深巨，它是中国文化产生、发展的基础，儒家、道家道德即由此而产生。一般认为，儒家继承了乾道的功能与特征，道家继承的阴道的功能与特征。从表面上看，孔子以恢复周礼为己任，而老子则是以批判为旨归，儒、道两家相互攻讦，仿佛水火不相容，但实际上是与阴阳、乾坤一样，虽是对立的两面，但是同源互补的，《老子》四十二章中说"万物负阴而抱阳，冲气以为和"，"和"是阴阳、乾坤、儒道追求的一个根本性的目标。儒道互补即如太极图中的阴阳鱼一样，阴阳此消彼长，此长彼消，实现一种阴阳的和合。

从思维角度来讲，儒家是"正"的方面，而道家则是"负"的方面。在善的原则指导下，儒家所谓仁、义、礼、智、信、温、良、恭、俭、让都是人性中积极的、正面的响应，所以说，儒家道德更多的是一种要求，或者说一种束缚。而道家则采用的是一种"道德减法"，主张绝仁弃义，批判儒家礼法，追求自然天成。需要说明的是，道家尤其是庄子的道德追求是以真为前提的，"真者，精诚之至也。不精不诚，不能动人。故强哭者，虽悲不哀；强怒者，虽严不威；强亲者，虽笑不和"（《庄子·渔夫》），离开了真，老庄的道德就没有了底色。这样，中国古代道德生态和古代中医药道德生态一方面规范人的行为品性，另一方面又在庄子齐物、逍遥等诉求下解放人的个性，从而相得益彰，达到一种动态的平衡。中国古代士人所坚持的"达则兼济天下，穷则独善其身"，其实是在儒道互补格局下的一种微妙的平衡。

第四，中国中医药道德管理具有制约性。当道德生态系统形成后，它就对系统内的个体形成制约，使其自觉或不自觉地接受它的束缚。这种制约性，从横的方面来讲，体现在当时的社会层面的道德生活中，从纵的方面来说，体现在历史的传承中。儒家"三纲五常"观念产生以后，所谓的纲常伦理就对人们的行为日用具有极大的约束力，而道家真的原则，则让人们努力去伪存真，保持自己的自然天性，这同样也是一种约束。儒家、道家道德一方面给予社会个体以认同感、归属感，另一方面也要求社会个体的认同与归属。在历朝历代的更替过程中，汉族政权自然而然地选择了儒家思想作为官方的意识形态，即便是少数民族政权在巩固统治的过程中也无一例外地选择儒家作为统治的基础，供奉孔子为圣人、先师，从而合理地纳入到中华民族历史传承的序列中。辽的国家意识形态即以儒家为正统，之后元、清的统治莫不都是如此。清朝对孔子的尊崇虽是巩固其统治的需要，为其统治寻求法理基础，但从另外角度来说的话，这正体现了儒家道德强有力的约束力量。道德生态横的与纵的约束力共同作用，是中国古代社会具有超常稳定性的重要原因。在整个社会环境中发展的古代中医药道德管理也受到各种道德管理的相互制约。

第五，中医药道德管理具有整体性。中国古代道德生态是在农耕文明和宗法制社会基础上形成的，从世界范围来看，具有独特性和不可替代性，中国人的特点、中国人的生活、中国人的思想都在这道德生态中体现出来，它是中国人之所以成为中国人的标准和依据，是中国特有的文明模式，与西方以商业文明为核心的文明模式根本不同。中国古代中医药道德管理生态自春秋战国产生以后，它就作为一个整体的存在而运行。前文所述的中医药道德生态的多样性、层次性、平衡性、制约性都是在整体性的基础上展开的。

（二）中国中医药道德管理的影响因素

中医药道德管理的发展有其内在根据。中医发展的客观规律、客观需要和医德实践经验的积累是中医药道德管理形成、发展的内在动力。而作为外因的政治、经济、思想文化对中医药道德管理的形成和发展也发挥着重要作用，在一定程度上左右着医德的形式和内容。

1. 政治是中医药道德管理形成和发展的关键

政治制度和设施作为有形的上层建筑内容，强制地约束着人们的行为，对一定时期的中医药道德管理行为影响极大。政治思想作为无形的上层建筑，从思想上企图使之纳入政治上层建筑的轨道，对中医药道德管理的影响尽管是潜在的，但也是关键的。例如，清初中央追求集权，政治思想提倡以儒治国，思想高度统一。在这种思想下，尽管康熙帝个人对西医学有浓厚兴趣，但他并不把它通过宫廷医学、地方医学进行推广，致使西医只是宫廷里的奢侈品，给医学发展、医德进步蒙上阴影。

2. 经济是中医药道德管理形成和发展的基础

经济对古代官方中医药道德管理的影响十分明显。生产发展、经济繁荣，政府就有财力支持中医药卫生，或者通过中医药卫生制度和设施的建造显示国力强盛和皇帝威望。生产停滞、经济衰退，政府就无力顾及医药卫生，或者心有余而力不足，造成社会抚恤、疫情防治等基本的国家医药职能不能实现，如前文关于明清政府中医药道德管理发展线索的叙述深刻说明了这一问题。经济对医家医德的影响也是基础性的。例如，明清时代，商品经济孕育，资本主义生产方式出现，人们对等价交换的认同率提高，由此买卖医患关系在一些医家心目中占有一定地位。明清医家一方面重新审视"重义轻利"的价值观，提出"义利并举"认同行医所得正当利益，另一方面对庸医、时医取利忘义行为进行揭露。

3. 思想文化是中医药道德管理形成和发展的根本

中医药道德管理是思想文化的组成部分，当然它要受其他部分或思想文化核心内容的影响。中医药道德管理作为科学道德管理的内容，一方面受到包括医学在内的科学技术发展影响，另一方面受到包括伦理学在内的人文社会科学的影响。这两个方面对中医药道德管理的影响重点反映在其内容上。例如，清代医家傅山、王清任等在医学道德的某些方面之所以能超越时代，提出一些令人振奋的医德观念与当时的思想文化特点密不可分。

第三节 中医药组织的社会责任

一、中医药组织社会责任的内涵及特征

(一) 中医药组织社会责任的内涵

中医学科是中华民族的伟大创造，是我国医药卫生事业的重要组成部分，是我国文化软实力的重要体现，因此，中医药组织在自身的发展中担负着重要的社会职责。

在社会责任的研究领域中，相较于非营利性组织的社会责任，企业责任的研究更为成熟。根据阿尔奇·卡罗尔（Archie Carroll）提出的社会责任的具体内涵来表述，学界一般认为企业责任是指企业作为社会公民，权利和责任对等，有义务考虑其决策和行动对整个社会系统的影响，在具体的企业宏观微观环境下，对其利益相关方承担经济（economy）责任、法律（law）责任、伦理（ethical）责任和自愿（discretionary）责任。其中，从内涵上来说，狭义的企业社会责任强调企业的义务和责任，是哲学思辨层面的含义；广义的企业社会责任不仅强调义务与责任，还强调企业的社会责任行为与活动、产出与结果，是哲学原则、行为过程和社会结果的统一体。广义内涵几乎涵盖了整个企业社会责任研究领域，是企业社会责任问题的泛化，容纳了各种对企业社会责任的一般性认识。

而国际标准化组织在《社会责任指南》（ISO26000）国际标准中也对社会责任进行了定义。该机构站在更高的角度上直接用"组织"（organization）一词代替"公司"（corporation），覆盖了营利和非营利机构。其展现出的意义是：社会上存在的合法组织，无论性质如何，都应该关心和响应社会的期望，在管理和决策过程中做出符合法律和道德的行为，从而维护利益相关者和社会福祉并能够可持续发展。

根据国际标准化组织对组织社会责任的定义及其所涉及的核心内容，结合企业社会责任权威卡罗尔的表述，在此将中医药组织社会责任的定义为：中医药组织通过透明、守法和道德的行为，为其决策及活动给利益相关者带来的影响所承担的责任。其内涵主要包括效益、法律、伦理和慈善四个方面的责任。

效益责任包括社会效益和经济效益，也称为社会利益和经济利益。社会效益是指中医药组织一般以公益性、非营利为宗旨，必须承担当代中医药发展和为社会服务的责任。经济效益是指中医药组织通过交流、学术推广等活动获得效益以维持自身发展，或是通过活动为社会创造经济价值。其经济责任更多体现为通过有效的经营与管理，为社会提供先进的中医药发展成果。同时，中医药组织也要强调投入产出率，对出资人如政府负责，包括采用降低成本、避免浪费和提高效率的方法，降低政府津贴数额，创造和积累组织正常盈余以用于医院长久发展等。

法律责任是指正确与错误的社会标准。中医药组织必须遵守国家法律，必须完成国家或各级政府所赋予的各项任务，只有这样，才能够保证各个重要利益相关者的利益，完成政府对中医药组织的特殊要求。

伦理责任是指有义务做正确、正义和公平的事情，避免伤害。中医药组织是以推动中医药发展、造福社会为目的而存在的，伦理责任必然也是中医药组织必须承担的最重要的责任之一。

慈善责任是指做一个好的组织公民，对社会投入资源，提高其生活质量。将中医药组织的发展成果更多投入现实，是中医药组织实现其慈善责任的途径之一。

（二）中医药组织社会责任的特征

中医药组织活动的主要内容是发展和推广中医学科，因此，其社会责任和中医药社会责任密切相关，具体如下：

第一，中医学科是独具特色的学科资源，中医药组织担负着中医学科建设与发展，为人类文明做贡献的社会责任。学科是知识的集群，中医学科是中医药知识的集群，学科建设是以培养人为目的的教育实践活动，中医学科建设是以培养中医药共同体为目的的教育活动，是以育人来促进中医药发展的实践过程。在中医药组织未来发展中，必须在中医知识的传承与创新方面做出成绩，最重要的是要继承好中医知识，培养好中医药事业的坚定信仰者、忠实维护者、可靠接班人。

第二，中医学科是独具特色的卫生资源，中医药组织担负着振兴中医、建设中国特色社会主义卫生发展道路的社会责任。从发生学来看，中医是一种实践医学，是在千百年的实践经验积累的基础上完成发展的，它不是实验医学，也非理论医学。在中医药组织未来发展中，必须密切关注社会实际需要，关注病种、病机的新特征新变化，在实践中发展繁荣中医，而不能陷入理论的强迫，按照西医的理论证明自身的科学。

第三，中医学科是独具特色的文化资源，中医药组织担负着继承创新优秀传统文化，增强中国文化软实力的社会责任。中医作为中国软实力越来越受到社会认可，中医药文化的社会需求越来越迫切，国际上对中医药越来越接受，中医药文化市场越来越扩大。时代有需要、政府有期待、民众有热盼，在中医药组织未来发展中，关键是中医药界能否拿出具有无愧于时代和人民的文化产品，建设出无愧于历史和后人的文化格局。

第四，中医学科是独具特色的科技资源，中医药组织担负着发挥原创优势，积极自主创新的社会责任。中医科技创新有其自身的规律与科学性，是一个完备的创新系统。这个系统应该包括知识继承体系、知识创新体系、技术创新体系及管理创新体系等方面。在中医药组织未来发展中，不仅要在宏观上做好中医药创新体制和机制的建设、中医药科技资源的优化配置、中医药创新项目和成果的策划等，还要在微观上做好中医药传统知识的继承、中医药创新人才的培养、中医药自然科技资源的普查、中医药创新平台的建设等工作。

第五，中医学科是独具特色的道德资源，担负着彰显中医道德内涵、建设社会主义道德文明的社会责任。中医学植根于中国传统文化，与生俱来蕴含厚重的道德内涵，如致中尚和的价值取向、医乃仁术的仁爱思想、大医精诚的人格追求等。当下，西方强势文化冲击着中医道德判断力，市场趋利文化侵蚀着中医道德意志。在中医药组织未来发展中，必须将中医药道德教育的传统内容与现代要求紧密结合，积极培育中医药道德教育的政治与文化生态，匡正中医药道德教育的路径，增强中医药发展的道德基础。

二、中医药组织社会责任的影响因素

在研究中医药组织社会责任时，需要研究中医药组织社会责任的影响因素。通过影响这些影响因素，尤其是影响外部影响因素，也即所谓的外部监管措施来保证中医药组织履行社会责任的水平。

（一）内部影响因素

1. 中医药组织的财务能力

中医药组织作为社会中的一个经济个体，首先要求得生存和维持运转，使自身能够得到持续发展，在此基础上才有足够的能力来提供社会责任。在日常工作中中医药组织都需要投入很多财力物力，需要一定的经济基础作保证。

只有先保证中医药组织能通过正规的渠道获得合理的收入，从而有一定的经济能力，不用为生存和发展而担心，才会有足够的精力和财务能力去履行社会责任。

2. 中医药组织的性质

一般来说，我国的中医组织大多是非营利性的。根据美国经济学家伯顿·韦斯布罗德的观点，非营利机构的出现是为了提供需求没有得到满足的公共物品，大多数情况下该物品的提供都存在显著的外部正效应。在经济学中，非营利性机构的重要不同之处在于其不可分配的约束，没有哪个人对非营利机构的盈余有合法的要求权，这就使非营利机构的目标与营利性机构有所不同。同时在税收方面，非营利性机构可以享受政府多种税收的优惠或减免。那么，理论上非营利性中医药组织应提供相对较多的社会责任且应成为履行社会责任的主体。

营利性中医药组织也是我国中医药组织的一个组成部分，政府应该鼓励社会资本依法兴办营利性中医药组织以促进中医药学科发展。但是，其追求盈利的动机使其会过于关注经济效益以控制成本，而忽视社会责任。开展公益性活动，提供免费医疗服务，都会在一定程度上影响其财务绩效，所以营利性中医药组织很少会主动地去提供这些具有外部正效应的产品。但是，从长远的发展眼光看，经济效益与社会效益并不是矛盾的，两者可以相互促进。履行社会责任会给中医药组织带来声誉的提高，这也是一种无形的竞争力，营利性中医药组织也会逐渐认识到这一点，开始增强自己的社会责任意识。

当然，我们对非营利性中医药组织履行社会责任的情况也要进行监督，如果非营利性中医药组织背离了社会公平和效率的标准，没有提供比营利性中医药组织更多的社会责任，那么，对其进行的各种优惠政策与补贴也就没有必要了。

3. 中医药组织自身规模

一般而言，规模越大的中医药组织会形成规模效应，在人员、物资等方面越有能力承担起相应的社会责任。同时，根据制度理论、医院规模的大小和未补偿医疗的提供是相关的。因为中医药组织规模越大，就会吸引更多外界的关注，面临更多的压力，他们需要与外部对其施加的压力保持一致，相应地，中医药组织在履行社会责任方面的情况，也就被要求更加透明和公开化，让社会和公众都能够看到。

4. 中医药组织的内部文化

文化是一种理念、价值取向和行为规范，一旦形成就会对中医药组织工作人员的行为产生无形的约束。即使员工的工作岗位不同，工作性质不同，文化就像是一种黏合剂，将中医药组织的目标统一起来。社会责任的履行更是中医药组织文化的一种体现，一个具有良好文化氛围的中医药组织，社会责任意识就内化为中医药组织上下的一种精神状态。

所以，中医药组织在价值观念上，就应该倡导以发展中医药事业为己任，以为社会和国家创造更多精神财富和经济效益为目标。同时要将中医药组织自身的发展放到社会这个大的环境中去考虑，增强员工的社会责任感。

一定的文化孕育出一定的道德环境，文化会对行为产生影响，社会责任的履行正是这些文化特征在实际行动中的具体展现。作为一名中医药事业工作人员，与生俱来就应具备一种社会责任感，这是中医药文化的重要组成部分。

5. 领导者的道德责任感或社会责任感

中医药组织的领导者对内、对外代表组织，决定了其在组织管理中必须发挥主导作用。同时，也要求领导者必须具有对历史、对人民、对社会、对单位高度负责的精神，具有强烈的历史使命感和事业心。那么，领导者个人的道德责任感对整个中医药组织社会责任的履行必然也会产生很大的影响。一个中医药组织的文化、员工的工作行为，单纯由人力资源部门来做是远远不够的，更需要的是领导者的亲自参与。

在中医药组织的战略决策上，领导者的决定关系到组织未来的发展方向、奋斗目标。一个具有社会责任感的领导者必然会将"满足患者的需求，积极履行社会责任"作为组织的宗旨，在处理经济效益和社会效益的关系上，也不会单纯的去追逐经济效益而违背自身的公益属性。在中医药组织履行社会职能时，领导者自身的社会责任感会使其不仅关注能够凸显其政绩、引起社会反响的项目上，而且会较多地去关心那些不能获得资金补偿的公益活动上。

6. 中医药组织的治理结构

要使中医药组织很好地履行社会责任，除了以自觉性为基础的文化、道德层面上的建设，更需要制度上的保证，如医院治理结构的设计。参照现代企业理论，我们可以把现代中医药组织治理结构定义为有关中医药组织控制权和剩余索取权分配的一整套法律、文化和制度安排。这种制度主要包括医院的股权（所有权）安排、理事会（有些中医药组织是党委、董事会、管理委员会等）治理、经理层激励等方面的内容。

中医药组织理事会在组成、功能方面的安排都会影响到社会责任的履行。中医药组织董事会成员来自于不同的利益团体，代表着不同的声音。在国外，董事会的组成中会有社区代表、宗教领袖，他们会使组织关注更多的社会利益，而不仅仅对组织施加经济上的压力。在中医药组织董事会的职能中，首先是要确立组织的使命，这是表明组织存在的理由，并指出所要达到的目标所在。董事会成员要保证组织使命的合理性，听取社会的声音，保持组织与社会之间的沟通与交流，并向社会报告履行社会责任的成果。

领导者是医院经营和管理的核心人物，也是董事会的咨询顾问和决策的执行者，由于委托代理关系的存在，领导者的行为与股东（政府）的利益诉求不一定完全一致。那么，要使组织很好地履行社会责任，董事会对于领导者的选拔，就要考虑领导者个人的社会责任感，对领导者的考核中要加入社会责任方面的绩效测评指标，使领导者的管理由重点追求经济效益转为追求社会效益。

在中医药组织的股权上，国有资产的比例越多，越能体现组织的公益性质，从而保证组织的社会责任。但是，鉴于国有资本的有限性，兼顾公平和效率的标准，在那些具有明显外部正效应的公共项目外，适当引入社会资本，可以促进适当的竞争和资源的合理配置。

7. 中医药组织的战略

关于中医药组织的社会责任是否应该纳入到组织战略管理的层面上，学界还没有一致的看法。基于现有企业和社会组织责任战略的研究，一般认为，从组织自身的内在动力机制出发，我国中医药组织在履行社会责任的方向上，应该要将组织社会责任提升到战略的高度，制订相关的战略计划，更好地积极引导组织履行好社会责任，给自身和社会带来双赢的局面。是否纳入中医药组织战略层面，是否主动思考并积极实施，将会对组织实施社会责任活动的效应产生影响。

（二）外部影响因素

1. 社会责任法律及标准的制定

社会责任在我国目前还只是一个道德层面的问题，履行社会责任靠的是自觉性和责任感，不具有强制力，同时也缺乏一个统一的标准来衡量和比较社会责任履行的程度。这样，对于那些没有履行社会责任的行为也就不能进行强有力的约束。在美国，联邦政府和很多州都制定了有关社会组织社会责任的法律法规。为了表明非营利性组织比营利性组织提供了更多的社会责任，从而证明其所享受的税收优惠是合理的，美国制订了社会组织社会责任履行的标准。例如，1985 年，美国犹他州的两所慈善机构就因未满足社会责任的标准而被撤销了免税的资格。这将是我国中医药组织未来发展中需要探讨的方向。

所以，社会责任法律和标准的制定，将会使中医药组织履行社会责任具有法律的强制力，并且使不同中医药组织履行社会责任的水平具有可比性。

2. 国家对中医药组织的补偿机制

中医药组织具有一定的公益性，因此，其发展在一定程度上都需要国家的支持。对于非营利性中医药组织，国家给予其一定的税收优惠和财政补贴，将一定程度上弥补其活动和科研的支出。这个补偿额度的大小直接关系中医药组织履行社会责任的能力。

3. 其他中医药组织的影响

各个中医药组织之间是一种相互学习和竞争的关系。"非纯的利他主义"模型说明，中医药组织与它们的竞争对手通过提供非营利性组织活动来进行竞争，赢得社会的信誉。

4. 其他政府部门和第三部门的监督

其他政府部门如税务、财政、司法等部门的监督力度对中医药组织履行社会责任有很大的影响。例如，税收部门可以建立非营利性中医药组织的税收管理体系，对于没有很好履行社会责任的中医药组织相应减少或取消其税收优惠的待遇，财政部门也可以减少对其进行的财政补贴。

此外，第三方非政府组织的出现和作为，也正在促进对中医药组织活动的监督，将促进中医药组织更好地履行自身社会责任。这些组织，也可以称为"第三部门"，即非营利组织，是指具有超出政府机构和私人企业而独立运作，不以获取利润为目的，而以推进社会公益为宗旨的民间团体，其运营资金来源于政府资助、社会捐赠和免税经营收入。这些非营利组织主要在市场失灵和政府失灵的领域发挥作用。在美国，非营利性组织建立了利用审查制度和同行审查组织，对社会组织服务利用进行审查，不合理的设备利用将不会得到成本补偿。

三、中医药组织社会责任的提升

社会责任不仅是个价值导向问题，更是一个不断实践的过程。中医药组织社会责任的实现途径，要从政府、自身和社会三个层面着手，政府层面强调制度保障、政策考核；中医药组织自身层面强调主体自觉、战略引领和文化自觉；社会层面强调治理优化，将中医药组织置身于社会治理中。影响中医药组织社会责任履行程度的有内部和外部因素，要提升中医药组织社会责任水平也必须从内外部去考虑和着手，从以上三个层面营造中医药组织社会责任发展的内部管理与外部治理的体制和机制。

（一）政府层面

制度保障强调坚持政府为主导，以制度和政策为保障，坚持中医药组织的公益性质，以实现其社会责任。制度保障解决的是合法性的问题。

1. 建立中医药组织社会责任报告和披露制度

我国企业社会责任（CSR）报告发布运动如火如荼，充分体现了作为企业公民对社会应该承担的职责。从实践来看，社会责任报告是促使企业履行社会责任的有效途径。在我国社会主义制度的大背景下，社会责任对中医药组织有着特殊的意义。在管理实践中，社会责任绝对不是中医药组织天然具备的特性，也不是舆论呼吁就能解决的问题，要中医药组织承担较高的社会责任必须要有相应的制度作为保障。中医药组织社会责任报告披露制度应该是其中最容易也是非常重要的一项制度。中医药组织社会责任报告作为嫁接组织与社会关系的桥梁，在促进中医药组织与社会的和谐发展中，发挥着积极作用。

非营利性中医药组织是政府发展公益性、社会性中医药研究与推广的载体，其在履行社会责任、彰显社会公益性方面是义不容辞的。我们要积极探索非营利性中医药组织的社会责任报告，在编制时需要以中医药组织社会责任行为表现和评估指标体系为基础，应以我国企业社会责任报告为参照，设计适合我国非营利性中医药组织的社会责任报告体系和内容。

2. 构建中医药组织定量评价的社会效益维度，建立综合考评体系

目前相关部门提出的现存的制度或文件都侧重于对中医药组织提出定性要求，未对中医药组织社会责任、社会效益或其公益性提出明确的定量要求。

近二十年来，国外围绕非营利性组织社会责任的一个重要研究方向就是定量评价非营利性组织社会责任产出，并和这些组织的税收豁免值比较，据此分析非营利性组织是否值得享受税收豁免政策。

社会投资理论告诉我们，非营利性中医药组织是政府或社会投资的非营利性机构，可以看作是一项社会投资，股东不希望以红利的形式产生回报，而是希望能给社会或国家提供更多的社会效益。因此，其完全有理论依据要求我国的非营利性中医药组织提供一定标准额度以上的社会责任投入，以匹配其组织性质、每年政府对其的财政拨款或税收优惠和豁免。

应该在社会组织对社会责任进行总体评价和分析基础上，结合非营利性中医药组织享受的财政拨款、税收优惠和豁免，从学术研究层面提出一个合理的标准，要求相应的中医药组织提供不低于这个标准的社会责任水平，并且把组织享受的财政拨款、税收优惠同组织提供的社会责任水平联系起来。

卫生管理部门可以运用中医药组织社会责任评价指标体系来组织、开展非营利性中医药组织社会责任的综合评价工作，并将评价结果予以公示。同时，将中医药组织社会责任考核评价加入到组织的绩效考核中，以促使和检验其承担社会责任的进度和效果，实现中医药组织的科学化、规范化、标准化管理，有效配合和推动中医药组织的可持续健康发展，促进组织与社会的和谐进步。

3. 强化政府责任，提高国家对中医药组织的投入

强化政府责任和投入，政府应充分认识非营利性中医药组织是公益性事业这一基本定位，从而意识到满足中医药组织发展需要是自己不可推卸的责任。因此，政府要通过公共支出主动承担投资者角色，加大财政资金的投入且要特别注重资金的投入效率。随着我国经济水平的发展、医药发展水平的提高，政府应拿出更多的钱用于中医药组织发展的投入，不能把公益性的责任转嫁给组织自身。

明确发展中医药事业的政府责任，加大资金投入，随着社会主义市场经济体制的建立和完善，经济结构的调整、国有企业改革的深化、工业化过程的完成及政府职能的转变，政府应该集中精力发展社会公共事务，加大对中医药事业的财政投入。同时政府财政部门和卫生部门应当协调一致，完善财政对中医药事业投入的基本政策和措施，明确政府对中医药事业承担的经济责任，规划财政资金供应范围、优化资金供应方式和投入结构，提高财政资金的使用效益，建立规范的财政转移支付制度，加强宏观调控能力，促进中医药事业均衡、协调和持续发展。只有这样，政府有限的资金投入才能发挥最大的公益性及福利性效应。

(二) 中医药组织自身层面

中医药组织是履行社会责任的主体，也是全行业体现公益性的微观细胞。要促进中医药组织社会责任水平，一方面要在品牌建设、财务效应等方面寻找主体自觉的内在动力，另一方面又要在建立法人治理结构、战略引领、文化自觉等方面构建组织积极主动履行社会责任的机制。

1. 培育中医药组织及其领导的社会责任意识

社会责任意识的培育需要内外两种环境的支持和配合。在外部的大环境方面，应通过各种形式激发非营利性中医药组织社会责任感。政府在创造良好外部条件的同时，更应注重激发中医药组织工作人员的社会责任感，深入开展社会主义荣辱观教育，使公务人员恪守服务宗旨、增强发展意识、提高质量和维护良好的社会形象。鼓励中医药组织为社会提供更多公益服务和推广活动。

在中医药组织内部，组织管理者必须高度重视社会责任管理，在全组织范围内树立起社会责任意识，并将社会责任理念作为组织文化的一个重要组成部分。中医药组织要自上而下接受社会责任教育和培训，使全体员工认识统一、行动一致，促进中医药组织社会责任价值观念和行为规范的形成，并使之成为组织文化的一部分。中医药组织管理者必须亲自抓社会责任管理，参与、过问从计划制订到监督控制的每一个环节，确保社会责任活动落实到位。

2. 把社会责任纳入中医药组织战略体系

中医药组织要以满足人民群众的要求为标准，制订战略目标即要以公益性和社会效益为使命，以努力提高自身社会责任履行水平为目标，最终赢得广大人民群众的满意度和美誉度，赢得组织的品牌效益。

基于长远利益和可持续发展的战略考虑，非营利性中医药组织应将社会责任列入长期发展目标中。主动实施社会责任的战略管理，积极地承担社会责任，和社会形成良好的互动关系，以促进组织与社会的和谐发展。

非营利性中医药组织社会责任的利益相关方包括员工、社会、政府、环境、医药部门、医疗机构等，中医药组织在制订社会责任战略时，要充分分析各相关方的诉求和利益所在，提出有效的社会责任管理策略和措施。在确定战略目标时，首先应判断目前的发展、运营是否违背协调发展原则；其次在和谐发展的基础上，规划一个理想的战略目标；再次，设计出一个长期的社会责任履行计划，并在实施过程中不断改进和反馈。

中医药组织将承担社会责任作为自身的战略目标，同时需要制订与之相配合的实施策略来协调整个组织的运作。这样才能使组织制订的战略目标——履行社会责任有条不紊地进行。通过实施社会责任战略，促使组织在一个动态的环境下有目标、有组织、有计划地履行社会责任。

3. 深化中医药组织内部运行机制

社会责任的推行，也离不开中医药组织内部的运行机制改革。坚持责任导向，意味着中医药组织要从自身出发，把群众利益和组织利益结合起来，并在此基础上真正做到以发展中医药为宗旨，切实维护群众利益，提高运作效率，构建和谐医患关系。中医药组织要尽快走出规模外延的竞争误区，深化内部改革，更多地注重组织内部管理，规范活动成本、改善运作流程、降低运行成本、提高运营效率、加强组织的内涵建设。

中医药组织在实施科室和员工考核时，应该摆脱当前的单纯以经济指标和效率指标为考核体系的做法。必须以经济效益结合社会效益为出发点，设计组织内部的考核体系，只有这样才能在制度上规范员工的行为。

4. 建立责任导向的中医药组织文化

主体自觉的同时强调在和谐社会中中医药组织文化的自觉，将组织社会责任融思想观念、理想信仰、社会风尚、行为规范、价值取向为一体。建立先进的组织文化，是中医药组织生存和发展的基础和关键。

在长期的医疗实践中形成的一种价值观念就是中医药组织的精神文化，它是指导组织职工思想情操、价值取向、工作态度、行为方式的准则。这是一种群体意识，这种意识一旦被职工所认可，并形成一种自觉行为模式，便会激发他们的工作积极性和创造性，使之全身心投入到工作中去。中医药组织社会责任要着眼于组织的发展和目标的基础上，使组织精神更富有时代气息并体现与时俱进的品质。培育制度文化，形成组织之道。制度文化是具有组织文化特色的各种规章制度、道德规范和行为准则的总和。中医药组织应以强调中医药组织社会责任为契机，不断推进组织管理工作规范化、标准化、制度化和科学化。

（三）社会层面

提升中医药组织社会责任的社会层面主要表现为建立社会责任的多方监督和约束机制。提高中医药组织社会责任意识和水平，还必须依靠全社会的监督和约束。必须健全多方的监督和约束机制，不断完善社会监督体系，充分发挥新闻媒体及工会、环保组织等的积极作用，形成立体式、全方位的社会监督环境，并让公众更多地了解组织履行社会责任是社会和谐进步与组织可持续发展的重要环节，使社会能自觉支持社会责任履行较好的组织。同时，坚持组织活动内容公开，完善举报制度，可以考虑聘请特邀监督员强化外部监督机制，让社会公众来监督中医药组织社会责任的履行情况。

☞ **思考题** ≫≫≫

1. 如何理解医学伦理道德和社会责任在现代中医药管理中的地位及作用？

2. 试析古代中医药道德观对现代中医药组织的社会伦理道德管理有哪些可借鉴之处？

3. 现代中医药企业在发展社会责任方面有哪些需要改进之处？

（王高玲　姚　远）

本章案例请扫码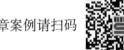

参 考 文 献

冯友兰 . 2007. 中国哲学史新编（上卷）[M]. 北京：人民出版社 .

何兆熊 . 1988. 中国医德史 [M]. 上海：上海医科大学出版社 .

黄克宇 . 2007. 政府部门在中医药发展中的责任及管理创新 [J]. 中国中医药信息杂志，12（14）：5-6.

刘天礽，康乐荣，李君梅，等 . 2008. 传统医学伦理道德与市场经济条件下医学伦理道德的异同及思考
　　[J]. 当代医学，9（148）：30-31.

罗道全 . 2002. 道德管理论纲 [J]. 黄河科技大学学报，09（04）：101-106.

曲新英 . 2003. 道德管理探析 [J]. 思想政治工作研究，12（057）：144-146.

冉茂学 . 2014. 传统医学伦理道德在新时期疾病控制工作中的作用 [J]. 中国公共卫生管理，6（30）：
　　339-340.

徐爱军 . 2009. 医院社会责任和治理结构：一个整合的视角 [J]. 中国卫生事业管理，6：387-398.

杨力强 . 2008. 中医药科研道德责任的伦理学思考 [J]. 医学与哲学，3（29）：32-33.

杨芮红，刘新跃 . 2011. 论中医学科的社会责任 [J]. 江淮论坛，01（001）：125-187.

杨学伟 . 2011. 我国医院社会责任行为表现研究 [D]. 南京：南京中医药大学 .

杨铮铮 . 2005. 孙思邈医学伦理道德思想探析 [J]. 湖南中医杂志，09（21）：59-60.

于淮仁 . 1999. 祖国医学的伦理道德观 [J]. 科学经济社会，75（17）：22-27.

张其成，刘理想，李海英 . 2009. 近十年中医药文化学发展回顾 [J]. 中医药文化，4（1）：22-26.

张应杭 . 2002. 企业伦理学导论 [M]. 杭州：浙江大学出版社 .

周晓菲 . 2010. 中医医德伦理思想根源及其内涵研究 [D]. 北京：北京中医药大学 .

周祖成 . 2003. 论道德管理 [J]. 南开学报，06：92-100.

第十二章　中医药复杂科学的管理

内容提要

本章主要介绍复杂性科学的基本概念、研究方法和复杂性科学研究的方法论。中医药管理针对中医药复杂性科学的特点，遵循复杂科学发生发展规律进行复杂管理。首先，需要理解中医药概念、范畴及理论体系的复杂性，体现为中医药诊疗过程中运用阴阳平衡、五行生克制衡的复杂性、中药材道地性、加工炮制的复杂性及中药配伍的复杂性；其次，中医临床三因制宜个性化治疗中理法方药思维与经验形成的复杂性，中药药效物质基础的多样性和作用机制的复杂性。针对中医药理论系统和实践的复杂性特点，中医药管理应推进当代的中医药领域的研究学者使用多种复杂系统理论开展中医药复杂性科学的相关研究，鼓励多学科研究，运用复杂适应系统理论、耗散结构理论、协同学理论及数据挖掘技术、机器学习和复杂网络分析方法等。

第一节　复杂性科学

随着以还原论、经验论为纲领的经典科学向以系统论、协同学、耗散结构论等整体性理论为基础的大科学时代的迈进，专门以自然界、社会经济及组织、管理、思维、认知等各种复杂现象为研究对象的复杂性科学（science of complexity）渐渐兴起，并且近年来很快成为一个学术热点，引起了学术界的广泛关注，并形成了一场声势浩大的"复杂性研究运动"。中医药学的整体性、系统性和动态性、辩证性思维在宏观上符合复杂系统科学的特性，因此可以通过对复杂性科学的起源、复杂性系统的特点、复杂性科学的思维方式的特点的认知，分析探讨中医药学与复杂性科学的相同之处，并着重从中医理论体系研究中的复杂性问题和中药药效研究中的复杂性问题两个方面分析中医药学复杂性问题的来源，为中医药管理中利用复杂性科学的研究成果提供理论基础。

一、复杂性与复杂性科学

（一）复杂性的定义与特征

"复杂性"（complexity）这个词古已有之，但是有一个发生演变的过程。《辞海》对"复杂"的解释是："事物的种类、头绪等多而杂乱、问题复杂；在系统论中，同'简单'相对，表征事物或系统组织水平的范畴。复杂性指事物或系统的多因素性、多层次性、多变性及相互作用所形成的整体行为和演化。一般认为，非线性、不确定性、不稳定性等是复杂性的根源。"总之，在汉语中，从辞源上来说，"复"表示反复又多样，因而有规律可循，而"杂"又表示多且乱，杂乱无序，因而无章可循。"复杂"将无序和有序结合起来，介于有序和无序之间，因此才显得"复杂"，这与当代的复杂性理论是很契合的。

《科学美国人》（Scientific American）的资深编辑约翰·霍根在其著作《科学的终结》中所讲，麻省理工学院的物理学家塞思·劳埃德通过电子邮件向他提供了一份复杂性定义的清单，他统计了一下，有45种之多。这也是目前对复杂性定义罗列最全面的资料。约翰·霍根还在《复杂性研究的发展趋势：从复杂性到困惑》一文中，列出了其中十种典型的看法，这十种看法分别如下：①熵：复杂性等于热力学第二定律测定的一个系熵或无序；②信息：复杂性等于一个系统使一个观察者"惊奇"的能力；③分形尺寸：一个系统的"模糊状况"，即在越来越小的尺寸上显示的详细程度；④有效复杂性：一个系统显示的"规律性"而不是"随机性"的程度；⑤体系复杂性：由一个体系结构系统的不同层次所显示的多样性；⑥语法复杂性：描述一个系统所需要的语言的普遍性的程度；⑦热力学深度：将一个系统从头组织在一起所需要的热力学资源的数量；⑧时间计算复杂性：一部计算机描述一个系统或解决一个问题所需要的时间；⑨空间计算复杂性：描述一个系统所需要的计算机存储量；⑩相互的信息：一个系统的一部分载有关于其他部分的信息量的程度。

虽然对于复杂性的定义目前还没有统一，但从哲学层次来说，主要表现为新科学主义对还原论的超越，走向整体、关联的复杂性观念。法国哲学家埃德加·莫兰（Edgar Morin）把彼此联系起来并能决定关于物理、生物、人类社会世界的复杂观念形成的理解原则之总体，称为复杂性范式，并归结出构成复杂性范式的十三条认识原则。

（二）复杂性科学的发展

复杂性科学（science of complexity）是一种新兴的边缘、交叉学科，近些年来，有关复杂性科学的学术会议和论文发表数量急剧增加，相关的研究在国内外掀起了热潮，复杂性科学方兴未艾，引起了国内外越来越多学者的关注。国外有学者称复杂性科学是科学史上继相对论和量子力学之后的又一次革命，国内成思危教授认为它是系统科学发展的一个新阶段，戴汝为院士称其为"21世纪的科学"。复杂性科学打破了线性、均衡、简单还原的传统范式，而致力于研究非线性、非均衡和复杂系统带来的种种新问题。复杂性科学的出现极大地促进了科学的纵深发展，使人类对客观事物的认识由线性上升到非线性（non-linearity）、由简单均衡上升到非均衡、由简单还原论上升到复杂整体论。因此，复杂性科学的诞生标志着人类的认识水平步入了一个崭新的阶段，是科学发展史上又一个新的里程碑。

1. 国外有关复杂科学研究的历史

国外复杂性科学的研究与发展大致经历了三个阶段：

第一阶段是20世纪30~60年代。在这一阶段，贝塔朗菲在1937年首先提出了"一般系统论"，这被认为是科学界明确把系统作为研究对象的里程碑。一般系统论就是为处理复杂性问题准备的理论工具，随后，20世纪40年代中期到50年代末，信息论、控制论、运筹学和系统工程等学科先后问世并逐渐发展成熟，这些学科的发展都为解决复杂性问题提供了科学的技术方法。

第二阶段是 20 世纪 60 年代末至 80 年代。70 年代产生的自组织理论将复杂科学的研究推向高潮。这一阶段中对复杂科学的研究起到了重大的推动作用的研究还包括：1969 年普利高津提出的耗散结构理论，哈肯构建的协同学理论，以及 1979 年艾根发表的超循环理论。这一阶段的复杂性研究主要是从化学、物理和生物领域对复杂性产生的动力学机制进行探讨，所研究的系统个体是无意识的物质组元，虽然子系统的数量巨大，但其间的关系比较简单，一般可以用动力学方程进行描述。

第三阶段是 20 世纪 80 年代中期以后。其中 1984 年 5 月，闻名于世的罗斯阿乐莫斯国家实验室（Los Alamous National Lab）的几位元老，联合一些不同学科领域的科学家，包括三位诺贝尔物理学奖获得者盖尔曼（M. Gell-Mann）、阿罗（K. J. Arrow）和安德森（P. W. Anderson），在美国新墨西哥州成立了圣塔菲研究所（Santa Fe Institute，SFI），该研究所旨在创立和发展复杂性科学，它标志着有组织的、系统性的研究由有主动性的简单个体组成的系统形成进化和涌现创新的复杂性的现象，真正使"复杂性科学"这一名称开始广泛传播开来。同年，在 SFI 的一次研讨会上科学家们普遍认为，复杂性科学实质上是一门关于涌现（emergence）的科学，其中经济学家阿瑟（Brian Arthur）对复杂性科学进行了如下总结："老的科学分类正开始解体，一个全新的、整合为一体的科学正期待着诞生。这将是一门严谨的科学，就像一直以来的物理学那样'坚实'，那样完全建立在自然法则之上。但这门科学将不是一个对最基本粒子的探索，而是对关于流通、变迁，以及模型的形成和解体的探索。这门科学将会对事物的个性和历史的偶然性有所探究，而不再对整体之外的和不可预测的事物忽略不见。这就是关于复杂性的科学。"当前以 SFI 为代表的复杂性的研究已贯穿了从量子力学到宇宙科学的整个科学体系，探索简单性和复杂性、确定性和随机性、基本粒子的运行规律及整个人类精妙运转的机制之间的内在规律和联系的各项任务。在 SFI 的影响下，复杂性研究成了一场声势浩大的运动，复杂性的观念得到了迅速的传播，复杂性研究快速建制化，复杂性科学很快成了热门学科。

2. 国内有关复杂科学研究的历史

在中国最早重视复杂性科学研究的是钱学森教授，他从 20 世纪 80 年代就洞察到这一科学新方向的重要性，以他为核心，在国内聚集了一批力量。80 年代初，基于博弈论和系统科学相结合的方法及其在军事对阵模拟中的研究成果，钱学森教授提出了半经验、半理论的处理复杂对阵问题的方法论。1986 年开始，钱学森教授又直接组织了"系统科学讨论班"，提出了开放的复杂巨系统的概念。"以开放的复杂巨系统理论为学术旗帜开创了中国复杂性研究之先河"，被称为"钱学森学派"，"钱学森学派"经过长期的讨论研究形成了自己独有的研究思路与方法。他们于 1990 年在《自然杂志》上发表的题为《一个科学新领域——开放的复杂巨系统及其方法论》的论文，表达了这一研究集体对复杂巨系统探索的基本观点。1991 年 1 月，在周光召院长领导下首次在中国召开了复杂性科学研讨会，1994 年 6 月~1998 年 1 月在国家科学技术委员会的组织下召开了三次以"开放的复杂巨系统和复杂科学"为主题的香山科学会议，1999 年 3 月 18~20 日在北京召开了以"复杂性科学"为主题的第 112 次会议，来自经济、管理、金融、生物、力学、物理、系统科学、人工生命、数学等领域的专家参加了会议，部分文章在《复杂性科学探索》论文集中发表。同年，"复杂性科学研究中心"在北京大学成立。目前，国内越来越多的学者将开放复杂巨系统理论与方法论分门别类地应用于相关领域与部门，介绍有关复杂性的书籍大大增加，探讨复杂性的刊物也已创办，研究涉及相当多的领域，乃至哲学界 2001 年成立了复杂性与系统科学哲学研究会，开始在科学与哲学的结合上推动复杂性问题的研究。

(三) 复杂性科学的理论基础

复杂性科学的理论基础可以分为三个方面：现代系统科学的各个分支、非线性科学的各学科、SFI 开创的复杂适应系统理论。

1. 现代系统性科学

复杂性研究作为一门科学，以及对复杂性的现代兴趣的唤醒，肇始于贝塔朗菲 1928 年的工作，也就是说，贝塔朗菲创立的一般系统论标志着复杂性科学的诞生。20 世纪 40 年代先后出现的系统论、控制论、运筹学、信息论、博弈论和系统工程等新学科，是人类为对付复杂性而制订的第一批理论和技术。它们为复杂性研究锻造了第一批科学概念，如系统、组织、信息、通信、反馈、控制、信息熵、整体性、秩序性等，对还原论和分析思维的局限性做出了系统的清算，初步验证了系统方法处理复杂性的有效性，为复杂性科学的正式问世做好了准备。

2. 非线性理论

从 20 世纪 70 年代普利高津提出耗散结构理论开始，系统理论关心的焦点从存在走向了演化，研究系统从无序到有序或从一种有序结构到另一种有序结构的演变过程，耗散结构理论、协同学、超循环理论、突变论、混沌理论和分形理论等这些自组织理论，分别研究了自组织现象不同方面。

耗散结构理论是解决自组织出现的条件问题，协同学基本上是解决自组织的动力学问题，突变论则从数学抽象的角度研究了自组织的途径问题，超循环论解决了自组织的结合形式问题。这些理论都为复杂性科学做出了重大贡献，也成了现今复杂性理论的重要组成部分。

20 世纪 80 年代，随着混沌、分形及孤立子理论的提出和发展，非线性科学有了长足的进展，混沌、分形和孤立子理论等揭示了由系统非线性带来的丰富内容，简单要素的非线性相互作用就可能产生复杂的行为。混沌和分形理论从时序和空间的角度研究了自组织的复杂性和图景问题，从而成为复杂性科学的重要理论来源。

3. SFI 开创的复杂系统理论

SFI 在复杂性科学研究方面所涉及的主要内容有：复杂适应系统（Complex adaptive system，CAS）、非线性系统（如元胞自动机等）、标度、自相似、复杂性的度量、经济复杂性等，这些研究都取得了令人瞩目的成就。例如，霍兰对 CAS 的研究，提出了代表这一时期的著名观点——涌现论，在国际上形成了巨大的反响。CAS 理论代表复杂性研究和系统理论的一个重要方向，对解决一大类复杂系统问题比较有效，关于涌现性的探索很有价值。他们基于计算机的模型也是方法论的重要更新，圣塔菲学派的工作是生成论的，哈肯是构成论的。因此，圣塔菲学派的工作直接催生了复杂性科学，他们的工作本身就是复杂性科学最直接的理论来源。

二、复杂性科学方法论

复杂性、复杂系统和复杂性科学如果从研究对象上都难于界定，于是大家比较倾向于从科学方法论上来划分自己的领域。最有代表性的是我国科学家钱学森的观点。他绕开抽象的概念定义，从方法论上来认识复杂性，认为"凡是不能用还原论方法处理的，或不宜用还原论方法处理的问题，而要用或宜用新的科学方法处理的问题，都是复杂性问题"。

（一）国外复杂系统方法论研究

Hall（1962）创立了三维结构的系统工程方法论，是早期硬系统思考的典型代表。原苏联系统论学者乌耶莫夫在《系统方法和一般系统论》中创立了参数系统方法。椹木义一等的《新系统方法入门——西那雅卡方法论》（1987）提出了一种新的系统方法论形式——西那雅卡方法论。Sandquist虽然没有明确提出其方法论的名称，但是他在《系统科学导论》（1987）中阐述了一种以"因果性"为哲学基础，建立在黑箱方法基础之上的方法论，主要是对系统的输入和输出进行整体的微分分析。美籍华裔学者欧阳莹之创立了"综合微观分析"的系统方法论，具体内容集中于著作《复杂系统理论基础》（1998，中文版2002），主要是对复杂组合系统或多体系统进行综合微观分析。Leleur创立的"系统规划"（systemic planning）方法论也是近些年涌现的较有影响的系统方法论，主要内容集中在其代表作《系统规划：在复杂世界中进行规划的原理和方法论》（2005）中。复杂网络理论的发展为处理复杂系统提供了一种新的方法论模式，但是复杂网络研究作为一个新的研究领域，理论的发展还处于形成阶段，因此对理论本身及其应用的研究较多，进行方法论方面的系统研究还比较少，有待深入。

（二）国内复杂系统方法论研究

在方法论方面，钱学森20世纪80年代的时候提出了"定性定量的综合集成法"，或称为"系统工程法"，到后来完善成"从定性到定量的综合集成方法"，这是国内较早的系统方法论体系，它实现了定性与定量相结合、人机相结合，主要内容都集中在钱学森的文集《创建系统学》中。之后，顾基发、王浣尘等著的《综合集成方法体系与系统学研究》（2007）完善和发展了综合集成方法论，并对诸多实际应用中涉及的问题进行了探讨。吴学谋的"泛系方法论"在国内外产生了重要影响，也得到了国外学术界的广泛认可，涉及文献众多，比较有代表性的文献为《泛系方法论》和《泛系方法论：概念、定理与应用》，《系统科学大辞典》中对诸多相关条目也进行了比较精练的总结。顾基发等综合前人思想提出的"物理-事理-人理系统方法论"在国内外也产生了重要影响，主要思想集中在近期他和唐锡晋合著的《物理-事理-人理系统方法论：理论与应用》中。除了以上这些具有东方特色的系统方法论之外，国内自从20世纪80年代初还出现了大批研究系统方法论的著作。其中1983年出版的魏宏森的《系统科学方法论导论》是最早的极具代表性的著作，引领了中国学界系统科学方法论的研究。1983年出版的金观涛和华国凡合著的《控制论与科学方法论》对控制论及相关的系统方法论问题进行了深入研究，很多思想直到现在仍具有重要价值，2005年新星出版社出版了新版。李曙华在其研究过程中提出了一种具有原创性的方法论，即一种可以称之为系统科学方法最高原则的"还元论"或"探源论"。

三、复杂性科学的研究方法

把这些方法论原则贯彻到复杂性科学中，还需要把这些方法论原则转化为具体的科学研究方法，并体现到复杂性科学的各个研究领域中。研究复杂系统的方法可以将方法归纳总结为隐喻、模型、数值、计算、虚拟和集成六种具体的复杂性科学方法，对它们分别进行的探讨。

（一）隐喻方法

科学理论陈述中隐喻语言的使用，是当代科学哲学家所研究的重要课题，他们一般都把隐喻视为描述科学理论构成要素的一种有启示性的范式。同时，隐喻问题也日益引起科学家群体自身的广泛关注。包括达尔文和爱因斯坦等在内的许多大科学家，都曾明确指出隐喻是一种可用于"逼近"和交流复杂科学概念的方便语言工具，其使用对于科学理论的构造和发展具有相当的重要性。科学修辞学的研究发现，科学理论陈述中一些重要的核心概念往往都是隐喻性的，而且这些隐喻概念被科学家作为新的科学事实和概念前瞻性发现的重要工具而被使用。表面上看，隐喻语言与追求逻辑严密和可证实性的科学理论语言似乎背道而驰，但事实上并非如此。科学家们往往在科学理论的陈述中自觉或不自觉地广泛应用了隐喻语言和隐喻性思维的方式方法。科学理论应该也必须具有某种适度的弹性和模糊度，以保有其预言性和开放性。隐喻语言的使用，成功地弥补了纯由形式逻辑词汇构造的理论语言僵硬、封闭的缺陷，极大地拓展了科学理论陈述所提供的意义空间。隐喻思维是一种形象思维，但它是逻辑思维的起点和中介。美国 SFI 把隐喻作为一种科学研究方法而引入复杂性科学中，成为复杂性科学的重要方法。美国 SFI 的霍兰十分重视隐喻在复杂性科学研究中作用，他认为隐喻是创造活动的核心，运用隐喻所产生的结果是创新，它让我们看到了新的联系，并将在未来的复杂适应系统研究中起着关键性的作用。隐喻由本体和喻体两部分组成，霍兰则把它们称为源事物和目标事物。隐喻把源事物和目标事物联系起来，形成一种明暗对照的关系。霍兰把隐喻关系存在的条件总结为三条：第一，存在一个源系统，系统中各元素的相关属性和规则已经建立；第二，存在一个目标系统，系统中存在规则，也可能存在事实，它们都是难于理解和解释的；第三，存在从源系统到目标系统的转换，这个转换给出了由源系统的推论向目标系统的推论转换的方法。通过这种隐喻思维方式产生的结果是创新，使我们可能发现喻体和本体新的联系。因此，霍兰认为："对于那些大量从事创造性活动的人而言，无论从事文学创作还是科研活动，都会同意这样的结论，隐喻和模型的运用是创造活动的核心。进一步研究隐喻和模型的构建会学到一些新的方式，这些方式使我们能够在对支持创新过程的机制所知不多，甚至在根本就不知道的情况下，一样能够加快创新过程。"

（二）模型方法

构建模型，是人类在认识世界和改造世界的实践过程中的一大创造，也是科学研究的最常用方法。在科学研究活动中，给对象实体以必要的简化，用适当的表现形式或规则把它的主要特征描绘出来，这样得到的模仿品称为模型，对象实体称为原型。复杂性科学一般都是在隐喻类比的基础上，建立复杂系统的模型，也就是说，模型方法在复杂性科学中起着极其重要的作用。为了探索复杂性，科学家们从不同的角度、不同的途径建立了大量的复杂系统模型。凡是在复杂性科学中有所建树的学者都是建模高手。由于复杂性科学的对象是各种异常复杂的现象，因此，虽然传统的模型方法，如数学模型，在复杂性科学中也是十分重要，但如果没有计算机的参与，复杂系统这个黑箱是难于打开的。计算机成了研究复杂性的重要工具。所以，在复杂性科学中，计算机模型具有特别重要的地位。复杂性科学研究中的几个重要模型如下：

1. 复杂适应系统的回声模型

CAS 是美国 SFI 霍兰提出的一种复杂性理论，复杂性科学的一个重要方面，是对于复杂性的产生机制的研究，理论就是对这个问题的一种回答。简单地说，其基本思想可以用一句话概括"适应性造就复杂性"。我们把系统中的成员称为具有适应性的主体，简称为主体。所谓适应性就是指它能够与环境及其他主体进行交互作用。主体在这种持续不断的交互作用过程中，不断地"学习"或"积累经验"，并且根据学到的经验改变自身的结构和行为方式。整个宏观系统的演变或进化，包括新层次的产生，分化和多样性的出现，新的、聚合而成的、更大的主体的出现等，都是在这个基础上逐步派生出来的。

霍兰在研究时，提出了用于构建宏观系统的回声模型（echo model）。回声模型是一个模拟工具，用于规范和探讨多自适应主体的交互作用机制，或 CAS 组成的系统的多样性和信息处理。回声主体通过战斗，贸易、交配和发展战略进行交互，以确保在资源有限的环境中生存。个体基因型为互动规则进行编码。在一个典型的模拟中，这些基因组的种群发展交互网络，调节资源流动，最终致使网络类似于一个生态种群。

2. 涌现理论中的生成模型

涌现的概念即整体大于其各部分之和，简单得令人惊讶，然而它在科学、商业及艺术等诸多领域中都具有极深的寓意。不过，它只是一种隐喻的描述，要完成科学语言的表达，就必须构造出各种科学的模型。在复杂性思想的指引下，霍兰也是在隐喻的基础上不断建构各种科学的涌现模型，从而揭示出隐藏在涌现现象背后的复杂性规律。在对涌现现象进行深入探索的《涌现》这部著作中，霍兰比较了显示涌现现象的不同系统和模型，展现了它们之间共同的规则或规律，讲述了从"蕴涵着规范、能够生成像巨大的红杉和普通的雏菊那样复杂而独特结构"的微小种子，到能够通过自学习在西洋跳棋游戏中让设计者一败涂地的计算机，从能够修建桥梁、跨越深沟和驾驭树叶之舟在溪流上航行的蚁群，到诗人充满感情的创作等涌现现象的具体表现。霍兰通过各种涌现模型向我们生动地展现了涌现的理论能够预言许多复杂的行为，同时也给予我们关于生命、智慧和组织的很多启示。

3. 自组织临界性理论的沙堆模型

自组织临界性（self-organized criticality，SOC），是美国布卢克海文国家实验室的三位物理学家巴克、汤超和威森费尔德于 1987 年提出来的，用于描述和解释自然界中极为常见的 $1/f$ 噪声谱等复杂行为的概念。所谓自组织临界性指的是一类开放的、动力学的、远离平衡态的、由多个单元组成的复杂系统能够通过一个漫长的自组织过程演化到一个临界态，处于临界态的一个微小的局域扰动可能会通过类似"多米诺骨牌效应"的机制被放大，其效应可能会延伸到整个系统，形成一个大的"雪崩"。临界性的特征为，处于临界态的系统中会出现各种大小的"雪崩"事件,并且"雪崩"的大小时间尺度和空间尺度均服从"幂次"分布。

自组织临界性这个概念也是一种隐喻性的概念,要把它变成科学的概念还必须建立科学模型。他们起初研究祸合摆,后来发现祸合摆的情况对于物理学圈外的人来说不容易理解,他们发现沙堆是更为形象的例子,于是便有了自组织临界性的经典模型——沙堆模型。沙堆是我们习以为常的东西,然而巴克却正是从常人忽视的东西建立了反映复杂性演化的模型。对沙堆模型的数据模拟表明,开放的、有多个自由度的、远离平衡态的动力学系统在临界态上运作,以阵发的、混沌的、类似雪崩的形式演化,并能够演化到一个稳定的自组织临界态。空间的标度律导致自相似的分形结构,时间谱则是1/f噪声谱。这个模型已经广泛应用于如太阳耀斑、火山爆发、经济学、生物演化、湍流及传染病的传播等现象中。正是通过这个简单的沙堆模型,巴克透视出复杂系统演化的秘密。

4. 人工生命研究中的人工生命模型

人工生命的研究者们研究人工生命这个复杂现象之时,也是使用模型方法,如兰顿在隐喻性概念——混沌边缘的基础上,与其他学者一起建立了探索人工生命生成演化的各种模型,如自繁殖元胞自动机、鸟群模型、蚁群模型、Tierra模型、Avida模型、"阿米巴世界"等。

(三) 数值方法

数值方法在复杂性科学中起到了重要的作用。洛伦兹奇怪吸引子的发现、李天岩和约克对混沌现象的认识、菲根鲍姆对混沌规律的研究、曼德布罗特复杂的分维图形制作,没有计算机的数值计算是不可想象的。无穷嵌套的自相似结构,三体问题中的混沌轨迹,无不是计算机数值计算的杰作。可以预计,在复杂性科学今后的发展中,数值方法将会日益重要。在数学中,计算机的应用,已经形成了一门比较成熟的学科,称为数值方法。它借助于计算机,对各种复杂的对象变换成使用数值进行计算分析的一门数学分支。在物理学、化学等自然科学及机械工程、控制工程等工程技术中,处理的一般都是线性问题,也就是说,对线性区的问题,传统的科学技术已经处理得很娴熟,已有的研究问题也得到了较好的解决。对于绝大多数的变系数、非线性、不规则等复杂问题,传统的分析、还原方法几乎对解决无能为力。现在各门学科所剩下的问题都是一些难于用传统方法解决的非线性等引起的复杂性问题,这就是为什么现在各门学科都涉及复杂性科学,复杂性思想渗透到几乎所有学科,现在已经形成了一场声势浩大的复杂性运动,因此,作为复杂性科学重要方法的数值方法肯定会在今后的各门科学技术研究中发挥重要的作用。

(四) 计算方法

计算是科学研究的基本操作,也是科学发现的重要途径。然而,在复杂性科学中,计算却有着特别的意义。计算复杂性和算法复杂性基本上就是依靠计算方法来进行研究的,所以,复杂性科学与计算方法有着密切的联系。描述复杂性(description complexity)也称为算法复杂性(algorithmic complexity),也是用数学方法研究各类问题复杂性的学科,主要是由 A. N. Kolmogorov, G. J. Chaitin 和 R. J. Solomonoff 在20世纪60年代中期分别独立提出的概念,又称为 Kolmogorov 复杂性。描述复杂性起源于概率论、信息论及关于随机性的哲学思考，并随着算法理论的发展而走向成熟。

描述复杂性的实质是对人们语义层面的复杂性转换为语法层面的复杂性所付出代价的刻画，它与计算复杂性一样，也是基于算法的复杂性，只不过它不是以所耗费的时间代价而是以能生成符号集最短程序的长度作为衡量基准，这一长度（用比特表示）的大小就是算法信息量（algorithmic information content，AIC），并且 AIC 越大，描述的复杂度也就越大。

不管是用哪一种描述方法来描述系统的复杂性，算法复杂性或描述复杂性问题都涉及算法描述，是典型的计算问题，其使用的研究方法当然也是计算方法，因此计算方法是研究算法复杂性的重要方法。

（五）虚拟方法

在科学活动中，我们很少对研究对象进行完全直接的研究，相反，我们往往用某种替代物或过程来替代原来的对象，这也就是我们的科学实验，在实验中，我们采用"模拟"的方法来探索研究对象的现象与规律，实验作为实践的一种形式，在科学研究中起着探索和检验知识的作用，在计算机出现以前，实验有两种形式：实物实验和思想实验，一般所指的科学实验是实物实验，计算机出现之后，虚拟实验和虚拟方法就成为一种新的实验形式和研究方法。

面对复杂系统，直接的受控实验不太现实，我们不得不采用虚拟方法，借助于计算机的虚拟方法克服了直接实验或受控实验的缺点，使得复杂系统的实验检验成为可能，难怪约翰卡斯蒂对计算机的出现及虚拟方法的采用给予了崇高的评价，他认为今天我们借助于计算机这一新工具，科学家们正在掀起一场科学革命，其深远意义恰如当年伽利略的望远镜所引发的科学革命。总之，计算机实验和虚拟方法的出现正在改变着人们的思维方式。人脑具有逻辑思维、形象思维和直觉思维的功能；计算机具有高速逻辑运算的功能，而且记忆量大，但不能进行灵感的、直觉的和形象的思维，不能理解知识虚拟方法正是人利用自身的灵感、直觉和形象的思维能力，通过电脑对复杂数据信息进行可视化、操作和交互的一种全新方式，人们正是利用人脑和电脑各自的优点，才创造出实验数学、科学可视化、虚拟方法及虚拟现实等新的科学研究方法，虚拟方法在科学研究中将占据着越来越重要的位置，并给科学研究带来新的飞跃，因此，虚拟方法应该纳入科学研究的一般方法论系列，是科学研究的一种全新的方法。

（六）集成方法

复杂性科学的对象是复杂系统，要研究这样的系统，以上介绍的各种复杂性科学方法如果单独使用，可能都难于胜任，需要综合各种方法的优势，形成新的研究方法，这里将要讨论的综合集成方法（简称集成方法）就是这样一种新方法。所谓集成方法，从广义上来说，就是把复杂性科学的各种方法都综合起来，发挥各自的优势，克服其弱点而形成的某种真正的综合方法；从狭义上来说，就是我国钱学森先生及其讨论班的中国学者针对开放的复杂巨系统而提出的一种方法论。

集成方法指出了解决复杂巨系统和复杂性问题的过程性及过程的方向性和反复性，这个过程是从提出问题和形成经验性假设开始，这一步是由专家体系所具有的有关科学理论、经验知识和专家判断力、智慧相结合并通过讨论班的研讨方式而形成的，通常是定性的，这样的经验性假设（猜想、判断、方案、思路等）之所以是经验性的，是因为还没有经过精密的严格论证，并不是科学结论。从思维科学角度来看，这一步是以形象思维和社会思维为主，在研讨过程中，要充分发扬学术民主、畅所欲言、相互启发、大胆争论，把专家的创造性充分激发出来，精密的严格论证是通过人-机结合、人-机交互、反复对比、逐次逼近，对经验性假设做出明确结论，如果肯定了经验性假设是对的，这样的结论就是现阶段对客观事物认识的科学结论。如果经验性假设被否定，就需要对经验性假设进行修正，提出新的经验性假设，再重复上述过程。从思维科学角度来说，这一过程是以逻辑思维和辩证思维为主，在这个过程中，要充分应用数学科学、系统科学、控制科学、人工智能、以计算机为主的各种信息技术所提供的各种有效方法和手段，如系统建模、仿真、分析、优化等。近十多年来，这方面有许多新的发展，以系统建模为例，过去用的较多的是数学建模，现在计算机建模越来越受到重视。

四、复杂性科学方法论是对传统思维方式的变革

（一）从线性思维到非线性思维

复杂性科学揭示，世界从本质上讲是复杂的、非线性的、线性的相互作用和规则，简单的秩序乃是一种例外。因而，在这样一种非线性的世界中，我们必须用之以一种非线性思维。这是对自德谟克利特（Democritus）和亚里士多德（Aristoteles）以来近代科学的线性思维的否定。

首先，对于一个复杂的非线性系统，如果要想比较全面的认识其本质状态，那么我们就需要尽量从认识的各种不同的层次、不同的角度、不同的途径将问题提出来，而不能满足于一因一果的简单解释。其次，非线性思维要求我们排除对复杂系统的演化进行长期预测的妄想，而坚持一种有限的预测观。复杂性科学揭示了混沌或潜在混沌是非线性系统的本性，一个系统中最小的不确定性通过反馈而得以放大，在某一分岔点上引起突变，即使是一个简单的系统也可能发生惊人的复杂性，从而令整个系统的前景变得完全不可预测。因此，在非线性世界中，精确预测在实际中和理论上都是不可能的。

（二）从还原论思维到整体性思维

从总体上看，在近代尤其是 20 世纪上半叶，西方哲学的主流思潮是分析性的、还原论的，这种思维方式是把自然现象还原为机械运动，进而分解为基本的零部件来认识其构成和功能。但还原的每一步，实际上都是对整体、对过程、对复杂性的一种抽象和切割，都丧失了原有的部分关系和属性。因此，还原论的思维方式是有缺陷的，它通过设定基元的孤立或独立不变性而忽略了实在的关系特征和整体性。如今，当科学在研究不断变得更为复杂的过程和系统时，我们才认识到纯粹分析方法的局限性。随着 19 世纪的自然科学革命，自然科学开始进入整体化发展的时代，成为关于过程、关于这些事物的发生和发展及关于联系（把这些自然过程结合为一个伟大整体）的科学。量子力学所描述的世界图景是：世界乃是一个不能最终分解为集合的整体，量子力学是近代物理学的经典理论，其中

"海森堡测不准原理"是量子力学的基本原理，"测不准原理"指出在同一时刻以相同精度测定量子的位置与动量是不可能的，只能精确测定两者之一，这就否定了牛顿经典力学的决定论。波尔对量子这种现象的解释是：波和粒子在描述量子现象时是互相排斥的，两者不能同时在一个实验中表现出来，而只能在互相排斥的实验条件下表现出来，因而它们也就不可能同时并存，不可能统一在一个图景中。而且两者在描述量子现象时又是不可缺一的，波尔认为波和粒子又是互补的，这就是著名的波尔"互补原理"。波尔在论述互补原理时，十分强调微观客体和测量仪器之间的"原则上不可控制的相互作用"，他认为，这种"相互作用"是"量子现象的一个不可分割的部分"，它"在量子现象的描述中所占有的地位特别重要"。正是由于这种"相互作用"，使得在不同实验条件下得到的证据，不可能用一个图景来概括，而必须认为是互补的。波尔认为，在量子力学中，我们必须抛弃因果性和决定论，波尔反复强调，由于这种"原则上不可控制的相互作用"，使我们在分析量子效应时，不可能明确地区分是原子客体的独立行动，还是与测量仪器间的相互作用，这些测量仪器决定了现象发生的条件。因此说，量子力学为我们描述了有一个密切联系性和不可分割的世界图景。

贝塔朗菲创立的一般系统论认为，系统的性质功能和运动规律只有从整体上方能显示出来，因为系统的整体呈现了各个组成要素所没有的新特征，"复杂现象大于因果链的孤立属性的简单总和。解释这些现象不仅要通过它们的组成部分，而且要估计到它们之间的联系"。

(三) 从实体性思维到关系思维

传统思维对事物的考察总是从某一实体性的事物出发，但事实上，系统演化的单元并不是孤立的实体，而是由实体与其周围的环境要素共同组成的，从而使得我们在很多情况下必须以一种关联性的思维来进行分析和考察。从科学发展史来看，20世纪初的相对论通过揭示实体的时空性质与参考系的相关依赖性，打破了立足于性质的独立不变性的概念，使之成为相对的关系化的概念。怀特海也正是由此而得出了早期宇宙就是"事件场"、"自然就是一个过程"的本体论思想，他所强调的事件之间的相互包容关系体现出一种内在关系论的观点。由于量子力学由量子性质对于测量仪器的依赖性，表明量子本质上的不可分性，使人们不能无限精细地划分量子客体和测量仪器之间的界限而去认识其状态，而只能认识作为相互作用结果的量子现象整体。这些对物理世界的内在关系特征的揭示，为复杂性科学提供了一种独特的观察和分析问题的关系论视界。

(四) 从静态逻辑分析到过程思维

"自然"在古希腊人那里原本是生长着、变化着的东西，"在希腊哲学家看来，世界在本质上是某种从混沌中产生出来的东西，是某种发展起来的东西，某种生成着的东西"。然而，随着近代自然科学的崛起，牛顿力学将所处理的对象，变成一个无数质点的总和，在这个时期的自然研究家看来，自然却是某种僵化的东西、某种不变的东西。从哲学上看，柏格森（Bergson）通过将创造性带入了现代科学的思维中，从而极大地冲击了近代机械的思维模式。柏格森指出，西方民族自古希腊以来思维的特点是，将连续的运动轨迹分割为不连续的、静止的质点，这表明他们不习惯于处理动态、连续的现象。而柏格森的

"绵延"概念则代表了一种动态的、持续不断的存在，同时，这种绵延状态还代表了一种不可预测性、不可重复性，这意味着新形式源源不断地出现。在柏格森看来，在牛顿-拉普拉斯决定论注模式中，缺乏对进化过程中体现出来的创造性现象的重视，把进化等同于像物理、化学现象一样只在预定的轨道上的相对静态过程，其根本缺陷就在于忽视了真正的过程观念。

第二节　中医药理论的复杂性与管理

目前，中医药从系统观、信息结构、复杂性的角度，探索生命现象与疾病的本质已经成为国内外生命科学领域的前沿和热点，疾病谱及生物医学模式的改变意味着中医药调整生物体自身功能的治疗方案日益受到重视。在这样的科技背景下，中医药管理要重点推进中医药的现代化，使数千年积累而成的、以临床实效为生命力的中医药学更加有效地为健康中国服务，这不仅具有重大理论、应用价值，而且其复杂性研究与中医药学科的融合也将能相得益彰，创新中国新医药。

一、中医药学的复杂性与管理

（一）中医药学把人的健康与疾病视为复杂系统

中医药管理首先要对中医药理论定位，中医药学以典型的复杂自组织系统——生命系统为研究对象，其中包含了大量的复杂性问题，追究中医药学研究系统中的复杂性的来源，可以初步归纳为以下几方面，如图 12-1 所示。

根据复杂科学的观点，人体中单个器官和整个机体，都必须被理解为具有高度敏感性的非线性复杂系统。当人体系统的某些控制参量发生改变并达到临界值时，就可能引起不可逆发展的相变，人体健康就会显示出不同程度的危险景象。

中医药学的相关理论中对人体和疾病的论述，不能不承认中医药学把人及其健康与疾病视为复杂系统的事实。首先，中医药学基于人体整体观，认为人体是由五脏（心肝脾肺肾）与五行、五色、五方、五味、五音等多个平行发生作用的"单

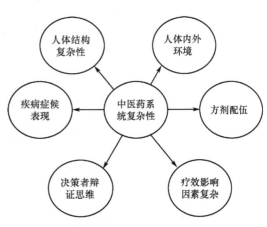

图 12-1　中医药系统复杂性

元"构成的复杂网络；网络中每一单元的变化都会受到其他单元变化的影响，并会引起其他单元的变化，人体系统疾病与否是各种单元之间的非线性相互作用的集体结果。例如，针刺微小刺激可"牵一发而动全身"。各种器官或生命单元之间的关系又是不断运动转化的，"重阴必阳，重阳必阴""重热则寒，重寒则热"。其次，中医药学注意到了人体系统在结构上的层次性，认为复杂的人体系统具有多层次、多功能结构，每一层次均成为构筑

其上一层次的单元，同时也有助于系统的某一功能的实现，如卫气营血、精气神等。再次，中医药学在研究系统结构时考虑到层次结构和功能结构的重叠和它们之间的关系，对疾病的判断注重五脏与六腑、阴阳平衡与五行相生相克、相乘相侮、阴阳互根与对立统一、六淫七情与正邪相争各种关系的综合。此外，中医药学把人体看成是与环境有密切的联系、能与环境相互作用、并能不断向更好的适应环境的方向发展变化的开放性系统，所谓"人与天地相参""得谷者昌，失谷者亡"。中医药学对疾病的分析基于人与自然关系的协调与否，"因于天时，大病乃成""毋逆天时，是谓至治""天地合气，命之曰人"。可见，通过复杂科学的视觉来研究中医药学的观点，大有似曾相识的感觉。确实，在人类科学的发展过程中可能存在多条道路，而在当今这样一个特殊时段，有着古老历史的中医药学与有着同样古老历史的占主流地位的西方科学在复杂科学领域殊途同归交汇融合。中医药学科的复杂性导致中医药管理的复杂性，不能照搬西医科学管理方法，应尊重中医药学科的特点，遵循中医药学科传承创新的发展规律进行复杂管理。

（二）中医药思维的复杂性与管理

1. 中医药复杂科学的非线性思维与管理

科学管理是一种线性思维，中医药管理必须针对非线性思维进行管理。复杂性科学认为由于外界参量发生改变而与内部参量耦合（如感染），或是内部涨落耦合并自我强化（如衰老），系统内的参量当达到临界值时，系统在剧烈的动荡和局部耦合关系中萌生出多种模式，进入相互竞争，这就是疾病的发生和转归。非线性是指构成系统的子系统数量和种类繁多，子系统之间存在多种形式、多种层次的交互作用。与现代医学"结构决定功能"的观点不同，中医理论体系更侧重于"关系决定功能"，它所描述的系统组成因子是以非实体性、时间型、关系型、功能型为基础的"功能性结构"。这种功能性结构之间既有系统质内部气血阴阳的互动互用，又有系统之间的生克制化，其交互作用呈现出非线性、模糊性和不确定性特征。中医药管理不能一味模仿科学的线性思维进行管理，而应按照中医药思维特征进行创新管理。

2. 中医药复杂科学的整体性思维与管理

中医药管理是对整体性思维的管理。中医药学的基本理论"气一元论"、"阴阳学说"、"五行学说"中都是基于整体性观念建构的。例如，阴阳学说，虽然阴阳相互对立，但又相互依赖、相互统一，存在互相作用和相互转化的对立统一关系。《道德经》认为"道生一、一生二、二生三、三生万物，万物负阴抱阳"。说明阴阳来源于一个整体"道"，中医认为"元气"是阴阳二气发生发展的本源和动力，阴阳二气的消长平衡是动态变化的，中医药通过"实则泄之、虚则补之"干预方法促进阴平阳秘使人体生理功能处于"平和"状态。"五行学说"也是从整体上将构成宇宙和人体的各种元素分为五类，五行之间具有的生克乘侮的关系，但是彼此联结为一个整体，其间每一种运动形式都不是孤立的，它们既相互协作，又相互制约。可见，中医药理论植根于整体有机的哲学思想，中医药学在"天人合一"整体性思维框架下，把人与生物和环境作为一个大系统去研究，在研究方法上反对将系统构成元素简单相加的观点，反对系统研究的静态的机械的观点，尤其反对系统与环境之间的被动反应的观点。中医药管理必须理解中医药学的生理、病理、药理认识重点是在于人的"系统质"上，如精、气、神、脏腑、经络、证等概念，导致以还原论或依赖于单一数量关系确定的"客观指标",来规范中医概念是十分困难的。不能采取分析思维方法来要求中医药的临床活动。

3. 中医药复杂科学的联系性思维与管理

中医药理论具有普遍联系的特征,现代医疗组织仿照西医学进行分科,容易割裂中医药技术之间的联系。中医药方法论的辨证论治中,也能体现出复杂科学所强调的关系思维的某些特征,如辨证论治是从状态变量中识别人的健康与疾病之变,运用元气、阴阳平衡、五行生克制衡的自组织演化去"扶正祛邪",调动和调节人体自身的自组织能力去维持健康状态,通过"有诸内必形之外"的藏象关系,观察疾病在人体的表征,识别相应环境变量对机体的影响,推导其病机,从病态证候反应中分析其背后的生理、病理机制。从复杂科学的角度看,人体的结构是复杂多样的,包括实体性的和非实体性(如信息)、空间型和时间型(如生物节律)等,中医药学认识并非着重从以实体性和空间型为基础的形态解剖学的角度来研究人体,而是从疾病变化的复杂性和多样性,包括人体自身和环境因素的交互作用的关系变化,从各种因素的不断变化和叠加中通过"四诊合参"综合分析,对病理功能状态进行重点把握,实现对复杂致病因素的综合认识。在防治疾病中中医药也是运用多种技术进行综合干预,如果按照现代医学进行过细的分科管理势必割裂中医药技术的相互配合。

4. 中医药复杂科学的动态性思维与管理

由于中医临床主要不是按病论治,而是按证论治,"证候"具有时空特征,随着疾病的发生、发展和防治,干预措施的影响会不断变化,其相似于复杂科学的动态性特征。复杂科学研究方法的角度不局限于对认识对象的静态描述,而是侧重于揭示对象系统的演化历程,以推测其发展趋势。中医的诊疗思维活动是动态的过程,首先通过人的生理、病理在自然状态下的观察去分辨正常与异常状态,运用藏象关系去判断反映出症状属于哪种证候。例如,临床中通过"望闻问切"获得的脉象、患者的面色气象及神色、舌体舌苔形状颜色、口腔的气味、说话的声音及主诉感觉等进行判断中医的证型,依据证型推理病因病机、制订治疗方法遣方用药。其次根据疾病发生发展规律,在第一次用药干预的效果通过患者第二次就诊时的反馈和医生的观察进行调整方药,这样不断完善直至达到满意疗效为止。由于中医药理论认为人的复杂性在于它自身和环境的相互联系及相互作用的动态变化,疾病发生发展也是处于动态变化之中。例如,元气学说阐明了"气"的产生与发展规律,阴阳之气的相互对立、相互转化的关系,环境之气与生命之气的相互关系,正气与邪气的交争变化,强调"从其气则和,违其气则病",将人的生命活动视为开放系统之中"气"的能量交换过程,在天人一体的统一过程和发展过程中保持一定的"度",同时随着量的变化不断演化。中医理论中健康概念实质上是自组织概念,体现的是阴阳之间交互作用,生命体有能力维持"阴平阳秘",形成自和的最佳状态,医疗的任务就是帮助身体调整自组织功能,促进无序状态向远离平衡态向有序状态发展。可见中医学对生命过程的认识角度是从"气一元论"动态理解气的形成和气化的活动这一"耗散"系统出发的。中医"证候"思维与西医"疾病"思维有很大差异,现代中医药管理首先要认识到中医药思维的特殊性,尊重中医药的特色,其次根据社会变迁、居民健康需求特点,鼓励中西医结合,"病"与"证"的结合,更加有效地为居民健康服务。

二、中医药实践的复杂性与管理

(一) 中医诊治的复杂性特征与管理

中医药管理尤其要重视对临床的管理。中医药的生命力在临床，数千年积淀的医疗实践技能和方法及临证经验是人类的宝贵财富，在微观医学产生之前，中国传统医学依靠实践经验为中华民族的繁衍昌盛做出巨大贡献。中医药在长期的临证实践中发展出"中医证候学"成为对人体的病理状态进行宏观描述的学问，从系统整体层次动态地把握机体的功能失序状态及病理演变规律，它所阐释的人体病理系统与复杂性科学意义下的复杂科学系统有许多相似之处，证候理论本身也具备诸多复杂性特征。

1. 中医药管理中注重中医证候时相性

中医不是通过病理变化认识疾病，而是通过证候来把握疾病。证候是对病症的归纳，所以证候的特性具有相对性，会随着不同时间、空间环境发生相应的变化，也就是证候具有时相性。一方面证候的时间特性表现在证候与四时节律密切相关，即五脏的病理活动随四时阴阳消长而发生兴衰的相应变化；五脏分旺于四时，又使得自然界风、寒、暑、湿、燥、火六淫邪气分别在各以其所主季节侵袭人体，从而使证候表现出明显的季节性，如春多风证、夏多火证、长夏多湿热证、秋多燥证、冬多寒证等。证候与地域环境密切相关，即不同的地域特点（高山河流地势、物产营养、阳光、气流、温度湿度使人体证候的空间特性表现出对机体病理活动产生的影响，从而使证候表现出明显的地域性，地壳元素分布特征等），如北方气温严寒而生寒证、东南沿海气候温热而湿热证多见、西部气候干燥而多见燥证等证候空间特性。另外，生活居处条件、工作环境及社会因素、精神情绪、心理状态的变化等都对证候的产生和变化有重要的影响。另一方面，证候的时相性还体现在证候的传变和转化，所谓传变是指病变部位的更移，《伤寒论》提出了六经传变，由三阳传至三阴，由太阳→阳明→少阳→太阴→少阴→厥阴，其中还有直中三阴、越经传及两感等不同传变情况。所谓转化是指由于病变态势的转换而导致的证候转化，如阴证与阳证之间的转化，阴损可以及阳，阳损可以及阴，重阴可以转阳，重阳可以转阴；寒证与热证之间的转化，重寒则热，重热则寒；虚实之间的转化，由实致虚，由虚转实等。但一旦组合重叠，加入时相变化，则成复杂证候，如血瘀证，只是血液瘀滞的单纯证候，加入脏腑、气血、阴阳等其他因素，则有急瘀、慢瘀、寒瘀、热瘀、气滞血瘀、气虚血瘀、阴虚血瘀、阳虚血瘀等。

作为对人体的病理状态进行宏观描述的中医证候学，其从系统整体层次动态地把握了机体的功能失序状态及病理演变规律，它所阐释的人体病理系统与复杂性科学意义下的复杂系统有许多相似之处，证候理论本身也具备诸多复杂性特征。然而在以疾病分类为诊断依据的西医临床研究中，疾病分类是疗效评价和流行病学研究的基础。在这一情况影响下，目前中医药临床研究和实践也出现了只关注西医疾病分类诊断，忽略中医证候分类诊断的问题，导致当前中医证候诊断得不到重视。作为中医主要诊断方法的证候分类是影响中医临床疗效的最重要问题。在目前尚无统一的证候分类标准情况下，以中医证候学为基础，结合现代病理学，运用中医药管理推进中医药继承与创新。

2. 中医药管理中理解中医药认识的层次性

中医药认识论中，运用一些隐喻性语言进行"意象"思维，构成中医的藏象理论，中医学运用藏象理论在实践中认识疾病的方法是"司外揣内"，由表及里，由浅入深，由简单到复杂的过程来对疾病本质的认识逐步深化。这种方法相似于复杂科学的决策树方法，中医临证辨证将证候分为不同层次，辨证的证候的数量逐步增多，证候的种类越分越细。证候与证候之间往往存在着包含和被包含的关系，一个较大的证候可以分出若干较小的证候，甚至可再分为更小的证候，于是出现了证候的层次性。例如，热证为第一层次的证候；表热证、里热证属于第二层次的证候；里热证中又有热邪壅肺证、热结胃肠证、热入血室证、热结膀胱证等，属于第三层次的证候。再如，虚证为第一层次证候；气虚证、血虚证、阳虚证、阴虚证为第二层次的证候；阴虚证又有肺阴虚证、心阴虚证、肝阴虚证、肾阴虚证、脾阴虚证等，属于第三层次的证候。中医认识论是从功能到结构的推导，通过外在机体的状态的观察，对疾病不同时点机体物理表征进行概括，推理表征信息背后的病因病机，认识构成机体的不同层级结构及其关系失调所引起的原因和机制，发现在表征信息的背后，人体复杂巨系统的许多层级结构。

在证候的层次性理论中，各层次结构的功能失序及其关系失调，均可引起机体不同的病理反应，呈现出不同的证候。所以，虽然证候是对疾病不同时点机体物理表征的概括，但这些可观测的表征信息是由构成机体的不同层级结构及其关系失调所引起的。在表征信息的背后，人体复杂巨系统可以细分到多少层级结构，证候的机制就可以追溯到多少层级。由此来看，证候的层级结构是非常繁多的。中医药管理需要理解中医药认识的这种特征，不能采用平面思维的管理方法去管理中医药。

3. 中医药管理中激励中医临证经验的涌现性

涌现是复杂科学中复杂适应系统的重要特征，中医药的涌现性表现在临床经验的总结提升中。中医药理论具有宏观性和混沌性，一些观念性的知识必须在临床实践中得以精确和深化。所以，中医药知识的涌现性体现在对生命现象的理解中，在具有层级结构的生命复杂系统中，一方面高层级生命系统质的某些功能特性是由低层级脏器系统因子的相互作用激发、提升而涌现出来的，这些较高层级的功能特性在还原为低层级时荡然无存；另一方面是中医药的涌现性是对实践中理论被验证、被证明的一种认识的飞跃，中医药对疾病的防治也是利用中医药技术和药物多靶点、多器官的综合干预达到最佳效果。这种现象形成经验被称为涌现现象。

中医认为人体的各个脏器不是孤立的，而是相互联系、相互支持与相互制衡的，五脏功能子系统通过各系统内、系统间的复杂联系，接收、感知、传递来自内外界信息，对其进行分析、综合、应答、调整、调节机体的功能状态，从而维持机体正常的生命活动。这一系列接收、感知、传递、分析、综合、应答、调节的功能就是五脏功能子系统的整体涌现功能。若将五脏系统还原为较低级的系统要素时，这些功能必将不复存在。同理，疾病信息所表达的也是一种整体涌现现象，是人体系统中由低层级向高层级结构逐级涌现形成的整体病理态势，任何一个层级的结构或功能失调，均可通过涌现形成高一层级的结构或功能失调，直至上升为整体层次的可观测（通过望闻问切四诊）的功能失序状态，表现出各种宏观表征信息（症状、体征），正是依据这些信息中医药进行技术和药物的干预，通过机体的证候反馈，中医药在药物配伍、剂量调整发现最佳的治疗方法和处方及药物。将这些临证诊疗方法总结成为经验，一代一代传承下来，这种诊疗经验就是一种涌现，是人体复杂系统在疾病发展的各个时点的干预的整体涌现性征。中医对疾病的证候的干预以气血、阴阳、虚实、表里等方面简单划定，采取"实则泄之，虚则补之"的简单原则达到"以平为期"的复杂效应。中医药临证经验是中医药传承的核心，在管理中应努力加以挖掘、整理寻求现代价值，所以中医药管理中应有激励措施，鼓励有效经验的传承和共享。

4. 中医药管理中挖掘非线性的个体化医案

复杂科学理论重要特征是认为事物发展的非线性。中医药防治疾病是按照"三因制宜"的原则对不同的个体进行辨证施治。这种个性化的诊疗是对某个地区的某个患者某一时点的疾病的病因、病机、病位、病性、病势的综合归纳。其内在的因素包含了五脏六腑的气血阴阳等功能性结构之间的关系失调，脏器五行结构之间的生克乘侮、母子传变的相互调控作用失衡，以及体质禀赋、遗传因素对疾病的作用机制等复杂的病理关系。外在的因素又由于自然环境和社会环境的邪气性质、入侵途径、侵犯部位、邪正双方力量对比状况的不同而使证候表达呈现出复杂多变的信息。中医的大量医案是从这种个体性病因、病机、病位、病性、病势等不同界面的总结，包含了个体的种类繁多的表征信息，中医在干预中采取"同病异治、异病同治"就是针对"同因异病、同因异证、异因同病、异因同证"的个体特征采取的有效措施。这种医案是非线性的，可以有效解决个体疾病的复杂现象，如表虚内实、真寒假热、半表半里等证候，均体现了中医药针对多因、多病的个体治疗的复杂性。中医药在临证辨证施治中的脏腑辨证、八纲辨证、气血津液辨证、六经辨证、三焦辨证、卫气营血辨证等各种诊断方法的交叉应用也充分体现了中医药治疗方法的非线性，不是按照普通规范、统一标准进行的，而是按照具体问题具体对待的思路选择辨证方法。这种诊治方法对后人只具有借鉴性，不具有可验证性和可重复性。

中医药医案的复杂性不完全来源于理论体系本身，主要是包括医生的知识结构、临证经验、思维直觉、悟性体验等非理性因素，以及医生实践中对中医药概念的理解、格义能力、判断能力、喜爱的医学流派方法、用药的特色经验技巧等不具规范所带来的不确定性因素等，这些主、客观因素都是个体医案复杂性的重要来源之一。对中医医案的管理应用循证医学方法，并利用现代数据挖掘方法进行科学挖掘及发现。

（二）中医药临证思想实验的特征与管理

西医学的研究主要在实验室进行，运用假设建立模型，严格控制实验条件，制订观察指标，在动物身上实验。中医药局限于当时的历史条件，只能依靠临证观察进行思维分析。在临床中中医主要依靠思想实验，从简单的思想原则开始对不同个体进行复杂辨证，这相似于复杂科学的超循环理论。例如，中医从"气一元论"出发，去分析患者阴阳之气的变化，元气具有模糊混沌性质，产生阴阳之气具有对立转化的周期振荡特征，形成"正邪相争"过程中的阴阳之气变化及平衡规律。这种过程具有非线性动力学方程的分岔、稳态、混沌运动及独特型网络调节过程表现出相类似的变化模式。这个过程用还原论实验方法是不能证明的，发生在机体内的"正邪相争"过程是有层次时空变化的，中医运用思想实验方法对这种层次理论分别建立了"八纲、脏腑、六经、三焦和卫气营血"等的辨证诊断方法，这种方法在本质上是识别抗原与免疫活性细胞或分子相互作用的三种非线性动力学模型。例如，孔伟分析了五行之间系统联系的多体关系、多级关系、分支与交叉、反馈关系和有机联系的非线性特征。

中医的针灸、推拿、拔火罐、刮痧等技术就是建立在经络学说基础上，经络本身是临床经验的归纳，没有形态特征，是依附于机体各系统、贯穿于生命活动的不同层次和同一层次的不同方面的多种周期运动之中的传感现象，呈"强"非线性运作特征，中医的经络思想指导针灸推拿等技术能快速校正轨道上的网络结构所维系的多种参数的动态自组织系统。经络可响应微弱的输入信号而产生迅速超常感觉、广博而温和的变化，通过各态传感路经、灵活反应、随时调整、重新组织自身，使之变为适合于自身优势、复杂性增减的动态因果关系，完全由规律支配的"无规"（包含着有序的"无序"）行为是一种混沌动态。混沌是确定的非线性动力系统中出现的随机现象，这种貌似随机的无序现象中存在着规律性和有序性，它的一个最显著特点是具有对初始条件敏感的依赖性。经络的混沌运作性是保证宏观层次整体动态系统结构稳定性规则运动的基础，目前混沌理论研究及应用为研究穴位-脏腑相关性提供了一个新的手段，如中医针灸的"得气"思想，可用依赖于初始条件的敏感性，用牵一发而能动全身的临界点来研究中医针灸治疗的机制等。

中医理论认为"气"是人体生命活动的根本，现代研究表明，中医理论的"气"是一种生命信息的载体，生命调控信息可以随着能量载体而辐射出去，针灸辐射出的能量载体上所携带的信息能对患者引起感应共振，耦合而提高针灸者负嫡、增进有序化、纠正信息紊乱，从而达到治疗疾病、稳定病情的目的。这与非线性动力学中的混沌同步有着相似之处。中医药管理不能用现代实验室管理的方法对中医临证的思维实验进行管理，必须依据中医药思维的特点进行个性化管理。

（三）中医药技术系统的分形结构与管理

分型结构理论是复杂科学理论的重要部分，中医药特色技术是一种全息方法，相似于复杂科学的分型技术。中医认为"人是一个小宇宙"，人体的每个组织都是全身组织的缩影。中医利用宇宙全息的思想诊病与现代的分形理论的思想十分相似。全息理论具备了再现原形的性能即小局部蕴涵了大整体信息的特点，也就是说，人体存在着全息元特区，即有着全身信息浓缩度较高的全息元。中医正是应用这些全息元特区进行诊治的，如寸口脉象，是人体重要藏象全息特区，人体内部的许多重要信息，包括五脏、气血、精气神等的许多变化都可通过脉象反映出来。还有中医学认为舌体可以反映整个身体生理、病理信息，中医认为人体的足、手、耳等是人体的浓缩，都能反映五脏六腑的信息，又能治疗全身的疾病。1973 年 Mandelbrot 提出了分维和分形几何，它指的是各个部分组成的形态，每个部分以某种方式与整体相似，如自然界中火山爆发生成的烟云、闪电划出的轨线、树枝及其分叉、天空的云朵、海岸线及海浪、生物体中的血管系统、肺的支气管的分支系统等。中医在针灸中的度量尺寸的方法采用"同身寸"方法，用自己手指的关节距离作为尺寸的标准去测量经络穴位的位置，这种技术无疑是非常科学的。中医药管理中要深入挖掘中医药技术的科学性，运用复杂科学理论和方法研究中医药的全息思维与技术，有可能给现代医学带来革命性的变化。

三、中药成分和药效的复杂性与管理

(一) 药效物质基础的复杂性与管理

1. 中药成分复杂

现代药学以化学物质研究和化学合成为核心，研究的成分单一、结构清楚、药理明确，体内的药代动力学机制清晰，管理比较简单明确。中药管理就非常复杂，因为一种中药材含有化学成分可能超过 100 种，如人参、茵陈等中药所含有机化合物已发现的已接近 80 种，实验中还不断有新的化学成分被发现，一个由 4~5 味中药组成的复方可能有 500 种左右的化学成分，中药材生长的地区不同，其临床有效化学成分有很大差异，中药材生长的地貌小环境、阳光、水分、土壤差异也会引起成分含量变化，中药材采集时间、利用部位不同成分亦有差异，中药饮片在煎煮炮制过程中还可能产生出新的成分，因此说确定中药的药效成分是非常复杂的问题。中药如果再以大复方配伍用药，其所含有的化学成分则更加难以理清。同时，中药进入人体之后，经人体的代谢还要产生各种新的代谢产物，这些都给中药药效物质基础的全面阐明造成极大的困难，也是造成中药药效研究复杂性的重要原因之一。因此中药管理如果按照西药管理方式进行管理势必阻碍甚至扼杀中药事业。

2. 中药化学组分关系及组效关系复杂

中药药效成分进入人体后表现为一种非线性现象，体现在药物化学、药物代谢动力学、药效学、药理学的各个环节，如煎煮过程的助溶、吸附、沉淀现象，会影响药物代谢的吸收、分布和生物利用度现象等。这一现象在药效学和药理学方面尤其明显，药效学方面如银杏叶提取物对心脑血管都具有良好作用，将其中的银杏内酯萃取出去后，就失去了对脑血管的作用，降低了对心血管的作用，这证明内酯起了重要作用，但是纯内酯注射液经临床验证结果却很不理想，远不及混合物针剂的药效，说明银杏叶提取物成分之间存在协同作用。制备中草药静脉注射剂的情况也很类似，把植物成分提纯后制作出的针剂，尽管其定量指标增高了，其效果却往往远不及混合物的针剂。日本学者本村在对白虎加人参汤治疗动物实验性糖尿病的药效学研究中也发现，单用人参、知母均能降低血糖，而将二者相合，降血糖作用不见增加，反而受到拮抗，如果同时配伍与降血糖作用关系不大的石膏，则降血糖作用不但恢复而且显著增强，在一定范围内，随着石膏用量大其作用相应增加，再依次加入甘草和粳米，降糖作用也有提高，这说明在白虎加人参汤的降糖作用中，主药知母和人参之间有拮抗作用，但通过石膏的协调和甘草、粳米的相辅，而共同发挥了良好的降糖作用。现代研究表明，中药组成成分之间存在着拮抗、整合、协调、互补等多种复杂性关系。所以中药制剂管理如果按照西药制剂管理方法显然是不符合中药的特点，也是不科学的管理，应该运用复杂科学管理方法进行复杂管理。

(二) 药效作用机制的复杂性与管理

1. 中药药效的多靶性、多系统性

众多的研究显示无论是单味药还是方剂，均具有同时作用于多靶点、多系统的特点，

如通过对六味地黄汤方证的文献进行统计，收集相关文献 3012 篇，可治疗西医的 100 余种疾病，中西医病种及证候 435 种。其治疗范围涉及调节肾、性腺、生殖、免疫等多个系统，具有提高免疫功能、清除氧自由基并提高抗氧化系统活性、提高 DNA 损伤修复能力、增强骨强度、改善骨代谢、延缓皮肤老化、延缓肾脏老化等多种功效。另外，检索有关逍遥散文献（1982~2001 年）共 712 篇，发现逍遥散在多系统疾病中均有广泛应用，其治疗的病症共 125/104 种，病种涉及有精神、神经、心血管、消化、呼吸、泌尿、内分泌、眼科、皮肤科、儿科等多种系统。

而且，中药的各作用功效间还存在着内在联系，其中某些联系已得到证实。例如，蒋文跃等证实补肾方药改善自由基代谢的能力与提高免疫功能和增强 DNA 抗损伤能力高度相关。中药作用的多靶点、多系统特点可能一方面基于中药的多成分特点；另一方面是由于机体各系统间本身就存在着千丝万缕联系，目前对系统的划分某种程度上是人为的，无论从形态上还是从功能上，系统间广泛的互相联系被越来越多的研究所证实，分子生物学的研究也表明各单基因间也存在着复杂的相互作用，可见系统整体性是生命体的原有特征。因此，当中药作用于某一系统时，因系统间的作用而使中药呈现多级联通网络特点。当这一间接效应特点与复方多种成分同时对多系统的直接作用混合在一起时，中药的作用机制将更加复杂，要想阐明中药复方的作用机制面临更巨大的困难。中医药管理中对中药科研的管理和临床中药药效的评价不能仿照西医的单靶点、单病种的思维方法进行管理，必须依据中药特征进行复杂管理。

2. 中药药理作用的交互性、多环节性

中药药理的这一特点与中药药效的多系统性既有联系又有区别，由中药作用多系统性可知中药药效的多维性，但如果只要求治疗针对具体某一特异病理改变时，中药亦可通过多种不同环节起效，可谓"殊途同归"。

中药临床使用讲究配伍方法，形成药理的交互作用。中药配伍遵循"君臣佐使"突出主副关系，为了增效、制衡适度进行各种配伍，体现中医药的辨证思维方法，这种配伍的原则首先要针对临床的"证候"，通过辨证思维明确了证候，就必须遣方用药，这些过程隐含着隐喻思想和意象思维。例如，为了治疗"阳虚"证，中医采取阴中求阳方法，认为"阳得阴助而生化无穷"，在补阳药物中加入补阴药物，这种思维绝非是简单补偏救弊式的补充与对抗，而是运用"意象"思维来扶正与驱邪结合，调节人体阴阳的平衡关系。这种功能调节表现为复方方剂对人体的干预方式是交互的，干预范围是多种的、整体的，它包括涉及证候发生发展的各个环节，影响到的各个脏腑组织和各层次系统。如归脾汤，其功在健脾养心，益气补血，涉及了心脾组织的交互影响、气血系统的物质与功能等方面；又如十全大补汤，其功在补益气血，但却是综合了健脾、益气、养血、补肝、助阳、固卫等功能，最终达到了补益气血的作用。即便是功能主治相对简单的方剂，也多是通过干预调节疾病或证候的不同环节而达到治疗目的的。例如，治疗外感风寒表实证的经典方剂麻黄汤，在方剂配伍时虽仅选四药，但它们在该言剂中分别具有发汗散寒、通阳解肌、宜肺化痰、止咳平喘、益气和中、甘缓润肺等诸多功能组合，干预范围涉及了肌表、肺、卫气、阳气、中气、痰饮等诸多方面、诸多环节。中药管理必须要区别西药药理与中药药理的特点，有区别的进行管理。

3. 中药平衡机制的双向性作用

中药的双向性作用是指在临床应用中，同一种药物作用于人体后，在功效、作用部位等方面产生截然相反的两种效果，双向作用的产生与机体的状态、用药剂量及炮制方法等因素有关。例如，黄芪主要治疗"气虚证"，具有补气升阳、扶正祛邪的作用，现代药理研究表明，黄芪对免疫反应具有双向性调节作用，即免疫反应偏低时，黄芪可使之升高；免疫反应偏高时，黄芪可使之降低。这可能是黄芪中具有使免疫系统提升和降低的两类成分，"气虚证"既可能是免疫系统功能降低引起的，也可能是人体反免疫系统功能过高引起的，应用黄芪时可能是两类物质相互配合产生的作用。同是补气药，有的与剂量有关，如人参具大补元气之功，用于虚脱的危重症状，但大剂量使用可使人致死；人参小剂量使用使血管收缩，大量使用却扩张血管；人参浸剂小剂量能提高其心收缩力，高浓度则减弱心收缩力。有些药物与炮制有关，如生地黄味甘、苦，性寒，归心、肝经，能凉血清热，多用于温病血分证或热证；炮制后的熟地黄性味甘温，主入肾经，能补肾阴而填精，多用于阴虚证。中药临床应用是在中医理论指导下进行的，与西医西药的攻击性思维不同，中药采取扶正与驱邪相结合的平抑方法，使生命系统恢复到阴平阳秘的"平和"状态。中药管理必须透彻地懂得这种原理，才能有效管理好中药事业。

综上所述，中医药现代化研究中面临大量的复杂性问题，中医药管理要注重现代化研究管理，尤其需要制订政策措施激励中医药宏观整体优势的研究与特色的发掘，鼓励重视解释证候、方剂配伍乃至于中药炮制等研究，将基因组学、细胞组学、代谢组学等与中医药的整体、系统、协调、整合等结合创新中医药，运用中西药互补方法研究中药的"各种新性质怎样冒出来"的复杂性问题。

第三节　中医药复杂系统研究方法与管理

一、复杂适应系统与中医药管理

(一) 复杂适应系统理论

复杂适应系统（CAS）理论是复杂性科学的重要研究内容和主要方法之一，是由遗传算法的创始人 J. Holland 于 1994 年在美国 SFI 正式提出的，由于其思想新颖和富有启发性，该理论已在很多领域得到应用。

CAS 能够描述由于个体的微小适应性变化而引起整体变化的系统。其基本思想是将组成系统的元素视为具有适应性的主体，简称主体（agent）。所谓适应性，是指主体能够主动与环境及其他主体进行交互作用，在交互过程中主体能够通过"学习"或"积累经验"获得能力，并根据学到的经验改变其自身结构和行为方式而适应新环境。整个系统因此而产生演变或进化，产生涌现现象，包括新层次的产生、分化和多样性的出现，以及聚合成更大的主体。

(二) 基于 CAS 理论的中医药研究管理思路

中医的临床实践过程就是 CAS，中医师在临证时采取辨证论治方法，将"望闻问切"

四诊信息进行分析综合，推导致病原因、判断疾病性质、辨别病变部位，从而得出证候诊断，并根据证候确定治则、治法，制订治疗证候所需的药物组合，再根据中药"四气五味"的药味和药性进行"君臣佐使"组合而遣药组方，形成临床适用的方剂，通过药物对人体的干预反馈信息进行调整，实现治疗与保健目的，这个过程实际上就是复杂适应过程。

从复杂适应系统理论来分析，中医临床实践中辨证论治的各个环节都可由规则来描述。现代研究需要把中医药辨证论治系统中的基本元素抽象出来，定义系统中的主体，同时确定其行为规则，以此来建立模型，考察模型的涌现行为，观察和总结辨证论治的特点与规律。中医专家经验实际上是在"无数次"重复应用规则的基础上涌现出的有效规则，并且达到了质的升华。中医药系统的建模是从抽象的高度描述中医药辨证论治各不同元素之间的关系，尽管抽象过程难度很大，但在充分融合数据挖掘结果与专家知识的基础上是有可能实现的。中医药管理必须理解中医药临证研究的特征，遵循复杂科学原理的中医药科研进行管理。

(三) 中医药管理促进中医药研究的 CAS 实现

基于多主体（multi-agent）的计算机建模与仿真是研究 CAS 的基本方法。它以主体行为的分析和定义为出发点，通过建立主体的行为模型，在计算机中营造一个虚拟环境，各主体通过相互作用而涌现出各类复杂现象。因此，宏观的现象并不是建模者设计进去的，而是系统自发的、自下而上的涌现生成的。

目前，基于 CAS 理论已建立了多个系统建模与仿真平台，其中被广泛推荐和应用的是 SFI 研制开发的一套帮助科学家分析复杂适应系统的软件工具集——Swarm。Swarm 没有对模型和模型要素之间的交互做任何约束，用户可以使用 Swarm 提供的类库构建模拟系统。

Swarm 平台建模思路是，选择适当主体，刻画支配主体相互作用规则，仿真考察模型的涌现行为。主体相互作用所产生的涌现性是系统交互产生的整体规律。可以用这种涌现性来解释现实复杂系统的运作机制。

在中医药 CAS 系统的研究中，模拟中医辨证施治推理过程的智能主体是医生。例如，中医师以四诊参合的病症信息作为输入、以证候作为输出的诊断主体；再以证候为输入、以处方为输出的处方主体；又以处方为输入、以症状改善为输出的人体主体等。各主体之间相互作用，构成中医诊疗过程的 CAS。各类主体可以包含子类主体，如处方主体中可以分为解表类主体、补益类主体、泻下类主体等。每个子类可被赋予不同的属性和规则。属性的归并与规则的发现和简约将是此类研究的主要内容。

在专业领域知识和数据挖掘的基础上建立起各类主体，并赋予各类主体具有一定程度的简约规则之后，实质上就已建立了中医诊疗过程的 CAS，依托于 Swarm 等 CAS 建模与仿真平台，即可观察此系统对具体症、证、方的响应，并给予特定的输出。输入与输出之间的关系则是中医诊疗 CAS 产生的涌现性规则。以此为基础，结合专业知识，可以对中医诊疗 CAS 进一步丰富与完善。另外，此系统亦可用于诊疗及用药效果的评价与优化，为临床提供参考数据和启发性线索。因此，中医药管理必须依据中医诊疗行为的特点，制订激励措施，促进中医药研究的 CAS 实现，建立中医药管理的 CAS。

二、数据挖掘技术与中医药管理

(一) 数据挖掘的基本原理

数据收集技术和数据库技术的发展及其实际运用情况，要求数据管理、数据分析及数据理解技术的出现。这样就产生了相关的概念——数据库中的知识发现（knowledge discover in database，KDD）或数据挖掘（data mining，DM）。对这两个术语间的关系有两种看法，一种看法是这两个术语是同义词；另一种看法是数据库中的知识发现是一个更大的概念，而数据挖掘只是实现数据库中的知识发现过程的一个基本步骤。数据挖掘的本义是"从大量数据中寻找知识"，挖掘的目标是知识，而非数据库中的数据。这样看来，数据挖掘就与数据库中的知识发现两种表达所表述的内容方面存在着高度的重合性。

数据挖掘的基本过程大体上可以分为准备数据、挖掘知识、同化知识三大步骤。其中工作量最大的是准备数据这一阶段。

可以说数据的准备工作实际上从原始数据生成的阶段就已经开始了。数据的准备工作主要包括建立数据库、录入基本数据、选择需要的数据、清理数据（空缺值、噪声值、不一致值等情况的处理）、集成数据（不同来源的数据的整合）、变换数据（使数据的表示形式满足数据挖掘的技术要求）、归约数据（对数据进行立方体聚集、维归约、数据压缩、数值归约和离散化等）。

挖掘知识主要是利用计算机的相关算法提取数据模式。这一过程所关注的问题可能是概念或类别特征的描述、关联关系的发现、对数据的定性分类和值的预测、对数据的聚类、分析演变趋势，也可能仅仅是对孤立点和偏差进行分析。前面几项是对反复出现的数据、特征或某种模式进行分析，而孤立点和偏差分析是对异常出现的相关信息进行分析。

同化知识的过程，是理解和评估通过一定挖掘知识方法所取得的"知识"，并进而将之实际应用的过程。在这一过程中，主要是对以前工作所发现的"知识"是否有趣进行认定，即符合以下条件：①可理解；②对新产生的数据记录仍有效；③是有用的；④是以前没有过的。另有一种情况也可以认为是有趣的，即所发现的"知识"符合用户的某种假设。

(二) 中医药数据挖掘管理的意义

近现代以来，现代科研方法逐渐运用到中医药研究中，设计实验、统计分析成为研究中医药的重要方法，其目的主要是确证中医药相关知识的科学性、确认中医药学相关认识的物质基础。现代科研方法进入中医药，可以认为是将已有的中医药知识进行符合科学标准的一种"科学化"和"合理化"。在科学主义话语的时代背景下，在近现代中医药研究中，实验和统计是社会比较认可的方法，现代新的科研方法不断渗透到中医药研究各个方面，如循证医学方法就以更严谨的科学主义精神寻求研究中医案例和发现更加合适的结论，是对实验和统计方法的进一步发展。对于现代中医药研究而言，文献计量分析学及各种科学实验研究方法不仅从不同方向给传统的中医药传承提供了更为坚实的发展基础，同时也给中医药学知识发现带来了新了视角。

从文献角度看，大量存世的古代中医药文献中蕴藏了丰富的中医药学知识和经验。如欲从中发现某一方面的知识、原则和规律，按传统文献学的方法进行研究，则需要专人长年收集整理文献中相关信息，并在此基础上加以综合分析，需要长期努力才能实现。而且以此种方法进行案例研究，只有在研究对象构成元素较为简单明了时容易取得成功，若涉及含有不同层次、多个方面信息的古代望闻问切、理法方药、方剂配伍、药材炮制方法、药物剂量等大量信息，即便将相关信息汇合一处，因其内容较为复杂的原因，也很难取得进展，发现规律。科学实验的方法又难以对案例进行验证，古代医家常常是在借鉴中通过非凡洞察力来发现并在实践中的反复验证解决相关问题。但这种纯粹依靠研究人员的洞察力的办法不可能从整体上去把握整个古代医案数据多个维数的复杂关系。现代信息技术的进展给这一问题的解决带来了机遇。

较早出现的数据库技术使大量的中医文献内容转化成了可检索的电子文本形式。这种转化从形式上看只是将中医文献从图像变成了二进制的代码，但是却可以让我们以极快的速度发现所需要的信息，这不知要比传统的文献学习方法快了多少倍。数据库技术大大减少了复习文献时查找原文的难度。较晚出现的数据仓库技术则大大增强了数据集成和数据分析的能力。但总体来看，数据库技术提供的查询功能只是字面检索，只能发现与查询条件形式上一致的记录。对同一概念及相关概念记录查询，单纯通过数据技术来实现就要困难很多了。对于查询或汇总的结果，数据库技术本身没有进一步的分析工具，还是要完全依靠研究人员人工完成。对于多维数据的分析，问题就显得较为复杂了。数据挖掘方法在数据库相关技术进展的基础上，设计并使用相关分析算法，为从大量的中医信息源中发现新的知识提供了技术上的可能。

对于古代文献来说，利用样本来推测总体规律的传统统计学方法是不适用的。古代中医文献中往往直接或间接提供了大量的知识或相关原始信息，文献学挖掘研究方法可以从这些知识或信息中发现"新"知识。但传统的文献学方法主要依靠人工完成，对于大量的信息，其处理速度和能力必然要受到人工条件的限制。从发现知识或确定规律的角度看，虽然统计学方法可以用来证明"普遍"的规律，但对于确定条件下的特定知识的发现和确认，特别是隐藏在古代中医药文献中的大量散在信息中的知识的发现和确认，统计学方法就显得无能为力了。

而对数据挖掘技术而言，中医药管理应支持中医药机构加强信息管理，运用信息技术直接从大量数据中确定并提取与特定知识有关的信息，并对之进行必要处理进而发现新知识正是其长项。数据挖掘解决了数据库技术大量应用后产生的新问题。虽然数据挖掘与文献研究及实验统计两大中医研究方法有着较大不同，但是也不能全然脱离此两大方法而单独使用。数据挖掘在辑复文献原貌和深入理解原文方面不及文献学方法，在其所需要的数据源的建立过程中，可利用文献学方法增加数据的可靠性，对数据挖掘结果的最后分析定性和合理表述也离不开文献学方法，因为数据挖掘对中医药相关知识的证实证伪的力度不及实验统计方法，所以可利用实验统计方法进一步证明数据挖掘得到的新知识。可以认为，数据挖掘方法进入到中医药研究过程中来，不仅提供了发现新知的方法，更会促进原有的中医药研究方法的重新整合，从而为中医药的发展提供新的机遇。

（三）中医药管理支持数据挖掘在中医药学研究中的应用

中医药学以整体、联系、发展和变化的观点看待中医药干预疾病转化过程中的种种现象。这一特点必须得到相应的研究方法和技术方面的支持。用符合现代科学研究范式的方法拓展和提高中医药学首先要做到的是提出新的假说，从传统研究方法的角度来看，主要是由深入于相关领域的研究者来提出新的假说。数据挖掘方法出现以后，对中医药学知识的拓展和提高又多了一种选择。

近年来，数据挖掘方法被大量应用于中医药相关领域的研究中来，这一现象正是在研究领域迫切需要提高和拓展中医药学理论知识的具体体现。1998 年乔延江、李澎涛、苏钢强等的《中药（复方）KDD 研究开发的意义》一文出现以后，关注和研究中医药学数据挖掘或知识发现的文章数量就逐年增长。从中医药管理的角度来看，政府需要大力支持中医药组织运用现代数据库技术，开展中医药学的数据挖掘研究，在以下方面做出努力：特定疾病研究、医案研究、名老专家经验研究、证研究、中医诊断研究、中医方药研究、药物学研究、针灸相关研究等。

三、其他复杂系统方法与中医药管理

（一）机器学习方法与中医药复杂管理

1. 机器学习方法

计算机技术的发展使分子生物学经历了信息革命时代。生物信息学是 20 世纪 80 年代末随着人类基因组计划的启动而兴起的一门新的交叉学科，也常被称为基因组信息学。机器学习方法就是随着生物信息学的产生、发展而应运产生和发展的，是生物信息学中解决许多重要问题强有力的工具。

目前机器学习主要有三类方法：第一，指导性学习，学习过程中每一步的输入、输出情况都可以观察到；第二，强化学习，对机器学习的动作给予评价，但是不告诉正确的动作；第三，无人监督学习，学习机器对于输出的正确结果不给出任何解释，完全是"黑箱"操作。事实上，机器学习最早的应用领域就是分子生物学。Stormo 等用感知器算法对大肠杆菌（$E.coli$）起始转录位置进行了定位。其基本方法包括：从数据库中发现知识（KDD）、人工神经网络（ANN）、决策树、贝叶斯网络、遗传算法（GA）、隐马尔科夫链（HMM）、聚类、归纳逻辑编程（ILP）、支持向量机等。

2. 中医药管理促进机器学习对中医药复杂系统的研究

21 世纪是复杂科学的世纪，中医药学知识体系本质上是一门复杂性医药学，表现为：首先，中医药学数千年来通过实践和理论思维以无数活着的整体开放复杂巨系统的人及其健康与疾病作为认识和改造的对象进行临证实践。其次，中医药学的形成主要通过人体黑箱试错法及多输入-多输出状态变量系统分析法。不了解人体黑箱内部结构的细节是中医的不足；但在完整的人体黑箱上采用试错法却有可能在个体的、诸多关系的总和上，在未被支离破碎分割开从而不至于被歪曲的复杂系统上，在机体、多样性的统一上把握某些整体的本质（只要确有疗效，即输入与输出存在因果关系），这是中医药学的长处。以方剂与证候的辩证关系为例，方剂疗效机制、证候形成机制包含了"多因微效"基础上的系统涌现。与化合药物相比，中药生物活性相对缓和，成分复杂，且具有不同的组合形式；中药方剂可能是通过对复杂性疾病的功能基因网络的影响，在干预疾病有关生物分子及相关基因表达、基因组合上，发挥"多因微效"的整体调节作用。方剂的疗效、复杂性疾病及其证候的形成，则可能是在微小变动的基础上，系统涌现的结果。在研究方法上，也许可以尝试打开系统、解耦，减少负反馈的影响，以便于阐明各因素的实际效应；然后运用系统学方法及计算机仿真、系统建模与验证等有关技术，综合探讨系统涌现的机制及相应的整体特性。中医药管理可以利用中医药的宏观整体性和微观"多因微效"的特点促进机器学习方法在这方面应用，极大地推动中医药的发展。

（二）复杂网络分析与中医药现代管理

中医药知识虽然是传统知识体系，但是中医药知识又是复杂适应系统，能够在历史发展中不断与时俱进。当代中医药管理必须在中医药现代研究方面采用复杂网络理论与方法进行的研究和应用，虽然目前只是处于起步阶段，不过已经有越来越多的研究人员和学者纷纷将目光投向这一新兴技术，并公开发表了一些文献和研究成果。

1. 中医药管理支持复杂网络在中医学基本规律分析研究中的应用

中医药知识创新的特征是不断融合新知识和新技术。"理、法、方、药"是中医药临证思维原则，是将中医理论、诊法、治法和药物配伍在临床实践中综合应用的思维方法，是涵盖诊治全过程的四个基本内容，中药复方则是其主要环节之一。复方的有机配伍是对症用药的基础，也是处方用药的基本原则。国内已有学者应用复杂网络来分析中药复方的配伍规律，也对一些中药方剂网络的整体数学描述进行了一些有益的探索。

赵君霞从复杂网络的角度对中医学的基本规律进行分析研究，通过对大规模的中医临床数据进行网络化建模，构建了药物配伍网络，然后对其统计特征进行分析并利用相应社团分析方法进行研究。最后以一位全国名老中医的门诊用药配伍网络为例进行具体分析，认为药物配伍网络是有小世界特性的，网络中节点度和节点介数能很好地衡量该药物配伍网络中的重要信息，得到了具有医学含义和临床意义的药物配伍经验和规律认识。周雪忠、刘保延等针对中医临床中的处方配伍经验，研究利用复方配伍的无尺度网络现象和基于网络分析的数据挖掘方法，实现具体病证或名老中医的核心处方结构知识发现。

通过图形化的方式对名老中医处方集的共性网络结构分析，发现体现其处方思维和临床特点的核心处方配伍结构，从而为进行名老中医经验的传承和整理研究提供帮助。中医药管理必须支持传承与创新相结合，支持利用复杂网络技术研究中医的复方配伍规律。

2. 中医药管理促进复杂网络在构建生物-中药-方剂-疾病多靶点效应网络中的应用

中药现代化和国际化发展是必然趋势，中医药管理必须因势利导规划中药现代化和国际化的发展目标，制订有效实现措施。中医药管理更需注意中药现代化不是完全西药化，中药国际化也不是完全按照国际标准，应该建立我国自己的标准体系，因此中医药管理需要促进中医药在传承中创新、在创新中传承，保持中医药的特色和元素、运用现代科学、复杂科学方法进行现代化和国际化。

中药方剂是中医治病用药主要方式，其成分、关系复杂，从分子水平来看，作为组成方剂的每一味中药都是一个复杂系统，多味中药组成的方剂是更复杂的系统。

首先，中药功效是多个成分通过多靶点、多环节密切联系、相互调节的作用结果。挖掘这一复杂网络的内在联系，揭示各成分间协同作用的机制，明确其发挥的整体效应，对了解中药的物质基础和作用机制起着关键的作用。王耘、张燕玲等提出中药功效网络构建的三种基本途径分别为基于中药作用靶点辨识、基于药理指标相关作用环节和基于中医理论与中药基本信息及中药功效的分子网络、模块网络和概念网络，并以活血化瘀功效网络为例探讨了中药功效网络可能的应用途径。为中药作用机制的阐释和中医药理论的创新提供了一种方法，为复杂性疾病的治疗和药物开发提供了新的思路和基础。

其次，随着生物信息学及系统生物学的发展，使探索及揭示中医方剂多靶点治疗的特色内涵成为可能。对此，文献提出了以"信息整合→计算建模→产生假设→实验验证"的新型研究策略，探索中医药治疗可能的系统生物学基础，以血管新生的相关方剂网络为例，通过基于距离测度的互信息模型找到了六组新的可能对血管新生具有活性的药对组合，结合药物属性，作者大胆提出了在血管新生方面药性寒凉的药物具有抑制作用，而药性温热的药物具有促进作用，经过实验验证发现寒凉药物蔓荆子与知母具有明显抑制作用，而温热药物黄芪与红花具有促进作用，以温热药物组合的新药对（黄芪与红花）在促血管新生方面具有协同作用，实验结果较好地验证了作者提出的假说。基于生物网络调控的方剂研究模式，就是从"关系-网络-功能"的角度，构建"证候网络""疾病网络""方剂网络"及"生物网络"（包括基因表达调控网络、蛋白质-蛋白质相互作用网络、信号转导网络及代谢网络等），在上述多层次网络的背景下，阐释中医药复方多组分干预、多靶点治疗的内在联系及机制。文献以经典方六味地黄汤为例，通过构建六味地黄汤各药味的作用靶点（基因）网络，及其相关疾病基因网络，运用多层次的网络模型探讨组方的合理性及其"一方治多病"的内在机制，结果发现药味的作用靶点网络与疾病基因网络的平均最短路径显著小于随机网络，提示复方作用的机制可能就是通过这些具有选择性的网络靶标实现的。中医药复方药物作用的多靶标性已经提示在现代中药创制中可采用网络化的方法。

于是，有学者提出了网络中药药理学及建立基于网络生物学的现代中药创制方法学，根据相关文献的研究构想，在"疾病-基因-靶点"网络的基础上确定相关疾病的靶标群，筛选到能作用于该靶标群的中药药效物质组，建立"中药-靶点-疾病"网络，通过网络分析评价中药不同配伍对调控该靶点网络的强弱，达到复方药物配比的优化，最后，通过构建药物的药性、功能主治、毒副反应等属性为基础的网络来评价中药复方产品的安全性、有效性及稳定性。

3. 中医药管理发展复杂网络技术在针灸及穴位敷贴中的应用

经络是一种生命的复杂网络现象，中医药管理不能采取形态医学思维对针灸进行管理。但是，中医药管理必须促进针灸创新，促进运用复杂网络技术对针灸的经络理论、穴位功能、穴位贴敷干预效应进行研究。针灸是在中医辨证论治的指导原则下，结合腧穴的功能和特性，按君臣佐使进行选穴施治，穴位敷贴。"证"和"穴"的搭配关系遵循一定的模式。王媛媛等以针灸学常用教材所载穴方为数据来源，构建辨证取穴处方的有向网络，通过绘制网络可视化图及计算分析最后得出：针灸处方的辨证取穴关系在整体结构上具有复杂性，证的选穴遵循随机模式，而穴的配证模式符合无尺度特征。

研究表明复杂网络分析技术能为针灸处方分析提供有效的应用手段，为临床辨证取穴研究提供新思路。房繁恭等对冬病夏治穴位敷贴相关文献建立数据库，采用复杂网络的分析方法，对穴位贴敷的基本药物和穴位进行分析，结果发现冬病夏治穴位贴敷以白芥子、细辛、甘遂和延胡索等作为基本药物，穴位则以肺俞、大椎、膻中等作为基本处方穴位。通过探讨冬病夏治穴位敷贴疗法药物、穴位的基本处方及其配伍规律，得出采用复杂网络技术发现的冬病夏治穴位敷贴疗法药物和穴位的基本处方知识可为制订操作规范和验证性研究提供数据支持的结论。魏秋红利用中医针灸书籍中的真实数据绘制了穴位疾病网络图并投影为基于疾病的穴位网和基于穴位的疾病网，通过对网络的聚类系数、平均路径长度和小团体等静态特征的分析结果，提出了基于穴位疾病网络的模型，并将仿真与实际研究结果进行了比较，发现根据穴位疾病网特性建立的模型是符合实际且比较合理的。

4. 中医药管理鼓励复杂网络技术在具体临床疾病治疗中的应用

现代中医药发展中"中西医结合方式"是毛泽东在新中国成立后就一直倡导的方法，中医以"证候"为中心辨证施治方法与西医以"疾病"为核心诊治方法应该进行互补性结合，如何结合？可以运用复杂网络技术。高铸烨、张京春等基于冠心病个体化诊疗信息平台，采用病症结合的方法，将3018例冠心病患者的临床信息以证候、治法、中药及其功效作为网络节点建立复杂网络图，通过计算机分析和处理，将反复出现的证候-治法、证候-中药、证候-功效关系连成网络结构来挖掘分析冠心病患者证候、治法和药物的关系。显示，冠心病中医临床诊疗符合理、法、方、药相一致原则。孙继佳等在中医临床实际资料的基础上，应用复杂网络建立了乙肝证候人群分布网络，并利用静态特征统计方法对该网络进行实证性研究，结果发现乙肝证候人群网络具有小世界等特性；又进一步分析了节点度的分布规律，从群聚系数、网络相关性计算发现该网络节点度与节点介数之间近似服从幂律分布等特性。

研究显示乙肝人群分布具有中医学证候分类的特征，为利用复杂网络理论研究中医学提供基本思路，为中医复杂系统研究及中医临床诊断提供一种可行的研究方法。朱伟等运用复杂网络分析技术研究治疗慢性肾病的中药所含化学成分和靶标之间的相互作用，结果说明中药和西药的作用机制不完全相同。研究还从复杂网络研究视角阐释了古老的中药分类理论。研究提示此方法可以快速筛选出治疗慢性肾病中药中的有效成分群及其关键靶标，为组分中药的研发提供实验数据。张润顺等通过名老中医肝脾不调医案，利用复杂网络方法分析其用药配伍规律，结果得出核心处方和加减变化规律的药物配伍网络。

医学新技术是推动医学发展的动力，中医药管理必须支持各种新技术在中医药研究中的应用，包括复杂科学中的复杂适应系统模拟仿真技术、机器学习、复杂网络技术等。尽管目前来看，公开发表的在中医药方面运用复杂系统技术、机器学习技术、复杂网络技术研究的文献还不是很多，但是这些基于复杂科学的分析理念，将对创新中医药理论，指导临床组方用药及中药新药研发等方面发挥重要作用，中医药管理必须在此方面做出努力，运用管理措施促进中医药创新，这将会产生越来越多的研究成果。

👉 **思考题** 》》》

1. 复杂性科学的方法论对中医药管理的发展起到什么作用？

2. 如何理解中医的复杂性？并分别从医生、患者和中医诊疗过程三个方面对中医药的复杂性做出解释?

　　3. 怎么样理解中药药效的复杂性?

　　4. 举例说明, 复杂系统研究方法对中医药管理的作用?

（李湘君　申俊龙）

本章案例请扫码

参 考 文 献

陈金 . 2010. 古代方剂数据挖掘前期数据准备方法探讨［D］. 沈阳：辽宁中医药大学 .

郭立玮, 潘林梅, 朱华旭, 等 . 2007. 关于复杂系统理论和方法应用于中医药研究领域的思考与实践 ［C］. 中华中医药学会中成药学术研讨会论文集, (8).

黄欣荣 . 2005. 复杂性科学的方法论研究［D］. 北京：清华大学 .

李梢, 王永炎, 季梁, 等 . 2002. 复杂系统意义下的中医药学及其案例研究［J］. 系统仿真学报, (11).

李运贤, 杜瑞卿 . 2006. 生物信息学中机器学习方法对中医药复杂系统的研究［J］. 中医药学刊, (7).

罗蕾 . 2006. 复杂性科学视野下的中医药学［J］. 中医药学报, (4)：1-3.

苏式兵, 严广乐 . 2009. 关于中医复杂系统研究的思考［J］. 上海中医药大学学报, (1).

王连心 . 2009. 基于系统复杂性科学及其方法论的中医诊疗认知规律研究［D］. 北京：北京中医药大学 .

严广乐, 张蕾, 苏式兵 . 2010. 系统科学理论和方法在中医药复杂性研究中的应用［J］. 世界科学技术 （中医药现代化）, (1).

颜素容, 王耘, 乔延江 . 2007. 基于多主体的中医药复杂适应系统实现途径［J］. 北京中医药大学学报, (10).

张方 . 2005. 中医药现代化研究方法论［D］. 沈阳：沈阳药科大学 .

第十三章 中医药信息化管理

内容提要

本章主要介绍中医药信息化的三类主要机构：中医院、社区和中药企业的信息化管理。其内容包括：中医院信息化管理的意义、概念、特点、现状与内容，侧重中医院信息系统的类型及典型中医院信息化管理案例；社区中医药信息化管理的意义、概念、特点、现状、内容及典型案例介绍；中药企业信息化管理的意义、概念、特点、现状、内容及典型案例。

第一节 中医院信息化管理

一、中医院信息化管理概述

（一）中医院信息化管理的意义

中医院信息化管理将全面提高医院的管理水平，提高医院管理人员和医务人员的工作效率，降低医院的管理成本与医疗成本，为患者就医提供便利，从而为医院创造更大的社会效益和经济效益。

1. 有助于提高医护人员的工作效率

中医院实施信息化管理，临床医生可以借助电子病历系统查阅患者各个时期的病情，在各个科室的诊断、用药史等各种医疗数据或专项检查报告，便于分析病情、对症治疗；可在预先设置了中医医嘱、中医处方、协定处方等电子病历系统中直接开具使用规范化中医药名词、术语的电子处方，有效地加快医生开具处方的速度，同时也可避免传统书写可能出现的错误，提高临床医生的工作效率。中药种类多，处方配伍复杂，传递流程缓慢，实施信息化管理后，临床医生开出中药医嘱，处方信息可自动传递到中药房，配好药后，煎药室根据打印信息进行煎药发药，实现医生—护士—中药房—煎药室等部门之间的信息化自动及时传递，提高临床工作人员的信息化工作效率。

2. 有助于管理部门制订科学的管理决策

中医院的信息化管理是利用计算机软硬件技术、网络通信技术等现代化手段，对中医院的人流、财流、物流进行综合管理，可以及时、快捷、准确地给医院管理决策者提供全面的医疗信息，大幅度提高管理数据的准确性和实时性，从而使医疗行政决策更符合本院实情，改善医疗质量，使医院建设不断完善与发展。

3. 有助于加快现代化中医院的进程

中医院信息化管理可优化本院的医疗业务流程，有效提升院内的整体管理水平，可通过远程医疗，邀请院外知名专家进行异地会诊、手术观摩与指导及医学教育，可以更好地发挥上级医院的示范指导作用，吸取院外的先进管理和医疗科研经验，提高本单位的医疗护理、科研技术水平。加快构建中医药特色鲜明、技术平台先进、服务管理规范、安全高效的现代化中医院。

4. 有助于构建和谐医患关系

中医院实行信息化管理后，患者从开始的门（急）诊挂号、检查、划价、收费、取药、治疗、住院、出院等流程，可全部由信息系统来完成，医院实现划价收费一条龙服务，缩短前台业务处理时间，加大患者账单的透明度，节省患者就医时间，从根本上杜绝乱收费现象，大大提高患者的满意度。另外，中医院实行信息化管理，提高医疗服务质量和效率，优化服务流程，预防和减少医疗差错；同时在病患服务中可实现追踪和问责，通过数据再现整个就诊和治疗过程，避免医患纠纷，构建和谐医患关系。

5. 有助于与社会医疗保险体系对接

中医院的信息集成平台，集成了院内业务系统及医保、社保等院外第三方业务系统，将相对独立的医保系统和医院信息系统有机结合在一起，实时联网进行数据交换和共享，以供审查和汇总分析使用，满足医院、医保、社保等各部门管理监控。

6. 有助于中医经验和思想的传承创新

中医药是我国的医学瑰宝，学派众多，多讲究师承传授、家学渊源的教学模式，名老中医的经验和思想难以广泛传承和创新。中医院中医病历系统、名老中医专家系统的应用，可以系统、完整地收集临床诊疗信息，保存大量的经验方和经典方。配合中医古籍文献资料，应用数据挖掘技术、相关算法及模型，发现名老中医的诊疗特点、用药规律和辨证模式等知识，挖掘中医诊疗共性规律，继承创新和发扬名老中医的经验和思想，提高中医药人才素质，辅助提升中医医务人员诊疗水平。

（二）中医院信息化管理的概念

中医院信息化管理是指利用计算机软硬件技术、移动互联网、大数据、云计算、物联网等现代化手段和工具，借助各类信息系统，对中医院临床服务和运营管理各阶段产生的信息进行综合管理，提高中医院的医疗服务质量和管理水平，实现中医院医疗和运行管理的现代化。

中医院信息化管理本质上是实现医院临床服务和运营管理及与院外第三方业务的信息化管理。它是借助现代化信息技术，建立各类信息系统，实现中医院不同科室间及与院外第三方信息的共享、互通和全面集成化管理，优化业务流程并能有效减少人为操作失误，提高中医院的整体管理水平和工作效率，有效提升中医院服务质量和患者满意度。

（三）中医院信息化管理的特点

1. 突出中医药特色

中医院是开展中医诊疗活动的重要场所，中医院的信息化管理应立足于中医特色，充分体现中医药服务的内涵，能够实现中医的特色功能。中医院在诊察、治疗手段和方法上都独具特色，中药饮品量大剂量繁杂，因此中医院在信息化建设过程中除具备一般的医院管理信息系统外，还应有满足中医特色需求的信息系统，如中医电子病历系统、中医临床研究分析系统、名老中医经验传承、中医辅助诊疗和中医特殊治疗管理系统等。

2. 符合中医临床规范

中医院在信息化建设过程中应遵循中医诊疗规律，符合中医临床规范要求。中医院信息系统在总体设计时必须适应中医临床诊疗过程，满足中医诊疗活动所需功能。细节设计上必须符合中医临床习惯，应用规范的中医药名词、术语等，能方便医生快捷开出中医处方，便于护理人员执行医嘱；同时要能够记录名老中医诊疗过程和特色处方，能够通过数据挖掘和分析工具，研究名老中医的临床经验、辨证诊治特点和学术思想，分析挖掘疗效的共性规律，获取名老中医专家个体经验，探索中医药优秀人才的培养规律。

3. 保证医疗信息安全

医院信息系统对患者整个就诊过程进行详细记录，涉及患者隐私，具有较高的敏感性，从保护患者及医务工作者权益角度出发，信息安全建设显得尤为重要。若由于信息系统的缺陷导致信息丢失或泄露，后果将是灾难性的，中医院信息安全将成为新形势下医院信息系统建设工作的重点方向，这要求信息系统不仅能够稳定地运行，还要能保障数据安全存储和合理运用。

（四）中医院信息化管理的现状

在医疗卫生领域，信息化概念的引入，尤其是医院信息系统的应用，大大改变了医院管理模式和工作流程，以计算机为代表的信息技术在医院日常工作的各个方面得到广泛应用，对提高医院的管理水平、质量效益、经济效益和社会效益起到了巨大的促进作用。国家卫生部于2002年5月修订《医院信息系统软件基本功能规范》，标志着医院走向全面信息化，信息化管理已成为医院管理的必然趋势。中医院亦紧跟信息时代的步伐，近年来，中医院信息化管理发展十分迅速，中医院信息系统建设初具规模。

2015年统计数据显示，全国中医类医院共3966所，超过80%的中医院建立了医院信息系统，55%建立了中医电子病历系统，64.4%建立了门（急）诊医生工作站；74所建立了名老中医经验传承信息系统，132所建立中医辅助诊疗系统，136所建立了中医特色诊疗管理系统。上海、广东等省市实现了区域内中医院系统共享以及跨区域业务协调。中医药的远程会诊系统初具规模，为边远地区居民享受优质中医医疗资源、解决看病就医问题发挥了积极作用。北京、重庆、浙江等省市积极开展中医"治未病"信息系统、名老中医临床诊疗经验研究系统、中医临床路径系统等提高疗效、便民利民的特色系统，为群众提供了更加完善的服务。由此可见，各地中医院重视信息化管理，广泛应用中医院临床信息系统和医院运营管理信息系统，甚至整合开发具有中医药特色的信息系统来提升医疗服务质量。

二、中医院信息化管理的内容

依据《中医医院信息化建设基本规范》的规定，从中医院信息化管理的三大要素——人、财、物的角度，将中医院信息化管理的内容分为以下几部分。

（一）信息管理机构

中医院应成立信息化工作领导机构，成员包括院长、主管副院长、信息部门（信息管理与技术部分）以及医、药、护、技、管理等相关职能部门负责人。主要职责是统一领导和管理医院信息化工作，制订医院信息化建设总体规划、年度计划，核定资金预算，协调医院信息化建设中的重大问题和事项。信息化工作领导机构办公室设在信息部门，负责日常信息管理与技术工作。信息部门的职责包括：拟订医院信息化建设总体规划、年度计划；编制医院信息化建设年度资金预算；制定医院信息化建设管理规章制度；负责医院信息系统的建设、管理、运行和维护；负责信息技术的咨询和服务。

（二）信息化基础设施

基础设施包括计算机硬件系统、基础软件、网络及其他辅助设施。基础设施应选用先进、成熟的技术与市场主流产品，具有良好的技术支持和售后服务。计算机硬件系统包括服务器、客户端、网络设备、存储与备份设备和其他相关设备。基础软件是对计算机硬件资源进行利用和管理，为应用软件提供服务与支撑的软件，包括系统软件及其他基础软件。系统软件是控制和协调计算机及外部设备、支持应用软件运行的计算机程序，包括操作系统和各种服务支撑软件。网络及其他辅助设施包括综合布线系统、机房及供配电系统等设施。

（三）信息系统

信息系统是中医院信息化建设的重要内容，主要指利用计算机软硬件技术、网络通信技术等现代化手段，对中医院的人流、财流、物流进行综合管理，对医疗活动各阶段产生的数据进行采集、存储、处理、分析、传输及交换，为中医院的整体运行提供全面、自动化的管理及各种服务的信息系统。

中医院信息系统的开发与其他类型管理信息系统类似，遵循信息系统的生命周期进行。信息系统的生命周期一般分为五个阶段：系统规划，系统分析，系统设计，系统实施，系统运行、维护与评价。其中后四个阶段构成一个项目开发周期，一个系统开发完成后随着内外部环境的变化，会不断地积累新问题，当问题积累到一定程度时就需要重新进行系统分析，开始新的系统开发，必要时还需要重新进行系统规划。信息系统的生命周期及相应的具体工作如图 13-1 所示。

系统规划主要是从组织的宗旨、目标和战略出发，对系统的需求做出分析和预测，研究系统的必要性和可行性，确定信息系统的目标和主要结构，写出可行性报告。系统分析阶段的任务是解决系统"做什么"的问题，通过对现行系统的详细调查，确定新系统的基本目标和逻辑功能要求，提出新系统的逻辑模型，此阶段是系统开发的关键阶段，是系统设计阶段的基础和依据。系统设计阶段主要解决系统"怎么做"的问题，主要任务是对系统的总体结构和具体物理模型进行设计。系统实施主要进行系统具体实施，包括计算机等设备的购置、安装和调试，程序编制，系统调试与转换以及人员的培训等。系统运行、维护与评价阶段的主要任务是对运行系统进行维护和质量效益评价。

信息系统的开发方式可以简单分为四种：自行开发、委托开发、联合开发、直接购买商品软件。自行开发是由中医院自行组织系统开发团队开发信息系统，全过程由中医院自行控制，比较容易做到充分、真实地反映中医院需求，针对性强。委托开发是将信息系统委托给开发单位完成，由于开发单位水平参差不齐，对中医院管理的理解一般都不够深

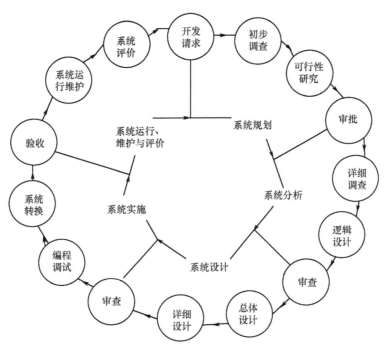

图 13-1　信息系统生命周期

入，用户的需求描述又容易出现偏差，此种开发方式的问题往往较多。联合开发是由中医院和开发单位联合完成，适用于具有一定分析设计能力的用户，双方优势互补。在软件市场越来越成熟和专业化的情况下，中医院还可采用直接购买商品软件的方式建设信息系统，但是在实施过程中仍需要强有力的外部支持。

信息系统的开发方法发展至今，从最初的"无组织"原始开发方法到结构化方法，以及后来出现的原型法和面向对象方法，每一种方法都有自己的特点和适用环境，至今还没有一种对任何系统开发都行之有效的方法，但也确有一些方法在系统开发的不同方面和不同阶段带来了有益的帮助。从工程技术角度分析，较有影响的系统开发方法有结构化生命周期法、原型法、面向对象方法、组件化方法、CASE 方法等，实际开发过程中需根据实际情况选择一种或多种合适的方法保证系统开发的高效率、高质量。

信息系统开发完成后由中医院信息化工作领导机构负责验收，验收应根据设计方案或合同要求，制订验收方案，形成验收报告；组织相关部门或专家组审定验收报告。领导机构组织开展医院信息化建设项目的综合评估，主要包括系统设计、系统功能、系统应用的评价、经济效益和社会效益的评估，提出改进意见等。

信息系统运行过程中要注意对其进行日常维护，主要包括系统日常管理、检查与评价、系统恢复等工作。系统维护应保证系统不间断运行，持久地满足用户需求。运行维护的年度平均费用投入应达到信息化建设总体投入的 8%～15%。基本要求是建立中医院信息系统运行与维护管理机制，明确系统运行的管理部门、维护部门、使用部门和个人职责；建立用户请求服务机制和重大事件上报制度；定期检查与监督管理制度、操作规范的执行情况。

（四）信息安全

遵循信息安全等级保护要求，从技术和管理两方面构建中医院信息平台的综合防御机制，保证中医院信息系统的稳定运行及业务数据的安全可靠。建立健全信息安全管理组织、规章制度、岗位职责以及检查审核和风险评估机制，制订完备的系统恢复及应急预案，完善信息安全技术措施，保障中医院信息系统安全、平稳和高效的运行。

三、中医院信息系统类型

根据《中医医院信息系统基本功能规范》的规定，中医院信息系统包括医院信息集成平台、临床服务管理系统和医院管理系统部分。

（一）医院信息集成平台

医院信息集成平台是以集成院内业务系统及院外第三方业务系统为基础，自动采集、分发、推送工作任务清单，为医务人员开展医疗服务活动提供支撑，是连接医院信息系统和院外第三方业务系统的数据交换和共享平台，是不同系统间信息整合的基础和载体。主要功能包括用户授权与认证、使用审计、隐私保护、注册服务、字典数据与元数据、流程配置、运行监控、患者主索引以及医院信息各业务系统与第三方业务系统的信息交换等。

（二）临床服务管理系统

临床服务管理系统包括二十六个分系统，含五个极具中医药特色的分系统，分别是中医电子病历、中医临床研究分析、名老中医经验传承、中医辅助诊疗和中医特殊治疗管理。各分系统在不同级别中医院中的地位不同，有的为基本分系统，有的为推荐分系统。

1. 中医电子病历分系统

中医电子病历分系统是指医疗机构内部支持电子病历信息的采集、存储、访问和在线帮助，围绕提高医疗质量、保障医疗安全、提高医疗效率而提供信息处理和智能化服务功能的计算机应用程序。其主要功能包括病历书写，管理诊疗活动，查询医疗记录，控制医疗质量，提供中医临床指南、中医临床路径、辅助决策等。此分系统二级医院为推荐分系统，三级医院为基本分系统。

2. 门（急）诊医生工作站分系统

门（急）诊医生工作站分系统是协助门（急）诊医生开展诊疗活动的计算机应用程序。其主要功能包括协助医生进行分诊、接诊、门（急）诊病历记录、诊断、电子处方、检查、检验、治疗处置及手术等诊疗活动。此分系统二级医院、三级医院均为基本分系统。

3. 住院医生工作站分系统

住院医生工作站分系统是协助医生完成病房日常医疗工作的计算机应用程序，主要功能包括协助进行诊断、医嘱、检查、检验、治疗、手术以及会诊、转科、出院等诊疗活动。此分系统二级医院、三级医院均为基本分系统。

4. 门（急）诊护士工作站分系统

门（急）诊护士工作站分系统是协助门（急）诊护士对门（急）诊患者完成抽血、输液、注射、治疗等工作的计算机应用程序。其主要功能包括协助护士管理留观和输液患者，核对并处理医嘱，补录治疗费用等。此分系统二级医院、三级医院均为基本分系统。

5. 住院护士工作站分系统

住院护士工作站分系统是协助病房护士对住院患者完成日常护理工作的计算机应用程序。其主要功能包括协助护士完成住院管理、床位管理、医嘱处理、费用管理、药品管理和护理文书书写等工作。此分系统二级医院、三级医院均为基本分系统。

6. 手术、麻醉管理分系统

手术、麻醉管理分系统是协助麻醉科和手术室对患者手术信息进行管理的计算机应用系统。其主要功能包括申请、审批和安排手术与麻醉，记录术前访视信息，记录术中患者基本生命体征情况、用药情况和麻醉情况，术后完成患者手术情况记录和跟踪术后有关信息等。此分系统二级医院为推荐分系统，三级医院为基本分系统。

7. 医学影像分系统

医学影像分系统是协助对各种医学影像信息进行处理的计算机应用程序，其主要功能包括对影像信息进行采集、存储、报告、输出、管理和查询。此分系统二级医院、三级医院均为推荐分系统。

8. 临床实验室分系统

临床实验室分系统是协助临床实验科室完成日常实验室工作的计算机应用程序。其主要功能包括接收检验申请、自动采集或手工录入检验结果数据、审核检验结果、发送并打印检验报告、检验费用管理、质量控制和试剂出入库管理等。此分系统二级医院为推荐分系统，三级医院为基本分系统。

9. 医技科室管理与诊断报告分系统

医技科室管理与诊断报告分系统是协助医技科室进行管理并书写图文诊断报告的计算机应用程序。其主要功能包括实现医技科室各种检查的安排、预约、费用管理和书写图文诊断报告并发送至临床科室。此分系统二级医院、三级医院均为基本分系统。

10. 输血管理分系统

输血管理分系统是对医院的特殊资源血液进行管理的计算机应用程序。其主要功能包括对血液的入库、储存、供应以及临床用血进行管理，满足临床用血需求，保证患者用血安全。此分系统二级医院为推荐分系统，三级医院为基本分系统。

11. 心电管理分系统

心电管理分系统是对患者的心电信息全程实时管理的计算机应用程序。其主要功能包括采集、处理和存储心电信息，生成诊断报告。此分系统二级医院、三级医院均为推荐分系统。

12. 重症监护管理分系统

重症监护管理分系统是协助监护病房医护人员对监护病房患者进行抢救、治疗和护理的计算机应用程序。其主要功能包括采集、处理与存储重症患者抢救治疗护理过程中的监护信息，完成诊断、抢救、检查、处置、治疗和护理等各项工作。此分系统二级医院、三级医院均为推荐分系统。

13. 合理用药监测分系统

合理用药监测分系统是协助医生、药师等临床专业人员在用药过程中发现潜在的不合理用药问题，预防药物不良反应，促进合理用药的计算机应用程序。其主要功能包括自动审查医嘱、不合理用药警示、统计分析监测结果、提供医药信息在线查询等。此分系统二级医院、三级医院均为基本分系统。

14. 健康体检管理分系统

健康体检管理分系统是协助体检中心对健康检查进行全程管理的计算机应用程序。其主要功能包括登记预约、申请管理、收费管理、体检安排、中医体检、临床信息采集和生成健康评估报告等。此分系统二级医院为推荐分系统、三级医院为基本分系统。

15. 静脉药物配置管理分系统

静脉药物配置管理分系统是协助对静脉药物配置中心进行有效管理的计算机应用程序。其主要功能包括摆药和配药管理、费用管理、库存管理及查询与统计等。此分系统二级医院、三级医院均为推荐分系统。

16. 医院感染管理分系统

医院感染管理分系统是对医院感染进行全程管理的计算机应用程序。其主要功能包括医院感染病例的上报管理，医院感染监测及抗生素合理应用监控。此分系统二级医院、三级医院均为推荐分系统。

17. 患者查询服务分系统

患者查询服务分系统是为患者提供各项信息查询的计算机应用程序，主要功能包括向患者提供医院简介、就医指南、排班信息、价格信息、费用信息以及各种检查结果的自助查询和打印。此分系统二级医院、三级医院均为基本分系统。

18. 药库管理分系统

药库管理分系统是协助药库工作人员对药品库房进行管理的计算机应用程序。其主要功能包括入库登记、出库处理、盘点处理、调价处理、药品维护、有效期管理及信息查询和报表打印等。此分系统二级医院、三级医院均为基本分系统。

19. 门（急）诊药房管理分系统

门（急）诊药房管理分系统是协助对门（急）诊药房的药品进、销、存进行有效管理的计算机应用程序，主要功能包括信息维护、药房管理、处方划价、中西药处方调配与发药、查询统计等。此分系统二级医院、三级医院均为基本分系统。

20. 住院药房管理分系统

住院药房管理分系统是协助对住院中药房、西药房和中成药房的药品进、销、存进行有效管理的计算机应用程序。其主要功能包括信息维护、库存管理、发药管理、查询与统计等。此分系统二级医院、三级医院均为基本分系统。

21. 制剂管理分系统

制剂管理分系统是对医院制剂生产进行管理的计算机应用程序。其主要功能包括对中药材和制剂原料、中药饮片和制剂成品、生产过程和绩效核算等管理。

22. 中医临床研究分析分系统

中医临床研究分析分系统是以中医电子病历为依据，以数据分析技术为手段，综合运用现代数据库技术和数据挖掘方法，对中医诊疗过程产生的信息进行分析研究的计算机应用程序。其主要功能包括数据采集、数据管理、数据分析、数据挖掘和决策支持等。此分系统二级医院、三级医院均为推荐分系统。

23. 名老中医经验传承分系统

名老中医经验传承分系统是协助名老中医临床经验总结和学术思想研究的计算机应用程序。其主要功能包括通过对名老中医临床诊疗数据以及医案、论文和著作等文献信息进行采集、整理、处理、分析和利用，帮助传承者发掘名老中医的诊疗经验，继承其学术思想。此分系统二级医院、三级医院均为推荐分系统。

24. 新药临床试验分系统

新药临床试验分系统是对新药临床试验进行信息化管理的计算机应用程序。其主要功能包括收集、管理、加工和利用临床药物试验数据，协助进行临床试验项目管理。此分系统二级医院、三级医院均为推荐分系统。

25. 中医辅助诊疗分系统

中医辅助诊疗分系统是在中医电子病历系统的基础上，综合利用问题求解、机器学习、专家系统及自然语言理解等人工智能技术，按照知识工程要求建立的、用以辅助临床医生开展诊疗活动的计算机应用程序。其主要功能包括建立中医基础知识库和专家库，建立诊疗决策模型，获取患者的诊疗信息，提示辅助诊断及治疗方案等。此分系统二级医院、三级医院均为推荐分系统。

26. 中医特色治疗管理分系统

中医特色治疗管理分系统是协助中医特色治疗科室进行中医特色治疗（针灸、推拿、康复训练、中医食疗等）管理的计算机应用程序。其主要功能包括接受治疗申请、会诊管理、制订治疗方案和记录治疗执行情况等。此分系统二级医院为推荐分系统、三级医院为基本分系统。

（三）医院管理系统

医院管理系统包括十七个分系统，依据医院级别的不同，有的为基本分系统，有的为推荐分系统。

1. 门（急）诊挂号分系统

门（急）诊挂号分系统是用于医院门（急）诊挂号处工作的计算机应用程序。其主要功能包括预约挂号、窗口挂号、号表处理、门（急）诊病历处理和查询与统计等。此分系统二级医院、三级医院均为基本分系统。

2. 预约挂号分系统

预约挂号分系统是对门诊患者预约挂号进行管理的计算机应用程序。其主要功能包括院内预约、电话预约、短信预约、网上预约及诊室预约管理。此分系统二级医院为推荐分系统、三级医院为基本分系统。

3. 门（急）诊分诊叫号分系统

门（急）诊分诊叫号分系统是协助导诊员对就诊患者进行分诊、合理安排患者就医的计算机应用程序。其主要功能包括分诊管理和叫号管理，对患者就诊进行有序的管理和服务。此分系统二级医院、三级医院均为推荐分系统。

4. 门（急）诊划价收费分系统

门（急）诊划价收费分系统是用于处理门（急）诊划价和收费的计算机应用程序，主要功能包括门（急）诊划价、收费、退费、打印报销凭证、结账和统计查询等。此分系统二级医院、三级医院均为基本分系统。

5. 住院患者入、出、转管理分系统

住院患者入、出、转管理分系统是用于住院患者入院、出院和转院登记管理的计算机应用程序。其主要功能包括住院预约、入出转院管理、床位管理、住院预交金管理和住院病历管理等。此分系统二级医院、三级医院均为基本分系统。

6. 住院收费分系统

住院收费分系统是用于住院患者费用管理的计算机应用程序。其主要功能包括住院患者收费管理、出院结算、打印收费细目和发票、欠费管理等。此分系统二级医院、三级医院均为基本分系统。

7. 医院成本核算与绩效管理分系统

医院成本核算与绩效管理分系统是以医院信息系统原始数据为基础，实现医院成本核算、绩效评价并协助运营管理的计算机应用程序。其主要功能包括信息维护、人员管理、医疗业务管理、护理管理、后勤管理、科研信息管理、教学信息管理、成本核算、质量考评和绩效考核等。此分系统二级医院、三级医院均为推荐分系统。

8. 医疗统计分系统

医疗统计分系统是用于中医院医疗统计与分析工作的计算机应用程序。其主要功能包括对医院业务情况、资源利用、医疗质量、工作效率、社会效益和经济效益等方面的数据进行收集、整理、统计与分析，提供准确、可靠的统计数据，为医院和各级卫生管理部门提供所需要的各种统计报表。此分系统二级医院、三级医院均为基本分系统。

9. 综合查询与分析分系统

综合查询与分析分系统是为掌握医院运行状况而提供数据查询、分析和决策支持的计算机应用程序。其主要功能包括加工处理有关医院管理的医、教、研和人、财、物等分析决策信息，为各级管理者决策提供依据。此分系统二级医院、三级医院均为基本分系统。

10. 设备管理分系统

设备管理分系统是对医院设备（包括非固定资产设备）进行管理的计算机应用程序。其主要功能包括设备的采购、入库、出库、库存管理，设备增值、折旧管理，设备的使用与维护管理，合同管理等。此分系统二级医院、三级医院均为基本分系统。

11. 物资管理分系统

物资管理分系统是对医院后勤物资进行管理的计算机应用程序。其主要功能包括对低值易耗品、医疗和行政办公物资、被服衣物等非固定资产物品的进、销、存进行管理，为中医院进行科室成本核算和管理决策提供基础数据。此分系统二级医院、三级医院均为基本分系统。

12. 消毒供应管理分系统

消毒供应管理分系统是协助供应室工作人员对各种消毒灭菌物品供应进行管理和质量控制的计算机应用程序，主要功能包括对消毒灭菌物品的回收、清洗、消毒、包装、灭菌及发放过程进行管理。此分系统二级医院、三级医院均为推荐分系统。

13. 病案管理分系统

病案管理分系统是用于病案管理工作的计算机应用程序。其主要功能包括实现病案的首页管理、索引管理、病历借阅管理、病案的追踪、质量控制和患者随诊管理等。此分系统二级医院、三级医院均为基本分系统。

14. 档案管理分系统

档案管理分系统是对各类档案和资料进行分类管理和归档保存，对档案信息和档案实体进行辅助管理，按照文档一体化管理模式实现从文件产生到档案销毁全流程管理的计算机应用程序。其主要功能包括信息采集、档案整理、借阅管理、编研管理、安全管理、查询统计等。此分系统二级医院、三级医院均为推荐分系统。

15. 医院网站分系统

医院网站分系统是在互联网上按照一定的规则，使用网页制作工具制作的用于展示医院特定内容的相关网页的集合。其主要功能包括信息发布、论坛管理、中医药知识库管理、预约管理及友情链接等。此分系统二级医院、三级医院均为基本分系统。

16. 协同办公分系统

协同办公分系统是面向医院综合办公业务的集成化信息系统。其主要功能包括系统管理、个人办公、公文管理、会议管理、车辆管理、互动平台、用印管理、财务审批管理、移动办公等。此分系统二级医院、三级医院均为推荐分系统。

17. 客户关系管理分系统

客户关系管理分系统是协助进行患者服务、市场拓展以及辅助分析的计算机应用程序。其主要功能包括系统管理、客户管理、互动交流、业务提醒、投诉管理、业务伙伴管理和统计分析与支持等。此分系统二级医院、三级医院均为推荐分系统。

本节案例请扫码

第二节　社区中医药信息化管理

一、社区中医药信息化管理概述

（一）社区中医药信息化管理的意义

1. 有助于实现人人享有中医药健康保健服务

社区中医药信息化是以家庭为单位，以社区所辖全体居民为中心，以妇女、儿童、老年人、慢性病患者、残疾人为重点，开展中医药服务"六位一体"的信息化管理。其依托社区居民健康档案信息系统，构建中医药特色的、动态全程的社区居民健康状态信息平台，与预防保健、居民健康档案的信息实时交互、自动更新、统计分析、动态管理，实现社区居民人人享有便捷高效的中医药健康保健服务。

2. 有助于防治共性健康问题

社区中医药服务的对象是社区范围内居民，因为所处环境的共同性和群体性，居民所患主要疾病、可能存在的健康问题往往有相似性。社区中医药信息化管理可以通过对以往患者病历、健康档案、医生诊疗等信息的汇总、统计和分析，发现社区居民所患主要疾病和健康问题的共性规律，有助于社区卫生机构积极采取措施对共同环境所形成的具有共性、群体性的主要疾病和健康问题给予防治。

3. 开发并永久存储社区中医药服务所需的全部数据

信息效用发挥的必要条件是把分散、无序的信息加工成有序、系统的信息，并通过各种方式向用户提供信息服务。社区中医药服务信息化管理的主要任务就是对反映社区中医药诊疗活动及管理规律的各种资料、数据进行加工整理并永久存储，为社区卫生机构的中医药服务提供可靠准确的信息。

4. 推动社区中医药服务的发展

社区中医药信息化管理通过对社区中医药医疗和管理信息的统一管理，使各种信息资源根据社区的具体情况得到最优分配和充分使用，最大限度地满足社区中医药服务的需要，有效地为居民提供高质量的中医药服务。除此之外，社区中医药信息化管理在制订社区中医药服务的发展战略、贯彻实施社区中医药服务政策、处理社区中医药服务发展过程中出现的各种矛盾和问题等方面发挥着重要作用，有助于社区中医药服务政策的有效实施，推动社区中医药服务的发展。

(二) 社区中医药信息化管理的概念

社区卫生机构包括社区卫生中心和社区卫生站，社区卫生服务是社区卫生机构为社区所辖居民提供的预防、医疗、保健、康复、健康教育、计划生育技术"六位一体"的基本公共卫生服务，向医院转诊超出自身服务能力的常见病、多发病及危急和疑难重症患者。社区卫生机构的中医药服务主要是提供中医医疗服务、适宜技术应用和用药咨询指导等，服务范围限于社区医疗卫生机构内部。

社区卫生信息大致包括社区信息和卫生信息两大类。社区信息是社区卫生服务的背景和资源信息，包括自然环境信息、社会人文信息和社区资源信息。卫生信息即实施医疗卫生服务采集利用的信息，包括社区医疗信息、社区预防信息、社区保健信息、康复信息、计划生育信息、健康教育信息及所有与社区卫生相关的卫生信息等。社区中医药信息化管理是指利用计算机软硬件技术、移动互联网、大数据、云计算、物联网现代化技术和工具，对开展中医药服务的社区卫生服务机构（包括社区卫生服务中心和社区卫生服务站）在进行中医诊疗和运营管理各阶段产生的信息进行有效的开发和利用，促进中医药信息交流和知识共享，以提高社区卫生服务机构中医药服务的管理水平和工作效率。

社区中医药信息化管理是促进社区居民健康改善、降低整体医疗费用的重要技术手段。社区卫生服务机构提供的中医药服务是以社区卫生服务网络为基础，以个人、家庭为单位，以健康档案为主线，通过系统、连续地采集和运用各种中医药健康数据，充分利用现有中医药资源，将中医药知识、理论与技术充分运用到社区卫生服务各个环节中，发挥中医药的优势和特色作用，为社区群众提供方便、优质、价廉、可及的社区卫生基本服务。

（三）社区中医药信息化管理的特点

1. 支持社区中医药"六位一体"服务

为预防、医疗、保健、康复、健康教育、计划生育咨询及技术指导提供全面技术支持，优化业务流程，提高服务效率，完善和规范社区中医药服务功能，推动社区中医药服务体系的深入发展。

2. 核心内容是中医特色的居民电子健康档案管理

依托社区居民健康档案信息系统，构建中医药特色的社区居民健康状态信息平台是社区中医药信息化管理的重要内容。居民健康档案的内容包括个人健康档案管理、儿童保健、计划免疫、孕产妇保健、慢性病、残疾人和传染病等信息资料的实时共享。在居民个人档案中加入中医问题描述，社区中医生能更为方便地应用整体观念、辨证施治地对常见病、多发病进行治疗，在出诊、家庭护理、家庭病床等工作中提供优质中医药服务。中医健康档案的信息化管理，将更为方便地施行相应的中医健康干预措施，并能提供优质的中医、中药、中西医结合服务。

3. 支持与上级中医院的双向转诊

社区中医药服务信息化管理要实现社区卫生机构的中医科室与上级中医院的预约挂号和预约检查，以及健康检查记录的信息双向共享和交换，支持新医改提出的社区首诊、分级医疗和双向转诊制度。

（四）社区中医药信息化管理的现状

社区卫生服务是城市卫生工作的重要组成部分，是实现人人享有初级卫生保健目标的基础环节，社区中医药服务是社区卫生服务不可或缺的组成部分，有利于满足社区居民对中医药服务的需求，缓解"看病难、看病贵"的矛盾。《社区卫生服务中心中医药服务管理基本规范》规定，社区卫生服务中心应当将提供中医药服务作为其业务工作的重要内容，并配置开展中医药服务工作所需的基本设施和体现中医特色的诊疗设备。有条件的社区卫生服务中心可设置中医科，开设中药房，或者开设中医特色专科（专病）。截至2015年，全国已有96.93%的社区卫生服务中心、92.97%的乡镇卫生院、80.97%的社区卫生服务站、60.28%的村卫生室能够提供中医药服务，基本完成"十二五"目标任务；同时，基层医疗卫生机构的中医诊疗量占同类机构总诊疗量的比例达24.22%，明显高于总诊疗量增幅，其中11个省份增幅达30%以上。

我国社区卫生信息化管理自20世纪90年代后期起步，开始多为单一功能的社区服务应用软件。1998年发布《中共中央、国务院关于卫生改革与发展的决定》，促进了社区医疗信息化的发展，21世纪初以来社区卫生信息系统（community health infromation system, CHIS）已推广应用到我国大中型城市。2003~2015年，《全国卫生信息化发展规划纲要（2003-2010年）》和《卫生信息化发展规划（2011-2015）》进一步推动了社区卫生信息化的发展。在社区中医药服务信息化管理方面，经过国家原卫生部、中医药管理局、各级政府和社区卫生机构的努力，社区中医药信息化已初具规模。2010年开始，上海市浦东区开展中医药信息化研究，在原来区域卫生信息平台的基础上，加载中医药信息分析平台，通过平台采集中医药数据，建立了适合辖区内使用的中医询证导医系统和中医辅助诊疗学习系统，广泛应用于临床科室的使用，中医医生反映较好；另外还开发了网络版本的中医体质辨识信息系统，65 岁以上老人通过网络或在社区卫生服务中心可以直接接受中医体质辨识服务，继而享受进一步的中医药服务。2010 年起，福建省启动省级社区康复试点工作，福建中医药大学附属康复医院推行中医康复三级转诊体系，构建"综合医院康复医学科-康复医院-社区卫生服务中心"三级康复医疗服务体系，畅通双向转诊渠道，建立分级医疗、双向转诊、上下联动的信息化管理模式，形成全程化、无缝隙的康复服务模式，最终实现"小病在社区，大病进医院，康复回社区"的分级诊疗模式。2014 年，国家中医药管理局提出"中西医协同基层医疗卫生机构信息化建设试点"的研究任务并交予浙江省卫生信息中心完成，项目构建了一套能够实现中西医业务协同的管理信息系统，包括中西医协同门诊医生工作站系统和双向转诊系统。实现门诊医生工作站系统的智能辅助开方、与上级中医院的双向转诊，并能够通过网络社区中医馆和数字电视机顶盒应用实现用户与社区卫生机构医生之间的双向互动服务，让普通百姓更加方便快捷地享受到基层中医药服务。该系统已在杭州市拱墅区试点使用，极大地提高了医生的工作效率，具有良好的经济效益和社会效益。

二、社区中医药信息化管理的内容

（一）信息管理机构

需设立专门的组织机构对包含中医药特色应用系统在内的社区卫生信息系统进行管理，可以成立社区卫生信息系统管理委员会或领导小组，由社区卫生服务机构主管直接领导，负责社区卫生信息系统的总体设计和开发应用。对投入使用的社区卫生服务信息系统制定一套切实可行的规章制度，如系统的使用规则、服务守则等，加强对系统使用的管理。培养信息化人才，尤其是具备中医药知识的信息化人才，社区卫生服务的信息化管理，需要专门的执行人员，中医药服务的信息化管理更需要具备中医药知识和信息技术的复合型人才。

（二）信息化基础设施

基础设施主要是指根据社区卫生机构当前开展的业务和可预见的发展范围对信息采集、处理、传输和利用的需要，构建由数字设备、通信网络、数据库和支持软件等组成的基础环境。它主要由相关硬件构成，包括综合布线系统、网络设备、计算机设备和外围设备、数据库、系统软件、信息工作场所、其他信息传输设备和接收设备等。信息化基础设施是社区卫生机构信息化建设的硬件保障，是信息化技术应用的前提条件，很大程度上反应了信息化建设的水平以及信息化建设进程。信息技术发展日新月异，社区卫生机构要根据自身实际情况选择并为硬件设施留出升级空间。

（三）信息系统

社区卫生信息系统（CHIS）是应用计算机网络技术，医学、公共卫生学知识，对社区卫生信息进行采集、加工、存储、共享、利用，为社区居民提供预防、医疗、保健、康复、健康教育、计划生育"六位一体"卫生服务的信息管理系统。CHIS 是社区卫生服务信息化的重要组成部分，为信息化管理提供软件支持。社区中医药信息化管理是在社区卫生信息系统的基础上，加载中医药特色信息系统，满足中医药卫生服务。

根据不同社区卫生服务机构提供服务的不同，配备的社区卫生系统不一。一般而言，CHIS 从功能上可以分成四部分：基础管理系统、医疗管理系统、预防保健管理系统和综合管理系统。基础管理系统包括门（急）诊挂号系统、门（急）诊收费系统、出入院管理系统、药品管理系统、物资与设备管理系统、财务与经济核算系统。医疗管理系统包括门诊医生系统、住院医生系统、护士系统、影像信息系统、医学检验系统、病案管理系统、家庭病床管理系统、社区出诊管理系统。预防保健管理系统包括儿童保健管理系统、计划免疫管理系统、计划生育管理系统、精神病管理系统、慢性病管理系统、健康教育管理系统、康复服务系统、居民健康档案管理系统。综合管理系统包括综合信息统计报表系统、院长综合查询系统、患者咨询系统、远程会诊系统接口、双向转诊系统接口、医疗保险系统接口。

中医药服务信息系统在不同功能的系统中都有体现，根据提供中医药服务类型的不同，主要有中药房管理系统、中医医师工作站、中医询证导医系统、中医辅助诊疗学习系统、中医体质辨识系统、饮食运动干预系统、"治未病"远程辅助系统、流动中医诊断系统、与上级中医院共享信息的双向转诊系统、网络社区中医馆等。

（四）信息安全

作为社区医疗服务提供机构，社区中医药服务平台有义务对居民健康信息进行保护，防止数据泄露，这些数据不仅关系到社区居民的正常生活、看病问诊，也关系到社区卫生服务中心的正常运作，做好信息安全工作是信息化建设的保障，是信息化管理的重要组成部分。信息安全保障主要包括两个方面：一是预防措施，主要采用硬件设备实现，在对内部信息系统和外部互联网实行物理隔离的同时，对内部局域网中的医疗网络系统和办公网络系统进行物理分割；二是补救措施，建立风险评估机制，及时采取有效措施，尽快恢复系统运行，保障医疗机构管理和业务活动的顺利进行。

本节案例请扫码

第三节　中药企业信息化管理

一、中药企业信息化管理概述

（一）中药企业信息化管理的意义

1. 有助于中药企业实现生产过程的自动化

中药作为一种药品，时效性强，生产过程相对复杂，大多以间歇方式批量生产，制订生产计划既要准确掌握库存信息，也需准确掌握在途物料、在产品信息，对库存管理、采购管理提出了很高的要求。中药企业的信息化管理，可以准确、实时地将药材的采购、生产、仓储、销售、财务等各个环节的动态信息以数字化方式进行精确的表达和传递，为各部门的工作提供全面、及时、可靠的信息服务，实现中药企业原材料采购、成品生产、库存管理的自动化，达到对药品生产全过程的计划管理。另外，生产过程的自动化还可最大限度减少人为操作中有意和无意的出错、遗漏等情况，既减少了企业在事务管理上花费的成本，也可提高运作效率和产品质量，保证药品生产过程的安全、精确和高效。

2. 有助于提高中药企业的产品质量管理

作为药品生产企业，产品质量管理是企业管理的重中之重。中药种类多，生产工艺复杂，质量信息的记录、追踪及质量文档的整理工作烦琐，质量追踪耗费的时间和精力很大；质量管理如何与生产管理、采购管理更紧密地集成，满足药品生产质量管理规范（good manufacturing practice，GMP）生产的要求是质量管理面临的考验。信息化管理可以实现进料检验、产品检验与采购业务、生产业务的集成，从药品生产投料开始，对生产、销售、调拨、盘点、发货都严格按照药品的批次进行管理，有效保证每一环节的票、帐、货相符，确保药品流向和流量追踪；实现生产环节的"全过程"质量追溯管理，使药品流通过程中每一个环节（采购、入库、在库、出库、销售等）的质量状况均能得以有效控制，满足 GMP 的生产要求，甚至可以实现"全员参与"的质量管理和"全企业"的质量管理，大大提高中药企业的产品质量管理。

3. 有助于中药企业实现产品创新

产品创新是中药企业发展的永恒主题，企业一般会设有专门的技术中心，负责新产品的开发管理。新产品研制过程中，往往需要了解世界最新研究进展、收集资料，对实验数据进行分析、处理和管理，这就要求生产过程数据能及时反馈到新品技术中心，保证第一时间发现并及时解决问题。中药企业的信息化管理，可贯穿企业的业务管理部门，促进部门之间的协调沟通，实现信息的及时共享。技术中心可以随时查询生产、实验、质量、库存等数据，使工作处于良好的控制状态；借助信息系统提供的数据库管理平台，记录外部信息，加强对外部信息的收集、整理、汇总、分析和查询；借助信息系统强大的分析统计功能对各种实验方案数据进行分析，提高数据分析的准确性和精确度，有效避免人为因素的干扰，帮助研发人员选择最优的工艺条件方案。

4. 有助于提高中药企业的管理水平

企业管理人员对企业管理水平有着直接和决定性的影响，中药企业实施信息化管理的过程中，企业管理人员直接接触先进管理思想、管理方法和管理手段，亲身参与管理创新的实践，可以有力促进企业管理人员管理观念和行为方式的转变，促进企业管理模式的变革。各类信息系统等新技术在中药企业的应用，可以完整、系统地汇集企业内信息，并能揭示出数据之间的隐含关系，为管理人员提供有效的管理、决策信息，使管理、决策有据可依，更具科学性。除此之外，随着中药企业信息化管理的实施，企业各方面人员素质都将有很大提高，知识水平和知识结构将得到很大改善，有利于管理人员管理工作的顺利开展。

5. 有助于提高中药企业的竞争力

中药行业各个企业产品重复现象严重，市场竞争激烈，企业如何在内部降低产品生产成本和企业运营成本，外部快速响应市场需求，拓展市场规模，创造更多商机，最终提高企业的竞争力是公司管理者面临的重大问题。在企业内部，信息化管理可以实现中医药企业生产过程的自动化，达到对药品生产过程的计划管理，提高药品生产效率，缩短制造周期；可以实现药品总体批次按需生产，建立合理的物流体系，促进药品配送高效、快速、稳定的运行，有效降低药品成品库存，节约流动资金，降低运营成本；在企业外部，信息化管理可加快企业对市场的反应能力，及时、准确地收集药品供需信息、药品质效反馈。可以通过企业外部电子商务系统宣传企业形象，提高企业和产品知名度，发布相关产品信息，满足不同客户的消费需求，吸引更多客户，拓展国内外市场；可以与国内外同行实现经济技术信息跨地区交流，寻找合作伙伴，为企业创造出更多商机。

6. 有助于提高政府监管水平

中药企业实施信息化，定期向政府部门报送药品信息，政府部门可以通过系统的开放性和信息的共享交换性，对企业药品的生产经营成本和市场实际购销价格进行监管，达到改善政府部门和医药企业之间生产成本和价格的信息不对称问题，提高监管水平。政府在掌握大量信息的基础上可以实现对药品的合理定调价，既减轻群众医药费用负担，又不会使药品生产企业因没有利润而停产。

(二) 中药企业信息化管理概念

国家有关部门对企业信息化有专门定义：充分利用电子信息技术，不断扩大信息技术在企业生产经营中的应用和服务，提高信息资源的共享程度。其根本目的是在改造传统产业、发展高新技术产业过程中，不断提高企业的开发创新能力、企业经营管理能力和核心竞争力。

中药企业信息化管理是在中药企业的生产、管理、经营各环节，充分利用现代化信息技术，对企业内外部信息进行组织、整合、开发和利用，不断提高企业生产、经营、管理、决策的效率和水平，逐步实现企业运行的全面自动化，最终提高企业的核心竞争力。其实质是通过信息管理系统在中药企业各个环节的合理应用，减少人工干预，防止人为差错的发生，显著提高企业运营效率，最终提高企业竞争力。

中药企业信息化管理可以从三个层次理解：一是生产过程的信息化管理，借助信息化技术，整合企业各种资源，实现研发、生产、供应、服务等生产过程的自动化、标准化、规范化，提高生产的质量、精度和批量生产水平；二是企业管理的信息化，引入先进管理理念，通过信息系统的集成，实现企业生产、经营、管理一体化，提高决策管理水平；三是市场经营信息化，在前两个层次基础上，利用互联网开展电子商务，构建中药电子商务平台，节约经营成本，提高产品的市场竞争力。

(三) 中药企业信息化管理的特点

1. 符合中药行业的特殊性

中药以天然的原料、特有的生产工艺、独特的疗效为国内外医药界所认同，有着广阔的市场前景。中药行业作为我国医药经济的重要组成部分，是国家重点发展的高新技术产业之一，有其行业的特殊性。

中药行业是传统产业和现代产业相结合及一、二、三产业为一体的产业，主要包括中药材、中药饮片、中成药及中药商业。中药饮片、中成药和中药商业构成我国中药产业的主体，中药饮片和中药材的原料来源、炮制加工方法及使用等有其传统特性。中药材是中药行业发展的基础，是中药饮片、中成药生产的前提和保证，中药材的生产规模化和质量标准化影响着中药行业的发展。我国中药材的生产尚以千家万户的小农经济为主，规模化、集约化程度较低；中药材市场信息不灵，不能有效引导生产，药材市场大起大落的现象时有发生；在质量标准化方面，中药材种子、种苗的提纯复壮和优良品种的选育、鉴定工作严重滞后，规范的栽培标准尚未建立，中药材产品质量标准大部分还停留在外观检测水平，中药材重金属含量、农药残留超标的问题比较突出。

具有中药特点、被国际认可的中药质量标准体系是我国中药行业发展的关键。目前我国的中医药行业中，中药材缺乏能反映内在质量的标准；中药饮片缺乏统一的炮制规范；中成药标准大部分仍然停留在定性和对个别指标成分定量检测的水平上。现行的中药质量标准不能全面反映中药产品质量，产品难以在国际上得到认可，严重制约中药行业的发展。

社会的发展对天然药物提出了更高的要求，世界各国普遍重视天然药物，竞相采用现代科学技术进行研究开发，国际市场竞争更加激烈。有效运用现代科学技术，开发既有中药特点，又符合国际天然药物要求的现代中药体系是现代化中药行业面临的紧迫任务。

中药企业的信息化管理要能满足中药材的生产规模化和质量标准化要求，符合中药质量标准体系的管理需要，具备开发中药特色天然药物的功能，实现中药企业的技术创新和结构优化升级，积极推进中药现代化进程。

2. 符合 GMP 和 GSP 的要求

GMP 是国际上通行的指导制药企业药品生产和质量管理的法规，中心内容是在生产过程中建立质量保证体系，实行全面质量保证，确保产品质量。对中药制药企业而言，"药品"的质量直接关系到人类生命安全和健康，是企业的生命线。药品生产又是一门十分复杂的科学，在从原料到成品的生产过程中，涉及许多的技术细节和管理规范，其中任何一个环节的疏忽，都可能导致药品生产不符合质量要求。因此，在药品生产全过程中，必须进行全面质量管理与控制，以保证药品质量。中药制药企业的信息化必须符合药品 GMP 认证各项管理的需要，从供应商的开发、原材料的采购、产品的制造到产品的销售、售后服务等企业生产经营全过程各环节的信息系统，都需严格按照我国 GMP 有关规程进行设计、构建，在药品生产的全过程中实施科学的全面管理和严密的监控，确保每一批药品的生产质量。

药品经营质量管理规范（good supply practice，GSP）是国家为推动药品流通体制改革而制定的药品经营企业质量管理规范，通过控制药品流通环节所有可能发生质量事故的因素防止质量事故的发生。药品流通企业的经营活动分为售前、售中、售后三个过程，可进一步细分为市场调研、计划、采购、运输、验收、储存养护、洽谈业务、介绍药品、用药指导、包装或装箱送货、质量查询、药品退调等。这些工作环环相连紧密相关，每个环节的质量管理状况都关系着药品的质量，质量管理要渗透到经营活动的每一个环节，形成全过程的质量管理。中药流通企业的信息化要求企业经营管理过程的信息系统严格贯彻 GSP 要求，达到药品流通"全过程"的质量管理。

3. 符合中药企业生产经营特点

中药生产过程基本上是采用小规模、单元化、批量化和间歇式的生产方式，批控制和批管理是其典型的控制和管理模式。中药制药企业一般根据市场情况和自身特点确定自己的生产方式，按照设备能力和批量大小来生产，对计划的依赖性较强。中药的生产过程一般包括提取、制剂、包装三大过程，产品按照剂型不同包括颗粒剂、片剂、粉剂、针剂等，不同剂型中药的生产根据产品的配方及工艺要求对三大生产过程进行组合，整个生产过程按计划中的批生产指令进行，局部的生产过程是连续的，三个大的生产过程可以连续，也可以间断，属于典型的批流程生产，对批次的跟踪有着特别的要求。不同剂型的药品必须严格按照配方进行生产，必须对投料量、投料成分进行准确计量。在中药生产中，生产是面向库存的，库存是企业销售额的保证，在有限的库存空间，保证产品有比较大的库存是必要的。

对医药流通企业而言，对仓库的现代物流改造和供应链管理是企业信息化管理的重要方面。现代物流即依托先进的物流设备、信息系统及技术等软硬件，优化药品验收、存储、分拣、配送各过程，提高订单的处理能力和准确性，有效整合医药流通企业的内部资源及上下游资源，完成医药配送的自动化、信息化、规模化，从而全面提升企业的经营效率和服务水平。现代供应链管理理论重视核心企业与供应链上中下游客户之间的关系，强调资金流、物流、信息流在供应链各企业间的快速流动，而信息共享是供应链各企业之间维护良好合作关系的基础和重要手段。

综上所述，中药企业信息化管理必须全面分析中药企业现状，结合企业生产经营特点，从生产、质检、销售、管理等各个环节制订信息化发展战略，实现中药企业的全面信息化管理。

（四）中药企业信息化管理的现状

据中药行业"十五"规划发布的信息，我国发现的药用资源共 12 807 种，其中药用植物 11 146 种，药用动物 1500 余种、药用矿物 80 种。我国的中药出口遍及全世界 130 多个国家和地区。但与丰富的资源相比，我国中药制药企业的经营发展并不容乐观。我国现有中药制药企业 1112 家，其中中成药生产企业 1039 家，但真正具有国际竞争力的中药制药企业还没有一家。

就目前行业发展来看，中药企业的信息化一般是企业的自发行为。除了国家强制执行的 GMP（药品生产质量管理规范）认证以外，一些比较重视企业信息化的企业开始主动在中医药生产中适用 GAP（中药生产质量管理规范）、GSP（药品经营质量管理规范）、GVP（药品验证管理规范）等标准。据统计，目前国内大约 20% 的大中型制药企业已实施完成 ERP 系统的应用开发，主要集中在供、销、存和财务等模块；而大约有 50% 的制药企业正在推进和实施 ERP，也基本上集中在供应链、分销、资金管理等领域。中药企业受原料、生产工艺等制约在企业信息化管理中占比更低。中药企业信息化管理的程度不管是在规模、层次还是水平上都还处于刚起步的阶段。

二、中药企业信息化管理的内容

（一）信息管理机构

信息化管理机构是中药企业信息化不可缺少的要素。信息化管理机构是推进信息化的重要组织保证，不同于其他部门，它是一个由决策机构、实施机构与普通业务部门组成的混合团队。

决策机构是信息化的最高管理机构，通常由企业高层管理人员和主要业务部门领导组成信息化领导小组或企业信息委员会，负责信息化工作的重大决策，具有全局统筹管理能力，能够同时调动和安排企业的全部资源，领导并督促信息化总体规划的实施，在重大信息化建设项目中牵头组织，协调各相关部门和单位共同推进实施。

实施机构一般是企业中建立的信息中心，是企业信息化工作的具体实施机构，承担着中药企业信息化建设中大量的具体技术工作。其主要负责：企业信息化的总体规划；企业管理信息系统的开发、维护与运行管理；信息资源管理规章制度的修订、制定和执行；连接中药企业内部使用人员与外部 IT 力量的桥梁和纽带。有条件的中药企业可以在信息中心设立信息主管或首席信息执行官（chief information officer，CIO），全面负责企业的信息化管理工作。

企业信息中心需要与关键生产经营部门和管理部门紧密合作，互相了解对方的需求和实现的可能性，使信息系统与业务系统融合，为业务系统服务。一般而言，在信息化的需求阶段，业务部门起着主导作用，信息中心辅助；在开发阶段，信息中心负责实施，业务部门提供支持；在实施阶段，业务部门牵头，信息中心实施；在应用阶段，业务部门为主，信息中心支持；在维护阶段，业务部门提供需求，信息中心提供支持；在推广阶段，业务部门组织，信息中心支持。

（二）信息化基础设施

信息化基础设施是信息系统的基础，建立和管理信息化基础设施是企业信息化管理的首要内容，常见的方式有自行建设和管理、租用、托管等，企业可从实际需要和具体情况出发选择合适的方式。自行建设和管理是本企业所用基础设施的全部软硬件设备均由企业自行建立和管理。租用方式是企业所用基础设施中的部分或全部软硬件设备采用租用的方式。托管方式中最常见的是主机托管，由委托方提供主机，托管方提供网络设备和响应服务。

一般而言，中药企业的信息化基础设施包括计算机及外部设备、数据通信及网络设备、办公自动化设备、系统软件、应用软件及数据库管理系统等。计算机及外部设备通常包括服务器、存储设备、台式电脑、笔记本电脑、扫描仪、打印机、绘图仪等，负责对信息的处理。数据通信及网络设备把分布在企业内不同地理位置的计算机连接起来，为企业信息资源的共享提供物理通道，如专用网络服务器、网络连接设备、调制解调器、电话线路等。办公自动化设备通常包括电视会议设备、闭路电视、阅读机、传真机、复印机、各种语音采集和录放设备等。系统软件用于管理和控制计算机系统中的硬件和软件资源，合理组织计算机工作流程，是计算机与用户之间的接口，如操作系统、网络软件等。应用软件是为解决各种实际问题而编制的软件，如财务软件、工资管理软件等，各类信息系统即属于应用软件范畴。数据库管理系统主要对数据资源进行管理，把企业中纷繁复杂的各种信息按照一定规则分类存储，为企业信息系统提供各种数据资源。

（三）信息系统

信息系统在中药企业的信息化管理中发挥着至关重要的作用，广泛应用在中药企业的生产、经营、管理、产品开发等各过程中，对企业所拥有的人、财、物、信息、时间和空间等综合资源进行优化管理和综合平衡，协调企业各管理部门，围绕市场导向开展业务活动，提高企业的核心竞争力。信息系统的开发方式主要有自行开发、委托开发、联合开发、直接购买商品化软件四种，中药企业可根据自身需求和实际情况选择适合的开发方式。信息系统在中药企业中的应用包括企业经营管理领域、生产过程领域和产品设计开发领域的应用三部分。

在企业经营管理方面，主要是对企业的物流、人流和资金流实现统一协调管理，比较成熟的有管理信息系统（management information systems，MIS）、企业资源计划（enterprise resource planning，ERP）、客户关系管理（customer relationship management，CRM）、供应链管理（supply chain management，SCM）、电子商务（electronic commerce，EC）、办公自动化系统（office automation system，OAS）、财务管理系统等。

在企业生产过程方面，围绕"采购—仓储—生产—仓储—销售"的物料流主线，借助各类信息系统，通过网络通信和共享技术实现生产过程自动化操作管理。使用比较广泛的信息系统有生产线管控系统、设备运行数据采集系统、物流自动化系统（包括自动化立体仓库、自动引导车、搬运机器人等）、生产过程自动控制系统、产品自动化检测与质量控制系统、能源监控系统、电视监控系统等。

在产品设计开发方面，信息技术的使用使得产品的设计开发摆脱原来的手工劳作，借助各类信息系统工具，改善了产品的设计过程，大大提高产品设计的效率，成为中药企业信息化管理的重要环节，常用的有计算机辅助设计（computer aided design，CAD）、计算机辅助制造系统（CAM）、计算机辅助工艺规程设计系统（CAPP）、计算机辅助装配工艺设计系统（CAAP）、计算机辅助工程分析（CAE）系统、计算机辅助测试系统（CAT）、产品数据管理（product data management，PDM）、科技情报信息系统、科研管理系统以及支持有关实验数据分析计算的计算机数理统计系统和数据挖掘系统等。

（四）信息安全

在中药企业信息化管理过程中，要注意保护企业信息化实体和企业信息的安全。

企业信息化实体是信息化中所涉及的各种物理设施的总和，即对计算机系统设备、通信与网络设备、存储媒体设备和人员采取安全技术措施，保证计算机系统安全、可靠的运行，确保系统在对信息进行采集、传输、存储、处理、显示、分发和利用的过程中，不会受到人为或自然因素的危害而使信息丢失、泄露和破坏。

中药企业信息化管理涉及企业财务信息、产品配方、财产安全、生产销售信息、领导层决策信息以及合同信息等方面，保障信息的安全需要从多个方面综合考虑。一般而言，可以从以下几个方面着手：①操作系统安全，作为人机对话和信息化系统的运行平台，其安全与否直接影响信息化系统的安全；②数据库安全，作为信息化的核心内容，数据库的安全在整个信息安全中至关重要；③网络安全，作为信息流的物理基础，信息在网络环境中流转的可控性和保密性是决定信息安全的重要保障；④病毒防护，病毒是信息安全非常重要和常见的威胁，病毒防护重点是防，选择一种功能过硬、正版、能实时更新的杀毒软件，实施监控信息系统，尽可能减少病毒带来的损失；⑤访问控制，是网络安全防范和保护的主要核心策略，主要任务是保证网络资源不被非法使用和访问；⑥加密，通过加密算法把明文信息加密成密文传输，确保信息在传输过程中的安全性；⑦鉴别，判断所收集到的信息是否真实、合法，信息源是否可靠；⑧建立容灾系统，每日通过磁带备份系统进行数据备份，将数据备份存到银行的保险库，以防止数据丢失。

本节案例请扫码

☞**思考题** >>>

1. 请简述中医院信息化管理的概念和内容。
2. 请简述中医院具备中医药特色的信息系统及其主要功能。
3. 请简述社区中医药信息化管理的概念和内容。
4. 请简述中药企业信息化管理的概念和内容。

（刘艳华）

参 考 文 献

陈伟，赵臻，陈达灿．2013．中医医院信息化建设与管理［M］．北京：中国中医医药出版社：11．

高磊．2012．中药制药企业 ERP 系统的设计及应用［D］．天津：天津大学．

海朋洋．2012．中药企业信息化需求与平台构建［J］．计算机工程应用技术，（11）：128-129．

洪岳．2014．基于信息化的医药流通企业业务流程优化研究——以 C 企业为例［D］．杭州：浙江工业大学．

黄楷浩．2013．三九现代中药公司信息化战略规划研究［D］．兰州：兰州大学．

江涛，许烨，楼毅，等．2015．基于省级卫生信息平台的分级诊疗信息系统设计［J］．医学信息学杂志，（10）：19-24．

李莹颖，赵凤丹，欧阳亚楠，等．2015．我国社区中医药研究现状的文献计量学分析［J］，（11）：61-64．

孟凡红，万芳，张早华，等．2011．关于中医药信息化建设与发展的思考［J］．世界科学技术，13（3）：461-465．

倪荣，沈玉强，江涛，等．2015．基层中西医协同门诊医生工作站系统的设计与实现［J］．中医医院，19（3）：33-35．

倪荣，沈玉强，居斌，等．2015．基于信息化的基层中医药创新服务模式探讨［J］．中医医院，（10）：42-44．

人民网．中药行业"十五"规划［EB/OL］．［2016-11-20］http：//www.people.com.cn/GB/jinji/222/5783/5784/20010626/497491.html．

孙凯．2005．基于中药制造企业的生产计划管理系统的研究及实现［D］．南京：南京航天航空大学．

孙永，徐建功．2011．医药企业信息化工程概论［M］．北京：化学工业出版社：8．

王锐，申俊龙，姚峥嵘，等．2016．中医院的医疗安全管理策略探讨［J］．医学争鸣，7（5）：75-78．

王小琼．2014．建设中医健康服务平台的探讨［A］．2014 中华医院信息网络大会论文集［C］．大连：2014 中华医院信息网络大会．

王学军，刘晓滨，李雁．2003．中医院的信息化建设及管理［J］．中医药管理杂志，13（3）：24-26．

王学军．2007．中医院实行信息化管理是对现代科技革命的践行［J］．科技管理，14（2）：65-66．

王玉芬，申俊龙．2008．中小企业应充分利用电子商务开展跨国经营［J］．管理观察，（15）：72-73．

王悦．2010．企业信息管理［M］．北京：中国人民大学出版社：3．

杨招庚，吕欣航．2015．中医院信息系统建设现状及问题探究［J］．科技咨询，（16）：147-148．

张开金．2010．社区卫生服务信息化管理［M］．南京：东南大学出版社：7．

中国电子政务网．中医医院信息系统基本功能规范［EB/OL］．［2016-11-12］http：//www.e-gov.org.cn/egov/web/article_detail.php？id=123562．